华夏英才基金学术文库

食品安全与卫生

曹小红　主编

科学出版社

北　京

内 容 简 介

"民以食为天，食以安为先"，食品是人类生存和发展的物质基础，食品安全问题是关系到人们身体健康的重大问题。近年来，国内外食品安全事件频繁发生，食品安全方面的研究得到了广泛的关注。本书从食品安全隐患的角度出发，从生物性、化学性和物理性污染三个方面进行讲解，并结合当前的研究成果提出了预防和控制措施。同时还介绍了食品安全检测技术、食品生产过程的卫生安全管理、食品安全性评价与毒理学基本知识及食品安全管理等食品安全的相关知识。本书取材广泛、涉及面广、内容新颖、结构合理、重点突出、文字简练，较全面和系统地介绍了食品安全主要问题的基础知识与学科发展的前沿动态。

本书可作为食品质量与安全专业、食品营养与检测专业、食品安全与监管专业的教学用书，也可作为食品科学与工程专业、食品生物技术专业的教学参考书。

图书在版编目（CIP）数据

食品安全与卫生 / 曹小红主编. —北京：科学出版社，2013
（华夏英才基金学术文库）
ISBN 978-7-03-037951-1

Ⅰ.①食… Ⅱ.①曹… Ⅲ.①食品安全②食品卫生 Ⅳ.①TS201.6
②R155

中国版本图书馆 CIP 数据核字（2013）第 134045 号

责任编辑：马　俊　孙　青 / 责任校对：张怡君
责任印制：赵　博 / 封面设计：陈　敬

科 学 出 版 社 出版
北京东黄城根北街 16 号
邮政编码：100717
http://www.sciencep.com

北京科印技术咨询服务有限公司数码印刷分部印刷
科学出版社发行　　各地新华书店经销
*
2013 年 6 月第 一 版　　开本：787×1092 1/16
2018 年 1 月第四次印刷　　印张：34 1/2
字数：790 000
定价：138.00 元
（如有印装质量问题，我社负责调换）

序　言

当前，人们越来越关注食品的卫生与安全问题，主要有以下 6 个原因导致了此现象的发生。原因一是目前个别食品加工企业在食品加工过程中添加违法的有毒有害物质或是超量添加食品添加剂，采用不合理的加工方式，使用不符合食品卫生安全要求的包装物料及生产环境不卫生等。原因二是由细菌、真菌、病毒、寄生虫及其他生物性原因引发的食源性疾病在不断增加，食品在加工、储存、运输和销售等环节中受到生物因素的广泛交叉污染。原因三是近年来由于农业生产片面地追求产量，农业控制物质的投入从品种到数量都在增加，使农产品中的农兽药残留问题日益突出，消费者对有些农产品心存疑虑和恐惧。原因四是随着现代工业的快速发展，特别是化学工业污染和矿藏的大量开采给人们赖以生存的生活环境和食物带来了广泛而深入的影响，这种影响是人类历史上空前的。原因五是随着交通运输的便捷及储存技术的开发，现代食品消费已不再是过去的"产季消费"、"区域消费"、"短距离消费"，取而代之的是跨季节、跨区域的全国乃至全世界范围内的大流通、大消费的格局，但同时由于食品链的广泛延长，增加了食品的储存时间和转运环节，使食品的卫生与安全产生了许多不确定性。原因六是由于监管不力、食品标签不规范，使假冒伪劣食品大量生产并流入市场。综上所述，要保障食品的卫生与安全，使现代食品生产企业健康发展，需要深入研究食品卫生与安全各要素的原理和规律，有针对性地制定出控制措施。

为了满足现代食品工业发展和食品安全管理的需要，该书在天津科技大学曹小红教授 2006 年出版的《食品安全与卫生》基础上编写完成。该书取材广泛、涉及面广，集科学性、实用性于一体，从教学、科研和生产实际出发，全面系统地阐述了食品安全研究的内容及学科发展的前沿动态。首先介绍了食品安全的基本概念、研究内容、国内外食品安全的现状及所面临的问题。然后重点分析了生物危害、化学和物理危害、食品添加剂、食品包装材料、食品加工技术等因素对食品安全的影响。同时探讨了人们密切关注的转基因食品和辐照食品等热门话题。最后论述了包括传统和现代检测方法在内的食品安全检测技术，食品安全性评价及包括 ISSOP、GMP、HACCP 和 ISO9000 等质量管理体系等在内的食品质量控制技术。

前　言

"民以食为天，食以安为先"，食品是人类生存和发展的物质基础，食品安全问题是关系人民群众身体健康乃至社会和谐稳定的重大问题。一个国家的兴亡、一个民族的兴衰以及社会的和谐与稳定与食品卫生和安全有着直接的相关性。在农业生产和食品加工技术飞速发展的今天，人类的食品比以往任何时候都更加丰富，但同时也发现人类的许多疾病与食物密切相关，这也再次验证了"病从口入"的警言。

目前，在 WTO 规则下，各国之间关税壁垒已逐渐淡化，以食品安全问题为主线的非关税技术壁垒已成为各国贸易保护和市场垄断的"合法武器"。目前，不论是发达国家还是发展中国家，不论食品安全监管制度完善与否，都面临着食品安全问题。

食品安全的管理与控制是一个系统工程，需要完善国家相关法制，教育伦理道德观念，建设社会诚信体制，提高生产技术与管理水平，更新国家标准与检测技术等。为了尽快完善我国的食品安全体系，需要从多方面去努力，首先是体制的改革，其次是社会宣传、技术研究、人才培养等工作的完成。在国内，近几年对于食品安全的问题无论在国家的行政管理，还是在企业的生产销售，以及在大专院校的研究与教育等方面均做了大量的工作，取得了初步的成效，包括出版了一些相关的著作与教材。为了进一步普及食品安全意识，提高消费者的技术与认知水平，提高我们的研究与教学水平，同时也为了使我国的食品安全问题尽快得以解决，使我国的食品产业走向世界，我们在 2011 年开始着手编写本书。本书的主要编委均是从事食品安全与卫生相关的教学和科学研究工作的教授与专家，他们有丰富的教学经验与研究经历。经过一年多的努力，在从大纲编写到整体书稿完成的过程中，编委们在大量调研的基础上，借鉴了国内外食品安全领域的著作与资料，将他们教学与科研工作中的宝贵经验融入本书，为此付出了辛勤的汗水。此外，本书得到中共中央统战部、天津市委统战部、市教卫工委、天津科技大学党委的大力支持，得到了"华夏英才基金"的资助，同时也得到了科学出版社的支持，在此一并表示感谢。

由于我们水平有限，编写过程仓促，加上目前食品卫生与安全的系统研究成果相对缺乏，本书可能存在许多不足之处，欢迎广大同行与读者批评指正。

目　录

序言
前言

第一篇　食品安全基础知识

第一章　绪论 ………………………………………………………………… 3
　第一节　基本概念 ………………………………………………………… 3
　　一、食品 ………………………………………………………………… 3
　　二、食品安全 …………………………………………………………… 4
　　三、食品安全与卫生学 ………………………………………………… 5
　第二节　食品安全面临的挑战及对策 …………………………………… 8
　　一、国内外主要食品安全事件 ………………………………………… 8
　　二、食品安全问题造成的危害 ………………………………………… 9
　　三、国内外食品安全管理 ……………………………………………… 11
　　四、我国食品安全事件频繁发生的原因 ……………………………… 15
　　五、解决我国食品安全问题的主要对策 ……………………………… 18
　第三节　食品卫生与安全研究的主要内容 ……………………………… 21
　　一、影响食品安全的主要因素 ………………………………………… 21
　　二、食品安全检测方法 ………………………………………………… 23
　　三、食品安全的评价及控制管理 ……………………………………… 23
　思考题 ……………………………………………………………………… 24
第二章　生物部分 ………………………………………………………… 25
　第一节　食品的腐败变质 ………………………………………………… 25
　　一、概述 ………………………………………………………………… 25
　　二、影响食品腐败变质的因素 ………………………………………… 26
　　三、食品腐败变质的类型及鉴定 ……………………………………… 32
　　四、食品腐败变质的变化及危害 ……………………………………… 35
　　五、食品腐败变质的控制 ……………………………………………… 37
　第二节　细菌性食物中毒 ………………………………………………… 42
　　一、概述 ………………………………………………………………… 42
　　二、沙门菌食物中毒 …………………………………………………… 47

三、金黄色葡萄球菌食物中毒 …………………………………… 50

四、大肠埃希菌食物中毒 ………………………………………… 52

五、李斯特菌食物中毒 …………………………………………… 54

六、志贺菌食物中毒 ……………………………………………… 55

七、副溶血性弧菌食物中毒 ……………………………………… 56

八、肉毒梭菌食物中毒 …………………………………………… 57

九、空肠弯曲菌食物中毒 ………………………………………… 59

十、其他细菌性食物中毒 ………………………………………… 60

第三节　真菌及其毒素与食品安全 …………………………………… 62

一、概述 ………………………………………………………… 63

二、产毒真菌和真菌毒素 ………………………………………… 66

三、霉变甘蔗中毒 ………………………………………………… 73

四、毒蘑菇中毒 …………………………………………………… 74

第四节　病毒与食品安全 ……………………………………………… 77

一、概述 ………………………………………………………… 78

二、肝炎病毒 ……………………………………………………… 79

三、疯牛病病毒 …………………………………………………… 82

四、禽流感病毒 …………………………………………………… 84

五、口蹄疫病毒 …………………………………………………… 86

六、其他病毒 ……………………………………………………… 88

第五节　寄生虫及害虫与食品安全 …………………………………… 91

一、概述 ………………………………………………………… 91

二、原虫 ………………………………………………………… 94

三、吸虫 ………………………………………………………… 101

四、绦虫 ………………………………………………………… 106

五、线虫 ………………………………………………………… 110

六、食品害虫 …………………………………………………… 113

第六节　转基因食品的安全性 ………………………………………… 116

一、概述 ………………………………………………………… 117

二、转基因食品 ………………………………………………… 120

三、转基因食品安全性的争论 …………………………………… 123

四、转基因食品的主要安全性问题 ……………………………… 127

五、转基因食品的安全性评价 …………………………………… 130

六、转基因食品的管理与法规 …………………………………… 132

思考题 …………………………………………………………………… 135

第三章　化学和物理部分 ∙∙∙∙∙∙∙∙∙∙∙∙∙∙∙∙∙∙∙∙∙∙∙∙∙∙∙∙∙∙ 136

　第一节　环境污染物与食品安全 ∙∙∙∙∙∙∙∙∙∙∙∙∙∙∙∙∙∙ 136

　　一、概述 ∙∙ 136

　　二、大气污染物 ∙∙∙∙∙∙∙∙∙∙∙∙∙∙∙∙∙∙∙∙∙∙∙∙∙∙∙∙∙∙∙∙∙∙∙∙∙∙ 140

　　三、水体污染物 ∙∙∙∙∙∙∙∙∙∙∙∙∙∙∙∙∙∙∙∙∙∙∙∙∙∙∙∙∙∙∙∙∙∙∙∙∙∙ 144

　　四、土壤污染物 ∙∙∙∙∙∙∙∙∙∙∙∙∙∙∙∙∙∙∙∙∙∙∙∙∙∙∙∙∙∙∙∙∙∙∙∙∙∙ 150

　　五、其他污染物 ∙∙∙∙∙∙∙∙∙∙∙∙∙∙∙∙∙∙∙∙∙∙∙∙∙∙∙∙∙∙∙∙∙∙∙∙∙∙ 154

　第二节　农药残留与食品安全 ∙∙∙∙∙∙∙∙∙∙∙∙∙∙∙∙∙∙∙∙∙∙ 155

　　一、概述 ∙∙ 155

　　二、有机氯农药残留 ∙∙∙∙∙∙∙∙∙∙∙∙∙∙∙∙∙∙∙∙∙∙∙∙∙∙∙∙∙∙∙∙ 160

　　三、有机磷农药残留 ∙∙∙∙∙∙∙∙∙∙∙∙∙∙∙∙∙∙∙∙∙∙∙∙∙∙∙∙∙∙∙∙ 162

　　四、氨基甲酸酯农药残留 ∙∙∙∙∙∙∙∙∙∙∙∙∙∙∙∙∙∙∙∙∙∙∙∙∙∙ 163

　　五、拟除虫菊酯农药残留 ∙∙∙∙∙∙∙∙∙∙∙∙∙∙∙∙∙∙∙∙∙∙∙∙∙∙ 164

　　六、其他农药残留 ∙∙∙∙∙∙∙∙∙∙∙∙∙∙∙∙∙∙∙∙∙∙∙∙∙∙∙∙∙∙∙∙∙∙∙ 164

　第三节　兽药及其他化学物质与食品安全 ∙∙∙∙∙∙ 169

　　一、概述 ∙∙ 169

　　二、兽药残留 ∙∙ 173

　　三、其他化学物质 ∙∙∙∙∙∙∙∙∙∙∙∙∙∙∙∙∙∙∙∙∙∙∙∙∙∙∙∙∙∙∙∙∙∙∙ 181

　第四节　动植物中的天然有毒物质与食品安全 ∙∙ 183

　　一、概述 ∙∙ 184

　　二、植物中的天然有毒物质 ∙∙∙∙∙∙∙∙∙∙∙∙∙∙∙∙∙∙∙∙∙∙ 187

　　三、动物中天然有毒物质 ∙∙∙∙∙∙∙∙∙∙∙∙∙∙∙∙∙∙∙∙∙∙∙∙∙∙ 193

　第五节　食品添加剂与食品安全 ∙∙∙∙∙∙∙∙∙∙∙∙∙∙∙∙∙∙ 199

　　一、概述 ∙∙ 199

　　二、食品防腐剂 ∙∙∙∙∙∙∙∙∙∙∙∙∙∙∙∙∙∙∙∙∙∙∙∙∙∙∙∙∙∙∙∙∙∙∙∙∙∙ 207

　　三、食品抗氧化剂 ∙∙∙∙∙∙∙∙∙∙∙∙∙∙∙∙∙∙∙∙∙∙∙∙∙∙∙∙∙∙∙∙∙∙∙ 209

　　四、食品护色剂 ∙∙∙∙∙∙∙∙∙∙∙∙∙∙∙∙∙∙∙∙∙∙∙∙∙∙∙∙∙∙∙∙∙∙∙∙∙∙ 211

　　五、食品漂白剂 ∙∙∙∙∙∙∙∙∙∙∙∙∙∙∙∙∙∙∙∙∙∙∙∙∙∙∙∙∙∙∙∙∙∙∙∙∙∙ 212

　　六、食品乳化剂 ∙∙∙∙∙∙∙∙∙∙∙∙∙∙∙∙∙∙∙∙∙∙∙∙∙∙∙∙∙∙∙∙∙∙∙∙∙∙ 213

　　七、食品甜味剂 ∙∙∙∙∙∙∙∙∙∙∙∙∙∙∙∙∙∙∙∙∙∙∙∙∙∙∙∙∙∙∙∙∙∙∙∙∙∙ 215

　第六节　辐照食品的安全性 ∙∙∙∙∙∙∙∙∙∙∙∙∙∙∙∙∙∙∙∙∙∙∙∙ 217

　　一、概述 ∙∙ 218

　　二、食品辐照的主要安全性问题 ∙∙∙∙∙∙∙∙∙∙∙∙∙∙∙∙ 219

　　三、食品的放射物质污染与安全 ∙∙∙∙∙∙∙∙∙∙∙∙∙∙∙∙ 222

　　四、辐照食品的安全法规与监督监测技术 ∙∙∙∙ 225

　思考题 ∙∙ 227

第二篇　食品安全检测技术

第四章　食品安全检测方法 ……………………………………………… 231

　第一节　样品的采集与前处理技术 ………………………………… 231

　　一、采样 ……………………………………………………………… 231

　　二、样品的预处理 …………………………………………………… 234

　第二节　食品安全仪器分析方法 …………………………………… 238

　　一、紫外-可见分光光度法 ………………………………………… 238

　　二、荧光分光光度法 ………………………………………………… 242

　　三、气相色谱法 ……………………………………………………… 246

　　四、高效液相色谱法 ………………………………………………… 253

　　五、色谱-质谱联用技术 …………………………………………… 258

　　六、原子吸收光谱分析法 …………………………………………… 265

　　七、电感耦合等离子体质谱法 ……………………………………… 273

　思考题 ………………………………………………………………… 276

第五章　食品安全生物检测技术 ………………………………………… 277

　第一节　传统微生物检测技术 ……………………………………… 277

　　一、菌落总数 ………………………………………………………… 278

　　二、大肠菌群 ………………………………………………………… 282

　　三、致病菌 …………………………………………………………… 284

　第二节　免疫学检测技术 …………………………………………… 286

　　一、概述 ……………………………………………………………… 286

　　二、酶联免疫吸附分析方法 ………………………………………… 288

　　三、试纸条免疫分析方法 …………………………………………… 294

　　四、免疫分析技术在食品安全检测中的应用 ……………………… 295

　第三节　PCR 检测技术 ……………………………………………… 296

　　一、PCR 技术简介 ………………………………………………… 296

　　二、PCR 技术基本原理 …………………………………………… 296

　　三、PCR 的类型 …………………………………………………… 301

　　四、PCR 技术在食品安全检测中的应用 ………………………… 306

　思考题 ………………………………………………………………… 314

第六章　食品安全检测技术的应用 ……………………………………… 315

　第一节　食品中农药和兽药残留的检测 …………………………… 315

　　一、农药残留的检测 ………………………………………………… 315

　　二、兽药残留的检测 ………………………………………………… 317

　第二节　食品中生物毒素的检测 …………………………………… 319

一、真菌毒素的检测 ······ 319

二、海洋藻类毒素 ······ 322

三、其他病原微生物及所产毒素的快速检测 ······ 324

第三节　重金属及其他有害物质的检测 ······ 326

一、重金属的检测 ······ 326

二、其他有害化学物质的检测 ······ 328

思考题 ······ 329

第三篇　食品安全评价及控制管理

第七章　食品安全性评价 ······ 333

第一节　食品安全性评价方法 ······ 333

一、概述 ······ 333

二、食品毒理学安全性评价内容 ······ 338

三、食品毒理学安全性评价程序 ······ 342

四、食品毒理学安全性评价试验 ······ 344

五、食品毒理学安全性评价试验结果的判定 ······ 351

第二节　遗传毒理学试验 ······ 353

一、常用的遗传毒理学试验 ······ 353

二、遗传毒理学试验中应注意的问题 ······ 358

三、遗传毒理学试验在预测致癌性及遗传危害性中的价值 ······ 359

四、遗传毒理学试验的组合应用 ······ 361

思考题 ······ 363

第八章　食品生产安全控制 ······ 364

第一节　食品加工环境与安全控制 ······ 364

一、食品企业的建筑和卫生设施 ······ 364

二、食品企业的卫生管理 ······ 368

第二节　食品生产原料与安全控制 ······ 373

一、食品生产原料的选择和采购 ······ 374

二、食品原料的运输和储存 ······ 377

第三节　食品加工过程与安全控制 ······ 379

一、食品加工过程的卫生安全控制 ······ 380

二、食品加工过程中可能产生的有害物质及控制 ······ 382

第四节　食品加工保藏技术与安全控制 ······ 389

一、食品加工技术与食品安全 ······ 389

二、食品保藏技术与食品安全 ······ 395

第五节　食品包装与安全控制 ······ 407

一、概述 ……………………………………………………… 407

二、食品包装材料与食品安全 ……………………………… 412

三、食品容器涂料及油墨与食品安全 ……………………… 425

四、食品包装卫生安全控制 ………………………………… 429

思考题 ………………………………………………………… 432

第九章　食品安全管理 …………………………………… 433

第一节　标准卫生操作程序 ………………………………… 433

一、标准卫生操作程序基本内容 …………………………… 433

二、标准卫生操作程序的编写 ……………………………… 436

三、标准卫生操作程序实施情况的检查和记录 …………… 438

第二节　食品企业良好生产规范 …………………………… 446

一、概述 ……………………………………………………… 446

二、国际食品法典委员会《食品卫生通则》 ……………… 451

三、中国《食品企业通用卫生规范》 ……………………… 463

四、中国《出口食品生产企业卫生要求》 ………………… 471

第三节　危害分析与关键控制点 …………………………… 478

一、概述 ……………………………………………………… 479

二、实施 HACCP 计划必备的基本程序和条件 …………… 484

三、HACCP 计划的研究步骤 ……………………………… 487

第四节　食品安全管理体系 ………………………………… 499

一、国家食品安全管理体系 ………………………………… 499

二、食品链食品安全管理体系 ……………………………… 509

三、ISO9000 质量管理体系 ………………………………… 518

思考题 ………………………………………………………… 526

主要参考文献 ……………………………………………… 528

附录 1　我国食品企业卫生规范 ………………………… 529

附录 2　我国主要的食品法规条例 ……………………… 530

附录 3　我国新整合的食品安全标准 …………………… 532

第一篇　食品安全基础知识

　　食品安全是保障人民身体健康、生命安全和食品产业发展的基本前提，对于社会稳定和发展起着举足轻重的作用。但由于种种原因，世界各国都面临着十分严峻的食品安全问题。食源性疾病及食物中毒已经严重困扰着人类的生活，频繁发生的食品安全事件受到全社会的普遍关注，食品安全问题已成为新闻热点。我国食品安全的社会公信力同样也面临着前所未有的巨大挑战。为了促使上述问题得到解决，就需对食品安全问题有一个全面、科学的理解，这主要是因为无论是食物生产的管理者和生产者，还是消费者，对食物安全的理解或多或少都有一些盲点或误区。国务院食品安全委员会办公室印发的《食品安全宣传教育工作纲要（2011—2015 年）》要求建立食品安全宣传教育工作长效机制，形成政府、企业、行业组织、专家、消费者和媒体共同参与的工作格局。同时要求在 2015 年年底前将社会公众食品安全基本知识知晓率提高到 80％以上。

第一章 绪 论

食品安全是专门探讨在食品加工、存储、销售等过程中，确保食品卫生及食用安全，降低疾病隐患，防范食物中毒的一个跨学科领域。了解食品安全的基础知识是掌握食品安全理论和解决食品安全问题的前提条件。本章主要介绍食品安全概念和定义、近年来国内外出现的主要食品安全事件、食品安全问题造成的危害与损失、食品安全问题出现的原因、国内外食品安全的相关法规及解决食品安全问题的主要对策等。

第一节 基本概念

一、食 品

《中华人民共和国食品安全法》将食品定义为各种供人食用或者饮用的成品和原料及按照传统既是食品又是药品的物品，但是不包括以治疗为目的的物品。在《食品工业基本术语》中，食品定义为可供人类食用或饮用的物质，包括加工食品、半成品和未加工食品，但不包括烟草或只作药品用的物质。从食品卫生立法和管理的角度，广义的食品还包括生产食品所需的原料，食品原料的种植、养殖过程接触的物质和环境，食品的添加物质，所有直接或间接接触食品的包装材料和设施及影响食品原有品质的环境。狭义的食品包括平时的普通食品，还包括健康食品、无公害农产品、绿色食品、有机食品、辐照食品、新资源食品及转基因食品等。

健康食品是指天然动植物的食品原料经过先进生产工艺，将其所含的丰富功效成分作用发挥到极致，从而调节人体机能，适于有特定功能需求的相应人群食用的特殊食品。健康食品是食品的一个种类，具有一般食品的共性。

无公害农产品（食品）是指产地环境、生产过程和最终产品符合无公害食品标准和规范，经专门机构认定后，许可使用无公害农产品标识的食品。无公害农产品生产过程中允许限量、限品种、限时间地使用人工合成的安全的化学农药、兽药、渔药、肥料及饲料添加剂等。

绿色食品是指遵循可持续发展原则，按照特定生产方式生产，经专门机构认定后，许可使用绿色食品标志的无污染的安全、优质并具营养的一类食品。由于与环境保护有关的事物在国际上通常被冠之以"绿色"，也为了更加突出这类食品来自良好的生态环境，因此将其定名为绿色食品。

有机食品是指来自于有机农业生产体系，根据有机农业生产要求和相应的标准生产加工，即在原料生产和产品加工过程中不使用化肥、农药、生长激素及化学添加剂等化学物质，不使用基因工程技术，并通过独立的有机食品认证机构认证的一切农副产品。有机食品包括符合以上要求的粮食、蔬菜、水果、奶制品、畜禽产品、蜂蜜、水产品和调料等。

辐照食品是指用^{60}Co、^{137}Cs产生的γ射线或者电子加速器产生的低于10MeV的电子束辐照加工处理过的食品、食品原料及半成品。国家对食品辐照加工实行许可制度，经卫生部审核批准后发给辐照食品品种批准文号，批准文号样式为"卫食辐字（XX）第X号"。辐照食品在包装上必须贴有卫生部统一制定的辐照食品标识。

新资源食品是指在我国首次研制、发现或者引进的在我国无食用习惯，或者仅在个别地区有食用习惯的，符合食品基本要求的物品。新资源食品的试生产、正式生产由卫生部审批后，发给"新资源食品试生产卫生审查批件"，批准文号样式为"卫新食试字（XX）第X号"。试生产的新资源食品在广告宣传和包装上必须在显著位置上标明"新资源食品"字样及新资源食品试生产批准文号。

转基因食品是指利用基因工程技术改变基因组构成的动物、植物和微生物生产的食品和食品添加剂，包括转基因动植物、微生物产品，以及转基因动植物、微生物直接加工品。转基因食品作为一类新资源食品，同样需经卫生部审查批准后方可生产或者进口。未经卫生部审查批准的转基因食品不得生产或者进口，也不得用作食品或食品原料。转基因食品应当符合《中华人民共和国食品卫生法》及其有关法规、规章及标准的规定，不得对人体造成急性、慢性或其他潜在性健康危害。转基因食品的食用安全性和营养质量不得低于对应的原有食品。如果食品产品中（包括原料及其加工的食品）含有基因修饰有机体和（或）表达产物，则需要标注"转基因XX食品"或"以转基因XX食品为原料"。如果转基因食品来自潜在致敏食物，还需要标注"该食品转XX食物基因，对XX食物过敏者注意"。

二、食品安全

1996年，世界卫生组织（World Health Organization，WHO）在其发表的《加强国家级食品安全性计划指南》中将食品安全定义为：对食品按其原定用途进行制作和食用时不会使消费者受害的一种担保，主要是指在食品的生产和消费过程中有毒有害物质或因素的存在或者引入没有达到危害程度，从而保证人体在按照正常剂量和以正确方式摄入这样的食品时不会受到急性或慢性的危害，这种危害不仅包括对摄入者本身产生的不良影响，还包括对其后代可能会产生的潜在不良影响。

欧洲科学家Paracelsus（1493~1541）曾说过："所有的物质都是有毒的，没有一种不是有毒的，正确的剂量才使得毒物与药物得以区分"。而食品安全正是研究食物的毒性因素及其可能存在的风险，并为控制和降低这些毒性和风险制订相应的措施或方法的一门科学。在自然界中，物质的有毒有害性同有益性一样，都是同剂量紧密相连，所以不能离开剂量来讨论其有毒有害或有益性。例如，成人每日摄入50~200μg硒时有利于健康，但如果每日摄入量低于 $50\mu g$ 时，就会出现心肌炎或克山病等疾病，并诱发免疫功能低下和老年性白内障等疾病；如果每日摄入量为 $200\sim1000\mu g$，则出现中毒，急性中毒表现为厌食、运动障碍、气短、呼吸衰竭等症状，慢性中毒表现为视力减退、肝坏死和肾充血等症状；如果每日摄入量超过 $1000\mu g$ 则可导致死亡。也就是说，假如摄入的剂量足够大，任何物质都是有毒的。另外，对食品安全性而言，除与食品中的有毒有害物质的摄入剂量和方式相关外，还与食品的制作方法相关联。例如，目前对转基因食品安全性的争论实际上就起源于食品的制作方法。

食品安全的概念还曾指消费不含有毒有害物质的食品，不含有毒有害物质实际上是指不得检出某些有毒有害物质或检出值不得超过某一阈值。随着化学物质检测水平的提高和相应的检测精确度及灵敏度的提高，发现原来难以检出的某些微量化合物在食品中以极微量的形式存在也可引起人体损伤。但要注意，对于不同的生物系统，这些微量化合物引起危害的阈值不尽相同。

也有学者将上述定义称为狭义的"食品安全"，相对而言，广义的食品安全在包括狭义食品安全的基础上，还包括由于食品中某种人体必需营养成分的缺乏或营养成分的相互比例失调，造成人们长期摄入这类食品后所出现的健康损伤，如高血压、高血脂等。

三、食品安全与卫生学

食品安全与卫生学的发展是伴随着人类历史的文明和进步、科学技术的发展，同时伴随着付出健康甚至生命的代价和重大经济损失等惨痛教训而建立和发展起来的。

（一）食品卫生与安全的历史溯源

我国早在3000年前的周朝就已经设置了"凌人"来专门负责掌管食品的冷藏防腐，同时还设置了"庖人"，包括"膳人、医师、食医、兽医"，他们的职责一是提供六畜、六兽、六禽，并辨别其名称；二是辨别肉的品质，确定哪些可以食用，哪些不可以食用。2500年前，杰出的思想家、教育家孔子对食品安全也有着深刻的见解，在《论语 乡党第十》中记载了"五不食"原则，即"鱼馁而肉败，不食。色恶，不食。臭恶，不食。失饪，不食。不时，不食。"东汉张仲景所著的《金匮要略》中提到"六畜自死，皆疫死，则有毒，不可食之"。《唐律》还规定了有关食品卫生与安全的法律准则，如"脯肉有毒，曾经病人，有余者速焚之，违者杖九十，若故予人食，并出卖令人病者徒一年；已故致死者，绞"。

古代对食品卫生与安全的认识和理解只是停留在感性认识和对个别现象的总结阶段。当时人们将食物中毒的病因归结于一些动植物和化学物质，这是受当时风靡一时的化学致病学说所影响，即所谓的"尸毒"学说。该学说认为不明原因的食物中毒都是由食物中蛋白质腐败分解产生的胺类物质所致，并试图以此解释所有的食物中毒。

直到施旺（1837年）、巴斯德（1863年）分别提出了食品腐败是微生物作用所致的观点，同时，1855~1888年，Salmon等发现了沙门菌，这些都是现代食品卫生与安全发展的里程碑，

在17~18世纪，生产的快速发展促进了商品经济的发展，食品交易中利欲与道德的对立，使食品生产中的掺杂使假和欺诈行为在古罗马帝国时代的欧洲已蔓延为社会公害。例如，18世纪中叶，英国在杜松子酒中掺有浓硫酸、杏仁油、松节油、石灰水、玫瑰香水、明矾、酒石酸盐等，牛奶中掺水，咖啡中掺炭。因此，导致相应的国家制定了有关食品卫生与安全的法律。其中，最早建立有关食品卫生与安全法律的国家有法国、英国、美国等，如1851年法国颁布实施了《取缔食品伪造法》，1860年英国颁布实施了《防止饮食品掺假法》，1906年美国颁布实施了《食品、药品、化妆品法》等。

（二）食品卫生与安全现状

20世纪，随着现代工业的蓬勃发展，矿藏的深入开采，新的化学物质的不断出现，人们惊讶地发现日常赖以生存的食物越来越严重地受到有毒有害物质的污染，如包括杀虫剂、杀菌剂、除草剂、除真菌剂、植物生长调节剂等在内的农药污染。农药的发明和使用的确提高了农作物的产量并改善了作物的外观质量，但随后人们发现六六六、DDT等农药在土壤中经过二三十年都难以降解，结果造成农作物和土壤的长期污染，最终导致食品中大量的农药残留。近年来，随着社会的进步、科技的发展和卫生条件的改善，人类对很多疾病都有了控制方法，但化学药剂和新技术的广泛使用使食品存在了更多的不安全因素，人们对此还是认识不足。

联合国粮食及农业组织（Food and Agriculture Organization，FAO）和WHO一直十分重视农业化学物质的安全使用。早在1959年FAO就开始了农药管理活动，其主要目的是管理与农药使用有关的风险。由于农药使用的风险是多方面的，所以目前还没有单一、有效途径来管理这些风险。为了寻找有效的途径，则需从与农药使用有关的作物保护及政府政策等方面综合考虑各种活动。很多发展中国家尚缺乏农药管理机构，没有国家级的农药登记和管理制度，没有适当的立法和执法机制，没有专业实验室进行农药质量和残留检测等，导致一些高毒和劣质农药在这些国家仍在使用。这也是一个受到广泛质疑的伦理问题，即是否应该向没有能力保证安全和有效使用的国家输出此类农药。为了解决这一问题，FAO通过广泛地与联合国的其他机构和一些国际组织、各种与环境有关的非政府组织以及农药工业界的代表密切合作，1985年制定并一致通过了《国际农药供销与使用行为准则》，并于2003年再次修订。《国际农药供销与使用行为准则》鉴别出了在农药整个使用周期中可能产生的危害，明确了农药使用中的责任和标准。

（三）食品生产发展趋势

我国真正的食品工业诞生于 19 世纪末 20 世纪初，比西方国家晚了 100 年。新中国成立后，我国食品工业才有了长足的发展。20 世纪 60 年代，我国食品工业产值居国民经济总产值各行业的第 31～第 32 位，1986 年跃升到第 8～第 9 位，到 1990 年达到第 3位，1996 年上升为第 1 位。随后，我国食品工业进入快速扩张与高速发展时期，2000年至今食品工业年均增长超过 20％，2010 年全国食品工业总产值由 2009 年的 4.9 万亿元增长到 6.31 万亿元，总产值占同口径全国工业增幅 28.8％，比例为 8.9％，2011 年全国规模以上食品工业企业有 3.1 万家，全国达到和超过百亿元产值的食品工业企业有 27 家。食品工业已经成为我国国民经济的第一大支柱产业。

随着现代食品加工工艺和生产技术、包装技术、储藏技术、运输工具的快速发展，食品生产和消费已经把原来的区域性消费、季节性消费的农产品类食品，变为跨季节消费、跨区域消费的流通式食品，更多的传统食品已从家庭走向市场、走向社会。工业化生产使人们的食物链变得更复杂、更长，同时也相应产生了更为复杂的食品安全问题。

食品工业不仅是我们赖以生存的生命工程，同时还是一个道德工程。因为消费者无法监督企业的生产加工过程，消费者也无法辨别食品中的有毒有害物质，所以这就要求买来的食品应该能食用并且不能给消费者带来危害或者伤害。但是，近年来相继发生的"毒奶粉"、"瘦肉精"、"地沟油"、"染色馒头"恶性食品安全事件足以表明，诚信的缺失、道德的滑坡已经到了何等严重的地步。一个国家，如果没有国民素质的提高和道德的力量，绝不可能成为一个真正强大的、受人尊敬的国家。2011 年，国务院总理温家宝同志在讲道德文化建设的重要性时，特别指出食品行业道德的严重滑坡现象，以增强我们积极进行食品行业道德建设的紧迫感。提高食品行业从业人员的道德观念，建立和健全食品行业道德的相关制度是促进我国食品行业健康发展、保障我国食品安全的重要方面。

食品法典委员会（Codex Alimentarius Commission，CAC）在《食品卫生通则》中强调食品安全"三责任"，就是强调生产经营者是食品安全与卫生的第一责任人，政府负有监督管理的责任，消费者的责任是按照标签说明的方式正确食用，并应有良好的饮食卫生习惯和安全意识。在落实食品安全"三责任"，推行良好生产规范（good manufacturing practice，GMP）、良好农业规范（good agricultural practices，GAP）、卫生操作标准程序（sanitation standard operation procedures，SSOP）及危害分析和关键控制点（hazard analysis and critical control point，HACCP）体系之后，官方对食品的抽样检测应该是验证性的，而不是保证性的。因为食品生产企业必须保证所生产的食品符合食品卫生安全标准。守法的食品生产企业，应该得到保护，受到尊敬；违法企业和把没有质量安全保证的产品推向市场的企业，应该予以严厉打击。

此外，对于各种食品，特别是农产品类食品，应该建立可追溯体系，要标明产地和生产者，增强生产者及销售者的责任心，从而增加消费者对食品安全的信心。

第二节　食品安全面临的挑战及对策

现代工农业和科学技术的迅速发展，一方面推动了社会的进步和人民生活水平的提高，使人们更加关注自身健康和食品安全，另一方面还导致了资源的过度开发、生态环境的破坏和污染，使人类的生存环境和食物的生产环境恶化，导致食品安全问题更加突出。自 2004 年阜阳"大头娃娃"事件以来，地沟油、塑化剂和近来的毒胶囊、氯气可乐及不断发现的三聚氰胺死灰复燃，接踵而至的食品安全事件使社会痛感什么可以吃、怎么才能吃得安全？食品安全问题已成为社会关注的五大热点与敏感问题之一，事关社会的和谐、稳定和发展，党和政府高度重视食品安全问题。2011 年，胡锦涛总书记到天津视察的首站就选择了天津市产品质量监督检测技术研究院，尤其关注食品安全问题。总书记指出："民以食为天、食以安为先，要以对人民群众高度负责的精神，严把食品安全关，确保广大人民群众吃上放心的食品。"如何保证食品安全是我国面临的重大问题，也是全世界共同关注的焦点。如今，各国政府、相关国际组织和学术机构都在致力于研究和解决食品安全问题。

一、国内外主要食品安全事件

目前，由食品污染导致的食源性疾病呈上升趋势，不断发生的食品安全事件造成人们对食品污染的恐惧和对食品安全的担心，以下列举一些近年来国内外发生的影响较大的食品安全事件。

1987 年 12 月至 1988 年 2 月，上海发生因食用受到污染且加工不彻底的毛蚶而暴发的甲肝大流行事件，当时患者达 31 万例，造成 47 人死亡，致病原因是甲型肝炎病毒。

1996 年 6～7 月，云南曲靖地区会泽县发生食用散装甲醇严重超标的白酒的特大食物中毒事件。在这起利用甲醇制售有毒假酒的特大恶性案件中，有 192 人中毒，其中 35 人死亡，6 人致残。

1996 年 5 月下旬，日本几十所中学和幼儿园相继发生 6 起暴发性集体食物中毒事件，中毒人数多达 1600 人，导致 80 多人入院治疗，3 名儿童死亡，这就是引起全世界极大关注的大肠杆菌 O_{157}：H_7 中毒事件。

1997 年 6 月底至 7 月上旬，云南思茅地区发生了群众自行采食毒蘑菇而引起的中毒事件，共有 255 人中毒，73 人死亡，这次中毒事件的原因主要是此种蘑菇中含有剧毒物质。

1999 年 5 月，比利时发生二噁英污染食品事件。这一事件的起因是比利时一些养鸡场的饲料中使用了比利时 Verkest 饲料公司被高浓度二噁英污染的动物脂肪。该饲料厂采用的脂肪中，二噁英含量超过允许限量 200 倍以上。

1999 年年底，美国发生了历史上因食用带有李斯特菌的食品而引发的最严重的食物中毒事件。在密歇根州，有 14 人因食用被该菌污染了的"热狗"和熟肉而死亡，在另外 22 个州也有 97 人因此患病，6 名妇女因此流产。

2000 年年底至 2001 年年初，法国也发生李斯特菌污染食品事件，有 6 人因食用法国公司加工生产的肉酱和猪舌头而死亡。

2000 年 6～7 月，日本大阪雪印牌牛奶厂生产的低脂高钙牛奶被金黄色葡萄球菌肠毒素污染，造成 14 500 多人患有腹泻、呕吐疾病，180 人住院治疗，使市场份额占日本牛奶市场总量 14％的雪印牌牛奶进行产品回收，21 家分厂停业整顿，接受卫生调查。

2001 年 1 月，浙江先后有 60 多人到医院就诊，症状为心慌、心跳加快、手颤、头晕、头痛等，发病原因是食用了含有"瘦肉精"的猪肉。

2006 年 9 月，上海市发生多起因食用猪内脏、猪肉导致的疑似瘦肉精食物中毒事件。

2008 年，全国发生多起哺乳期婴儿食用三鹿奶粉后患有"双肾多发性结石"和"输尿管结石"的病例。三鹿奶粉事件使三鹿集团从一个年销售收入亿元的企业走向破产，且只用了不到一年时间。而后查出熊猫、圣元、蒙牛、伊利等 22 家不同品牌的奶粉都含有三聚氰胺。三聚氰胺属于化工原料，不允许添加到食品中。

2010 年 7 月下旬至 8 月底，南京出现 23 例因食用龙虾而引发横纹肌溶解症的病例。这次龙虾门事件是南京周边地区的家禽池塘龙虾，在大雨之后流入市场，被俗称吊白块的强力化学品清洗后，由残留在龙虾脏器内的兽用抗生素和吊白块螯合产生新的毒素，消费者选择不恰当的食用方法后，引发横纹肌溶解症。

2011 年 4 月初，上海市浦东区的一些超市销售同一个公司生产的三种馒头，高庄馒头、玉米馒头和黑米馒头。这些"染色馒头"的生产日期被随意更改，食用过多会对人体造成伤害。馒头为最普遍的食物之一，上海的"染色馒头"引起了全国人民的恐慌。

二、食品安全问题造成的危害

频繁发生的食品安全事件不仅威胁人类的健康，导致巨大的经济损失，同时严重影响着社会的和谐与国家的稳定。

（一）食品安全对人类健康的影响

保证对人的身心健康和生命安全不发生危害，是对食品的基本要求，具有法律强制性。但是食品中的致病微生物、生物毒素和化学污染物等引起的食品安全问题对人类的健康和生命安全造成了严重的危害。在过去几十年里，由沙门菌、空肠弯曲菌、肠出血性大肠杆菌污染的食品引起的疾病发病率居高不下，食源性疾病与食品污染成为一个不断扩大的世界性公共卫生问题，也是经济增长率降低的主要原因。2008年，WHO表示，食源性疾病的发病率在发达和发展中国家都呈现上升态势。食品生产模式及饮食方式的改变，对食源性病原菌易感人群的增加，食品流通的广泛性，发展中国家对畜、禽的需求量增加，致病菌菌株的突变和耐药性的增加等因素是导致食源性疾病发病率升高的原因。发展中国家这方面的资料比较欠缺，但可以肯定的是食源性疾病（包括因寄生虫引起的）的广泛存在已给社会造成很大的压力。尽管在许多发展中国家，食源性疾病是散发的，有的甚至是不报告的，但在这些国家存在的较高腹泻患病率就是由食品安全问题引起的。在我国，食源性疾病的暴发同样可能导致众多人的死亡，食物链中微生物污染及由此引起的食源性疾病对人们的健康具有很大的危害。此外，由化学污染或添加有毒有害物质等导致的食物中毒更是普遍存在。例如，2011年，我国食物中毒类突发公共卫生事件（以下简称食物中毒事件）报告189起，中毒8324人，死亡137人，涉及100人以上的食物中毒事件9起，重大食物中毒事件2起。

（二）食品安全对经济的影响

食品安全事件的不断发生，对个人、家庭、社区、工商企业和国家都造成了巨大的经济损失。例如，美国在1997年仅由病原体引起疾病一项，因医药开支和劳动力丧失就耗资350亿美元。秘鲁于1997年出现霍乱流行，结果影响鱼和鱼类制品出口而使该国损失5亿美元。英国的疯牛病事件影响最为严重，英国政府因此在饲养业上就损失了60亿美元，同时还要向农民支付高达200亿英镑的赔偿费。并且，由于此病的潜伏期可达5～15年，要消除疯牛病对人们心理上的影响，英国政府和企业则需付出更沉重的代价。比利时的二噁英事件则是另一个典型的例子，由于二噁英的检测费高而且费时，不可能普遍检测，当时只好将全国的鸡肉和鸡蛋全部都销毁，这一事件造成的直接损失达3.55亿欧元。因为二噁英事件，数十个国家禁止从比利时、荷兰、德国、法国进口鸡、猪、牛肉、蛋、奶及其制品，如果加上与此关联的食品工业，这些国家的总损失超过上百亿欧元。

（三）食品安全问题造成的贸易壁垒

WTO框架下的《卫生和动植物检疫措施协定》和《贸易技术壁垒协定》，为保证国际贸易中食品的安全卫生和质量、反对贸易歧视、合理使用贸易技术壁垒提供了基本法律框架，并为缔约国的贸易各方提供了共同遵循的准则。目前，在国际贸易中，贸易技术壁垒已占非关税贸易壁垒的30%，由贸易技术壁垒所引发的国际贸易争端也越来越多。不仅欧洲、美洲国家注意运用食品安全方面的技术壁垒，亚洲国家也不例外，各国都在加快制定相应的标准和法规。例如，新加坡原产局规定所有对新加坡出口肉禽产品的境外生产企业必须符合新加坡提出的要求，必须经过新加坡原产局批准，并定期进行检查和认可。新加坡原产局还规定了上述产品兽医证书的内容和格式；对于肉类罐头，要求把罐面打印的代号在证书上显示；规定所有在兽医证书上签字的官方检验检疫人员必须由国家推荐，在新加坡原产局备案。在日本，政府规定从 1991 年起对日输送水产品的境外厂商实施注册制度，并且规定获得注册的进口商进口水产品时，必须事先申报，然后在政府授权的实验室检验合格后方能通关。日本于 2006 年 5 月起正式实施《食品残留农业化学品肯定列表制度》，即禁止含有未设定最大残留限量标准的农业化学品且其含量超过"一律标准"的食品的流通，对没有制定残留限量标准的农兽药设定的"一律标准"为 0.01mg/kg。

由新技术、新产品引发的贸易技术壁垒目前主要是指 20 世纪 90 年代兴起的转基因食品的安全问题。欧洲联盟（以下简称欧盟）认为由于转基因食品可能危害健康和环境，因此从 1998 年 4 月起欧盟暂停批准在 15 个成员国经营新的转基因产品。有些国家虽然没有像欧盟那样绝对化，但是也就转基因食品的安全性问题采取了一定的措施。澳大利亚和新西兰宣布于 1999 年 5 月 13 日起正式实施《使用基因工程生产食品标准》，对进口转基因食品实行强制性的安全性评估。俄罗斯规定于 1999 年 7 月 1 日起对转基因食品和含有转基因成分的食品进行州政府登记制度，此前在俄罗斯市场上没有转基因食品出售。到目前为止，日本、澳大利亚、新西兰、新加坡和欧盟等相继规定含有转基因成分的消费食品必须在标签上予以标注，让消费者选择。对转基因食品的上述处理办法，许多消费者和科学家认为是一种谨慎和稳妥的处理办法，但也有一些经济学家和其他相关人员认为这是一种平衡的技术贸易壁垒。

（四）食品安全对国家和社会的影响

食品的安全性关系到人民的健康，食品安全事件既是经济负担，也是社会负担。在市场经济的大潮中，一个食品企业的产品要具备竞争力，首先必须在消费者心目中建立安全感和信任感。食品安全事件对公众消费信心的打击需要花很长时间、花很大的代价才能挽回，食品安全事件影响着社会的和谐发展。在对外贸易中，合作伙伴也是首先对产品的安全性作出要求和承诺。由于现代企业的规模日益庞大，许多企业具有跨国性，各企业之间的联系日渐密切，因此食品的安全性一旦出现问题，不仅会对企业产生致命的打击，还会影响社会的稳定。由于食品安全问题而导致的几起全球性食品恐慌事件足以说明这一点。某些重大的国际食品安全问题不但影响了一个国家或几个国家的经济、政治，同时对社会的和谐和国家的稳定也产生深刻的负面影响。例如，德国疯牛病事件导致德国卫生部部长和农业部部长被迫辞职，二噁英事件导致比利时政府集体辞职、荷兰农业大臣辞职，这些都是典型的案例。

三、国内外食品安全管理

WHO/FAO 于 1962 年成立了 CAC，专司协调各国政府间食品标准化工作，凡不符合 CAC 标准的食品在其成员国内得不到保护。国际食品法典委员会制定了一系列各成员国都认可的食品卫生应用守则，随着相应的技术和具体法规在各国的广泛推广和应用，它的权威性也得到了加强。食品法典已成为全球消费者、食品生产和加工者、各国食品管理机构和国际食品贸易唯一的和最重要的基本参照标准。1999 年 12 月世界卫生组织执行委员会总干事在有关食品安全的报告中重申 WHO 组织法中的使命、权力和目标，要使人人获取充足、营养和安全的食品。同时要求各成员国对本国食品、饮料和饲料中的添加剂、污染物、毒素或致病菌存在的对人体和动物健康可能造成的不良作用等进行危险性评估，验证各国食品安全法规及措施的科学性。

（一）美　　国

美国的食品安全监管体系遵循以下指导原则：①只允许安全健康的食品上市；②食品安全的监管决策必须有科学基础；③政府承担执法责任；④制造商、分销商、进口商和其他企业必须遵守法规，否则将受处罚；⑤监管程序透明化，便于公众了解。美国整个食品安全监管体系分为联邦、州和地区三个层次。以联邦为例，负责食品安全的机构主要有卫生与公众服务部下属的食品和药物管理局、疾病控制和预防中心，农业部下属的食品安全及检验局、动植物卫生检验局，以及环境保护局。三级监管机构的许多部门都聘用流行病学专家、微生物学家和食品科研专家等人员，采取专业人员进驻食品加工厂、饲养场等方式，从原料采集、生产、流通、销售和售后等各个环节进行全方位监管，构成覆盖全国的立体监管网络。

与之相配套的是涵盖食品产业各环节的食品安全法律及产业标准，既有类似《联邦食品、药品和化妆品法》这样的综合性法律，也有《食品添加剂修正案》这样的具体法规。一旦被查出食品安全有问题，食品供应商和销售商将面临严厉的处罚和数目惊人的巨额罚款。例如，美国特别重视学生午餐之类的重要食品的安全性，通常由联邦政府直接控制，一旦发现问题，有关部门可以当场扣留这些食品。百密一疏，万一食品安全出现问题，召回制度就会发挥作用。

民间的消费者保护团体也是食品安全监管的重要力量。2006 年 6 月，一个名为"公众利益科学中心"的团体就起诉肯德基使用反式脂肪含量高的烹调油。在网络普及的美国，通过互联网发布食品安全信息十分普遍。联邦政府专门设立了一个"政府食品安全信息门户网站"。通过该网站，人们可以链接到与食品安全相关的各个站点，查找到准确、权威并及时更新的信息。

（二）英　　国

英国是较早重视食品安全并制定相关法律的国家之一，其体系完善，法律责任严格，监管职责明确，措施具体，形成了立法与监管齐下的管理体系。英国从 1984 年开始分别制定了《食品法》、《食品安全法》、《食品标准法》和《食品卫生法》等，同时还出台许多专门规定，如《甜品规定》、《食品标签规定》、《肉类制品规定》、《饲料卫生规定》和《食品添加剂规定》等。在英国，责任主体违法，不仅要承担对受害者的民事赔偿责任，还要根据违法程度和具体情况承受相应的行政处罚乃至刑事制裁。例如，根据《食品安全法》，一般违法行为根据具体情节处以 5000 英镑的罚款或 3 个月以内的监禁；销售不符合质量标准要求的食品或提供食品损害人健康的，处以最高 2 万英镑的罚款或 6 个月监禁；违法情节和造成后果十分严重的，对违法者最高处以无上限罚款或两年监禁。

食品安全监管由联邦政府、地方主管当局以及多个组织共同承担。例如，食品安全质量由卫生部等机构负责；肉类的安全、屠宰场的卫生及巡查由肉类卫生服务局管理；而超市、餐馆及食品零售店的检查则由地方管理当局管辖。为强化监管，英国政府于 1997 年成立了食品标准局。该局是不隶属于任何政府部门的独立监督机构，负责食品安全总体事务和制定各种标准，实行卫生大臣负责制，每年向国会提交年度报告。食品标准局还设立了特别工作组，由该局首席执行官挂帅，加强对食品链各环节的监控。英国法律授权监管机关可对食品的生产、加工和销售场所进行检查，并规定检查人员有权检查、复制和扣押有关记录，取样分析。食品卫生官员经常对餐馆、外卖店、超市、食品批发市场进行不定期检查。在英国，屠宰场是重点监控场所，为保障食品的安全，政府对各屠宰场实行全程监督；大型肉制品和水产品批发市场也是检查重点，食品卫生检查官员每天在这些场所进行仔细地抽样检查，确保出售的商品来源渠道合法并符合卫生标准。在英国食品安全监管方面，一个重要特征是执行食品追溯和召回制度。食品追溯制度是为了实现对食品"从农场到餐桌"整个过程的有效控制、保证食品质量安全而实施的对食品质量的全程监控制度。监管机关如发现食品存在问题，可以通过电脑记录很快查到食品的来源。一旦发生重大食品安全事故，地方主管部门可立即调查并确定可能受事故影响的范围、对健康造成危害的程度，通知公众并紧急收回已流通的食品，同时将有关资料送交国家卫生部，以便在全国范围内统筹安排工作，控制事态，最大限度地保护消费者权益。为追查食物中毒事件，英国政府还建立了食品危害报警系统、食物中毒通知系统、化验所汇报系统和流行病学通信及咨询网络系统。严格的法律和系统的监管有效地控制了有害食品在英国市场流通，消费者权益在相当程度上得到了保护。

（三）德　　国

德国政府一直以来实行的食品安全监管以及食品企业自查和报告制度，成为德国保护消费者健康的决定性机制。德国的食品监督由各州负责，州政府相关部门制定监管方案，由各市县食品监督官员和兽医官员负责执行。联邦消费者保护和食品安全局负责协调和指导工作。在德国，那些在食品、日用品和美容化妆用品领域从事生产、加工和销售的企业，都要定期接受各地区机构的检查。食品生产企业都要在当地食品监督部门登记注册，并被归入风险列表中。监管部门按照风险的高低确定各企业抽样样品的数量。每年各州实验室要对大约 40 万个样本进行检验，检验内容包括样本成分、病菌类型及数量等。

德国《添加剂许可法规》对允许使用哪些添加剂、使用量、可以在哪些产品中使用都有具体规定。食品生产商必须在食品标签上将所使用的添加剂一一列出。德国新的《食品和饲料法典》和《添加剂许可法规》的一大特点就是与欧盟法律法规接轨。如果某个州的食品监管部门确定某种食品或动物饲料对人体健康有害，将报告食品安全局。该机构对汇总来的报告的完整性和正确性加以分析，并报告欧盟委员会。报告涉及产品种类、原产地、销售渠道、危险性以及采取的措施等内容。如果报告来自其他欧盟成员国，食品安全局将从欧盟委员会接到报告，并继续传递给各州。如果食品安全局接到的报告中包含有对人体健康危害程度不明的信息，它将首先请求联邦风险评估机构进行毒理学分析，根据鉴定结果再决定是不是在快速警告系统中继续传递这一信息。

（四）俄　罗　斯

俄罗斯在保障食品安全方面并不缺乏相关法律文件和技术标准。《食品安全法》、《消费者权益保护法》、各种政府决议及地方规定都对此有详尽而明确的要求。然而，现实生活中食品安全问题仍不时突显，其中关键不在于无法可依，而在于有法不依、执法不严。在俄罗斯，食品安全保障工作过去一直由国家卫生防疫部门、兽医部门、质检部门及消费权益保护机构共同负责。2004 年 3 月，俄罗斯总统普京为理顺食品安全管理机制，命令对相关行政管理机构进行调整，在俄罗斯卫生和社会发展部下设立联邦消费者权益和公民平安保护监督局，将俄罗斯境内食品贸易、质量监督及消费者权益保护工作交由该局集中负责。新机构的成立对于集中行政资源、监控食品质量和安全起到了积极作用。其职责范围包括：检查食品制造和销售场所的卫生防疫情况，对进口食品进行登记备案，在新食品上市前进行食品安全鉴定，对市场所售食品进行安全及营养方面的鉴定和科学研究，以及制止有损消费者权益的行为等。该局在俄罗斯各联邦主体设有分局，负责当地的食品安全检查和监控工作。

（五）日　　本

早在 1947 年，日本就制定了《食品卫生法》，并先后对《食品卫生法》进行了 10 多次修改。于 2003 年出台了《食品安全基本法》，并在内阁府增设了食品安全委员会，以便对涉及食品安全的事务进行管理，并对食品安全作出科学评估。另外，农林水产省设立了"食品安全危机管理小组"，建立内部联络体制，负责应对突发性重大食品安全问题。2006 年新修订的《食品卫生法》中规定，日本开始实施关于食品中残留农药的"肯定列表制度"，将设定残留限量标准的对象从原先的 288 种增加到 799 种，而且必须定期对所有农药和动物药品残留量进行抽检。为了让消费者放心，日本有关方面还建立了农产品生产履历管理系统，要求生产、流通等各部门采用电子标签，详细记载产品生产和流通过程的各种数据。

（六）中　　国

1995 年 10 月 30 日中国公布并实施《中华人民共和国食品卫生法》，2006 年 11 月 1 日实施《农产品质量安全法》，使中国食品卫生与安全管理工作进一步走向法制化、科学化和系统化。中国最高人民法院、最高人民检察院、公安部、司法部于 2010 年 9 月 15 日公布了《关于依法严惩危害食品安全犯罪活动的通知》，要求依法严惩危害食品安全犯罪活动。国务院印发的《关于加强食品安全工作的决定》（以下简称《决定》），提出要把深入开展食品安全领域治理整顿作为今后一段时期的首要任务，使严惩重处违法犯罪行为成为食品安全治理常态。用三年左右的时间，使我国食品安全治理整顿工作取得明显成效，违法犯罪行为得到有效遏制，突出问题得到有效解决，用五年左右的时间，使我国食品安全监管体制机制、食品安全法律法规和标准体系、检验测验和风险监测等技术支撑体系更加科学完善，食品安全总体水平得到较大幅度提高。《决定》首次明确将食品安全纳入地方政府绩效考核内容，对于发生重大食品安全事故的地方，在文明城市、卫生城市等评优创建活动中实行一票否决。《决定》同时还提出要建设食品安全生产经营单位诚信信息数据库，并与金融机构、证券监管等部门实现共享，同时发布违法违规企业和个人"黑名单"。

四、我国食品安全事件频繁发生的原因

近年来因食物中毒、污染而造成的重大损失和危害常见于报端，涉及社会、经济、政治等各方面，引起人们对食品安全的空前关注。在科学技术高度发达的今天，为什么还存在如此频繁的食品安全事件？导致这种现象的发生的原因主要有以下几个。

（一）食品安全法律的不健全

近年来，尽管我国在食品安全立法和组织体系建设方面做出了巨大的努力，但由于监管模式不清晰和法制松弛，尚未对食品安全事故频发的现象产生实质性的遏制作用。食品安全和追踪惩罚的法令制度不健全，导致食品安全事故的危害继续扩大。从理论以及发达国家食品安全监管的改革实践看，食品安全监管无疑趋向于专业化、公正性和独立性。国外食品安全监管制度和体系的变迁，很大程度上源于外部环境的变

化，包括社会、经济和技术的变化，一系列食品安全危机最后进一步形成监管变革的动力机制。

（二）不健全的管理体系

政府部门多头管理，出现管理上的漏洞以及管理上的徇私舞弊。受经济发展水平的制约，我国食品行业的整体卫生条件和管理水平较低，存在规模小、加工设备落后以及卫生保证能力差等问题。特别是部分食品企业存在欺诈和缺乏诚信的行为，对我国食品行业卫生安全的总体形象产生了极坏的影响。例如，有的食品生产企业无视国家法律规定，滥用食品添加剂，出售过期、变质食品，我国13亿多人口每天消耗200多万吨粮食、蔬菜、肉类等食品，众多的食品供应商具备典型的小生产者特征，在自身条件和外部环境对于食品安全的诉求不高时，加工工艺和卫生条件难以符合安全标准。

（三）生态的破坏及环境的污染

一方面，由于人类对资源的过度开发和对环境的严重污染，使生态平衡失调，从而使病原菌更易生长繁殖而波及农产品、食品和饲料，导致某些疾病更易通过食品而暴发流行。另一方面，一些工厂生产排放的有毒有害物质、农业生产中使用的农药等有毒有害物质在环境中日益积累都可能污染农产品、食品和饲料。例如，工业"三废"、城市废弃物的大量排放，造成大面积的水土污染，使很多地方的粮食作物、饲料作物、经济作物、畜产品和水产品等农产品的质量受到影响。

（四）利益驱使

一方面，食品供应链上的利益相关者出于私利或盈利目的，在知情的状态下人为影响食品质量。还有极少数不法分子为牟取暴利，不顾消费者的安危，利用有毒有害原料加工食品，直接危害了消费者的身体健康。更有一些不法生产商逆食品安全法规而行，在食品中加入不利于人体健康的非食用物质和食品添加剂。另一方面，对农业生产管理的无知或失误，过多地施用农药和化肥，以及农业生产者为了追求产量和一时的利益，非法或不当地使用含有有害物质或激素等化学药剂。中国农业虽然以小农经济为主，但也患上了"大农业病"：反季节果蔬生产，加剧了农产品中的药物残留；动物"速成班"将鸡、鸭、鹅等禽类生长周期缩短至28～45天，猪出栏时间缩短至2.5～4个月，凡此种种严重违背了生物学的种植和养殖规律。

（五）不当的食物储藏和制造过程

一方面，因方法失当而造成的食物变质，调查显示蔬菜在流通环节的损耗平均达到 20％左右。另一方面，食品加工企业不适当或超量使用食品添加剂，非法使用各种添加剂（如三聚氰胺、瘦肉精及吊白块等），如 2008 年的三鹿奶粉添加三聚氰胺事件等。

（六）低效的食品安全保障控制体系

确保食品的安全性必须建立和执行有效的食品安全控制体系。目前国际上广泛采用的食品安全控制体系包括 SSOP、GMP、HACCP 和 ISO9000 质量保证体系等。但是目前在我国食品企业中并没有大范围的推广，特别是规模较小的食品企业。保证食品安全，需要政府部门和企业采用有效的食品安全控制体系。

（七）食品的检测方法与监督技术相对落后

我国和其他国家都存在检测项目能力不足的问题，不能满足对食品进行快速检测和监督的需要。特别是食品中不明有毒有害物质的鉴定技术、违禁物品、激素、农药残留、兽药残留、二噁英、疯牛病的检测以及转基因食品安全评价等方面。我国因投入不足和科技落后，监督检验能力与国际水平差距较大，制约了食品卫生监督管理水平的提高。主要体现在检测设备不完善，检测覆盖面偏低，抽检频率过低，更谈不上对食品进行普检。

（八）食品安全常识教育不够

一方面，农村剩余劳动力缺乏从事食品生产经营的必要技术和专业知识，在不具备合格场地和设备的情况下，利用简陋的工具和缺乏卫生保证的原料，无照加工生产食品，给食品卫生安全带来重大隐患。还有少数违法犯罪分子故意掺杂造假、添加违禁物质，给食品卫生监督工作带来严峻挑战。另一方面，农村贫困人口及城市中的一些弱势人群，由于收入水平较低，食品的购买力较差，往往为了满足温饱等基本需要，而忽视了食品的卫生安全，使一些生产经营条件差、食品卫生不能得到保障的食品摊贩、街头食品和地下黑窝点生产的食品具有了一定的市场空间，这也是假冒伪劣食品屡禁不止的重要原因之一。

五、解决我国食品安全问题的主要对策

人类在长期的生产生活实践中，一直在寻找或探索有效的食品安全控制方法，如猿人时代发明的用火来烧烤食物的方法、古代发明的食物干燥方法、几千年前发明的酿造方法等，这些方法不但有利于改善食品风味或延长食品储藏期，而且还都是有效的食品安全控制方法。随着近代食品工业的发展，世界贸易的不断全球化，新的加工工艺和设备、新的包装材料、新的储藏和运输方式等在给社会带来许多利益与机会的同时，也给食品带来新的不安全因素。此外，现代农业和食品产业的发展导致食物供给与需求关系发生了重大变化，也使食品生产、储藏、运输和消费方式发生了巨大变革，这些变化对食品安全控制方法也提出了更高的要求。

保障食品安全的最终目的是预防与控制食源性疾病的发生和传播，避免人类的健康受到食源性疾病的威胁，这是全社会的责任。食物可在食物链的不同环节受到污染，因此不可能靠单一的预防措施来确保所有食品的安全。目前解决我国食品安全问题的迫切任务是要借用国际一流的管理与控制模式来优化我国的食品安全管理与控制体系，用现代的理论和技术装备我国的食品安全科技与管理队伍。以终产品为核心的食品质量与安全控制方法的建立与不断完善，将在相当长的一段时间内发挥着重要的作用。在今后的工作中还需在以下几个方面进一步完善，从而应对目前食品安全工作面临的严峻挑战。

（一）进一步完善食品安全法规及标准

食品安全问题已经成为全世界共同关注的问题。为了防止食品污染，保障消费者的健康权益，许多国家都通过立法来加强对食品的监督管理。美国、英国、法国、德国、荷兰、日本等国都颁布了食品法或食品卫生法。美国于1890年就制定了国家肉品监督法，1939年制定了联邦食品药品法。美国于1997年1月25日宣布拨巨款启动一个"总统食品安全行动计划"，以改善美国食品供应（包括进口食品）的安全性。英国于1955年制定食品法，欧洲其他国家多在20世纪五六十年代制定了食品法，2000年欧盟发表了有关食品安全的白皮书。我国于1985年加入CAC，并于1995年正式成立了中国食品法典协调小组，分别在农业部和卫生部设立了国际和国内协调秘书处，每年都派专家出席CAC各专业委员会的会议，及时掌握国际CAC动态，并逐步推动了我国相关标准法规与CAC的相应标准法规紧密结合。食品卫生标准是食品卫生法规建设的重要组成部分，迄今卫生部已制定颁布国家食品卫生标准近500个，形成了一个较为完善的由基础标准、产品标准、行为标准和检验方法标准所组成的国家食品卫生标准体系。但加入WTO后，我国面临食品安全性的严峻挑战，在接受符合食品法典要求的进口食品的同时，必须大量应用有效的食品安全控制体系，运用法律、法规强化管理，保证国内消费者的健康。因此，还需要进一步健全完善相关法制及标准，加强执法力度。在食品生产加工领域，取缔食品非法加工黑窝点，加大对重点地区和重点产品的查处力度，加强地区间信息沟通，开展地区间联合打假。在食品经营流通领域，堵住假冒伪劣食品的销售渠道，加大对集贸市场和食品集中批发市场的治理力度，对滥用非法添加物的食品要一查到底，坚决追究违法犯罪份子的刑事责任。

（二）建立高效的政府管理机构及统一的食品安全管理体系

2002年1月23日卫生部成立了中国疾病预防控制中心，卫生部食品卫生监督检验所（食检所）和营养与食品卫生研究所（营卫所）合并为营养与食品安全所（营养食品所），作为中国疾病预防控制中心所属的一个具有独立法人资格的事业单位。我国食品卫生安全监管职责可分成三个层次：①国务院执法部门主要负责有关食品卫生安全监管的立法、建制、指导和检查；②地方政府对食品卫生安全监管执法负总责，实行统一领导、统一组织、统一指挥，协调部署；③地方执法机构按照国家有关法律、法规、规章的规定和部门职责分工，落实执法职能和责任。上述机构改革和职能的划分对保证我国食品的安全性起到了积极的推动作用，但是，要彻底解决过去存在或新出现的多头管理、监管不力、执法不严的现象，针对食品安全现状建立起协调有序和高效精干的政府管理机构还需要做许多艰巨的工作。通过建立协调有序和高效精干的政府管理机构，尽快完善和统一我国的食品安全管理体系。将食品生产链条的管理交由一个能胜任的、自主的机构来完成，有可能改变食品安全管理的途径，其目的就是建立一个从国家角度出发的食品安全管理体系。

（三）健全国家食品安全监测信息及其控制网络

我国需要进一步完善食品污染物监测网，及时发布食品卫生安全信息，健全和完善食品污染物监测网系统，全面掌握食品污染物的污染状况，科学评价污染水平与人体健康的关系，准确提出降低食品污染和消除食品中不安全因素的指导性建议，将食品污染物监测网建设成为指导食品卫生监督管理的有效工具。通过污染物监测网，及时发现新的食品卫生问题，指导各有关部门在食物链各个阶段加强监管措施。在此基础上，积极做好食品卫生信息的科学发布工作，加强对食品卫生信息的管理，让消费者全面、客观地了解食品卫生状况，参与食品卫生管理，这既有利于完善食品卫生的社会监督，也是消费者对食品卫生安全管理树立信心的重要渠道。系统地监测并收集食品加工、销售、消费全过程，包括食源性疾病的各类信息（流行病学、临床医学、预防与控制），以便对人群健康与疾病的现状和趋势进行科学的评估和预测。早期鉴定病原，鉴别高危食品、高危人群。评估食品安全项目的有效性，为规范卫生政策提供信息和预防性策略。对于特定的食品，建立市场准入制度，严格市场准入管理，强化市场的经常性卫生监督，加强食品卫生保障工作，控制食物中毒危害，从而规范食品市场。

（四）加强国家食品安全控制技术的研究与开发的投入

最近，国务院在《国家中长期科学和技术发展规划纲要》（2006—2020 年）中将食品安全与出入境检验检疫确定为重点领域及优先主题。加大经费投入和依靠科技进步是加强食品卫生监督执法工作的基础。一方面，需要投入专项经费加强与国际发达国家的合作研究，包括改进检测方法、研究微生物的抗性、病原的控制等预防技术以及食品的现代加工和储藏技术等。另一方面，加强对国内研究项目的支持力度。

（五）培养相关的高级专业技术人才

目前，我国食品安全管理和控制体系不够完善，缺乏先进的检测设备以及检测费用相当昂贵，食品安全检测技术落后，相关的研究工作开展较少，研究力量薄弱。另外，严峻的食品安全形势又急需加强对与食品有关的化学、微生物及新资源食品中的潜在危险因素的评价，建立预防和降低食源性疾病暴发的新方法，改进或创建新的有效的食品安全控制体系。要解决这些问题需通过高等教育，培养一批食品安全控制的高级专门技术人才。

（六）加强国际学术交流

学术交流可以分别就我国食品卫生面临的严峻挑战，农药、畜药、饲料添加剂和食品添加剂等农业化学控制物质的使用对食品安全的影响，辐照食品及转基因食品等新资源食品的安全性，发酵食品、动植物源食品的安全性，包括微生物快速自动检测技术在内的各种食品安全检测技术在国内和国际的最新发展动态及其在保证食品安全方面所发挥的作用等热点问题进行报告和讨论。尽管我国已经开展的一些相关学术交流活动，极大地推动了我国食品安全保障工作，但今后还需要进一步加强国际上的学术交流活动，保持与国际社会协同行动，共同维护食品安全。

（七）加强培训和宣传教育

食品在生产和流通等过程的每一个环节都有其特殊性，所以必须实行"从农场到餐桌"的综合管理和全程控制，食品安全的保障是多方面共同的责任。若要做到这一点，需要广泛开展食品卫生宣传教育，政府、企业、农民和消费者都应接受食品生产或加工的知识培训，特别是要参与 HACCP 或类似系统的实施。例如，在餐饮业加强食品卫生技术服务和指导工作，监督从业人员依法经营企业，同时帮助他们提高识别和防范假冒伪劣食品原料的能力。国务院食品安全委员会办公室于 2011 年 5 月制定了《食品安全宣传教育工作纲要（2011—2015 年）》，针对食品企业明确要求：各类食品生产经营单位负责人每人每年接受不少于 40h 的食品安全集中专业培训。

（八）消费者自我保护

在食品消费环节，需要加强对消费者的宣传与培训，调动全社会参与食品卫生监督的积极性，扩大消费者参与食品卫生社会监督的途径。同时，通过广泛深入的宣传教育工作，使消费者都能意识到，保证自己家庭厨房的卫生与安全同样是为社会做贡献。世界卫生组织对食品安全食用提出了十条建议，告诫消费者进行自我保护：①食物一旦煮好就应立即食用，食用煮后在常温下已存放 4～5h 的食物最危险；②食物需彻底煮熟才能食用，特别是家禽、肉类和牛奶；③应选择已加工处理过的食品，如已加工处理过的牛奶而不是生牛奶；④食物煮好后难以一次全部吃完，需存放在高温（60℃左右）或低温环境（10℃以下）中。⑤存放过的熟食需重新加热（70℃以上）才能食用；⑥生熟食品避免交叉接触；⑦厨房需清洁；⑧处理食品前先洗手；⑨不让蚊、蝇、虫、鼠等动物接触食品，杜绝微生物污染；⑩饮用水和制作食品时所用水应纯洁干净。

食品安全问题是我国最重要的公共安全问题之一。除了要解决食品安全本身问题以外，还要解决它们所伴随的复杂而艰巨的社会问题。因此，要在短期内完全解决食品安全问题并非易事。解决食品安全问题的关键在于法制和管理，根本在于科技和教育。目前，我国食品加工各环节仍然存在着许多食品安全隐患，食品安全形势不容乐观。在未来很长一段时间里，食品安全问题还将继续威胁广大人民群众的身体健康和生命安全，威胁我国食品工业的快速健康发展，威胁我国国民经济与社会的协调发展，威胁全面建设小康社会目标的实现。总之，食品安全问题的解决需要长期的努力，任重而道远。

第三节　食品卫生与安全研究的主要内容

食品卫生与安全研究的主要内容包括食品生产与消费链中危害物质和因素的分析、检测方法、安全性评价以及食品安全的控制与管理等。因此，本书的第一篇主要论述影响食品安全的生物因素、化学因素和物理因素等；第二篇主要介绍食品安全的检测方法等；第三篇主要阐述食品安全性评价以及食品安全的控制与管理等。

一、影响食品安全的主要因素

食品是人类生存的基本因素，但是食品中可能含有或是被污染的危害人体健康的物质，食品中具有的危害统称为食源性危害。根据引起食源性危害的因素的不同，可将其分为生物性危害、化学性危害和物理性危害三大类。当前，我国主要有以下 10 种具体因素较为严重地影响着食品安全。

1. 食品添加剂

食品添加剂，如色素（苏丹红）、香精、甜味剂（甜蜜素）、过氧化苯甲酰、吊白块（甲醛次硫酸氢钠）、抗氧化剂、特丁基对苯二酚及防腐剂等的过量加入和违法使用。

2. 食品掺杂使假

个别食品生产企业为了降低成本，掺杂使假，导致食物的品质降低，混入有毒有害物质，使食品产生严重的安全隐患。

3. 包装材料

各种包装材料都有可能存在有毒有害物质或受到有毒有害物质的污染，造成对食品的二次污染。例如，聚氯乙烯本身无毒，但其含有的氯乙烯单体残留具有麻醉作用，同时还有致癌致畸作用。此外，包装材料在制造过程中所加入的有毒添加剂也存在残留与释放问题。

4. 农业化学控制物质

农业化学控制物质，如抗生素、杀菌剂、饲料添加剂、β-兴奋剂、类固醇激素、镇静剂、农药、化肥、除草剂和植物激素等造成的残留。

5. 食源性致病菌、病毒和寄生虫

食源性致病菌、病毒和寄生虫，如食品中污染的沙门菌、志贺菌、金黄色葡萄球菌、猪链球菌等食源性致病菌，肝炎病毒、疯牛病毒、禽流感病毒等病毒，绦虫、蛔虫、旋毛虫、广州管圆线虫等寄生虫造成的危害。

6. 真菌毒素

真菌毒素，如黄曲霉毒素、麦角毒素、赭曲霉毒素造成的食品污染。

7. 环境污染物

环境污染物，如多环芳烃、多氯联苯、二噁英、铅、汞、镉、砷及核污染等造成的食品污染。

8. 动植物天然毒素

动植物天然毒素，如河豚毒素、贝类毒素、秋水仙碱、蓖麻毒素、龙葵素等造成

的危害。

9. 新开发食品及新工艺产品

新开发食品及新工艺产品，如生物技术产品、转基因食品、辐照食品等都可能产生和引入安全危害。

10. 营养过剩及营养失衡

由于生活的改善和食物的丰富，无节制的摄入食物，导致营养过剩，产生肥胖、高血脂、高血糖或脂肪肝等疾病；偏食或长期摄食低营养性食物可导致营养失衡，造成发育迟缓、贫血、器官组织机能低下等症状。

二、食品安全检测方法

随着食品卫生与安全问题日益被广大消费者和各国政府重视，以及国际食品贸易的不断发展，食品卫生与安全检测方法的研究也受到了重视并得以迅速发展。食品卫生与安全检测方法主要是指对食品原料中以及食品在生产、加工、储运、销售等过程中存在的、从环境中引入或产生的有毒有害物质的分析检测方法。

物理性危害中的沙石、毛发、金属异物等可以通过过筛、磁铁作用、金属探测及X射线等物理方法进行检测，放射性物质可采用放射性检测仪定量检测；化学性危害物的检测主要采用化学分析、仪器分析和免疫分析等检测方法；生物性危害中致病微生物的检测主要有传统的培养检测、生物化学检测、免疫学检测及分子生物学检测等方法。

三、食品安全的评价及控制管理

构建食品卫生与安全的社会大环境需要有道德基础、法律基础、技术基础及社会基础的支撑。食品生产企业要确保其生产的食品都是卫生和安全的，具有自觉遵守有关法律法规和标准的基本道德，这是保障食品卫生与安全的道德基础；食品安全法规的建立与完善，执法部门严格监管是保证食品卫生与安全的法律基础；食品中各种危害因子的系统检测分析技术、食品卫生安全的科学评价方法的建立与应用等是保障食品卫生与安全的技术基础；消费者具有食品卫生与安全的基础知识，有自我保护意识是保证食品卫生与安全的社会基础。

为准确评价食品质量和安全，以毒理学为基础的食品安全评价体系和风险评估机制正在进一步完善。其中转基因食品的安全性评价是目前亟待解决的重大课题，世界各国都在抓紧研究。

为防止食源性疾病的发生，应充分了解有关食品生产、收获、加工和储藏等方面的最新技术。清晰食品生产厂房建筑和车间布局的要求，懂得与食品生产有关的机械设备的工作原理同食品卫生与安全有关的信息，明确不同的食品在不同的加工过程中可能产生的有毒有害物质，清楚特定食品的加工工艺及包装材料与食品卫生与安全的关系等，这些对控制食品加工、储存、制备及包装等过程的卫生与安全都十分必要。只有深刻认识到食品易被污染这一事实，才能建立预防和控制食品危害的有效措施。

目前，与食品卫生与安全有关的国际组织，如 CAC、WHO、国际兽医局（Office International des Epizooties，OIE）、世界粮食计划署（World Food Programme，WFP）、FAO 等都在致力于国际社会食品卫生与安全通用法规和标准的建设，指导各国加强食品卫生与安全的监控与管理，消除食品国际贸易中的技术壁垒。我国也在抓紧制定和完善与食品有关的法律法规和标准，推行各种食品安全控制管理体系。

思 考 题

1. 什么是食品？
2. 什么是食品安全？
3. 简述解决我国食品安全问题的主要对策。
4. 简述食品安全研究的主要内容。

第二章 生 物 部 分

食品可能被污染或者本身含有某些危害人体健康的物质，食品具有的危害通称为食源性危害。国际上一般将食源性危害分为物理性、化学性、生物性三大类。其中生物性因素是引起食品安全的主要因素，如2011年的食物中毒事件报告中，微生物性食物中毒事件的报告起数和中毒人数仍为最多，分别占总数的41.27%和61.67%。因此，本章主要介绍导致食品安全问题的生物因素，包括食品的腐败变质，细菌性食物中毒，食源性致病菌和真菌毒素、病毒、寄生虫及食品害虫及其控制措施等。此外，还将介绍当前的热点问题，即转基因食品的安全性。

第一节 食品的腐败变质

食品的腐败变质是食品卫生和安全中普遍存在的实际问题，食品发生的化学变化和生物化学反应均能引起食品的腐败变质，如果不能及时采取预防措施，食品的腐败变质就会发生。食品的腐败变质常引起食源性疾病和食物中毒，不仅会给人类的健康带来严重危害，而且还会造成巨大的经济损失。因此，有必要掌握食品腐败变质的相关知识，清楚食品腐败变质发生的原因和危害等，以便采取有效的控制措施。

一、概　　述

（一）腐 败 变 质

1. 腐败

腐败是指食品中的营养成分由于微生物的侵入和繁殖而被分解，从而转变为低级化合物的过程。其中，厌氧菌分解碳水化合物和脂肪产生乙酸、丙酮、丁醇、异丙醇等具有异味的物质也属于腐败的范畴，其分解作用又称为酸败。

2. 变质

变质即品质变化。狭义的变质是指含脂肪或含脂肪量高的食品因细菌的作用被分解而发生劣化的现象；广义的变质是指由于物理、化学或生物因子的作用使食品的化学组成和感观等发生改变的过程。通常情况下，变质是指有害的变化，但有时泛指有益和有害的变化。例如，把微生物分解食品中的碳水化合物、脂肪的过程称为变质，此时产生的有害物质较少。

3. 腐败变质

食品的腐败变质是以食品本身的组成和性质为基础，在环境因素的影响下，主要由微生物作用引起或由食品中酶的作用引起，是微生物、环境因素和食品本身三者互为条件、相互影响、综合作用的结果。其实质是食品中的蛋白质、碳水化合物和脂肪等被微生物的分解代谢作用或在自身组织中酶的作用下进行的生化过程，进而导致食品发生失去或降低食用价值的一切变化，包括食品成分和感官性质的各种变化，如鱼肉的腐臭、油脂的酸败、水果蔬菜的腐烂和粮食的霉变等。

（二）发　　酵

狭义的发酵是指微生物在无氧条件下分解蔗糖、淀粉等碳水化合物产生乳酸、乙酸等各种有机酸和乙醇等产物的过程。广义的发酵是指人类利用微生物或微生物产生的酶等来生产各种产品的有益过程，如乙酸、丙酮、丁醇、氨基酸和酶制剂等的生产都属于广义发酵的范畴。一般来说，只要是利用微生物进行产品的生产，即属于发酵，而由发酵生产的食品称为发酵食品。

（三）腐败变质与发酵

从微生物学的角度来看，腐败变质与发酵都是微生物物质代谢的结果。通常情况下，人们是站在经济和卫生的观点对其进行区分。对人类无益的则称为腐败变质，对人类有益的则称为发酵。例如，牛乳因为污染细菌产生乳酸等而发生酸化、凝固现象称为腐败变质；但如果是向牛乳中接种乳酸菌而制成对人类有益的发酵乳和乳酸饮料，则称为发酵。

二、影响食品腐败变质的因素

通常情况下，食品腐败变质主要是由污染的微生物的生长繁殖，以及由食品本身所含有的酶的作用等因素所引起。微生物无处不在，空气、水、土壤和人体表面都有微生物，导致食品及其原料中含有多种多样的微生物，在食品的储藏和加工过程中微生物就会生长繁殖而引起食品的腐败变质。因此，食品中的微生物，如细菌、酵母和霉菌的存在和生长导致的腐败变质比酶类活动引起的腐败变质多得多。食品内酶能引起食品质地、香味和风味的改变。例如，肉、鱼等动物宰杀后或蔬菜、水果及作物等收获后的一段时间内，其组织内所含有的酶类继续进行某些生化反应，引起食品成分的分解、食品组织的溃裂和细胞膜的碎裂，为微生物的广泛侵入提供了条件，进而导致了食品的腐败变质。此外，食品的腐败变质与食品本身的性质及当时所处的环境因素都有着密切的关系，它们和微生物及食品中酶的综合作用决定着食品是否发生腐败变质以及发生的程度。

（一）微　生　物

微生物在食品腐败变质的过程中起决定性的作用。食品经彻底灭菌或除菌，不含活体微生物则不会发生腐败。反之，污染了微生物的食品，在适宜的条件下，就会发生腐败变质。也就是说，食品发生腐败变质的根源在于微生物的污染。引起食品发生腐败变质的微生物种类很多，主要包括细菌、霉菌和酵母菌。

1. 细菌

细菌通过分解食品中的成分使食品发生变质，而不同属的细菌对不同食品成分的分解能力有所不同。一般细菌都有分解蛋白质的能力，其中多数细菌是通过分泌胞外蛋白酶来完成。分解蛋白质能力较强的属有芽孢杆菌属、梭状芽孢杆菌属、假单孢菌属、变形杆菌属等。分解淀粉的细菌种类少于分解蛋白质的细菌种类，并且只有少数菌种对淀粉的分解能力较强。例如，引起米饭发酵、面包黏液化的主要菌种有枯草芽孢杆菌、巨大芽孢杆菌、马铃薯芽孢杆菌等。分解脂肪能力较强的细菌主要有荧光假单胞菌属、无色杆菌属、产碱杆菌属等。从食品腐败变质的角度来讲，以下细菌应引起注意。

（1）假单孢菌属能分解食品中的各种成分，同时使食品产生各种色素，是引起食品腐败变质的主要菌属。

（2）微球菌属和葡萄球菌属主要分解食品中的糖类，同时能产生色素，是低温条件下的主要腐败菌，在食品中极为常见。

（3）芽孢杆菌属和梭状芽孢杆菌属是肉、鱼类主要的腐败菌，其分布广泛，在食品中常见。

（4）肠杆菌科各属多见于水产品和肉、蛋的腐败，其中除志贺菌属与沙门菌属外，均为常见的食品腐败菌。

（5）弧菌属和黄杆菌属在鱼类食品中常见，在低温环境和含5%盐的环境中可生长，主要来自海水或淡水，其中黄杆菌能产生色素。

（6）嗜盐杆菌属和嗜盐球菌属可产生橙红色素，多见于腌制的咸肉和咸鱼中，在高浓度（28%～32%）盐的环境中可生长。

（7）乳杆菌属和丙酸杆菌属主要存在于乳品中，导致乳品发生腐败变质。

2. 霉菌

由于霉菌生长所需要的水分活性较细菌低，所以在水分活性较低的食品中，霉菌比细菌更易引起食品的腐败。霉菌分解有机物的能力很强，无论是蛋白质、脂肪，还是糖类，都有很多种霉菌能将其分解利用，如根霉属、毛霉属、曲霉属、青霉属等霉菌既能分解蛋白质，又能分解脂肪或糖类。其中，以曲霉属和青霉属为主，是食品霉变的前兆，而根霉属和毛霉属的出现往往表示食品已经霉变。但也有些霉菌只对食品中的某些物质分解能力较强，如绿色木霉分解纤维素的能力特别强。

3. 酵母菌

与细菌一样，酵母菌必须有水才能存活，但酵母菌需要的水分比细菌少，并且酵母一般喜欢生活在含糖量较高或含一定盐分的食品上。某些酵母能在水分极少的环境（如蜂蜜和果酱）中生长，这说明酵母对渗透压有相当高的耐受性。正因为酵母菌可以耐受高浓度的糖，所以酵母可导致糖浆、蜂蜜和蜜饯等食品发生腐败变质。此外，大多数酵母能够利用有机酸，但不能利用淀粉，而且分解利用蛋白质和脂肪的能力很弱，只有少数较强。例如，汉逊酵母属、毕赤酵母属等可分解酸性食品中的有机酸、氧化酒中的乙醇或使高盐食品变质；解脂假丝酵母的蛋白酶和解脂酶活性较强；红酵母能使肉类及酸性食品产生色素，形成红斑。

（二）食品本身的组成和性质

1. 食品的理化性质

1）营养组成

一般来说，食品含有丰富的营养成分，如各种蛋白质、脂肪、碳水化合物、维生素和无机盐等，只是比例上有所不同。如果在一定的水分和温度条件下，食品就适宜微生物的生长繁殖。但也有一些食品是以某些成分为主，如油脂以脂肪为主，蛋白质类则以蛋白质为主。此外，微生物分解各种营养物质的能力也有所不同。因此，只有当微生物所具有的酶所需的底物与食品营养成分相一致时，微生物才可以引起食品的迅速腐败变质。

2）基质条件

食品的基质条件，通常包括 pH、渗透压和水分含量等。

（1）pH。食品本身所具有的 pH 高低是制约微生物生长、影响食品腐败变质的重要因素之一。各种食品都具有一定的氢离子浓度，如动物食品的 pH 一般为 5~7，蔬菜的 pH 一般为 5~6，水果的 pH 一般为 2~5。根据食品 pH 范围的特点，可将所有食品划分为酸性食品和非酸性食品两大类。一般规定，凡 pH 在 4.5 以上者为非酸性食品，主要包括肉类、乳类和蔬菜等；pH 在 4.5 以下者为酸性食品，主要包括水果和乳酸发酵制品等。一般细菌最适 pH 下限为 4.5 左右，因而非酸性食品较适合于多数细菌的生长。而酸性食品则主要适合于酵母和霉菌的生长，但某些耐酸细菌，如乳杆菌属（最适 pH 为 3.3~4.0）也能在酸性食品中生长。

（2）渗透压。不同食品的渗透压有所不同。绝大多数微生物在低渗透压的食品中能够生长，在高渗透压的食品中，各种微生物的适应状况不同。多数霉菌和少数酵母能耐受较高的渗透压，如酵母中的蜂蜜酵母和异常汉逊酵母等，霉菌中的曲霉和青霉等。但绝大多数细菌则不能在较高渗透压的食品中生长，只有少数细菌能适应较高的渗透压，但其耐受能力远不如霉菌和酵母菌。根据对渗透压适应性的不同，细菌可分为以下几类。

耐糖细菌：可在高糖食品中生长，如肠膜状明串珠菌。

高度嗜盐细菌：最适宜于在含食盐20％～30％的食品中生长，如盐杆菌。

中度嗜盐细菌：最适宜于在含食盐5％～10％的食品中生长，如腌肉弧菌。

低度嗜盐细菌：最适宜于在含食盐2％～5％的食品中生长，如假单胞菌属、弧菌属中的一些菌种。

（3）水分含量。食品本身所具有的水分含量影响微生物的生长繁殖。一般来说，含水分多的食品，微生物容易生长；含水分少的食品，微生物不易生长。食品中的水包括结合态水和游离态水两种。决定微生物是否能在食品上生长繁殖的水分因素是食品中所含的游离态水，即水的活性或称水的活度（a_w）。由于食品中所含物质不同，即使含有同样的水分，但水的活度也可能不一样，因此各种食品防止微生物生长的含水量标准就很不相同。

2. 食品的种类

食品腐败变质还与食品的种类有关。

1）易保存的食品

一般天然食品不会发生腐败变质，如盐、糖类和部分谷物、小麦粉、精制淀粉等。此外，具有完整包装或固定储藏场所的食品不易发生腐败变质，如部分酸性罐头和瓶装罐头、干燥米（晾干后储藏的米饭）、冷冻食品、包装的干燥粉末食品和蒸馏酒类（威士忌类酒）等。

2）较易保存的食品

一些天然食品由于经过适当的处理并在合适的储藏条件下，相当长时间不会发生腐败变质，如坚果、个别品种的苹果、马铃薯和部分谷物。此外，一些未包装的干燥食品较长时间也不会发生腐败变质，如晾干后储藏的米饭，薄木鱼片、干紫菜、蘑菇、部分鱼干、干燥贝类等，根菜类、盐渍食品、糖渍食品、部分发酵食品、挂面、火腿、腊肉、某些腊肠、醋腌食品和咸菜等。

3）易腐败变质的食品

大部分天然食品因为没有采取特别的保存方法（如冷藏、冷冻、添加防腐剂等）而容易发生腐败变质。例如，畜肉类、禽肉类、鲜鱼类、鲜贝类、蛋类和牛乳等动物性蛋白食品；大部分水果和蔬菜等植物性生鲜食品；鱼类和贝类及肉类的烹调食品、开过罐的罐头食品、米饭、面包和面类食品，鱼肉馅制品、馅类食品，水煮马铃薯、盒饭快餐、色拉类、凉拌菜等大部分日常食品。

此外，食品腐败变质还与食品的完整性有关。如果食品的完整性较好、没有损伤，则不易发生腐败变质；如果食品组织溃破或细胞膜碎裂，则易受到微生物的污染，导致腐败变质的发生。例如，没有破损或削皮的马铃薯和苹果等，可放置较长的时间，反之则很容易发生腐败变质。

（三）环 境 因 素

引起食品腐败变质的环境因素主要包括温度、湿度、空气和光照等。

1. 温度

温度是影响食品质量变化最重要的环境因素，它对食品质量的影响表现在多个方面。例如，食品中发生的化学变化、酶促生物化学变化、鲜活食品的生理作用、生鲜食品的僵直和软化、与食品稳定性和安全性关系极大的微生物的生长繁殖、食品水分含量及其水分活度等无不受温度的制约。

食品在储藏和流通中的非酶褐变、脂肪酸败、淀粉老化、蛋白质变性、维生素分解等化学变化能否进行及进行的速度快慢，直接影响食品质量的变化及其变化的速度。在一定温度范围内，随着温度的升高，化学反应速率则加快。此外，微生物的生命活动是在酶的催化下进行的，而酶的活性同样也受制于温度。

大多数微生物对低温的敏感性较差。当它们处于最低生长温度时，虽然新陈代谢活动已降至极低的程度，呈休眠状态，生命活动几乎停止，但其活力仍然存在。一旦温度回升，又能迅速生长发育，不论嗜冷、嗜温或嗜热微生物都是如此。甚至还有极少的微生物在一定的低温范围内，还可以缓慢地生长，如红色酵母中的一个种在 $-34℃$ 仍能生长。

2. 湿度

湿度直接影响食品的含水量和水分活度，从而对食品的质量产生较大的影响。若环境太干燥，则易使食品失水萎谢或失水硬化。环境湿度大，食品易受潮，微生物易生长繁殖，食品容易发生腐败变质。

3. 空气

在空气组分中，氧气对食品质量变化影响最大，如鲜活食品的生理生化变化、脂肪的氧化酸败、维生素（如维生素 C、维生素 A、维生素 E 等）的氧化都与氧气有关。此外，空气中的氧气还可促进好氧性腐败菌的生长繁殖，从而加速食品的腐败变质。在低氧条件下，上述氧化反应的速率慢，有利于保持食品的质量。

4. 光照

光照引起食品质量变化的主要表现为食品的着色、褪色、脂肪酸败、维生素和氨基酸分解、产生不良气味等。此外，紫外线还可促进油脂的氧化和酸败。

（四）食品中的酶

所有生物都含有各种生物活性酶，这些酶是食品动物性原料在宰杀后或植物性原料在采摘后成熟或变质的主要因素之一，即使在畜、禽、鱼被宰杀或粮、谷、果、蔬收获后，这些酶仍然在起作用，对食品质量变化有至关重要的影响。酶是生物体中一种特殊的蛋白质，具有高度的催化活性。酶具有蛋白质的一切理化性质，也是亲水胶体，凡能引起蛋白质变性的因素均可使酶失活。影响食品质量的主要酶类有氧化酶、脂酶、果胶酶、蛋白酶和淀粉酶等。

1. 氧化酶类

氧化酶类是一类能使食品发生变质劣化的常见酶类。食品中常见的氧化酶类有多酚氧化酶、脂氧合酶、过氧化物酶等。

1) 多酚氧化酶

多酚氧化酶又称多酚酶、酪氨酸酶、酚酶，是以铜元素作为辅基的一种蛋白质，在植物和动物组织中广泛存在。在果实和蔬菜收获后，多酚氧化酶所引起的反应常常会使果肉发生褐变、产生异味导致营养损失。多酚氧化酶能催化食品中的酚类、黄酮类化合物和单宁等物质，形成醌类化合物，然后进一步氧化和聚合形成黑色素。食品在加工和储藏中常出现褐变或变黑，如苹果、梨、莲藕、马铃薯及香蕉等果实在受伤或去皮后所发生的褐变，就是在有氧环境中，在食品所含有的多酚氧化酶的催化作用下引起的氧化变色的结果。此外，茶叶和可可豆等饮料的色泽形成也与多酚氧化酶有关。

2) 脂氧合酶

脂氧合酶存在于各种植物中，如谷类种子、大豆、豌豆、马铃薯中，以大豆中含量最高。脂氧合酶可破坏亚油酸、亚麻酸和花生四烯酸等人体必需的脂肪酸，产生游离基，损害某些维生素和蛋白质成分，造成食品变质。由于脂氧合酶具有较强的抗低温能力，故低温储存青豆时应经热烫处理使酶发生钝化，若漂烫未能将其钝化，食品在长时间冻藏后则会发生异味等品质变化。

2. 脂酶

脂酶存在于所有含脂肪的组织中，如哺乳动物体内的胰脂酶、大豆中的脂酶等。脂酶能水解处于油水界面的三酰甘油的酯键，胰脂酶能将脂肪分解为甘油和脂肪酸。粮油中含有脂肪酶，常常使脂肪被催化水解，使游离脂肪酸含量升高，导致粮油变质、品质下降。

3. 果胶酶

果胶酶主要包括多聚半乳糖醛酸酶、果胶甲酯酶和果胶裂解酶。果胶物质是所有高等植物细胞壁和胞间层的成分,也存在于细胞质中。在果蔬成熟时,由于果胶酶的活力增加,存在于细胞壁和胞间层的果胶物质在果胶酶的作用下,水解变成水溶性物质,引起果实软化现象。

4. 蛋白酶

蛋白酶主要存在于肉类食品中,肉中蛋白酶种类很多。蛋白质的水解作用主要与中性多肽酶、组织蛋白酶 D 和组织蛋白酶 L 这三种酶有关。这三种酶各有不同的适宜 pH,当肉的 pH 为 7.0 左右时主要是 CAF 发挥作用,当肉的 pH 在 5.5~6.0 时主要是组织蛋白酶 L 发挥作用,当肉的 pH 降低至 5.5 以下时,主要由组织蛋白酶 D 发挥作用。对于动物源性食品原料,决定其质构的生物大分子主要是蛋白质,肉类的成熟与自溶主要是这些酶类的依次作用使蛋白质水解,引起肉类食品的质构发生变化。

5. 淀粉酶

淀粉酶存在于动物、高等植物和微生物中,由于淀粉是决定食品黏度和质构的主要成分,因此在食品保藏和加工期间,淀粉的水解是一个很重要的变化。淀粉酶主要包括 α-淀粉酶和 β-淀粉酶。

1) α-淀粉酶

α-淀粉酶存在于所有动物、高等植物和微生物中,它以随机的方式从淀粉分子内部水解 α-1,4 糖苷键,把淀粉分解为含有 5~8 个葡萄糖残基的糊精。在制作面包时,面粉中的 α-淀粉酶为酵母提供糖分以改变产气能力,改善面团结构,延缓陈化时间。α-淀粉酶还影响粮食的食用质量,陈米煮的饭不如新米好吃的主要原因之一就是陈米中的 α-淀粉酶丧失了活性。

2) β-淀粉酶

β-淀粉酶在水解淀粉分子时,从非还原基开始,每次切下两个葡萄糖单位,即一个麦芽糖分子,并使麦芽糖分子的构型从 α 型变为 β 型。小麦、大麦和大豆中的 β-淀粉酶,发芽时含量可增加 2~3 倍。

三、食品腐败变质的类型及鉴定

(一)食品腐败变质的常见类型

从腐败变质对食品感官品质的影响来看,食品腐败变质的常见类型主要有变黏、变酸、变臭、发霉、变色、变浊及变软等。但要注意,许多食品腐败变质的感官特征是多种类型的交叉反映,还有一些食品的腐败变质不会呈现特殊的感官特征。

1. 变黏

食品变黏常发生在以碳水化合物为主的食品中,主要是由于细菌生长代谢产生的多糖所致。使食品变黏的常见微生物有黏液产碱杆菌、类产碱杆菌、无色杆菌属、气杆菌属、乳酸杆菌、明串珠菌等，少数酵母也会使食品变黏。

2. 变酸

食品变酸常发生在以碳水化合物为主的食品和乳制品中，主要是由于腐败微生物生长代谢产酸所致。使食品变酸的常见微生物主要有乙酸菌属、丙酸菌属、假单孢菌属、微球菌属、乳酸链球菌属和乳酸杆菌科各属细菌等，少数霉菌，如根霉也会利用碳水化合物产酸。

3. 变臭

食品变臭常发生在以蛋白质为主的食品中，主要是由于细菌分解蛋白质产生有机胺、氨气、三甲胺、甲硫醇和粪臭素等所致。分解蛋白质的常见细菌主要有梭状芽孢杆菌属、变形杆菌属、假单孢菌属和芽孢杆菌属等。

4. 发霉和变色

食品发霉常发生在以碳水化合物为主的食品中，主要是由于霉菌生长代谢产生并分泌的物质所致。使食品发霉变色的常见微生物主要有赤霉菌、柑橘青霉、青霉、毛霉、根霉、曲霉、黑根霉、黑曲霉和红曲霉等。此外，细菌还可使以蛋白质为主的食品和以碳水化合物为主的食品产生色变，如嗜盐菌属、黏质沙雷氏菌、玫瑰色微球菌、荧光假单胞菌、黄细菌属、黄色微球菌、黑色假单胞菌和变形杆菌属的细菌等均可使食品腐败产生色变。

5. 变浊

变浊主要发生在液体食品中，食品变浊是一种复杂的变质现象。例如，酵母菌（球拟酵母、假丝酵母和啤酒酵母）在高酸性罐藏食品中生长能引起汁液浑浊和沉淀；酵母菌的乙醇发酵能引起果汁的浑浊；细菌在肉汁类液体食品中生长导致的浑浊等。

6. 变软

变软常发生在水果、蔬菜及其制品中，主要是由于水果蔬菜内的果胶质等物质被微生物分解所致。分解果胶的常见微生物主要有细菌和霉菌；细菌，如软腐欧氏杆菌、环状芽孢杆菌、多黏芽孢杆菌等；霉菌，如黑曲霉、米曲霉、灰绿青霉、蜡叶芽枝霉、大毛霉、灰绿葡萄孢霉等。

（二）食品腐败变质的鉴定

食品腐败变质的鉴定一般是从感官、微生物、化学和物理4个指标的检测来判断。

1. 感官检验

感官检验是一种经验型的判断，主要是通过人的视觉、嗅觉、触觉和味觉来判断。食品一旦腐败变质，视觉上让人不顺眼，如褪色、变色、着色或失去光泽等；嗅觉上让人感觉不愉快，有异味，如胺臭、氨臭、酒醋臭、刺激臭、霉臭、粪便臭和酯败臭等；触觉上变软及变黏等；味觉上变酸、涩、苦或失去原有风味等。

2. 微生物检测

除致病菌不得检出外，反映食品卫生状态的主要指标还有菌落总数及大肠菌群等。活菌数是一个卫生学指标，通常当食品中的活菌数达到 10^8 个/g 以上时，就可以判断为初期腐败。各种食品都应在微生物限量卫生标准之内，在标准限量以内的食品认为是安全的，如果微生物指标超标则食品较易发生腐败变质，影响食品的安全。

3. 化学检测

化学检测的对象是腐败时产生的氨、组胺和过氧化物等生成物。

1) 挥发性盐基总氮

挥发性盐基总氮（total volatile basic nitrogen，TVBN）是指含蛋白质丰富的食品（如肉、鱼、豆类等）水浸液在弱碱性条件下与水蒸气一起蒸馏出来的总氮量（包括氨和胺的含氮物）。检测方法有蒸馏法和 Conway 微量扩散法。一般在低温有氧条件下，鱼类挥发性盐基氮的量达到 $30 \sim 40 \mathrm{mg}/100 \mathrm{g}$ 时，即认为是变质的标志。

2) K 值

K 值是指鱼肉中三磷酸腺苷（ATP）依次分解为二磷酸腺苷（ADP）、腺嘌呤核苷酸（AMP）、次黄嘌呤核苷酸（IMP）、肌苷（HxR）、次黄嘌呤（Hx），其中低级分解产物 HxR 和 Hx 与 ATP 及其系列分解产物的比值（百分数）。K 值是反映鱼类鲜度的一项指标，K 值 $\leqslant 20\%$ 表示绝对新鲜；当 K 值 $\geqslant 40\%$ 时表明鱼体已开始腐败。

$$K = \frac{HxR + Hx}{ATP + ADP + AMP + IMP + HxR + Hx}$$

3) 组胺

组胺又名组织胺，分子式为 $C_5H_9N_3$，化学名 2-咪唑基乙胺，是鱼体中组氨酸在摩氏摩根菌、组胺无色杆菌、链球菌或沙门菌的组氨酸脱羧酶的作用下，发生脱羧生成的胺类。人体摄入一定量的组胺会引起中毒。我国卫生标准 GB2733—2005 规定组胺限量为 $100 \mathrm{mg}/100 \mathrm{g}$，其他鱼限量为 $30 \mathrm{mg}/100 \mathrm{g}$。

4) 酸价

酸价（acid value，AV）是指 1g 油脂中游离脂肪酸所消耗的 KOH 的质量（mg）。酸价的高低是油脂品质优劣的重要标志之一，油脂酸败时，酸价明显上升，但是酸价的变化趋势较迟钝，因此油脂氧化酸败并不是其腐败变质的敏感指标。

5）过氧化值

过氧化值（peroxide value，POV）是指每 100g 油脂析出的碘量。过氧化值在油脂氧化初期是衡量其酸败程度的尺度之一，油脂不饱和程度越大，酸败则越快，我国规定食用植物油的 POV 小于等于 0.15%。

4. 物理检测

食品腐败物理指标的检测依据主要是蛋白质分解时导致低分子物质增多。先后测定食品浸出物量、浸出液电导率、折射率、冰点、黏度等指标，其中肉浸液的黏度测定尤为敏感，能反映腐败变质的程度。

四、食品腐败变质的变化及危害

（一）食品腐败变质的变化

食品的腐败变质实质上是食品中蛋白质、碳水化合物和脂肪等营养成分分解变化的过程，食品一旦发生腐败变化，其中的营养成分则会分解成相应的产物。

1. 蛋白质的分解

富含蛋白质的食品，如肉、鱼、蛋和大豆制品等的腐败变质，主要以蛋白质的分解为其腐败变质特征。蛋白质受到食品中动植物组织酶以及微生物酶作用（如肽链内切酶），首先被分解为多肽，再经过断链分解为氨基酸，氨基酸在相应酶的作用下，通过脱羧基、脱氨基、脱硫等作用进一步分解成相应的醇、胺、氨或硫醇等各种产物，食品即表现出腐败的特征。

蛋白质分解后所产生的胺类是碱性含氮化合物质，具有挥发性和特异的臭味，如胺、伯胺、仲胺及叔胺等。各种不同的氨基酸分解产生的腐败胺类因底物不同而不同，甘氨酸产生甲胺，鸟氨酸产生腐胺，精氨酸产生色胺进而又分解成吲哚，含硫氨基酸分解产生硫化氢和乙硫醇等。这些物质都是蛋白质腐败后产生的主要臭味物质。

2. 碳水化合物的分解

食品中的碳水化合物包括纤维素、半纤维素、淀粉、糖原及双糖和单糖等。含这些成分较多的食品主要是粮食、蔬菜、水果和糖类及其制品。在微生物及动植物组织中的各种酶及其他因素的作用下，这些食品组分被分解成单糖、醇、醛、羧酸、二氧化碳和水等。这个过程的主要变化是酸度升高，也伴有其他产物所特有的气味，因此测定酸度可作为含有大量糖类食品腐败变质的主要指标。

3. 脂肪的酸败

脂肪的变质主要是酸败。食品中油脂酸败的化学反应，主要是油脂的自身氧化过程，其次是加水水解。油脂的自身氧化是一种自由基的氧化反应；脂肪水解是指脂肪在微生物或动物组织中解脂酶的分解作用下，产生游离的脂肪酸、甘油及其不完全分解的产物，如一酰甘油、二酰甘油等。脂肪酸可进而断链形成具有不愉快味道的酮类或酮酸，脂肪酸还可再氧化分解成具有臭味的醛类和醛酸，即所谓的"哈喇"味。不饱和脂肪酸的不饱和键可被氧化形成过氧化物。

脂肪自身氧化以及加水分解所产生的复杂分解产物，使食用油脂或食品中脂肪带有若干明显特征。首先是过氧化值上升，这是脂肪酸败最早期的指标。其次是酸度上升，羰基（醛酮）反应阳性。脂肪酸败过程中，由于脂肪酸的分解，其固有的碘价（值）、凝固点（熔点）、密度、折射率、皂化价等也必然发生变化，因而导致脂肪酸败所特有的"哈喇"味。肉和鱼类食品脂肪的超期氧化变黄，鱼类的"油烧"现象也常常作为油脂酸败鉴定中较为实用的指标。

食品中脂肪及实用油脂的酸败程度，受脂肪的饱和度、紫外线、氧、水分、天然抗氧化剂以及铜离子、铁离子、镍离子等催化剂的影响。油脂中脂肪酸不饱和度、油料中动植物残渣等，均有促进油脂酸败的作用。而油脂的脂肪酸饱和程度、维生素 C 和维生素 E 等天然抗氧化物质及芳香化合物含量高时，则可减慢氧化和酸败。

（二）食品腐败变质的危害

目前还没有食品腐败变质的分解产物对人体产生直接危害的系统的研究报告。但某些腐败变质食品引起的组胺中毒，脂肪腐败产物引起人的不良反应及中毒，以及腐败过程产生的胺类为亚硝胺类的形成提供了前体物等，这些都是构成直接危害的重要因素。腐败变质食品含有大量微生物及其产生的有害物质，有的可能含有致病菌，因此吃腐败变质食品，极易导致食物中毒。食品腐败变质引起的食物中毒中，多数是由轻度变质食品引起的。这主要是因为轻度变质时由于食品外观变化不明显，检查时不易发现或虽被发现，但难判定是否变质，往往认为问题不大或不会引起中毒，所以食用者容易疏忽大意，但食用后却引起中毒。而严重腐败变质的食品，因为感官性状明显异常，如发臭、变色、发酵、变酸、液体混浊等，容易识别，所以一般不会继续销售食用。

腐败变质食品对人体健康的影响主要表现在以下三个方面。

1. 产生厌恶感

由于微生物在生长繁殖过程中促使食品中各种成分（分解）发生变化，改变了食品原有的感官性状，使人对其产生厌恶感。例如，蛋白质在分解过程中可以产生有机胺、硫化氢、硫醇、吲哚和粪臭素等，这些物质都具有蛋白质分解所特有的恶臭；脂肪腐败的"哈喇"味和碳水化合物分解后产生的特殊气味；细菌和霉菌在繁殖过程中能产生色素，使食品呈现各种异常的颜色，使食品失去原有的色、香、味，也往往使人们难以接受。

2. 降低食品的营养价值

由于食品中蛋白质、脂肪及碳水化合物腐败变质后结构发生变化，因而丧失了其原有的营养价值。例如，蛋白质腐败分解后产生低分子有毒物质，因而丧失了蛋白质原有的营养价值；脂肪腐败、水解、氧化产生过氧化物，再分解为羰基化合物、低分子脂肪酸与醛、酮等，丧失了脂肪对人体的生理作用和营养价值；碳水化合物腐败变质，分解为醇、醛、酮、酯和二氧化碳等，也失去了碳水化合物的生理功能。总之，由于营养成分分解，导致食品的营养价值降低。

3. 引起中毒或潜在危害

食品在生产、加工、储藏和销售的整个过程中，食品被污染的方式和程度非常复杂，食品腐败变质产生的有毒物质也是多种多样，因此，腐败变质食品对人体健康造成的危害也表现不同。

1）急性毒性

一般情况下，腐败变质食品常引起急性中毒，轻者多以急性胃肠炎症状出现，如呕吐、恶心、腹痛、腹泻、发热等，经过治疗可以恢复健康；重者可在呼吸、循环、神经等系统出现症状，抢救及时可转危为安，如贻误时机还可危及生命。有的急性中毒可能会留下后遗症。

2）慢性毒性或潜在危害

有些变质食品中的有毒物质含量较少，或者由于本身毒性作用的特点，并不引起急性中毒，但如果长期食用，往往可造成慢性中毒，甚至可以表现为致癌、致畸、致突变的作用。大量动物试验研究资料表明，食用被黄曲霉毒素污染的霉变花生、粮食和花生油，可导致慢性中毒、致癌、致畸和致突变。由此可见，食用腐败变质、霉变食物具有极其严重的潜在危害，损害人体健康，必须予以注意。

五、食品腐败变质的控制

食品的腐败变质，不仅会损害食品的可食性，而且严重时会引起食物中毒，发生食品安全问题。因此，控制食品的腐败变质，对保证食品的安全和质量具有十分重要的意义。

针对食品腐败变质产生的原因，采取不同措施即可减少甚至消除食品的腐败变质。控制食品的腐败变质最有效的措施就是减少微生物的污染，控制微生物的生长繁殖，如采取抑菌或灭菌的方法。所有控制食品腐败变质的方法都是建立在下述一种或几种原理的基础上：①阻止或消除微生物的污染；②抑制微生物的生长和代谢；③杀死微生物。目前主要采取加热杀菌法、低温保藏法、脱水干燥法、增加渗透压的保藏法、化学防腐剂保藏法、降低 pH 的保藏法、辐照保藏法、气调保藏法等来控制食品的腐败变质。

（一）加热杀菌法

加热杀菌的目的在于杀灭微生物，破坏食品中的酶类，控制食品的腐败变质，延长保存时间。不同微生物耐热的程度有差别，大部分微生物营养细胞在 60℃下 30min 便会死亡。但细菌芽孢耐热性强，需较高温度和较长时间才能杀死。同时加热杀菌还可使食品内酶失活。避免再次污染，即可使食品久储不坏，所以控制食品不发生腐败变质必须保证其不重复染菌。因此，要在食品装罐、装瓶密封以后灭菌，或者灭菌后在无菌条件下充填装罐，以防止受到微生物的二次污染。

食品的加热杀菌方法很多，主要有常压杀菌（巴氏灭菌）、加压杀菌、超高温瞬时杀菌、微波杀菌、远红外加热杀菌和欧姆杀菌等。高温杀菌处理能够杀死全部的微生物，使食品无菌，可以较长时间保存食品，但其缺点是不可能使所有的食品保存其原有的风味和营养价值。因此，对鲜奶、果汁和酱油等采用巴氏灭菌，但这种处理方法不能杀死全部的微生物及细菌的芽孢，故必须将巴氏灭菌的产品置于低温条件下保存。巴氏灭菌也称低温消毒法、冷杀菌法，是一种利用较低的温度既可杀死病菌又能保持物品中营养物质风味不变的消毒法，现在常被用于杀死各种病原菌。巴氏灭菌法由法国微生物学家巴斯德首创，用于乳品、葡萄酒、啤酒、浓缩果汁等食品的灭菌方法。具体方法可分为三类：①低温维持巴氏灭菌法（LTH），即 63～65℃保持 30min；②高温瞬时巴氏灭菌法（HTST），即 71～72℃保持 15s；③超高温巴氏灭菌法（UHT），即 132℃保持 1～2s。加热消毒后迅速冷却至 10℃，称为冷击法，这样可以促使细菌死亡，也有利于鲜乳等食品立即转入冷藏保存。超高温巴氏灭菌法消毒的鲜乳在常温下保存期可长达半年。

（二）低温保藏法

降低食品温度，可以有效地抑制微生物的生长繁殖和作用，降低酶的活性和食品内化学反应的速度，有利于保证食品质量，所以低温保藏是一种最常用的食品保藏方法。在低温条件下，食品本身酶活性降低，化学反应速率得到延缓，残存的微生物生长繁殖速度也会被大大降低或被抑制，因此低温保藏可以延长食品的货架期。低温保藏一般可分为冷冻和冷藏两种方式。

1. 冷冻

食品的冷冻就是将食品降温到冰点以下，部分或全部呈冻结状态的保藏方法。动物源性食品常用此法，食品冷冻保藏的温度需在 −18℃以下，并且冷冻温度越低越好。当食品中的微生物处于冰冻时，一方面，细胞内游离水形成冰晶体，水分活性降低，使微生物失去了可利用的水分，从而使其代谢受到抑制；另一方面，微生物细胞内的水结为冰晶，冰晶体对细胞也有机械性损伤作用，可直接导致微生物的裂解死亡。

食品冻结后的质量与生成冰晶的形状、大小与分布状态息息相关。例如，肉类在缓慢冻结中，冰晶先在溶液浓度较低的肌细胞外生成，结晶核数量少，冰晶生长大，损伤细胞膜，使细胞破裂，解冻时细胞质液外流而形成渗出液，导致肉类营养、水分和鲜味流失，口感降低。果蔬等植物源性食品因含水分较高，结冰率更大，更易受物理损伤而使风味受到损失。冻结时冰晶的大小与通过最大冰晶生成带的时间有关。$-5 \sim -1℃$ 的温度范围通常为肉和鱼等食品的最大冰晶生成带。冻结速度越快，那么形成的晶核多、冰晶小，且均匀分布于细胞内，不致损伤细胞组织，解冻后复原情况也较好。因此，快速冻结有利于保持食品尤其是生鲜食品的品质。快速冻结即速冻，通常是指食品在 30min 内冻结到所设定的温度（$-20℃$），或以 30min 左右通过最大冰晶生成带（$-5 \sim -1℃$）为准，生成的冰晶大小在 $70\mu m$ 以下者称为速冻。

2. 冷藏

食品冷藏是指在低于常温但不低于食品冻结温度条件下的一种保藏方法，冷藏无冻结过程。对新鲜的蔬菜、水果和需要短期储藏的食品来讲，如温度过低将引起果蔬受到冻害而产生变质，此时通常采取冷藏的方法。

低温保藏法保藏的食品，营养和质地能得到较好的保存，对一些生鲜食品，如水果、蔬菜等更适宜。但低温下保存食品有一定的期限，超过一定的时间，保存的食品仍可能发生腐败变质，这主要是因为低温下不少微生物仍在缓慢生长。也就是说，无论怎样低的温度来冰冻食品都不可能杀死全部的微生物。大多数冰冻食品在保藏时微生物数量会减少；当食品内部温度在 $5.5℃$ 或更低时，就能阻止食品中致病细菌，如金黄色葡萄球菌、沙门菌等的生长。但是，沙门菌在 $-17 \sim -9℃$ 仍能长时间存活。

（三）脱水干燥法

脱水干燥法就是使食品中水分含量降至一定限度以下，使微生物不能生长，酶的活性受到限制，从而防止食品腐败变质的一种保藏方法。水分是微生物生存繁殖和一切化学反应所必需的物质，因而食品脱水可起到防腐保藏作用。食品的干燥脱水保藏，是一种传统的保藏方法，已经使用了几个世纪，而且比冰冻食品保藏法更普遍。其原理是降低食品的含水量（水活性），使微生物得不到充足的水而不能生长。

各种微生物要求的最低水活性值是不同的。细菌、霉菌和酵母这三大类微生物中，一般细菌要求的最低 a_w 较高，在 $0.94 \sim 0.99$；霉菌要求的最低 a_w 为 $0.73 \sim 0.94$，酵母要求的最低 a_w 为 $0.88 \sim 0.94$。但有些干性霉菌，如灰绿曲霉最低 a_w 仅为 $0.64 \sim 0.70$（含水量 16%），当某些食品水活性值为 $0.70 \sim 0.73$（含水量约 16%）时，曲霉和青霉即可生长，因此干制食品的防霉 a_w 值要达到 0.64 以下（含水量 14% 以下）才较为安全。新鲜食品，如乳、肉、鱼、蛋、水果及蔬菜等都含有较多水分，其水活性值一般为 0.98～0.99，适合多种微生物的生长。目前防霉干制食品的水分一般为 3%～25%，如水果干为 15%～25%，蔬菜干为 4% 以下，肉类干制品为 5%～10%，喷雾干燥乳粉为 2.5%～3%，喷雾干燥蛋粉在 5% 以下。

食品干燥脱水方法主要有日晒、阴干、风干、热风干燥、冷冻干燥、烟熏、喷雾和减压蒸发以及冷冻干燥等。还要注意，为了延长脱水后干燥食品的储藏时间，需要进行严密的包装，以防微生物的污染和吸收水分。因此，储藏的湿度很重要，湿度过高，干燥食品吸湿，食品将发生黏结以至结块，失去原有特性。当水分达到一定程度时，微生物的生长会引起食品变质。

（四）增加渗透压的保藏法

增加渗透压的保藏法就是利用微生物在含有大量可溶性物质，如糖或盐的溶液里，将失去水分，细胞发生质壁分离、代谢停止，从而防止食品腐败变质的一种保藏方法。用增加渗透压的方法得到抑制微生物生长的条件与借脱水作用抑制微生物生长的原理有关。尽管酵母菌和霉菌抵抗渗透压变化的能力较强，但是基于这个原理的食品保藏法仍然很有效。盐藏和糖藏是利用增加食品渗透压、降低水分活度来抑制微生物生长常用的两种储藏方法。盐藏和糖藏都不直接使食品中的水分与其分离，而其他的干燥方法都是除去或降低食品中的水分含量。

盐藏是食品在盐的作用下抑制微生物的生长繁殖，同时赋予其新的风味的一种食品保存方法。食盐的防腐作用主要在于提高渗透压，使细胞原生质浓缩发生质壁分离；降低水分活性，不利于微生物生长；减少水中溶解氧，使好氧性微生物的生长受到抑制，如用盐水腌肉和腌其他食品就是使用了盐藏方法。

糖藏是利用大多数微生物在糖浓度超过 50% 时生长便受到抑制的生长特性保存食品的一种方法。但有些耐渗透性强的酵母和霉菌，在糖浓度高达 70% 以上尚可生长。例如，果子冻和果酱由于糖含量高，很少受到细菌的影响，但是如果暴露于空气中则会发现有霉菌的生长。炼乳是利用增加乳糖浓度和补充蔗糖的办法进行保存。但要注意，高渗透压可以抑制微生物生长，却不可能完全杀死微生物。因此仅靠增加糖的浓度有一定的局限性，但若再添加少量酸，如食醋，微生物的耐渗透力将显著下降。

（五）化学防腐剂保藏法

化学防腐剂保藏法就是为了保藏而加入符合国家相关规定的食品化学物质的一种保藏方法。添加的化学物质需符合食品添加剂的有关规定，国家食品添加剂标准规定了能够用于食品保藏的化学物质明细表。根据《中华人民共和国食品卫生法》规定，食品中如果添加了任何有损于人体健康的有毒或有害物质，那么这种食品就是掺了假。

目前，用于食品防腐的添加剂主要有苯甲酸、苯甲酸钠、山梨酸、山梨酸钾、乙酸、乳酸和丙酸，这些酸都是有机酸（盐）。例如，山梨酸和丙酸加入面包中用来抑制霉菌生长；将硝酸盐和亚硝酸盐加入腌肉中，在保持颜色的同时，还可以抑制某些厌氧细菌的生长；由甲酚和其他抗菌化合物产生的烟雾可渗入肉里，用于肉的保藏。

此外，用发酵法制备的食品加酸泡菜、腌菜和动物的青贮饲料都是通过微生物发酵过程中产生的乙酸、乳酸和丙酸来防止腐败。

（六）降低 pH 的保藏法

降低 pH 的保藏法就是利用当食品的 pH 在 4.5 以下时，除少数酵母菌、霉菌和乳酸菌等耐酸菌外，大部分致病菌可被抑制或杀死，从而延长食品保藏时间的一种保藏方法。这种方法多用来保存蔬菜，如向食品中加酸或加乳酸菌进行酸发酵。加酸，如酸渍黄瓜或番茄等；加乳酸菌，如泡菜和渍酸菜等。酸渍食品的质量主要取决于酸发酵过程中微生物的菌相，即与食品腐败微生物相比，乳酸菌必须占优势地位，为此应保持清洁，减少污染，酸发酵可杀死蔬菜中的致病菌和寄生虫卵。

（七）辐照保藏法

辐照保存食品就是利用高能射线的作用，使微生物的新陈代谢、生长发育受到抑制或破坏，从而杀死微生物或破坏微生物的代谢机制，延长食品保藏时间的一种保藏方法。辐照食品保藏是继冷冻、腌渍、脱水等传统保藏方法之后发展起来的新方法。辐射源多为钴（^{60}Co）、铯（^{137}Cs）等放射性核素放出的 γ 射线。此外，紫外线可用来减少一些食品的表面污染，如肉类加工厂冷藏室常安装能减少表面污染的紫外灯。食品辐照的目的是杀菌、杀虫、抑芽和改性，其主要作用是前三种。

食品辐照处理主要表现以下 7 个方面的优点。①经辐照的食品温度基本上不上升，不仅可以减少营养素的损失，而且还有利于保持食品质量，延长保存期。②灭活微生物和杀菌的效果显著，且可通过剂量的调节来调整杀菌的效果。射线穿透力强，在不拆包装和解冻的情况下，可杀灭其深藏于谷物、果实或冻肉内部的细菌和微生物，节省包装材料，避免再污染。③食品在辐射过程中温度变化甚微，因此，被辐射适当处理后的食品在感官性状，如颜色、香味和质地等方面与新鲜食品差距很小，特别适合于一些不耐热的食品。④与化学处理相比的一大特点就是辐照处理的食品不会留下任何残留物。⑤辐照处理的食品消耗能源少，据估算可节约 70%～97% 的能量。⑥辐照处理加工效率高，整个工序可连续化、自动化，如果规模大，效果则更明显。⑦辐照处理能改善某些食品的工艺和质量，如酒类的辐照陈化，辐照处理的牛肉更加嫩滑，大豆更易消化等。

（八）气调保藏法

气调保藏法是指用阻气性材料将食品密封于一个改变了气体的环境中，从而抑制腐败微生物的生长繁殖及生化活性，达到延长食品货架寿命的一种保藏方法。果蔬的变质主要是由于酶的作用、微生物在果蔬中生长繁殖、果蔬呼吸和水分蒸发、食品成分的氧化或褐变等原因，这些作用与食品储藏环境的气体成分和温度有密切的关系，如 O_2、CO_2、N_2、H_2O 等。如果能控制食品储藏环境气体的组成，如增加环境气体中二氧化碳、氮气的比例，保持适当湿度，降低氧气比例，可达到延长食品保鲜或保藏期的目的。气调有很多的方法，每种方法都有其优缺点。主要有自然气调法、置换气调法（氮气、二氧化碳置换包装）、除氧法（氧气吸收剂封入包装）、涂膜气调法、减压（真空）保藏和充气包装等，有的还辅以温度控制技术，以达到综合控制的效果。但总的来说，其原理主要是基于降低含氧量，使气体成分保持在所希望的状况，减慢食品的变质速率。气调保藏技术主要应用于果蔬保鲜方面，此方法可以降低果蔬组织的呼吸强度，降低果蔬对乙烯作用的敏感性，延长叶绿素的寿命，减轻果蔬组织在冷害温度下积累乙醛、醇等有毒物质，从而减轻冷害，抑制微生物的活力，防止虫害，抑制或延缓其他不良变化。目前，气调保藏技术已经用于肉、禽、鱼、焙烤食品及其他方便食品的保鲜。

除以上控制食品腐败变质的方法外，对不含病毒但含有其他微生物的液体食品还可采用过滤的方法除去微生物，从而达到防止微生物污染、控制食品腐败变质的目的。

第二节　细菌性食物中毒

食源性疾病是指通过摄食进入人体内的各种致病因子引起的、通常具有感染性质或中毒性质的一类疾病。一般可分为感染性和中毒性食源性疾病两类，包括常见的食物中毒、肠道传染病、人畜共患传染病、寄生虫病以及化学性有毒有害物质所引起的疾病。食源性疾患的发病率居各类疾病总发病率的前列，是当前世界上最突出的卫生问题。食物中毒属食源性疾病的范畴，是食源性疾病中最为常见的疾病。食物中毒是指摄入了含有生物性、化学性有毒有害物质的食品或把有毒有害物质当作食品摄入后所出现的非传染性（不同于传染病）急性、亚急性疾病。

一、概　　述

（一）食源性疾病

食源性疾病是一个巨大并不断扩大的公共卫生问题。目前，全球食源性疾病呈不断增长的趋势，其原因之一是通过自然选择造成微生物的差异，产生了新的病原体，如在人和动物的治疗中使用抗生素药物以后，选择性存活的病原菌株产生了抗药性，从而对人类造成新的威胁；原因之二是由于新的知识和分析鉴定技术的建立，对已广泛分布多年的疾病及其病原获得了新的认识；原因之三是随着经济与技术的发展，新的生产系统或环境变化使得食物链变得更长、更复杂，增加了污染的机会，如饮食的社会化消费，个体和群体饮食习惯的改变，方便食品、街头食品和食品餐饮连锁服务的增加等。

食用有毒或受到致病性微生物污染的食品是世界范围内造成人类疾病和人口死亡的主要因素之一。在非洲、亚洲（不包括中国）和拉丁美洲每年有 10 亿的 5 岁以下儿童患肠胃炎的病例，其中有 500 万儿童会因此而死亡，大多数是由于食用污染的食品而引起。在有些国家，如墨西哥和泰国，50％ 4 岁以下的儿童患由弧菌而引起的肠炎。在欧洲，食源性胃肠疾病而导致的死亡人数仅次于呼吸系统疾病，调查显示每年每 100 万人中至少有 5 万人患急性肠胃炎。虽然在发达国家由于食源性疾病而死亡的人数不是很多，但 1％～5％ 的急性肠胃炎患者会转变成严重的疾病或慢性病，如风湿病、僵硬性脊椎炎、营养吸收不良、溶血性尿毒综合征、动脉硬化症和肝炎等疾病。

（二）食物中毒

食物中毒就是吃了含有有毒物质或变质的肉类、水产品、蔬菜、植物或化学品后，感觉肠胃不舒服，出现恶心、呕吐、腹痛、腹泻等症状，共同进餐的人常常出现相同的症状。但要注意，食物中毒不包括因暴饮暴食而引起的急性胃肠炎、食源性肠道传染病（如伤寒等）和寄生虫病（如旋毛虫病、囊虫病等），也不包括因一次大量或长期少量多次摄入某些有毒、有害物质而引起的以慢性毒害为主要特征（如致癌、致畸、致突变）的疾病。

1. 食物中毒的发病特点

食物中毒发生的原因各不相同，但发病具有下面 4 个共同特点。

（1）发病潜伏期短，呈暴发性。短时间内可能有多数人发病，发病曲线呈突然上升趋势。

（2）发病与食物有关。患者在近期内都食用过同样的食物，发病范围局限在食用该类有毒食物的人群，停止食用该食物后发病很快停止，发病曲线在突然上升之后呈突然下降趋势。

（3）临床表现基本相似，以恶心、呕吐、腹痛、腹泻等胃肠道症状为主。

（4）人与人之间没有直接传染。

2. 食物中毒的分类

一般按病原物质，可将食物中毒分为以下 5 类。

（1）细菌性食物中毒，即摄入含有细菌或细菌毒素的食品而引起的食物中毒。

（2）真菌及其毒素食物中毒，即摄入被真菌或其毒素污染的食品而引起的食物中毒。

（3）动物性食物中毒，即摄入动物性中毒食品而引起的食物中毒。

（4）有毒植物中毒，即摄入植物性中毒食品引起的食物中毒。

（5）化学性食物中毒，即摄入化学性中毒食品引起的食物中毒。

3. 食物中毒的鉴别诊断

食物中毒的诊断基础是食物中毒调查所收集的资料，把这些资料进行整理，用流行病学的方法进行分析，结合各类各种食物中毒的特点进行综合判断。

1）与进食的关系

中毒患者在相近的时间内均食用过某种共同的中毒食品，未食用者不发病，发病者均是食用者，停止食用该种中毒食品后，发病很快停止。

2）食物中毒特征性的临床表现

发病急剧，潜伏期短，病程也较短，一起食物中毒的患者在很短的时间内同时发病，很快形成发病高峰，具有相同的潜伏期，并且临床表现基本相似（或相同），一般没有人与人之间的直接传染，其发病曲线无尾峰。

3）食物中毒的实验室资料

从不同患者和中毒食品中检出相同的病原，食物中毒的确定应尽可能有实验室资料。但由于报告的延误可能造成采样不及时或采不到剩余中毒食品或者患者已用过药，或其他原因未能得到检验资料的阳性结果，通过流行病学的分析，可判定为原因不明的食物中毒。

（三）细菌性食物中毒

引起食物中毒的原因很多，其中最主要、最常见的原因就是食物被细菌污染。细菌性食物中毒在国内外都是最常见的一类食物中毒，世界各地细菌性食物中毒案例频繁发生。加拿大发生的细菌性食物中毒病原菌以葡萄球菌（40.2%）和沙门菌（29.0%）为主，肠炎弧菌（0.5%）较少。美国发生的细菌性食物中毒以葡萄球菌（33.9%）、沙门菌（33.5%）、肠炎弧菌（1.0%）为主。

我国近5年食物中毒统计资料表明，细菌性食物中毒占食物中毒总数的50%左右，而动物性食品是引起细菌性食物中毒的主要食品，其中肉类及熟肉制品居首位，其次有变质禽肉、病死畜肉以及鱼、奶、剩饭等。我国发生的细菌性食物中毒以沙门菌、变形杆菌和金黄色葡萄球菌为主，其次为副溶血性弧菌、蜡样芽孢杆菌等引起的食物中毒。但因为我国各地差异较大，在较落后的农村地区由于缺医少药，中毒者自己不报案，以致各地查明案件的数量可能有较大差异。

细菌性食物中毒是指由于进食被细菌或其细菌素所污染的食物而引起的急性中毒性疾病。其中前者也称感染性食物中毒，病原体有沙门菌、副溶血性弧菌、大肠杆菌、变形杆菌等；后者则称毒素性食物中毒，由进食含有葡萄球菌、产气荚膜杆菌及肉毒杆菌等细菌毒素的食物所致。

1. 细菌性食物中毒的特点

1）发病率及病死率

常见的细菌性食物中毒发病特点是潜伏期短、发病突然、病程短，多数在2～3日内便可自愈，恢复快、愈后好、病死率低。但李斯特菌、肉毒梭菌等引起的食物中毒病程长、病情重、恢复慢。

2）发病季节性明显

细菌性食物中毒全年皆可发生，但多发生于夏季、秋季。根据临床表现的不同，分为胃肠型食物中毒和神经型食物中毒。这与夏季气温高、细菌易于大量繁殖密切相关。同时，也与机体防御功能降低以及易感性增高有关。

3）引起细菌性食物中毒的主要食品

动物性食品是引起细菌性食物中毒的主要食品，其中畜肉类及其制品居首位，其次为禽肉、鱼、乳及蛋类。少数是植物性食物，如剩饭、糯米凉糕、面类发酵食品则易出现金黄色葡萄球菌、蜡样芽孢杆菌等引起的食物中毒。

2. 细菌性食物中毒发生的原因

导致发生细菌性食物中毒的原因主要有以下4个方面：①在牲畜屠宰及畜肉运输、储藏、销售等过程中受到致病菌的污染；②被致病菌污染的食物在不适当的温度下存放，食品中适宜的水分活度、pH及营养条件使食物中的致病菌大量生长繁殖或产生毒素；③被污染的食物未经烧熟煮透或煮熟后又受到食品从业人员带菌者污染等，食用后引起中毒；④卫生状况差，蚊蝇孳生。

3. 细菌性食物中毒的发病机制

依据细菌性食物中毒的作用机理可将细菌性食物中毒分为感染型、毒素型和混合型3种。但要注意，以下的分型只是相对的，即某些细菌侧重于感染型或侧重于毒素型，一般而言混合型的居多。

1）感染型细菌性食物中毒

感染型，也称侵袭型。病原菌随同食物进入肠道，在肠道内及黏膜上层引起肠黏膜充血、白细胞浸润、水肿，细菌进入黏膜固有层后可被吞噬细胞吞噬或杀灭，内毒素作用使体温升高，也可协同致病菌刺激肠黏膜引起腹泻等，然后通过胃肠道血液循环系统，引起菌毒血症及全身感染。细菌性食物中毒一般是在细菌量达到10^6以上开始引起感染型中毒反应。但有些病原菌，如沙门伤寒菌、空肠弯曲菌和大肠 $O_{157}:H_7$ 的致病性非常高，有时单个细菌就可致病，因此对这些致病菌不存在阈值的概念。

2）毒素型细菌性食物中毒

有些细菌能产生肠毒素或类似的毒素，尽管其分子质量、结构和生物学性质不尽相同，但致病作用基本相似。由于肠毒素刺激肠壁上皮细胞，激活其腺苷酸环化酶或鸟苷酸环化酶，在活性腺苷酸环化酶的催化下，细胞质中的三磷酸腺苷脱去两个磷酸，而成为环磷酸腺苷（cAMP）或环磷酸鸟苷（cGMP），cAMP 或 cGMP 浓度增高可促进胞质内蛋白质磷酸化过程，并激活细胞的有关酶系统，改变细胞分泌功能，使 Cl^- 的分泌亢进，上皮细胞对 Na^+ 和水的吸收受到抑制，最终导致腹泻。例如，由金黄色葡萄球菌引起的食物中毒就属于毒素型细菌性食物中毒。

3）混合型细菌性食物中毒

有些病原菌进入肠道除侵入黏膜引起肠黏膜的炎性反应外，还可以产生肠毒素引起急性胃肠道症状。这类病原菌引起的食物中毒是致病菌对肠道的侵入及其产生的肠毒素的协同作用，因此，其发病机制为混合型。例如，由副溶血性弧菌引起的食物中毒就属于混合型细菌性食物中毒。

4. 细菌性食物中毒的临床表现

临床表现以急性胃肠炎为主，如恶心、呕吐、腹痛、腹泻等。葡萄球菌食物中毒的症状主要是呕吐，呕吐物含胆汁，有时带血和黏液。腹痛多见于上腹部及脐周。腹泻频繁，多为黄色稀便和水样便。此外，侵袭性细菌引起的食物中毒，可有发热、腹部阵发性绞痛和黏液脓血便。

5. 细菌性食物中毒的诊断

根据集体伙食单位短期内暴发大批急性胃肠炎患者，结合季节及饮食情况，如厨房卫生情况、食物质量、保管及烹调方法的缺点等即可作出临床诊断。有条件时，应取患者吐泻物及可疑的残存食物进行细菌培养，重症患者血培养，留取早期及病后两周的双份血清与培养分离所得可疑细菌进行血清凝集试验，双份血清凝集效价递增者有诊断价值。可疑时，尤其是怀疑细菌毒素中毒时，可做动物试验，以检测细菌毒素的存在。近年来采用琼脂扩散沉淀试验检测污染食物中毒的肠毒素，效果良好。非细菌性食物中毒、霍乱及副霍乱、急性菌痢及病毒性胃肠炎具有以下特征，故可排除是细菌性食物中毒。

1）非细菌性食物中毒

食用发芽马铃薯、苍耳子、苦杏仁、河豚或毒蕈等中毒者，潜伏期仅数分钟至数小时，一般不发热，以多次呕吐为主，腹痛、腹泻较少，但神经症状较明显，病死率较高。汞或砷中毒者有咽痛、充血、吐泻物中含血症状，经化学分析可确定病因。

2）霍乱及副霍乱

霍乱及副霍乱表现为无痛性泻吐，先泻后吐为多，且不发热，大便呈米泔水样，因潜伏期可长达 6 天，故罕见短期内有大批患者。大便涂片荧光抗体染色镜检及培养找到霍乱弧菌或埃尔托弧菌，可确定诊断。

3）急性菌痢

急性菌痢偶见食物中毒型暴发。一般呕吐较少，常有发热、里急后重，粪便多混有脓血，下腹部及左下腹明显压痛，大便镜检有红细胞、脓细胞及巨噬细胞，大便培养约半数有痢疾杆菌生长。

4）病毒性胃肠炎

病毒性胃肠炎是由多种病毒引起，以急性小肠炎为特征，潜伏期 24～72h，主要表现有发热、恶心、呕吐、腹胀、腹痛及腹泻，排水样便，吐泻严重者可发生水、电解质及酸碱平衡紊乱。

6. 细菌性食物中毒的防治措施

（1）做好饮食卫生监督，对炊事人员及食品从业人员定期进行健康检查及卫生宣传教育，认真贯彻《中华人民共和国食品卫生法》，应特别加强节日会餐的饮食卫生监督。沙门菌、葡萄球菌感染者及带菌者，应暂时调离饮食工作单位，并予以适当治疗。食品加工人员、医院、托幼机构人员和炊事员应认真执行就业体检和录用后定期体检制度，应经常接受食品卫生教育，养成良好的个人卫生习惯。

（2）禁止食用病死禽畜。因伤致死，经检验肉质良好者，食用时应注意，弃去内脏，彻底洗净，肉块要小，煮熟、煮透；刀板用后洗净消毒；坚决不食已变质的肉；肉类、乳类应至少在 6℃ 以下冷藏。

（3）肉要煮透，接触熟食的一切用具要事先用流水洗净，切生鱼生肉的刀板要经清洗消毒才能切熟食。蒸煮螃蟹要在沸水中充分煮透。吃剩的螃蟹存放超过 6h 者应再煮一次才能吃。醉、腌蟹不能杀菌，最好不吃；必要时加醋拌浸，可以杀菌。

（4）生鱼生肉和蔬菜应分开存放。剩余饭、菜、粥等要摊开存放于通风清凉处，以防变馊，食用前需彻底加热。

（5）售卖食品时，切实做到货款分开，以免食物污染。

（6）饭菜按就餐人数做好计划，现做现吃，避免剩饭剩菜。

（7）在低温或通风阴凉处存放食品，以控制细菌繁殖和毒素的形成。

（8）消灭苍蝇、鼠类、蟑螂和蚊类，不在食堂附近饲养家畜家禽。

二、沙门菌食物中毒

沙门菌食物中毒是指由各种类型沙门菌所引起的对人类、家畜及野生禽兽不同形式食物中毒的总称。感染沙门菌的人或带菌者的粪便污染食品，可使人发生食物中毒。

（一）流行病学特点

据统计在世界各国的细菌性食物中毒中，沙门菌引起的食物中毒常列榜首，一些国家沙门菌食物中毒占细菌性食物中毒总数的 40%～60%。在美国，沙门菌是食物中毒致死的主要原因，每年大约报告 40 000 例沙门菌感染病例。但实际的感染人数可能要达 20 倍以上，因为许多轻型患者可能未确诊。据不完全统计，每年大约有 1000 人死于急性沙门菌感染。我国每年发生的细菌性食物中毒中沙门菌食物中毒占首位。沙门菌食物中毒严重危害公众的身体健康，并造成巨大的经济损失。由于吃蛋引起鼠伤寒病的病例报告逐渐有增加的趋势。

沙门菌食物中毒在食品卫生与安全方面占有非常重要的地位，许多国家之所以选择沙门菌为目标致病生物，主要有以下三个原因：①它波及多种哺乳动物、禽类的食品加工过程；②现在的技术能够很好地预防这些致病菌；③以沙门菌为目标的干预措施，对预防细菌类微生物对食品的污染比以其他致病菌为目标更有效。肉及其制品的沙门菌检出率美国为 20%～25%，英国为 9.9%，日本检查进口家禽的污染率为 10.3%，我国肉类沙门菌检出率为 1.1%～39.5%。我国蛋及其制品沙门菌检出率为 3.9%～43.7%。

（二）病原学特点

沙门菌属（*Salmonella*）细菌是肠杆菌科中的一个重要菌属，为革兰氏阴性肠道杆菌。1885 年，沙门氏等在霍乱流行时分离到猪霍乱沙门菌，故定名为沙门菌属。沙门菌需氧或兼性厌氧。菌体大小为 $(0.6～0.9)\mu m \times (1～3)\mu m$，无芽孢，一般无荚膜，除鸡白痢沙门菌和鸡伤寒沙门菌外大多有周身鞭毛，能运动。大多数具有菌毛，能吸附于宿主细胞表面或凝集豚鼠红细胞。营养要求不高，不液化明胶，不分解尿素，不产生吲哚，不发酵乳糖和蔗糖，能发酵葡萄糖、甘露醇和麦芽糖，大多产酸产气，少数只产酸不产气。V-P 试验阴性，有赖氨酸脱羧酶。DNA 的 G＋C 含量为 50%～53%。对热抵抗力不强，在 60℃下 15min 可被杀死。在 5% 的苯酚中，5min 死亡。沙门菌属生长繁殖的最适温度为 20～30℃，在普通水中虽不易繁殖，但可生存 2～3 周，在粪便中可生存 1～2 个月，在土壤中可过冬，在咸肉、鸡和鸭中也可存活很长时间。水经卤化物处理 5min，可杀死其中的沙门菌。此外，由于沙门菌属不分解蛋白质，不产生靛基质，污染食物后无感官性状的变化，易被忽视而引起食物中毒。沙门菌引起人体食物中毒的来源是由动物性食品，特别是肉类（如病死牲畜肉、熟肉制品等）引起的，也可以由家禽、蛋类、奶类食品引起。

目前国际上沙门菌属有 2300 个以上的血清型，我国已发现 250 多个。沙门菌具有复杂的抗原结构，一般可分为菌体（O）抗原、鞭毛（H）抗原和表面（Vi）抗原 3

种。按抗原成分，可将其分为甲、乙、丙、丁、戊等基本菌组。其中与人体疾病有关的主要有甲组的副伤寒甲杆菌、乙组的副伤寒乙杆菌和鼠伤寒杆菌、丙组的副伤寒丙杆菌和猪霍乱杆菌以及丁组的伤寒杆菌和肠炎杆菌等。除伤寒杆菌、副伤寒甲杆菌和副伤寒乙杆菌引起人类的疾病外，大多数仅能引起家畜、鼠类和禽类等动物的疾病，但有时也可污染人类的食物而引起食物中毒。沙门菌属有的专对人类致病，有的只对动物致病，也有的对人和动物都致病。

（三）临 床 表 现

沙门菌中毒的症状主要以急性肠胃炎为主，潜伏期短，一般 4～48h，长者可达72h，潜伏期越短，病情越严重。开始时表现为头疼、恶心、食欲缺乏，后出现呕吐、腹泻、腹痛。腹泻一日多可至十余次，主要为黄绿色水样便，少数带有黏液或血。发热，一般 38～40℃。轻者 3～4 天症状消失，重者可出现神经系统症状，打寒战、惊厥、抽搐和昏迷，还可出现尿少、无尿、呼吸困难等症状。一般愈后良好，但是老人、儿童和体弱者如不及时进行急救处理可导致死亡。多数沙门菌病患者不需服药即可自愈，婴儿、老人及那些已患有某些疾病的患者应就医治疗，沙门菌携带者不可从事准备食物的工作，直到获得医生的许可。

（四）预 防 措 施

沙门菌食物中毒的预防可采取以下措施。

1. 防止沙门菌污染肉类食品

加强对肉类食品生产企业的卫生监督及家畜、家禽屠宰前的兽医卫生检验，并按有关规定处理。加强对家畜、家禽屠宰后的肉尸和内脏进行检验，防止被沙门菌感染或污染的畜肉、禽肉进入市场。加强肉类食品在储藏、运输、加工、烹调或销售等各个环节的卫生管理，特别是要防止熟肉类制品被食品从业人员带菌者、带菌容器及带菌的生食物交叉污染。

2. 控制食品中沙门菌的繁殖

影响沙门菌繁殖的主要因素是温度和储存时间，食品低温储存是控制沙门菌繁殖的重要措施。加工后的熟肉制品应尽快食用，低温储存并尽可能缩短储存时间。

3. 加热以彻底杀灭病原菌

加热杀死病原菌是防止食物中毒的关键措施。为此，经高温处理后可供食用的肉块，其重量应不超过 1kg，持续煮沸 2.5～3h，或使肉块的深部温度至少达到 80℃，并至少持续 12min 到肉的中心部位变为灰色而无血水,以便彻底杀灭肉类中可能存在的各种沙门菌并灭活其毒素。

4. 其他措施

(1) 不喝未经处理的水(如池塘、溪水、湖水、被污染的海水等),不喝生牛奶(如未经巴氏灭菌法消毒的牛奶)。

(2) 不吃生肉或未经加热煮熟的肉。

(3) 便后、接触宠物后应仔细洗净双手,特别是在准备食物或就餐前。

(4) 生家禽肉、牛肉、猪肉均应视为可能受污染的食物,情况允许时,新鲜肉应该放在干净的塑料袋内,以免渗出血水污染别的食物。处理生肉后,未洗手前勿舔手指、接触其他食物或抽烟。

(5) 每接触一种食物后,务必将砧板仔细洗净,以免污染其他食物。

(6) 在使用微波炉煮肉时,要使肉内外达到一致的温度,可用温度计检查炉内食物的温度值。

三、金黄色葡萄球菌食物中毒

金黄色葡萄球菌(*Staphylococcus aureus*)也称"金葡菌"。金黄色葡萄球菌与青霉素的发现有很大的渊源,当年弗莱明在金黄色葡萄球菌的培养皿中发现有些球菌被杀死了,于是发现了青霉素。而研究也表明青霉素只对以金黄色葡萄球菌为代表的革兰氏阳性菌作用明显,这是由肽聚糖层的厚度和结构决定的。新出现的耐甲氧西林金黄色葡萄球菌,被称作超级细菌,几乎能抵抗人类现在所有的药物,但其对万古霉素敏感。

(一)流行病学特点

金黄色葡萄球菌是人类化脓感染中最常见的病原菌,可引起局部化脓感染,也可引起肺炎、伪膜性肠炎、心包炎等,甚至败血症、脓毒症等全身感染。金黄色葡萄球菌的致病力强弱主要取决于其产生的毒素和侵袭性酶。

金黄色葡萄球菌在自然界中无处不在,空气、水、灰尘及人和动物的排泄物中都可找到。因而,食品受其污染的机会很多。美国疾病控制中心报告,由金黄色葡萄球菌引起的感染占第二位。金黄色葡萄球菌肠毒素是个世界性卫生难题,在美国由金黄色葡萄球菌肠毒素引起的食物中毒,占整个细菌性食物中毒的 33%,加拿大则更多,占到 45%,我国每年发生的此类中毒事件也非常多。金黄色葡萄球菌多见于春季、夏季。中毒食品种类多,如奶、肉、蛋、鱼及其制品。此外,剩饭、油煎蛋、糯米糕及凉粉等引起的中毒事件也有报道。

金黄色葡萄球菌通常可通过以下途径污染食品：①食品加工人员、炊事员或销售人员带菌，造成食品污染，上呼吸道感染患者鼻腔带菌率83％，所以人畜化脓性感染部位，常成为污染源；②食品在加工前本身带菌，或在加工过程中受到污染，产生了肠毒素，即可引起食物中毒；③熟食制品包装不密封，运输过程中受到污染；④奶牛患化脓性乳腺炎或禽畜局部化脓时，对肉体其他部位的污染。

（二）病原学特点

典型的金黄色葡萄球菌为球形，直径 $0.8\mu m$ 左右，显微镜下排列成葡萄串状。金黄色葡萄球菌无芽孢、鞭毛，大多数无荚膜。金黄色葡萄球菌的细胞壁含90％的肽聚糖和10％的磷壁酸。其肽聚糖的网状结构比革兰氏阴性菌致密，染色时结晶紫附着后不被乙醇脱色故而呈现紫色，即革兰氏染色阳性。需氧或兼性厌氧，最适生长温度37℃，最适生长 pH 为7.4。金黄色葡萄球菌营养要求不高，在普通培养基上生长良好。平板上菌落厚、有光泽、圆形凸起。血平板菌落周围形成透明的溶血环。金黄色葡萄球菌有高度的耐盐性，可在10％～15％ NaCl 肉汤中生长。可分解葡萄糖、麦芽糖、乳糖、蔗糖，产酸不产气。甲基红反应为阳性，V-P 反应为弱阳性。许多菌株可分解精氨酸、水解尿素、还原硝酸盐、液化明胶等。金黄色葡萄球菌具有较强的抵抗力，对磺胺类药物敏感性低，但对青霉素、红霉素等高度敏感。对碱性染料敏感，十万分之一的龙胆紫液即可抑制其生长。葡萄球菌的抵抗能力较强，在干燥的环境中能生存数月。对热具有较强的抵抗力，70℃需 1h 方可灭活。50％以上的金黄色葡萄球菌可产生肠毒素，并且一个菌株能产生两种以上的肠毒素。多数金黄色葡萄球菌肠毒素耐热性很强，在248℃经 30min 才能破坏，并能抵抗胃肠道中蛋白酶的水解作用。因此，当食品污染金黄色葡萄球菌后，用普通的烹调方法不能避免中毒。

（三）临床表现

金黄色葡萄球菌是引起食物中毒的常见菌种，该菌引起的食物中毒潜伏期短，一般为2～6h，极少超过 6h，发病急。有恶心、呕吐、中上腹痛和腹泻等症状，以呕吐最为显著。呕吐物呈胆汁性，或含血及黏液。剧烈吐泻可导致虚脱、肌痉挛及严重失水等现象。体温大多正常或略高。一般在数小时至 1～2 天内迅速恢复。儿童对肠毒素较成人更为敏感，故其发病率比成人高，病情也较成人重。

（四）预防措施

金黄色葡萄球菌食物中毒的预防可采用以下措施。

1. 防止金黄色葡萄球菌污染食物

（1）定期对食品加工人员、饮食从业人员、保育员进行健康检查，局部化脓性感染（如疥疮、手指化脓等）、上呼吸道感染（如鼻窦炎、化脓性肺炎、口腔疾病等）的人员要暂时停止其工作或调换岗位，避免带菌人群对各种食物的污染。

（2）为避免葡萄球菌对乳的污染，奶牛患化脓性乳腺炎时，其乳不能食用。在挤乳过程中，要严格遵守卫生要求，避免污染。健康奶牛的乳在挤出后，除应防止金黄色葡萄球菌污染外，还应迅速冷却至10℃以下，防止在较高温度下，该菌的繁殖和毒素的形成。此外，乳制品应以消毒乳为原料。

（3）对肉制品加工厂，局部化脓性感染的禽、畜尸体应除去病变部位，经高温或其他适当方式处理后进行加工生产。

2. 杀死金黄色葡萄球菌

金黄色葡萄球菌对热和干燥的抵抗力较一般无芽孢细菌强，加热到73.9℃时瞬间即可被杀死。物体表面覆盖一层 $0.1mg/cm^3$ 浓度的超细 TiO_2 在光照条件下可快速有效杀灭。5%苯酚中 $10\sim15min$ 死亡。因其对碱性染料敏感，十万分之一的龙胆紫液即可抑制其生长。

3. 防止肠毒素的形成

食物应冷藏或置于阴凉通风的地方，以防肠毒素形成。在气温高的春季、夏季，食物置冷藏或通风阴凉地方也不应超过6h，并且食用前要彻底加热。

四、大肠埃希菌食物中毒

1996年日本食物中毒暴发的罪魁祸首就是肠出血性大肠埃希菌，它是出血性大肠埃希菌中的致病性血清型 $O_{157}：H_7$，主要侵犯小肠远端和结肠。

（一）流行病学特点

大肠埃希菌在人和动物的肠道中大量存在，其中有少数几种能引起人类食物中毒。根据致病性的不同，致泻性大肠埃希菌被分为肠产毒性大肠埃希菌、肠道侵袭性大肠埃希菌、肠道致病性大肠埃希菌、肠出血性大肠埃希菌和肠集聚性黏附性大肠埃希菌5种。部分埃希菌菌株与婴儿腹泻有关，并可引起成人腹泻或食物中毒的暴发。常见中毒食品为各类熟肉制品、冷菜、牛肉、生牛奶，其次为蛋及蛋制品、乳酪、蔬菜、水果及饮料等食品。中毒原因主要是受污染的食品食用前未经彻底加热。中毒多发生在3月和9月。

（二）病原学特点

大肠埃希菌属（*Escherichia*）细菌俗称大肠杆菌属，为革兰氏阴性杆菌，大小为 $(1.0\sim3.0)\mu m\times(0.4\sim0.7)\mu m$。多数周生鞭毛，能运动，有菌毛、荚膜及微荚膜。能发酵乳糖及多种糖类，产酸产气。在自然界生命力强，土壤、水中可存活数月。兼性厌氧菌，营养要求不高，在普通营养肉汤中呈浑浊生长。普通营养琼脂上呈灰白色的光滑型菌落。血琼脂平板上，少数菌株产生溶血环。在伊红美蓝琼脂上，由于发酵乳糖，菌落呈蓝紫色并有金属光泽。麦康凯和SS琼脂中的胆盐对其有抑制作用，耐受菌株能生长并形成粉红色菌落。吲哚、甲基红、V-P、枸橼酸盐试验为＋＋－－。克氏双糖铁琼脂（KIA）上斜面和底层均产酸产气，H_2S 阴性。动力、吲哚、尿素培养基的生化反应为＋＋－。

（三）临 床 表 现

不同类型的大肠埃希菌其临床表现有所不同。

1. 肠产毒性大肠埃希菌

肠产毒性大肠埃希菌是致婴幼儿和旅游者腹泻的病原菌，能从水中和食物中分离得到。潜伏期一般 $10\sim15h$，短者 $6h$，长者 $72h$。临床症状为水样腹泻、腹痛、恶心、发热 $38\sim40℃$。

2. 肠道侵袭性大肠埃希菌

肠道侵袭性大肠埃希菌较少见，主要侵犯少儿和成人，所致疾病很像细菌性痢疾，因此它又称志贺样大肠杆菌。潜伏期一般 $48\sim72h$，主要表现为血便、脓黏液血便，里急后重、腹痛、发热。病程 $1\sim2$ 周。

3. 肠道致病性大肠埃希菌

肠道致病性大肠埃希菌是引起流行腹泻的病原菌，主要是依靠流行病学资料进行确认，最初在暴发性流行的病儿中分离到。潜伏期一般 $3\sim4$ 天，主要表现为突发性剧烈腹痛、腹泻，先水便后血便。病程 10 天左右，病死率为 $3\%\sim5\%$，老人和儿童多见。

4. 肠出血性大肠埃希菌

肠出血性大肠埃希菌1982年首次在美国发现，是引起出血性肠炎的病原菌。可产生志贺样毒素，有极强的致病性，其主要感染 5 岁以下儿童。临床特征是出血性结肠炎，剧烈的腹痛和便血，严重者出现溶血性尿毒症。

5. 肠集聚性黏附性大肠埃希菌

肠集聚性黏附性大肠埃希菌引起的中毒症状成年人表现为中度腹泻，病程1～2天。婴幼儿多表现为2周以上的持续性腹泻。

（四）预防措施

大肠埃希菌食物中毒的预防与沙门菌食物中毒预防类似。

五、李斯特菌食物中毒

李斯特菌属（*Listeria*）细菌比常见的沙门菌和某些大肠杆菌更为致命。1999年底，美国发生了历史上因食用带有李斯特菌的食品而引发的最严重的食物中毒事件。据美国疾病控制和防治中心资料显示，在美国密歇根州有14人因食用被该菌污染的"热狗"和熟肉而死亡，在另外22个州97人患此病，6名妇女流产。2001年11月以来，我国质检部门多次从美国、加拿大、法国、爱尔兰、比利时、丹麦等二十多家肉类加工厂进口的猪腰、猪肚、猪耳、小排等三十多批近千吨猪副产品中检出单核细胞增生李斯特菌（以下简称单增李斯特菌）、沙门菌等致病菌。美国疾病控制和防治中心2011年9月28日报道美国有18个州72人因食用受李斯特菌污染的甜瓜而染病。

（一）流行病学特点

李斯特菌在环境中无处不在，在绝大多数食品中都能找到李斯特菌。肉类、蛋类、禽类、海产品、乳制品、蔬菜等都已被证实是李斯特菌的感染源。李斯特菌中毒严重的可引起血液和脑组织感染，很多国家都已经采取措施来控制食品中的李斯特菌，并制定了相应的标准。单增李斯特菌广泛存在于自然界中，不易被冻融，能耐受较高的渗透压，在土壤、地表水、污水、废水、植物、青储饲料、烂菜中均有该菌存在，所以动物很容易食入该菌，并通过口腔-粪便的途径进行传播。通常，健康人粪便中单增李斯特菌的携带率为0.6%～16%，有70%的人可短期带菌，4%～8%的水产品、5%～10%的奶及其产品、30%以上的肉制品及15%以上的家禽均被该菌污染。人主要通过食入软奶酪、未充分加热的鸡肉、未再次加热的热狗、鲜牛奶、巴氏消毒奶、冰淇淋、生牛排、羊排、卷心菜色拉、芹菜、西红柿、法式馅饼、冻猪舌等而感染，85%～90%的病例是由被污染的食品引起的。李斯特菌可通过眼及破损皮肤、黏膜进入体内而造成感染，孕妇感染后可通过胎盘或产道感染胎儿或新生儿，栖居于阴道、子宫颈的该菌也引起感染，性接触也是本病传播的可能途径，而且有上升趋势。

（二）病原学特点

李斯特菌属是革兰氏阳性、短小的无芽孢杆菌，包括格氏李斯特菌、单增李斯特菌、默氏李斯特菌等8种。李斯特菌在5～45℃均可生长，而在5℃低温条件下仍能生长是李斯特菌的典型特征，李斯特菌的最高生长温度为45℃，该菌经58～59℃ 10min可被杀死，在－20℃可存活一年；耐碱不耐酸，在pH 9.6中仍能生长，在10% NaCl溶液中可生长，在4℃的20% NaCl中可存活8周。

（三）临床表现

李斯特菌引起的食物中毒的临床表现有侵袭型和腹泻型两种类型。侵袭型患者的潜伏期为2～6周。患者开始常有胃肠炎的症状，最明显的表现是败血症、脑膜炎、脑脊膜炎、发热。孕妇、新生儿、免疫缺陷的人为易感人群。对于孕妇可导致流产、死胎等后果，对于幸存的婴儿则易患脑膜炎，导致智力缺陷或死亡；对于免疫系统有缺陷的人易出现败血症、脑膜炎。少数轻症患者仅有流感样表现。病死率高达20%～50%。腹泻型患者的潜伏期一般为8～24h，主要症状为腹泻、腹痛、发热。

（四）预防措施

预防单增李斯特菌食物中毒可采取以下措施：①单增李斯特菌在一般热加工处理中能存活，热处理已杀灭了竞争性细菌群，单增李斯特菌在没有竞争的环境条件下易于存活，所以在食品加工中，中心温度必须达到70℃持续2min以上；②单增李斯特菌在自然界中广泛存在，所以即使产品已经过热加工处理充分灭活了单增李斯特菌，但有可能造成产品的二次污染，因此蒸煮后防止二次污染是极为重要的；③由于单增李斯特菌在4℃下仍然能生长繁殖，所以未加热的冰箱食品增加了食物中毒的危险。冰箱食品需加热后再食用，如果是生鱼片之类的海鲜，专业酒店都会存放于－40℃左右的大型冰柜，以确保杀灭寄生虫及防止病菌感染。

六、志贺菌食物中毒

志贺菌于1898年由日本 Khigella Shigella 所发现，故命名为 *Shigella*。志贺菌属即通称的痢疾杆菌，是人类细菌性痢疾的病原菌。

（一）流行病学特点

志贺菌食物中毒是指由志贺菌引起的细菌性食物中毒。引起食物中毒的志贺菌主要是宋内志贺菌。主要发生在夏季、秋季，引起中毒的食品主要是肉制品等。污染源是患病的带菌者的粪便，直接或间接污染食品或水。污染途径与沙门菌类似。

（二）病原学特点

志贺菌属（*Shigella*）细菌为革兰氏染色阴性，杆菌，无鞭毛，有菌毛。在肠道鉴别培养基上形成无色、半透明的菌落。均能分解葡萄糖只产酸不产气，除宋内志贺菌迟缓发酵乳糖外，均不分解乳糖。志贺菌在人体外生活力弱，在 10~37℃水中可生存20 天，在牛乳、水果、蔬菜中也可生存 1~2 周，于粪便中（15~25℃）可生存 10 天。光照下 30min 可被杀死，加热 58~60℃经 10~30min 即死亡。志贺菌耐寒，在冰块中可生存 3 个月。志贺菌侵入肠黏膜组织并释放内毒素引起症状。

（三）临床表现

志贺菌食物中毒潜伏期一般为 10~20h，短者 6h，长者 24h。患者会突然出现剧烈的腹痛、呕吐及频繁的腹泻，并伴有水样便，便中混有血液和黏液、里急后重、恶寒、发热，体温高达 40℃以上的患者可出现痉挛。

（四）预防措施

志贺菌食物中毒的预防与沙门菌食物中毒预防类似。

七、副溶血性弧菌食物中毒

副溶血性弧菌又称致病性嗜盐菌、肠炎弧菌。1950 年日本大阪发生沙丁鱼食物中毒事件，有 120 人食物中毒，其中死亡 20 人，并最初由藤野发现本菌。

（一）流行病学特点

副溶血性弧菌引起的食物中毒是我国沿海地区最常见的一种食物中毒，也称嗜盐菌食物中毒。副溶血性弧菌食物中毒是进食含有副溶血性弧菌的食物所致，主要的食物是海产品或盐腌渍品，常见者为蟹类、乌贼、海蜇、鱼、黄泥螺等，其次为蛋品、肉类或蔬菜。进食肉类或蔬菜而致病者，多因食物容器或砧板污染所引起。在日本副溶血性弧菌食物中毒占细菌性食品中毒的首位。溶血性弧菌食物中毒多发生在夏季、秋季。

（二）病原学特点

副溶血性弧菌（*Vibrio parahaemolyticus*）为革兰氏阴性杆菌，呈弧状、杆状、丝状等多种形态，无芽孢，主要存在于近岸海水、底质沉积物和鱼、贝类等海产品中。副溶血性弧菌在 30～37℃、pH 7.4～8.2、含盐 3％～4％的培养基上和食物中生长良好，无盐条件下不生长，故也称为嗜盐菌。该菌不耐热，56℃加热 5min，或 90℃加热 1min，或 1％食醋处理 5min，均可将其杀灭。在淡水中生存期短，海水中可生存 47 天以上。

（三）临 床 表 现

由副溶血性弧菌引起的食物中毒一般发病急，潜伏期 2～24h，一般为 10h 发病。主要的症状为腹痛，且腹痛在脐部附近剧烈。发病初期为腹部不适，尤其是上腹部疼痛或胃痉挛，恶心、呕吐、腹泻。发病 5～6h 后，腹痛加剧，以脐部阵发性绞痛为本病特点。粪便多为水样、血水样、黏液或脓血便，里急后重不明显。重症患者可出现脱水及意识障碍、血压下降等，病程 3～4 天，恢复期较短，愈后良好。少数患者可出现意识不清、痉挛、面色苍白或发绀等现象，若抢救不及时，呈虚脱状态，可导致死亡。

（四）预 防 措 施

副溶血性弧菌食物中毒的预防也要抓住防止污染、控制繁殖和杀灭病原菌三个主要环节，其中控制繁殖和杀灭病原菌尤为重要。①应低温储藏各种食品，尤其是海产食品及各种熟制品；②对凉拌食物要清洗干净后置于食醋中浸泡 10min 或在 100℃沸水中烫数分钟以杀灭副溶血性弧菌；③动物性食品应煮熟煮透再吃，隔餐的剩菜食用前应充分加热；④防止生熟食物操作时交叉污染；⑤梭子蟹、蟳蛑及海蜇等水产品宜用饱和盐不浸渍保藏（并可加醋调味杀菌），食前用冷开水反复冲洗，应煮透，蒸煮时需加热至 100℃并持续 30min。

八、肉毒梭菌食物中毒

肉毒梭菌食物中毒也称肉毒中毒、腊肠中毒，是因摄入肉毒梭菌毒素而引起的食物中毒。在细菌毒素型食物中毒中其发生率虽然不高，但其致死率高达 50％以上，是死亡率最高的食物中毒之一，所以肉毒中毒是严重的食物中毒。

（一）流行病学特点

根据所产生毒素的抗原性不同，肉毒杆菌分为 A、B、Ca、Cb、D、E、F、G 8 个型，能引起人类疾病的有 A、B、E、F 型，其中以 A、B 型最为常见。肉毒梭菌在土壤、河流、湖泊、动物粪便中广为分布，其中 A 型多分布于土壤中，B 型多分布于草原区耕地，E 型多分布于土壤、湖海淤泥及鱼虾肠道中，F 型主要分布于欧洲、亚洲、美洲各洲海洋沿岸及鱼体。引起肉毒梭菌食物中毒的食品有肉类和鱼类等水产品及家庭自制的蔬菜水果罐头等。肉毒梭菌食物中毒全年皆可发生，主要发生在 4～5 月。

（二）病原学特点

肉毒杆菌（*Clostridium botulinum*）为革兰氏阳性、厌氧杆菌，在 20～25℃可形成椭圆形的芽孢。当 pH 低于 4.5 或大于 9.0 时，或当环境温度低于 15℃ 或高于 55℃ 时，肉毒梭菌芽孢不能繁殖，也不能产生毒素。肉毒梭菌的芽孢抵抗力强，需经干热 180℃ 5～15min，或高压蒸汽 121℃ 30min，或湿热 100℃ 5h 方可致死。食盐能抑制肉毒梭菌芽孢的形成和毒素的产生，但不能破坏已形成的毒素。提高食品中的酸度也能抑制肉毒梭菌的生长和毒素的形成。

肉毒杆菌致病，主要靠强烈的肉毒毒素。肉毒毒素是已知最剧烈的毒物，毒性是氰化钾的一万倍。纯化结晶的肉毒毒素 1mg 能杀死 2 亿只小鼠，对人的致死剂量约为 0.1μg。肉毒毒素与典型的外毒素不同，并非由生活的细菌释放，而是在细菌细胞内产生无毒的前体毒素，等待细菌死亡自溶后游离出来，经肠道中的胰蛋白酶或细菌产生的蛋白酶激活后方具有毒性，且能抵抗消化酶的破坏。肉毒毒素对酸的抵抗力特别强，胃酸溶液 24h 内不能将其破坏，故可被胃肠道吸收，损害身心健康。肉毒毒素是一种神经毒素，能透过机体各部的黏膜。肉毒毒素由胃肠道吸收后，经淋巴和血行扩散，作用于颅脑神经核和外周神经肌肉接头以及植物神经末梢，阻碍乙酰胆碱释放，影响神经冲动的传递，导致肌肉的松弛性麻痹。

（三）临床表现

肉毒梭菌食物中毒的潜伏期数小时至数天，一般为 12～48h，短者 6h，长者 8～10 天，潜伏期越短，病死率越高。临床表现特征为对称性脑神经受损的症状。早期表现为头痛、头晕、乏力、走路不稳、以后逐渐出现视力模糊、眼睑下垂、瞳孔散大等神经麻痹症状；重症患者则首先出现对光反射迟钝，逐渐发展为语言不清、吞咽困难、声音嘶哑等，严重时出现呼吸困难，呼吸衰竭而死亡。

（四）预防措施

肉毒梭菌食物中毒的预防可采取以下措施：①食用前对可疑食物进行彻底加热是破坏毒素，预防中毒发生的可靠措施；②对食品原料进行彻底清洁处理，以除去泥土和粪便，家庭制作发酵食品时应将加热温度控制为100℃ 10～20min，进行彻底蒸煮原料，以破坏各型肉毒梭菌毒素；③加工后的食品应迅速冷却并在低温环境储存，避免再污染和在较高温度或缺氧条件下存放，以防止毒素产生；④生产罐头食品时，要严格执行卫生规范，彻底灭菌；⑤改变肉类的储藏方式或生吃牛肉的饮食习惯；⑥建议5岁以下婴儿不要吃蜂蜜。

九、空肠弯曲菌食物中毒

空肠弯曲菌是一种人畜共患病病原菌，可以引起人和动物发生多种疾病，是一种食物源性病原菌，被认为是引起全世界人类细菌性腹泻的主要原因。在美国发生的第一起空肠弯曲菌食物中毒事件中就有2000人被感染。

（一）流行病学特点

空肠弯曲菌在猪、牛、羊、猫、鸡、火鸡等肠道中广泛存在。主要是通过粪便污染食品，其次是健康带菌者。此外，被空肠弯曲菌污染的工具、容器等未经彻底洗刷消毒，也可交叉污染熟食制品。引起食品中毒的食品主要是牛乳及肉制品等。多发生在5～10月，以夏季为多。

（二）病原学特点

空肠弯曲菌（*Campylobacter jejuni*）属螺旋菌科，革兰氏阴性，菌体轻度弯曲似逗点状，长1.5～5μm，宽0.2～0.8μm。菌体一端或两端有鞭毛，运动活泼，在暗视野镜下观察似飞蝇。有荚膜，不形成芽孢。微需氧菌，在含2.5%～5%氧和10% CO_2的环境中生长最好，最适温度为37～42℃。空肠弯曲菌抵抗力不强，易被干燥、直射日光及弱消毒剂所杀灭，56℃ 5min可被杀死。对红霉素、新霉素、庆大霉素、四环素、氯霉素及卡那霉素等抗生素敏感。在正常大气或无氧环境中均不能生长。在水中可存活5周，在人或动物排出的粪便中可存活4周。空肠弯曲菌在所有的肉食动物粪便中出现比例都很高，其中以家禽粪便中含量最高。

对空肠弯曲菌致病机理的研究越来越多。其致病因素包括黏附、侵袭、产生毒素和分子模拟机制4个方面，通过分子模拟机制可以引起最严重的并发症，即格林-巴利综合征。空肠弯曲菌可以通过产生细胞紧张性肠毒素、细胞毒素和细胞致死性膨胀毒素而致病。空肠弯曲菌有内毒素，能侵袭小肠和大肠黏膜引起急性肠炎，也可引起腹泻的暴发流行或集体食物中毒。

（三）临床表现

空肠弯曲菌食物中毒潜伏期一般为3～5天，短者1天，长者10天。临床表现以胃肠道症状为主，具体表现为突然发生腹痛和腹泻。腹痛可呈绞痛，腹泻一般为水样便或黏液便，重患者有血便，腹泻数次至10余次，腹泻带有腐臭味。发热，体温可达38～40℃，特别是当有菌血症时出现发热，也有仅腹泻而无发热者。此外，还有头痛、倦怠、呕吐等，重者可致死亡。

（四）预防措施

空肠弯曲菌是不耐热的细菌，可以在乳品巴氏灭菌的条件下被致死。预防弯曲菌病要避免食用未煮透或灭菌不充分的食品，尤其是乳品。

十、其他细菌性食物中毒

（一）变形杆菌食物中毒

1. 流行病学特点

变形杆菌属（Proteus）细菌是腐败菌，一般不致病，广泛分布在自然界中，如土壤、水、垃圾、腐败有机物及人或动物的肠道内。夏季、秋季温度高，变形杆菌在被污染的食品中大量繁殖，如食用前未彻底加热，其产生的毒素可引起中毒。中毒食品主要以动物性食品为主，其次为豆制品和凉拌菜，中毒原因为被污染食品在食用前未彻底加热，变形杆菌食物中毒是我国常见的食物中毒之一。引起食物中毒的变形杆菌主要是普通变形杆菌、奇异变形杆菌。

2. 病原学特点

变形杆菌属肠杆菌科，革兰氏阴性杆菌，大小为 $(0.4～0.6)\mu m \times (1～3)\mu m$，有鞭毛。为兼性厌氧菌，但在缺氧环境下发育不良。在4～7℃即可繁殖，在20～40℃繁殖旺盛。营养要求不高，能发酵葡萄糖，但不发酵乳糖。在固体培养基上呈扩张性生长，形成以菌种部位为中心的厚薄交替、同心圆形的层层波状菌苔，称为迁徙生长现象，但也产生不规则形状的细胞（包括丝状体）。在基础培养基和含氰化钾的培养基上生长。

3. 临床表现

变形杆菌食物中毒潜伏期一般为 12～16h，短者 1～3h，长者 60h。主要表现为恶心、呕吐，发冷、发热，头晕、头痛、乏力，脐周边阵发性剧烈绞痛。腹泻为水样便，常伴有黏液、恶臭，一日数次。体温一般为 37.8～40℃，但多在 39℃以下。发病率较高，一般为 50%～80%。病程较短，为 1～3 天，多数在 24h 内恢复，治愈后一般良好。

4. 预防措施

变形杆菌食物中毒的预防与沙门菌食物中毒预防类似。

（二）产气荚膜梭菌食物中毒

1. 流行病学特点

产气荚膜梭菌广泛存在于土壤、人和动物的肠道以及动物和人类的粪便中，会散发臭味。产气荚膜梭菌食物中毒由其产生的肠毒素引起，该毒素抵抗力弱，加热至 60℃ 45min 后丧失生物活性，而 100℃瞬时可被破坏。产气荚膜梭菌食物中毒有明显的季节性，以夏季、秋季气温较高季节为多见。引起中毒的食品主要是鱼、肉、禽等动物性食品。

2. 病原学特点

产气荚膜梭菌（*Clostridium perfringens*）为厌氧革兰氏阳性粗大芽孢杆菌，大小为 $(1～1.5)\mu m \times (3～5)\mu m$。两端钝圆，单个或成双排列，偶见链状。芽孢椭圆形，位于菌体中央或次极端，芽孢直径不大于菌体，在一般培养时不易形成芽孢，在无糖培养基中有利于形成芽孢。在机体内可产生明显的荚膜，无鞭毛，不能运动。在烹调的食品中很少产生芽孢，而在肠道中却容易形成芽孢。可在牛乳培养基中呈暴烈发酵现象。形成的毒性物质有 12 种，可损伤细胞膜、血管内皮细胞并使糖类分解，导致细胞坏死、组织水肿和充气等病变。根据产生毒素种类和致病性的不同，产气荚膜梭菌有 A、B、C、D、E、F 共 6 个型。有些菌株产生肠毒素，可引起食物中毒。

3. 临床表现

产气荚膜梭菌肠毒素食物中毒潜伏期多为 10～20h，短者 3～5h，长可达 24h，发病急，多呈急性胃肠炎症状，腹泻、腹痛较常见，每日腹泻次数达十余次，一般为稀便和水样便，很少有恶心、呕吐。

4. 预防措施

产气荚膜梭菌食物中毒的预防与沙门菌食物中毒预防类似。

（三）小肠结肠炎耶尔森菌食物中毒

1. 流行病学特点

小肠结肠炎耶尔森菌广泛分布于自然界，是能在冷藏温度下生长的少数几种肠道致病菌之一。小肠结肠炎耶尔森菌天然寄居在多种动物体内，如猪、鼠、家畜等，通过污染食物（牛奶、猪肉等）和水经粪-口途径感染或因接触染疫动物而感染。小肠结肠炎耶尔森菌除引起胃肠道症状外，还能引起呼吸系统、心血管系统、骨骼结缔组织等疾患，甚至可引起败血症，造成死亡。小肠结肠炎耶尔森菌是重要的食源性致病菌，很多国家都已将该菌列为进出口食品的常规检测项目。中毒食物主要是动物性食物，如猪肉、牛肉、羊肉等，其次为生牛乳，尤其是 $0\sim5℃$ 低温运输或储存的乳或乳制品。

2. 病原学特点

耶尔森菌（*Yersinia enterocolitica*）属于肠杆菌科，为革兰氏阴性杆菌。直杆菌到球杆菌，直径 $0.5\sim0.8\mu m$，长 $1\sim3\mu m$。无芽孢，不形成荚膜，在 37℃生长或来自体内样品的细胞中的鼠疫耶尔森菌能产生包被，37℃时不运动。但在 30℃以下生长时则周生鞭毛，此时能运动。引起人类食物中毒和小肠结肠炎的主要病原菌是小肠结肠炎耶尔森菌。小肠结肠炎耶尔森菌耐低温，$0\sim5℃$ 也可生长繁殖，是一种独特的嗜冷病原菌，故应特别注意冷藏食品被该菌污染。

3. 临床表现

小肠结肠炎耶尔森菌食物中毒潜伏期较长，为 $3\sim7$ 天。多见于 $1\sim5$ 岁幼儿，以腹痛、腹泻和发热为主要表现，体温 $38\sim39.5℃$，病程 $1\sim2$ 天。

4. 预防措施

小肠结肠炎耶尔森菌食物中毒的预防与沙门菌食物中毒预防类似。

第三节　真菌及其毒素与食品安全

真菌是一种真核生物，自然界中分布非常广泛。真菌包括霉菌、酵母和各种蕈类。真菌最初被分入动物界或植物界，现在成为自己的界，并分为 4 门。真菌除个别种类，如念珠菌属（*Candida*）、组织胞质菌属（*Histoplasma*）给人类直接造成感染性疾病外，其他许多真菌则是由于其所产生的外源性毒素，如黄曲霉毒素，或本身含有的内源性毒素，如毒蘑菇含有的毒伞肽等，通过食品危害人类健康，成为食品安全的严重隐患。

一、概　　述

真菌具有典型的细胞核和完整的细胞器，不含叶绿素，无根、茎、叶的分化。真菌可分为单细胞和多细胞两类。单细胞真菌呈圆形或卵圆形，称酵母菌。多细胞真菌大多长出菌丝和孢子，交织成团，称丝状菌，又称霉菌。有些真菌因环境条件的改变，两种形态可发生互变，称为二相性，如球孢子菌、组织胞质菌、芽生菌和孢子丝菌等。这些真菌在体内或在含有动物蛋白的培养基上 37℃培养时呈酵母菌型，在普通培养基上 25℃培养时则呈丝状菌。真菌广泛分布于自然界，种类繁多，有 10 万余种。大多对人无害，有的甚至有益，如食用蕈类，有的真菌还可用于生产抗生素和酿酒等。能引起人类疾病的有 300 余种，包括致病、条件致病、产毒以及致癌的真菌。真菌可引起多种疾病，也可产生真菌毒素，由食品传播的真菌毒素主要是由霉菌产生的，它是影响食品安全性的重要因子。

（一）真菌及真菌毒素对食品的污染

真菌对各类食品污染的机会很多，可以说所有食品上都可能有真菌存在，因此，也就有真菌毒素存在的可能。许多研究表明，在粮食及其加工制成品，如油料作物的种子、水果、干果、肉类制品、乳制品、发酵食品和动物饲料中均发现过真菌毒素。世界各国对真菌毒素的污染都很重视，并进行了一系列调查，结果发现，在人们的食品中，玉米、大米、花生、小麦被污染真菌毒素的种类最多。真菌及真菌毒素污染食品后，引起的危害主要有两个方面：一是真菌引起的食品变质，二是真菌产生的毒素引起的食物中毒。真菌污染食品可使食品的食用价值降低，甚至完全不能食用，从而造成巨大的经济损失。真菌毒素引起的食物中毒大多通过被真菌污染的粮食、油料作物以及发酵食品等引起，而且真菌毒素中毒往往表现为明显的地方性和季节性，人在进食的过程中很可能一次吞食多种真菌毒素而引起中毒。

据不完全统计，全世界每年平均有 2％的谷物由于霉变不能食用。衡量一个国家真菌毒素污染严重程度的标准有两个：一是食品和饲料中真菌毒素的含量；二是人和家畜的真菌毒素中毒频率。真菌毒素的污染并不局限于发展中国家，一些发达国家，如美国、加拿大、法国、英国、澳大利亚等也存在严重的真菌毒素污染问题。一般来说，在一些热带和亚热带的发展中国家，这一问题更为严重，粮食中的真菌毒素含量高，其主要原因是这些国家缺乏足够的干燥、储藏粮食的设施和设备，加之热带和亚热带高温、高湿的气候条件又有利于霉菌的生长和毒素的产生。

（二）真菌性食物中毒

真菌毒素中毒是指真菌毒素引起的对人体健康的各种损害。狭义真菌毒素中毒是指产毒真菌寄生在粮食上，在适宜条件下产生有毒代谢产物，人食用后导致中毒。真菌在食品原料的储运和加工过程中生长繁殖产生的毒素污染食品，此时食品感官性状一般没有明显的变化，人们在误食这类食品后发生中毒。广义真菌毒素中毒则包括食用了本身就含有毒素的真菌或被真菌毒素污染的食物所引起的中毒。广义真菌毒素中毒还包括误食以下三类食品引起的中毒，这三类食品为：一是外表类似食用菌子实体的有毒真菌，如毒蘑菇；二是在粮食作物的生长过程中，病原真菌污染这些作物，并产生毒素残留在其中，如麦角中毒；三是真菌引起食品的腐败变质，产生有毒有害物质，并导致食品感官性状的明显改变，如腐败的柑橘，这种情况多见于贫困地区。

历史上由真菌毒素导致的中毒事件颇不少见，早在 9 世纪就记录了由真菌毒素引起的中毒事件，但直到 17 世纪才证明是由于寄生在麦穗上的麦角菌产生的麦角毒素，导致的急性麦角中毒。其症状是产生幻觉和肌肉痉挛，进而发展为四肢动脉的持续性变窄而发生坏死。1960 年 6~8 月，英格兰南部及东部地区死亡 10 万只火鸡，解剖见肝脏出血及坏死，肾脏肿胀。当时病因不明，称为"火鸡 X 病"。经过 2 年多的研究调查，从巴西进口的花生饼粉中分离出黄曲霉，进一步研究发现正是黄曲霉产生的一种荧光物质造成火鸡的死亡，并将其命名为黄曲霉毒素。其后研究证明黄曲霉毒素不但引发急性中毒症，而且长期少量食用可引起实验动物的癌症。

国际组织及世界各国对真菌毒素都非常重视。1966 年 WHO/FAO 首次规定了食品中黄曲霉毒素的最高允许量。1973 年 10 月，WHO/FAO 召开的化学污染会议将黄曲霉毒素的研究，列为 16 个优先研究项目中的首要项目。1976 年 10 月在美国马里兰州召开第一届国际真菌毒素会议，29 个国家和地区的代表与会，会议对黄曲霉毒素研究的动向进行了重点介绍和讨论。1987 年，WHO/FAO/UNEP 在泰国曼谷召开第二届国际真菌毒素会议，会上已经统计到 56 个国家控制真菌毒素污染的立法情况。目前，除了对黄曲霉毒素普遍提出了控制标准，许多国家还制定了其他真菌毒素的最高允许量标准。

近年来，关于真菌毒素与人类疾病之间关系的研究取得了许多重大进展。其中首推 T-2 毒素与大骨节病的病因研究，大骨节病是一种主要存在于我国的地方性骨关节病，分布于东北到青藏高原之间的狭长地带内。对病因研究可以追溯到 150 年前，先后有俄罗斯、日本等国的学者进行了研究，提出的病因假说多达 40 余种。但对大骨节病病因研究做出贡献最多的是我国学者，经多年艰苦的探索，从流行病学、病理学、实验动物模型等多方面证实，引起大骨节病病因的物质是病区生产的谷物内超常聚集的 T-2 毒素，从而解决了困扰世界医学界 150 多年的难题。此外，克山病也是一种我国的地方病，其病因同样也困扰了研究者多年，近来有学者认为克山病的病因可能和黄绿青霉污染病区产谷物有关，用黄绿青霉菌毒素做动物毒性实验，引起了动物心肌变性、坏死。在病区粮食中也检出了黄绿青霉毒素。

对真菌的生长与产毒条件的关系，许多学者已进行了深入研究。发现真菌的产毒与温度、湿度和环境 pH 关系极为密切，这为某些真菌性食物中毒发生原因的分析提供了理论依据和预防的技术途径，并发现不同粮食状态（粉状、颗粒状）可影响真菌毒素的产生，粮食的储存方法与真菌毒素的产生密切相关。还有学者深入研究了真菌毒素在分子水平上的生物功能，发现真菌毒素可明显抑制蛋白质合成并导致 DNA 损伤。

（三）真菌毒素的检测

粮食中真菌毒素含量的检测方法可分为三类：一是理化检测方法，包括层析法、气相色谱法、液相色谱法等；二是生物学检测法，包括皮肤毒性试验、致呕吐实验、种子发芽实验等；三是免疫化学检测法，即利用抗原抗体反应的原理进行真菌毒素检测。在这三种方法中以免疫化学法最为灵敏、特异性强，但该类方法对操作人员和技术条件的要求较高，因而限制了其实际应用。在理化检测方法中，近年来一些研究学者对粮食中真菌毒素的检验方法进行了探索，已经成功地将气相色谱方法及气-质联用应用于对真菌毒素的检测中。

（四）真菌性食物中毒的预防与控制

真菌毒素食物中毒对人危害相当严重，可导致急性中毒、慢性中毒以及对人有致癌性、致畸性和致突变性等。在自然界中食物要完全避免霉菌污染是比较困难的，但要保证食品安全，就必须将食物中真菌毒素的含量控制在允许范围内，要做到这一点，一方面需要减少谷物、饲料在田野、收获前后、储藏运输和加工过程中霉菌的污染和毒素的产生；另一方面需要在食用前和食用时去除毒素或不吃霉烂变质的谷物和毒素含量超过标准的食品。

目前国内外主要采取以下预防和去除真菌毒素污染的措施。①通过抗性育种，培育抗真菌的作物品种。②利用合理耕作、灌溉和施肥、适时收获来降低霉菌的侵染和毒素的产生。③采取减少粮食及饲料的含水量，降低储藏温度和改进储藏、加工方式等措施来减少真菌毒素的污染。例如，把粮食储存在相对湿度低于 70％的条件下，谷物的含水量在 15％以下可控制霉菌的生长。④利用碱炼法、活性白陶土和凹凸棒黏土或高龄土吸附法、紫外光照法、山苍子油熏蒸法和五香酚混合蒸煮法等化学、物理学方法去毒。这些方法用于去除花生等食品中的黄曲霉毒素，效果十分显著。⑤加强污染的检测和检验，严格执行食品卫生标准，禁止出售和进口真菌毒素超过含量标准的粮食和饲料。

二、产毒真菌和真菌毒素

（一）曲霉及其毒素

曲霉广泛分布在谷物、空气、土壤和各种有机物品上。生长在花生和大米上的曲霉，在湿度和温度适当的条件下，引起食品霉变，有的能产生对人体有害的真菌毒素，如黄曲霉毒素 B_1 能导致癌症，有的则引起水果、蔬菜、粮食霉腐。曲霉毒素是真菌毒素中发现最早的一类，主要是由曲霉属中的黄曲霉、赭曲霉、杂色曲霉、寄生曲霉等产生。曲霉毒素主要有黄曲霉毒素、赭曲霉毒素、杂色曲霉毒素，其中黄曲霉毒素是研究最早也是最为清楚的一类曲霉毒素。

1. 黄曲霉毒素

黄曲霉毒素（aflatoxin，AFT）是由黄曲霉和寄生曲霉在生长繁殖过程中所产生的次生代谢产物，是一种对人类危害极为突出的致癌物质。在湿热地区食品和饲料中出现黄曲霉毒素的概率最高，黄曲霉毒素在美国等发达国家和地区的污染情况也较普遍。

1）基本特性

黄曲霉毒素是一类结构类似的化合物，其基本结构均含有一个双氢呋喃环和一个氧杂萘邻酮。黄曲霉毒素在紫外光的照射下能发出强烈特殊荧光物质。但要注意，并非所有具有荧光性的物质都是黄曲霉毒素，如维生素 B_2 或嘌呤等类物质也有荧光性。黄曲霉毒素的各种主要衍生物、异构物和相似物的化学结构式已基本搞清楚。

黄曲霉毒素的相对分子质量为 312～346，熔点为 200～300℃，在熔解时，黄曲霉毒素也会随之分解。黄曲霉毒素难溶于水、己烷、石油醚，在水中的最大溶解度只有 10mg/L。黄曲霉毒素可溶于甲醇、乙醇、氯仿、丙酮、二甲基甲酰等有机溶液。黄曲霉毒素的热稳定性非常好，分解温度高达 280℃。

2）黄曲霉毒素产生的条件

（1）温度。曲霉是中温型微生物，其生长的温度范围为 6～60℃，最适生长温度为 35～38℃，产生黄曲霉毒素的温度为 11～37℃，在 24～25℃条件下，黄曲霉毒素的产量最高，也有些人认为，35℃也可产生最高产量的毒素。

（2）pH。一般来说，真菌生长的 pH 范围较广，但是产生毒素的 pH 范围却比较窄，一般在酸性条件下容易产生。

（3）湿度。黄曲霉生长的最低相对湿度为 80%，如果温度、pH 等其他条件不是最适时，则这一相对湿度还会提高。在 30℃下，黄曲霉毒素生成的最低相对湿度为 83%，这一数值还随着基质的物理状态而改变。

（4）葡萄糖。通常在含有 10% 的葡萄糖培养基中寄生曲霉的生长量可达到最大值，但产生黄曲霉毒素的量要达到最大，其培养基中葡萄糖含量要达到 30%。

(5) NaCl。$1\% \sim 3\%$ 的 NaCl 可促进黄曲霉毒素的生成，在 $21℃$ 时，8% NaCl 可抑制黄曲霉的生长和毒素的生成，但当温度为 $28℃$ 或 $35℃$ 时，8% 的 NaCl 就没有抑制作用了。此外，14% 的食盐浓度可以防止毒素产生菌的生长。

(6) CO_2。霉菌是好气性的微生物，曲霉的生长及毒素的形成需要氧气和 CO_2。研究表明，当 CO_2 浓度低于 20% 时，不影响菌体的生长。当 CO_2 浓度达到 20% 以上时，则可抑制黄曲霉的生长和孢子的形成。在 $0.03\% \sim 100\%$ 的范围内，CO_2 浓度均增加，黄曲霉毒素的形成量便逐渐降低，CO_2 这种抑制效果可随着温度和相对湿度的下降而上升。

(7) 微量元素。微量元素可影响黄曲霉毒素的形成。锌可刺激毒素的生成，当锌浓度由 $0\mu g/mL$ 增至 $10\mu g/mL$ 时，黄曲霉毒素的量可增加 1000 倍，而有 $35\mu g/mL$ 的锌存在时，黄曲霉毒素的生成量又不及 $10\mu g/mL$ 锌存在时的量。此外，低浓度的锰可提高毒素的产量，而铜能降低毒素的产量，钡也能抑制毒素的生成。

3）黄曲霉毒素的毒性

黄曲霉毒素的主要作用器官是动物的肝脏，黄曲霉毒素既可引起肝脏组织的损伤，也可导致肝癌的发生。有些动物对黄曲霉毒素致癌作用非常敏感，只要给予很少量的毒素便会诱发肿瘤，而另一些动物相对而言抗性较强，不易被诱发产生肿瘤，但仍会出现严重的中毒症状。

(1) 急性毒性。黄曲霉毒素属于剧毒物，其毒性为氰化钾的 10 倍，砒霜的 68 倍。不同的动物对此毒素的敏感性不一样，随动物的种类、性别、年龄及营养状况等的不同而有差异。在各种动物中以鸭雏最为敏感，较不敏感的是小白鼠和地鼠。动物经一次口服中毒剂量后会出现急性中毒症状，主要表现为肝脏细胞变性、坏死、出血等以及肾脏细胞变性、坏死等。

(2) 慢性毒性。在日常生活中，动物若持续少量的摄入黄曲霉毒素就会引起慢性中毒，主要表现为动物生长障碍，肝脏出现慢性损害等。

(3) 致癌性。动物长期摄入低剂量的黄曲霉毒素或短期食入大剂量时，均可诱发肝癌的发生。在各种黄曲霉毒素中，B_1 的致癌性最强，比其他化学致癌剂，如二甲基偶氮苯强 900 倍，比二甲基硝胺强 75 倍。

4）黄曲霉毒素在食品中允许的残留量

黄曲霉毒素 B_1 可引起人和动物急慢性中毒，并有强烈的致癌性和致突变性，为了最大限度地抑制真菌毒素对人类健康和安全的威胁，我国对食品及食品加工制品中黄曲霉毒素 B_1 的允许残留量制定了相关的标准。规定大米、食用油中黄曲霉毒素允许量标准为 $10\mu g/kg$，其他粮食、豆类及发酵食品为 $5\mu g/kg$，婴儿代乳食品中不得检出。而世界卫生组织推荐食品、饲料中黄曲霉毒素最高允许量标准为 $15\mu g/kg$。

5）预防黄曲霉毒素食物中毒的措施

预防黄曲霉毒素食物中毒采取的措施主要有以下几个方面：①农民必须将收获的粮食及时晒干，使粮食中水分降低到安全水分以下；②挑弃霉粒可使粮食中黄曲霉毒素大大降低，特别是玉米、花生可用此法；③碾轧加工可用于受毒素污染的大米，精度越高去毒效果越好；④淘洗大米时，用手搓洗，随水倾去悬浮物，反复搓洗 5～6 次，可除去大部分毒素；⑤脱胚去毒，即将玉米磨成 3～4mm 的碎粒，加清水浸泡，每天换水 3～4 次，连续浸泡 3 天，可使玉米中黄曲霉毒素由 0.2～0.6g/kg 降低到 0g/kg。处理后的玉米可制成淀粉；⑥花生油、玉米油等食用植物油可加碱去毒后再用白陶土吸附处理，可使其中毒素大大降低；⑦加强粮食及油料作物中黄曲霉毒素的监测。

2. 赭曲霉毒素

赭曲霉毒素是由赭曲霉（*Aspergillus ochraceus*）和纯绿青霉（*Penicillium viridicatum*）产生的一种次级代谢产物——霉菌肾毒素。赭曲霉毒素能毒害所有的家畜家禽，也能毒害人类，因此对人体健康和畜牧业的发展都有很大的危害。1982 年，Hamilton 等首次报道了大规模的火鸡赭曲霉毒素中毒，此后在美国、加拿大及欧洲各国的家禽和猪场也有报道。

赭曲霉毒素是一类化合物，依其发现顺序分别称为赭曲霉毒素（ochratoxin）A（OTA）、赭曲霉毒素 B（OTB）和赭曲霉毒素 C（OTC），其中 A 的毒性较大。赭曲霉毒素 A 由多种生长在粮食（小麦、玉米、大麦、燕麦、黑麦、大米和黍类等）、花生、蔬菜（豆类）等农作物上的曲霉和青霉产生。在 4℃的低温下赭曲霉即可产生具有毒害作用浓度的赭曲霉毒素。

赭曲霉毒素是一种无色结晶，包含 7 种结构类似的化合物。溶解于极性有机溶剂，微溶于水和稀的碳酸氢盐。在苯溶剂中其熔点为 94～96℃，二甲苯中结晶熔点 169℃。其紫外吸收光谱随 pH 和溶剂极性不同而不同，在乙醇溶液中最大吸收波长为 213nm 和 332nm。有很高的化学稳定性和热稳定性，普通加热法处理不能将其破坏。

赭曲霉毒素主要毒害动物的肾脏和肝脏，肾脏是第一靶器官，只有剂量很大时才出现肝脏病变，也可能引起动物的肠黏膜炎症和坏死，其中猪和禽类的敏感性最强。动物摄入 1ppm[①] 体重剂量的赭曲霉毒素 A 可在 5～6 天后死亡。常见的病变是肾小管上皮损伤和肠道淋巴腺体坏死。饲喂含量低至 200ppb[②] 浓度赭曲霉毒素的日粮数周可检测到肾损伤；饲喂含 1ppm 的日粮 3 个月可引起动物烦渴、尿频、生长迟缓和饲料利用率降低。其他的临床症状还有腹泻、厌食和脱水。有时临床症状不明显，而在赭曲霉毒素中毒呈地方流行病的地区，动物在屠宰时唯一可观察到的病变是肾苍白、坚硬。赭曲霉毒素的急性中毒反应为精神沉郁、食欲减退、体重下降、肛温升高。消化功能紊乱，肠炎可视黏膜出血，甚至腹泻，脱水多尿，伴随蛋白尿和糖尿。妊娠母畜子宫黏膜出血，往往发生流产。中毒后的病理变化以肾脏为主，可见肾脏肥大，呈灰白色，

① 1ppm＝10^{-6}，下同。
② 1ppb＝10^{-9}，下同。

表面凹凸不平，有小泡，肾实质坏死，肾皮质间隙细胞纤维化；近曲小管功能退化，肾小管通透性变差，浓缩能力下降。鸡血浆总蛋白、白蛋白和球蛋白含量下降。赭曲霉毒素的慢性中毒还表现为凝血时间延长，骨骼完整性差，肠道脆弱及肾脏受损等。如果长期摄入赭曲霉毒素有致癌作用，同时还具有致畸和致突变性。

3. 杂色曲霉毒素

杂色曲霉毒素主要是由杂色曲霉、构巢曲霉产生的，此外还有焦曲霉、皱曲霉、赤曲霉、爪曲霉、四脊曲霉、毛曲霉、黄曲霉及寄生曲霉等。杂色曲霉和构巢曲霉广泛分布于自然界，在大米、玉米、花生和面粉上等都曾分离出杂色曲霉和构巢曲霉等。因此，许多粮食作物，如大麦、小麦、玉米，饼粕，如豆饼、花生饼和常见饲草、麦秸和稻草等均易被杂色曲霉毒素污染。从我国现有状况来看，杂色曲霉和构巢曲霉不是储粮中的主要污染菌，但在少数地区和粮食品种中也占有相当大的比例。

杂色曲霉素（sterigmatocystin，ST）是 1954 年日本学者初田勇一从杂色曲霉菌丝体中首先分离并命名，当时并未引起人们的重视。直到 1960 年英国爆发"火鸡 X 病"，证明黄曲霉毒素能引起中毒并有致癌作用后，才对结构与其酷似的杂色曲霉素加以注意。

杂色曲霉素是一组化学结构近似的有毒化合物，目前已确定结构的有 10 多种。杂色曲霉素相对分子质量为 324，熔点为 $246 \sim 248℃$，在紫外线照射下具有砖红色荧光。为淡黄色针状结晶，易溶于氯仿、苯、吡啶、乙腈和二甲基亚砜，微溶于甲醇、乙醇，不溶于水和碱性溶液。

杂色曲霉毒素毒性较大，主要影响肝和肾等脏器，有强致癌作用。有人认为它是非洲某些地区肝癌的主要致癌因子。各种动物均会因食入被污染的饲料而发生急性中毒、慢性中毒，还有致癌性，可导致死亡。

（二）青霉及其毒素

青霉一般是指青霉属的真菌，为分布很广的子囊菌纲中的一属。有 200 多种，代表种是灰绿青霉，从土壤或空气中很易分离。青霉的分枝成帚状分生孢子从菌丝体伸向空中，各顶端的小梗产生链状的青绿-褐色的分生孢子。孢子耐热性较强，菌体繁殖温度较低。青霉营腐生生活，其营养来源极为广泛，是一类杂食性真菌，可生长在任何含有机物的基质上。青霉可以酒石酸、苹果酸、柠檬酸等饮料中常用的酸味剂为碳源，因而常常引起这些制品的霉变。青霉在柑橘及其他水果上、冷藏的干酪及被它们的孢子污染的其他食物上均可找到，其分生孢子在土壤内、空气中及腐烂的物质上到处存在。青霉属和曲霉属有亲缘关系，青霉已知在生理学方面类似曲霉属，同时有很多能产生毒枝菌素。青霉及其毒素通常可在粮食及其他食品中检出。

1. 橘青霉素

橘青霉素产生菌很多，主要有橘青霉、瘿青霉、纠缠青霉、黄绿青霉、扩展青霉、詹森青霉、特异青霉、铅色青霉、土曲霉和雪白曲霉等。橘青霉易侵染大米，尤其是加工精磨后的大米，被侵染的米粒呈蛋黄色，无病斑，进一步发展便会在黄色米粒上出现青色菌丝，受到侵染的米粒在紫外线照射下会发出黄色荧光。此外，在花生、小麦、大麦、燕麦和黑麦中都曾检出过橘青霉素。

橘青霉素是一种柠檬黄色针状结晶，熔点为172℃，分子式为 $C_{13}H_{14}O_{15}$，相对分子质量为259。纯橘青霉素很难溶于水，对荧光敏感，不论在酸性还是在碱性溶液中均可热分解。

橘青霉素中毒临床表现为急性或慢性肾病，并伴随多尿、口渴、呼吸困难的症状。橘青霉素能使试验家兔小肠平滑肌的收缩幅度和张力增加，证明橘青霉素对小肠平滑肌具有兴奋作用，可导致动物机体胃肠功能紊乱，发生腹泻。橘青霉素是一种肾毒素，可导致实验动物的肾脏肿大，尿量增多，肾小管扩张以及上皮细胞变性坏死等。此外，橘青霉素还可与人体血液中的白蛋白结合，阻碍其正常生理功能。

2. 展青霉素

展青霉素（patulin，Pat）又名棒曲霉素，是由 Glister 首先发现、分离纯化和命名。最初的实验发现展青霉素是一种广谱抗生素，可以抑制70多种革兰氏阳性、阴性细菌，还可抑制典型真菌、原生生物和各种细胞培养物的生长。但后来发现展青霉素对实验动物（如小鼠、大鼠、猎、家兔等）有较强的毒性，不能作为药物用于临床。

许多青霉能产生展青霉素，可产生展青霉素的真菌有十几种。展青霉是产生展青霉素的主要霉菌，此外，还有扩展青霉、圆弧青霉、木瓜青霉、土曲霉、棒曲霉、巨大曲霉及主要污染水果的雪白丝衣霉等霉菌也可产生展青霉素。其中，展青霉和扩展青霉的生长和产毒素的温度范围很宽，为0~40℃，最佳温度为20~25℃，最适产毒的 pH 范围是3.0~6.5。被展青霉素侵染的米粒呈灰白病斑，白垩状。在苹果汁、苹果酒、苹果蜜饯等制品及梨、桃、香蕉、葡萄、杏、菠萝等食品中，都曾检出过展青霉素。

展青霉素为无色的结晶，熔点为110℃，分子式为 $C_7H_6O_4$，相对分子质量为154。展青霉素是一种中性物质，溶于水、乙醚、丙酮、乙酸乙酯和氯仿中，微溶于乙醚和苯，不溶于石油醚。在酸性溶液中展青霉素较稳定，而在碱性条件下则丧失活性。

展青霉素的毒性以神经中毒症状为主要特征，表现为全身肌肉震颤痉挛、对外界刺激敏感性增强、狂噪、后躯麻痹、跛行、心跳加快、粪便较稀、溶血检查阳性等。展青霉毒素能产生急性毒性、亚急性毒性，此外还有致癌性、致畸性和致突变性。

3. 黄天精

产生黄天精的霉菌主要是岛青霉。岛青霉侵染的稻米米粒呈黄褐色，后为白垩状，有臭味，无荧光。因为黄变米可引起肝硬化，故以前又将此黄变米称之为肝硬化米。除稻米外，岛青霉还可侵染玉米、小麦和大麦，这些粮食的种子被侵染后的外观与稻米类似。

黄天精在苯溶剂中重结晶后呈黄色的六面体针状结晶，相对分子质量为 574。黄天精曾被称为黄变米毒素。在 Na_2SO_4 水溶液中，黄天精成为岛青霉素；用甲酸或 60% 的 H_2SO_4 处理，则黄天精可成为虹天精和岛青霉素。

黄天精已被证明对动物有致癌作用。

4. 黄绿青霉素

黄绿青霉素（citreoviridin, CIT）主要由黄绿青霉产生，其他青霉也可产生黄绿青霉素。一般在收割后黄绿青霉便可寄生在米粒中，当米粒水分含量高于 14.6% 时，黄绿青霉就开始由米粒的胚部向外扩张，最初出现黄色，以后逐渐侵染全部米粒，形成淡黄色至黄色的病斑，具有特殊的臭味，在紫外线照射下发出黄色荧光。如果米粒的水分略有增加，则其他霉菌就会生长，从而抑制黄绿青霉的生长。

黄绿青霉素用甲醇重结晶成为柱状的结晶，熔点为 107～108℃，分子式为 $C_{23}H_{30}O_6$，可溶于丙酮、氯仿、冰乙酸、甲醇和乙醇，微溶于苯、乙醚、二硫化碳和四氯化碳，不溶于石油醚和水。其紫外线光谱的最大吸收为 388nm。黄绿青霉素的粗制品在紫外线的照射下，可发出金黄色的荧光，当荧光消失时，对小白鼠的毒性也随之丧失，暴露于阳光下也会很快失去毒性。黄绿青霉素耐热，只有加热到 270℃时才失去毒性。

黄绿青霉素中毒后，主要表现为上行性麻痹，从后肢发展到前肢和颈部，并伴有贫血。其急性中毒可使动物中枢神经麻痹，从后肢和尾部开始，发展到前肢和颈部，继而导致心脏停搏而死亡；慢性中毒可使动物发生肝肿瘤和贫血。

（三）镰孢菌及其毒素

镰孢菌属于丝孢纲、瘤座菌目、镰孢属。气生菌丝白色，绒毛状，在 PDA 培养基上底部呈淡黄色或淡紫色。有小型和大型两种分生孢子，小型分生孢子量大、无色、卵圆形、单胞、偶尔双胞，大型分生孢子无色、纺锤形或镰刀形、1～5 个隔膜、基部有时有一显著的突起，称足胞。有些还能产生厚垣孢子。全世界小麦、玉米产区每年都受镰孢菌不同程度的侵染，并产生镰孢菌毒素，使粮食（小麦、玉米）减产，而且人畜食用受污染的粮食或饲料可引起中毒，严重危害人类健康。镰孢菌毒素是真菌毒素的一大类，主要是镰孢菌属产毒菌株产生的非蛋白质和非甾类的次生代谢产物。

1. T-2 毒素

T-2 毒素是由多种真菌，主要是三线镰刀菌产生的单端孢霉烯族化合物，毒性强烈。T-2 毒素广泛分布于自然界，是常见的污染田间作物和库存谷物的主要毒素，对人畜危害较大。1973 年 FAO 和 WHO 在日内瓦召开的联席会议上，把 T-2 毒素同黄曲霉素一样作为自然存在的最危险的食品污染源。

T-2 毒素是一种倍半萜烯化合物，学名为 4β-1，5-二乙酰氧基-8α（3-甲基丁酰氧基)-3α 羧基-12，13-环氧单端孢霉-9-烯，分子式为 $C_4H_{34}O_5$，相对分子质量为 466。T-2 毒素为白色针状结晶，在室温条件下相当稳定，放置 6～7 年或加热至 100～120℃ 1h 毒性不减。T-2 毒素带有酯基，用碱处理后水解成相应的醇。要使双键还原可用接触氢化。四氢钾铝或氢硼化钠可使环氧基还原成醇。

T-2 毒素主要作用于细胞分裂旺盛的组织器官，如胸腺、骨髓、肝、脾、淋巴结、生殖腺及胃肠黏膜等，抑制这些器官细胞蛋白质和 DNA 合成。T-2 毒素还引起淋巴细胞中 DNA 单链的断裂。此外，T-2 毒素可作用于氧化磷酸化的多个部位而引起线粒体呼吸抑制。

因食入镰刀菌污染的有毒谷物引起中毒，典型临床经过可分为 4 期。下述 4 期症状是长期食入小剂量 T-2 毒素发生的症状。剂量越大，病程发展越快，症状则更明显。

第一期表现为食入有毒谷物之后数分钟至数小时，出现原发病变口腔和胃肠道局部症状。患者感觉上消化道灼热，这是毒素对黏膜作用的结果。患者出现流涎、呕吐、腹痛、头痛、头晕、心动过速等症状。可能有发热和出汗，但体温不升高。这期持续 3～9 天。

第二期即潜伏期（白细胞减少期），主要是骨髓和造血系统发生障碍，进行性白细胞减少，粒细胞减少，淋巴细胞相对增多。此外，还发生贫血，红细胞、血小板、血红蛋白减少。中枢神经系统和植物神经系统障碍，全身无力，眩晕、疲乏、头痛、心悸，轻度气喘。这期持续 3～4 周。

第三期表现为躯干、两臂、两腿、面和头的皮肤上出现瘀点。瘀点大小为 1 毫米至数厘米。毛细血管脆弱，任何小的创伤都能引起出血。口、舌、软腭和扁桃体黏膜出血。可能发生严重的鼻、胃和肠出血，口唇、手指、鼻、下颏、眼和口内出现坏死区。淋巴结常常肿大。附近结缔组织可能水肿很严重，以至患者不能张口。凝血因子减少，可能由于出血而死亡，由于肿胀而窒息，或者发生继发感染。

第四期即恢复期，坏死区和出血的治疗需要 3～4 周，骨髓造血功能恢复正常需要 2 个月或更长时间。

2. 脱氧雪腐镰孢菌烯醇

脱氧雪腐镰孢菌烯醇（deoxynivalenol，DON）又名致呕毒素（womitoxin or vomiting toxin，VT），是一种单端孢霉烯族毒素，主要由某些镰孢菌产生。脱氧雪腐镰孢菌烯醇是一种全球性的谷物污染物，它主要是链孢霉属在缺乏营养物质时合成的活性物质，多存在于大麦、小麦、燕麦和玉米等农作物中。

脱氧雪腐镰孢菌烯醇是一种倍半萜烯化合物，相对分子质量为 296，易溶于水、乙醇等溶剂中，性质稳定。为无色针状结晶，熔点为 151～152℃，具有较强的抗热能力，加热到 110℃ 以上才被破坏，121℃ 高压加热 25min 仅少量被破坏。干燥的条件下不影响其毒性，但是加碱或高压处理可破坏部分毒素。一般的蒸煮及食物加工都不能破坏其毒性，但用蒸馏水冲洗谷物 3 次，其中的 DON 毒素含量可减少 65％～69％。用 1mol/L 的碳酸钠溶液冲洗谷物，DON 毒素的含量可减少 72％～74％。

脱氧雪腐镰孢菌烯醇食物中毒的临床表现为发病急，潜伏期一般为 0.5～1h，快的十几分钟内即可出现症状，长的可延至 2～4h。主要症状有恶心、呕吐、腹痛、腹泻、头晕、嗜睡、流涎、乏力，少数患者有发热、畏寒等。症状一般 1 天左右，慢的 1 周可自行消失，预后良好。未见有死亡病例报告。

在已知的单端孢霉烯族毒素中，脱氧雪腐镰孢菌烯醇的毒性是最弱的之一，DON 对小鸡经口染毒的半致死剂量（LD$_{50}$）为每千克体重 140mg。但由于脱氧雪腐镰孢菌烯醇的广泛存在，DON 对人畜仍有很大的损害。DON 的毒性可分为急性毒性、慢性毒性、亚慢性毒性、细胞毒性等。脱氧雪腐镰孢菌烯醇具有很强的细胞毒性，DON 对于原核细胞、真核细胞、植物细胞、肿瘤细胞等均具有明显的毒性作用。此外，DON 还有"三致"作用和对生殖有影响，但对其致突变作用争议较多。

三、霉变甘蔗中毒

霉变甘蔗中毒是指食用了因储存不当而霉变的甘蔗引起的食物中毒。霉变甘蔗质地较软，瓤部外观色泽比正常甘蔗深，一般呈浅棕色，闻之有霉味，切成薄片在显微镜下可看到有真菌菌丝侵染，从霉变甘蔗中分离出产毒真菌为甘蔗节凌孢菌。

（一）流行病学特点

霉变甘蔗中毒易发生于我国北方地区的初春季节，常见于儿童。霉变甘蔗中毒的发病地区分布于河南、河北、山东、山西、辽宁、内蒙古、宁夏、陕西、新疆、青海、贵州、湖北、江苏 13 个省（自治区）。甘蔗产于广东、广西、福建等省（自治区），于 11 月甘蔗收割季节运至北方，置于地窖、仓库或庭院堆放过冬，次年春季气温转暖，堆放的甘蔗往往发热霉变，故中毒多发生于 2～3 月。霉变甘蔗中毒的霉菌为节凌孢属中的甘蔗节凌孢菌和遮生节凌孢菌，致病毒素为节凌孢菌属产生的 3-硝基丙酸。

（二）致病机制

甘蔗节凌孢菌产生的毒素为 3-硝基丙酸，是一种神经毒素，主要损害中枢神经系统。

（三）临床表现

霉变甘蔗中毒发病急，潜伏期最短十几分钟，长则十余小时。中毒症状最初为呕吐、头晕、视力障碍，进而眼球偏侧凝视，阵发性抽搐，抽搐时四肢强直、屈曲、内旋，手成鸡爪状，继而昏迷，甚至死亡。脑电图呈弥散性变化。霉变甘蔗中毒根据轻重可分为 4 级。①轻度中毒：起病急骤，经 10min 至十余小时的潜伏期，出现恶心、呕吐、腹痛等胃肠道症状，但无任何神经症状。②中度中毒：除轻度中毒症状外，有神经萎靡及脑局灶性损害，如失语、垂直或水平性眼球震颤、双侧锥体束症等。③重度中毒：除上述症状外，迅速发展至抽搐、昏迷、双侧病理反射阳性等脑水肿表现。④迟发型椎体外系神经损害：急性中毒后 2 周至 2 个月出现不自主运动，脑电图呈弥散性变化，脑 CT 显示双侧豆状核有缺血性软化灶。轻度中毒患者预后较好，重症患者多为儿童。严重者 1~3 天内死亡，幸存者常留有终生残疾。

（四）诊 断 依 据

流行病学判定依据是霉变甘蔗中毒具有明显的地区性和季节性，中毒患者有近期进食霉变甘蔗的历史，同时还要排除急性中枢神经感染性疾病、脑外伤或其他食物中毒。此外，实验室判定依据是从中毒患者吃剩的霉变甘蔗中分离到节凌孢菌和 3-硝基丙酸。

（五）治 疗 原 则

轻度中毒患者可门诊或住院观察。中度中毒患者需住院治疗，防止脑水肿可用甘露醇、肾上腺皮质激素、高渗葡萄糖等；保护神经组织可用能量合剂、胞磷胆碱、维生素 C 及维生素 B_{12}；改善脑血液循环可用复方丹参注射液等。重度中毒患者需住院抢救，可采取以下措施：①积极消除脑水肿可用甘露醇及 50％葡萄糖交替静脉注射，视病情每 4h 一次，地塞米松静脉滴注每日 1 次，必要时加用呋塞米；②如有抽搐时，可给予安定类镇静剂；③保护神经组织可给能量合剂、维生素 B_1、维生素 B_{12}、维生素 C、胞磷胆碱；④改善脑循环、预防迟发性豆状核软化，可用复方丹参注射液等；⑤预防及治疗继发感染，可用抗生素；⑥注意水及电解质平衡，昏迷期宜加强护理；⑦迟发性椎体外系神经损害可用氯硝西泮进行治疗。

四、毒蘑菇中毒

毒蘑菇又叫毒蕈，我国的毒蘑菇约有 100 种，可致人死亡的至少有 10 种。毒蘑菇中毒全国各地均可发生，但不同地区毒蘑菇的种类不同。毒蘑菇中毒多发生在夏季、秋季阴雨季节，以家庭散发为主。有时在一个地区可连续发生多起。由于辨别毒蘑菇非常困难，在采集野生鲜蘑菇时，常误采毒蘑菇食用而导致中毒。食用干毒蘑菇也可中毒。

（一）有毒成分及临床表现

不同毒蘑菇中含有不同的毒素种类，如毒伞七肽、毒蝇碱、马鞍菌毒等。毒蘑菇中的毒素十分复杂，一种毒蘑菇可以含有几种毒素，而一种毒素又可存在于数种毒蘑菇之中。根据临床表现，一般将毒蘑菇中毒分为胃肠炎型、神经精神型、溶血型、脏器损害型和日光性皮炎型5种。

1. 胃肠炎型

江菇属、乳菇属、粉褶蕈属、黑伞蕈属、白蘑属和牛肝蕈属中的一些毒蕈能引起胃肠炎型食物中毒，其中以江菇属国内报道最多。有毒物质可能为类树脂、甲酚类的化合物，对胃肠道有刺激作用。潜伏期一般为30min至6h，多在食后2h左右发病，短者也可在10min以内。主要临床症状为剧烈恶心、呕吐、阵发性腹痛，有的呈绞痛，以上腹部和脐部为主，剧烈腹泻，水样便，每日可多达十余次，不发热。该型中毒病程较轻，及时治疗恢复较快，预后良好。

2. 神经精神型

毒蝇伞（又名蛤蟆菌）、褐黄牛肝菌、豹斑毒伞、残托斑毒伞、角鳞灰伞、枯黄裸伞等能引起神经精神型食物中毒，导致此型中毒毒素主要有以下四大类：①毒蝇碱（生物碱的一种），主要存在于毒蝇伞蕈、丝盖伞属及杯伞属蕈、豹斑毒伞蕈等毒蕈中；②蜡子树及其衍生物，主要存在于毒伞属的一些毒蕈中；③光盖伞毒及脱磷酸光盖伞毒等，主要存在于干裸盖菇属及花褶伞属蕈类；④幻觉原，主要存在于橘黄裸伞蕈中。

此型的临床症状除有轻度的胃肠道反应外，主要为神经精神症状，如精神兴奋或抑制、精神紊乱、幻想，特别是小人国幻觉是本病特有的症状，类似精神分裂症。另外尚有明显的副交感神经兴奋症状，如流涎、流泪、大量出汗、瞳孔缩小、脉缓等。

3. 溶血型

纹缘鹅膏（又名纹缘毒伞）、鹿花菌、白毒伞、鬼笔鹅膏可引起溶血型食物中毒。此型中毒的毒蕈为鹿花蕈，有毒成分为鹿花蕈素，属甲基联胺化合物，有强烈的溶血作用。此型毒素具有挥发性，对碱不稳定，可溶于热水，烹调时如去汤汁可去除大部分毒素。

该型中毒的潜伏期为6～12h，最长可达2天，初始表现为恶心、呕吐、腹泻等胃肠道症状，发病3～4天后出现溶血性黄疸、肝脏肿大、肝区疼痛，少数患者出现血红蛋白尿。严重者出现心律不齐、谵妄、抽搐或昏迷。也可引起急性肾衰竭，导致预后不良。由于血红蛋白堵塞肾小管，使肾小球内压升高，滤过压降低，尿量减少，进一步发展则出现尿毒症，有的还可引起中毒性心肌炎等症状。

4. 脏器损害型

白毒伞、褐鳞环柄菇、毒鹅膏、褐鳞小伞等能引起脏器损害型食物中毒。引起此型中毒的毒素有毒肽类、毒伞肽类、鳞柄白毒肽类、非环状肽的肝肾毒。这些毒素主要存在于毒伞属蕈、褐鳞小伞蕈及秋生盔孢伞蕈中。此型中毒最严重，因其由不同的毒素所引起，临床表现十分复杂。按其病情发展一般可分为以下 5 期。

1）潜伏期

一般 10～24h，短者可为 7～8h，也有食后 30min 就发生剧烈的胃肠道症状，长者 30h。

2）胃肠炎期

恶心、呕吐、脐周腹痛、水样便腹泻，数次至 10 余次，甚至更多，一般无脓血，无里急后重感。多在持续 1～2 天后逐渐缓解。部分严重患者继胃肠炎后病情迅速恶化，出现休克、昏迷、抽搐、全身广泛出血、呼吸衰竭，可在短时间内死亡。

3）假愈期

患者症状暂时缓解或消失，持续 1～2 天。有的患者入院后自动要求出院或医院劝其出院。正是此期毒素由肠道吸收，通过血液进入脏器与靶细胞结合，逐渐侵害实质脏器。对假愈期的患者，一定要注意观察，提高警惕，以免误诊误治。

4）脏器损害期

患者突然出现肝、肾、心、脑等脏器损害，以肝、肾损害为最重。出现肝脏肿大、黄疸、肝功能异常，甚至发生急性重型肝炎、肝昏迷。也可出现弥散性血管内凝血，表现有呕血、咯血、鼻出血、皮下出血和黏膜下出血。肾脏受损，尿中出现蛋白、管型、红细胞。个别患者出现少尿、尿闭或血尿，甚至尿毒症、肾衰竭。此期还可出现内出血和血压下降，还可出现烦躁不安、淡漠、思睡、惊厥、昏迷，甚至死亡。病死率一般为 60%～80%。部分患者出现精神失常，如时哭时笑等。也有的患者在胃肠炎期后立即出现烦躁、惊厥、昏迷。

5）恢复期或临终期

经过积极治疗的患者，一般在 2～3 周进入恢复期，各种症状体征逐渐消失而痊愈。但也可能出现中枢性呼吸，循环衰竭或死于中枢性高热。

5. 日光性皮炎型

胶陀螺（猪嘴蘑）可引起日光性皮炎型食物中毒。中毒后潜伏期一般为 24h 左右，开始多为颜面肌肉震颤，继之手指和脚趾疼痛，上肢和面部可出现皮疹。暴露于日光部位的皮肤，可出现肿胀，指甲部剧痛、指甲根部出血，患者的嘴唇肿胀外翻，形似猪嘴。少有胃肠炎症状。

（二）诊　断

有食用野蘑菇史，临床表现与毒蘑菇中毒相吻合可初步判断为毒蘑菇中毒。目前尚无毒蘑菇毒素检验方法，动物实验对快速查明某些蘑菇是否有毒具有重要作用。可采集患者吃剩的食物、剩余野蘑菇或再到鲜蘑菇生长处采回同种蘑菇进行简易动物实验。把剩余的或再次采集的蘑菇送植物或真菌研究部门进行型别鉴定。

（三）治　疗

尽早迅速排除毒素。一旦了解到患者有进食野蘑菇的病史，必须提高警惕，以免延误治疗。目前对毒蘑菇中毒尚无特效疗法，尽早排除毒素对预后非常关键，强调及时催吐、洗胃、导泻、灌肠。凡食后 10h 内或者稍长时间无频繁呕吐、腹泻者，均应采取彻底排毒措施。胃肠炎型应积极纠正脱水、酸中毒及电解质紊乱。对副交感神经兴奋症状应用阿托品等治疗，对精神错乱和幻觉者可给予镇静剂，对患者进行良好监护。严重中毒者可使用肾上腺皮质激素，如溶血型中毒、中毒性心肌炎、中毒性脑病、严重肝肾损害及出血倾向者。此外，根据中毒者的临床表现对症治疗。

（四）预防措施

毒蘑菇中毒的原因主要是误采、误食，由于毒蘑菇难以鉴别，在中毒发生后应及时通过新闻媒体进行广泛宣传，教育当地群众不要采集野蘑菇食用，以防中毒再次发生。能够正确识别毒蘑菇、慎采野生蘑菇和拒食有毒蘑菇。下面的鉴别法是感官经验的总结，可以协助鉴别：①颜色鲜艳的蘑菇有毒；②茎没有裂的蘑菇有毒；③茎有环的蘑菇有毒；④苦味、辣味的蘑菇有毒；⑤恶臭的蘑菇有毒；⑥乳汁样分泌物遇空气变黑的蘑菇有毒；⑦与银器一起加热变黑的蘑菇有毒；⑧菌柄基部有壶状苞脚的蘑菇有毒。

第四节　病毒与食品安全

在食源性微生物危害因子中，除了细菌、真菌及其产生的毒素外，还包括那些具有很大危害性、能以食物为传播载体和经粪-口途径传播的致病性病毒。近年来发现人类的很多疾病都与病毒有关，关于病毒引起食物中毒的报道也越来越多。病毒在食物中毒致病因素中的比例逐渐上升，美国、日本、中国香港的病毒性食物中毒占查明原因的食物中毒的 8%～20%。引起食物中毒的病毒主要有肝炎病毒、疯牛病病原、禽流感病毒、口蹄疫病毒、轮状病毒、诺沃克病毒、埃可病毒等。

一、概　　述

病毒是一类个体微小、结构简单，只含单一核酸（DNA/RNA），必须在活细胞内寄生并以复制方式增殖的非细胞型微生物。多数病毒直径在 100nm（20～200nm）左右，要用电子显微镜才能观察到。最小的为双联病毒科，直径仅为 18～22nm。较大的病毒为痘病毒科，直径为 300～450nm。

（一）污　染　源

一般情况下，病毒只能寄生在活细胞内才能存活和复制。因此，人和动物是病毒复制的主要宿主和传播的主要来源。

1. 患者和健康带毒者

患者是重要的传播源，尤其在临床症状明显时期，其病毒传播能力最强。此外，有些病毒携带者，表面健康，但处于传染病的潜伏期，在一定条件下，可向外排毒，由于没有明显的临床症状，因而具有更大的传播隐蔽性。

2. 受病毒感染的动物

由于畜牧养殖业的发展和流通及人们捕食野生动物，使一些人兽共患性病毒不仅给养殖业带来巨大损失，而且通过各种渠道流通，最终传染给人，对人类健康和生命造成威胁，如口蹄疫、禽流感、疯牛病、非典型性肺炎（severe acute respiratory syndromes，SARS）等。

3. 环境与水产品中的病毒

有些病毒粒子可在土壤、水、空气中存活很长时间，对水产品、谷物、蔬菜等食品造成污染。例如，引起小儿麻痹症的脊髓灰质炎病毒可在污泥和污水中存活 10 天以上，使在其中生长的蔬菜等食品可能带有病毒。贝类浓缩海水中肠道病毒的能力非常强，一只毛蚶每小时滤水 5～6L，一只牡蛎每小时滤水 40L，它们可以将病毒留存自己体内成为保毒宿主，当食用这些贝类时如果加热不彻底，就会引起食源性病毒病，如甲型肝炎病毒。

（二）传　播　方　式

病毒主要通过以下 5 种传播方式污染食品：①携带病毒的人和动物通过粪便、排泄物、尸体直接污染食品原料和水源，如细小病毒、呼吸道病毒、肠道病毒等；②带有病毒的食品从业人员通过手、生产工具、生活用品等在食品加工、运输、销售等过程中对食品造成污染，如肝炎病毒等；③感染或携带病毒的动物，可能导致动物源性食品的病毒污染，如牛、羊、猪肉中的口蹄病毒，禽和禽蛋中污染的禽流感病毒等；④蚊、蝇、鼠、跳蚤等病媒动物可作为某些病毒的传播媒介，造成食品污染，如肺炎流行性出血热病毒等；⑤污染食品的病毒被人和动物摄食，并在体内繁殖后，又可通过生活用品、粪便、唾液、动物尸体等对食品造成再污染。

（三）病毒污染食品的特点

1. 散在发生或流行性发生

病毒污染食品有可能是散在性发生，也有可能是流行性发生，两者没有联系或相关性。散在性发生是指由于安全防范措施、地域及自然条件不同，使病毒污染食品的事件呈零星发生，污染事件之间没有明显的线性关系。流行性发生是指在同一时期同一地区某种病毒污染食品的数量显著地超过了平时的污染量，表现为流行性污染。此外，病毒污染大流行是指食品流行性污染的进一步发展，在一定时期内迅速传播，波及范围大。而暴发污染是指发病具有突然性，食品在短时间内发生大批的病毒污染。

2. 季节性和周期性

病毒污染和流行具有明显的季节性，如肠道病毒多发生在夏秋季节，呼吸道病毒的污染多发生在冬春季节。此外，一些病毒对食品的污染具有周期性变化的特点。

3. 区域性和外来性

病毒污染和流行具有区域局限性，即有些病毒对食品的污染与其发生所需自然条件、传播媒介以及当地居民生活习惯等因素有关，并呈现区域局限性。此外，病毒污染和流行还表现出外来性。有些病毒本地区以前没有，随着交通和商品的流通，造成跨地区污染传播，如禽流感、艾滋病、口蹄疫、疯牛病等病毒可呈现跳跃式跨国传播。

二、肝 炎 病 毒

肝炎病毒（hepatitis viruses，HV）是指引起病毒性肝炎的病原体。人类的肝炎病毒可导致传染性肝炎和慢性肝损伤。引起病毒性肝炎的病毒目前已发现 7 种，即甲、乙、丙、丁、戊、己、庚型，下面主要介绍与食品安全相关的甲型肝炎病毒和乙型肝炎病毒。

（一）甲型肝炎病毒

甲型肝炎是世界性疾病，全世界的人类每年发病数量超过 200 万人次，我国是甲型肝炎的高发国家之一。1987 年 12 月 29 日至 1988 年 1 月 6 日的一周多时间里，仅列入上海市卫生防疫部门统计的甲肝患者就达 1.8 万人，最终统计本次甲肝发病数为 31 万余人。毛蚶生长于近海滩，易被未经无害化处理的城镇生活污水包括粪便所污染，因而使这些贝类富集了大量的甲型肝炎病毒。而上海人喜食毛蚶，轻轻漂烫，半生半熟食用，最终导致震惊世界的上海甲肝大流行事件。在英国约 25％的甲型肝炎与吃贝壳类水生动物有关。德国 19％的传染性肝炎是由食用受病毒污染的水生软体动物引起。传播甲型肝炎的食品主要是贝类食品和水生软体动物，还有凉拌菜、水果汁、乳及乳制品、冰淇淋、饮料等。

甲型肝炎病毒（hepatitis A virus，HAV）是一种 RNA 病毒，属微小核糖核酸病毒科。为直径约 27nm 的球形颗粒，由 32 个壳微粒组成对称 20 面体核衣壳，内含线型单股 RNA。甲型肝炎病毒具有 4 个主要多肽，即 VP1、VP2、VP3、VP4、其中 VP1 与 VP3 是构成病毒壳蛋白的主要抗原多肽。对乙醚、60℃加热 1h 及 pH 为 3 的环境均有一定抵抗力。但在 100℃加热 5min 或用甲醛或氯处理，均可使其灭活。对低温不敏感，将甲型肝炎病毒置于 4～20℃或−70℃条件下均不能改变其形态或破坏其传染性。在−20℃条件下保存数年，其传染性不变。甲型肝炎病毒可在牡蛎等贝类体内存活两个月以上。

甲型肝炎病毒主要通过以下三种方式进行污染。

1. 粪-口途径

粪-口途径是甲肝病毒的主要传播路径，随水和食物传播是甲肝暴发流行的主要传播方式。较差的环境卫生条件和不良个人卫生习惯，是造成甲型肝炎病毒地方性流行的主要原因，手和污染的水是甲肝传播的重要载体。

2. 接触

接触也是甲肝传播的重要方式。通常，患者在症状出现前两周至黄疸出现后两周体内病毒通过分泌物大量排出，而使患者的手等体表带有病毒。

3. 其他途径

在黄疸出现前两周至出现后两周，患者排毒量较大，具有很强的传染性。病毒也可出现于患者血液中，故污染的血液或其血液成分，经口或注射方式也可造成感染。

（二）乙型肝炎病毒

乙型肝炎的病原体（hepatitis B virus，HBV）是一种 DNA 病毒，属嗜肝 DNA 病毒科（Hepadnavividae），是直径42nm的球形颗粒。1972年由英国人Dane发现，因此又称为Dane颗粒，有外壳和核心两部分。外壳厚7～8nm，有表面抗原（HBsAg）。核心直径27nm，含有部分双链和部分单链的环状DNA，含有DNA聚合酶、核心抗原及e抗原。乙型肝炎病毒DNA的基因组约含3200个碱基对。长链的长度固定，有一缺口（nick），此处结合DAN聚合酶；短链的长度不定。当乙型肝炎病毒复制时，内源性DNA聚合酶修补短链，使之成为完整的双链结构，然后进行转录。乙型肝炎病毒DNA的长链有4个可读框（ORF），即S区、C区、P区和X区。乙型肝炎病毒DNA的短链不含ORF，因此不能编码蛋白。乙型肝炎病毒在体外抵抗力很强，紫外线照射，加热60℃ 4h或一般浓度的化学消毒剂（如苯酚等）均不能使之灭活。加热60℃持续10h，煮沸（100℃）20min，高压蒸汽121℃ 10min或过氧乙酸（0.5%）7.5min以上才可以灭活。在干燥或冰冻环境下能生存数月到数年。

1. 传播方式

1）血液传播
血液传播是乙肝传播途径中最常见的一种，如输血过程中被感染。随着医学的进步，此现象得到了有效控制，但是尚未杜绝。

2）医源性传播
医源性传播也就是说在就医的过程中被感染，目前多数存在的是微量注射或接种而引起的感染，因此要特别注意注射、接种及文身等使用的各种医疗器具所造成的乙型肝炎病毒传播。

3）母婴传播
患急性乙肝或携带乙肝表面抗原的母亲可将乙肝病毒传给新生儿，尤其携带乙肝表面抗原的母亲是主要的感染类型。

4）性传播
乙肝病毒的性传播是性伙伴感染的重要途径。

5）长期密切接触
长期密切接触主要是指日常生活密切接触，如同用一个牙刷、毛巾、茶杯和碗筷等，均有受乙型肝炎病毒感染的可能。乙型肝炎病毒还可通过破损黏膜进入密切接触者的体内。此外，唾液传播也不可忽视。

2. 安全防控措施

甲肝和乙肝都有效果很好的疫苗，因此控制的最好办法是接种免疫疫苗。食品加工企业要加强对员工的健康检查和管理，杜绝患者接触所生产的食品。注意水源卫生安全管理，同时应对使用过的注射器、医疗器材进行彻底的消毒。不吃摊贩不洁食物，避免因不洁食具感染。注意个人卫生和环境卫生，养成饭前便后洗手的习惯，加强对粪便的管理。多食蔬菜、水果，既可以补充足够的维生素和纤维素，又可促进消化功能。肝脏功能减退时常常影响脂肪代谢，所以很多慢性肝炎患者会并发脂肪肝。因此饮食要低脂肪、低糖（过多的糖进入人体内易转化为脂肪）、高蛋白。

三、疯牛病病毒

疯牛病是牛海绵状脑病的俗称，简称 BSE（bovine spongiform encephalopathy）。早在 1985 年 4 月英国就出现了可疑病例，1986 年发现 17 例并确诊为此病，此后逐年增加。到 1994 年 5 月，估计有超过 13 万头牛患有此病，后来又发现此病可能传染给人，从而引起英国及整个欧洲的恐慌，欧洲各国断然拒绝进口英国的牛肉、活牛及奶制品，英国政府也于 1996 年 3 月 20 日正式承认疯牛病有可能传染给人，并不得不同意焚烧约 400 万头牛。发生疯牛病的国家还有法国、爱尔兰、加拿大、丹麦、葡萄牙、瑞士、阿曼和德国等 30 余个国家和地区。疯牛病给这些国家造成了巨大的经济损失和严重的社会恐慌。此外，英国政府海绵状脑病顾问委员会的一位科学家警告，因疯牛病死亡的人数（人感染疯牛病称为克雅氏症，Creutafeldt-Jakob disease，CJD）将以每年 30％左右的速度逐年上升，最终每年可造成上万人丧生。

疯牛病是一种严重损害牛中枢神经系统的传染性疾病，此种病牛的脑神经会逐渐变成海绵状。随着大脑功能的退化，病牛会神经错乱，行动失控，最终死亡。经解剖发现，病牛中枢神经系统的脑灰质部分形成海绵状空泡，脑干灰质两侧呈对称性病变，神经纤维网有中等数量不连续的卵形和球形空洞，神经细胞肿胀呈气球状，细胞质变窄。同时，还有明显的神经细胞变性及坏死。误食此类病牛的肉可能导致人患上新型克雅氏症，使患者脑部出现海绵状空洞，并出现脑功能退化、记忆丧失和精神错乱等症状，最终可能导致患者死亡。

美国科学家发表的关于疯牛病的研究报告表明，导致疯牛病的畸形蛋白质不仅存在于牛的神经和淋巴组织，也可能存在于牛的肌肉中。美国斯坦利·普鲁西纳博士及其同事们的研究发现可以在动物肌肉组织中收集到大量畸形蛋白质，至少老鼠是这样。正因为此项研究贡献，1997 年普鲁西纳获得当年的诺贝尔生理学或医学奖。2009 年英国研究人员还发现一种蛋白质在疯牛病形成过程中起着关键作用，如能研制出针对这种蛋白质的药物，将有助于开发治疗疯牛病以及相关人类疾病的新方法。此外，英国利兹大学研究人员在美国《公共科学图书馆病原卷》杂志上报告说，他们发现一种名为 Glypican-1 的蛋白质在疯牛病形成过程中起关键作用。实验显示，Glypican-1 的存在会导致病变朊蛋白质数量上升，如果减少细胞中这种蛋白质的数量，病变朊蛋白的数量会随之降低。这可能是因为 Glypican-1 起某种作用，使两种不同的朊蛋白组装到一起，从而发生变异，形成病变朊蛋白。研究人员推测，在其他一些人类神经系统疾病中，Glypican-1 可能也发挥着类似作用。因此，如果能研制出一种以这种蛋白质为靶标的药物，将有助于开发治疗疯牛病以及相关人类疾病的新方法。

疯牛病多发生在 4 岁左右的成年牛身上。疯牛病的病程通常为 14～90 天，但潜伏期长达 4～6 年。其症状不尽相同，多数病牛的中枢神经系统出现变化，行为反常，烦躁不安，对声音和触摸，尤其是对头部触摸过分敏感，步态不稳，经常乱踢以至摔倒、抽搐。发病初期无上述症状，后期出现强直性痉挛，粪便坚硬，两耳对称性活动困难，心搏缓慢（平均 50 次/min），呼吸频率增快，体重下降，极度消瘦，以至死亡。

（一）病原学特点

疯牛病（BSE）是由不含遗传物质 DNA 和 RNA 的毒蛋白、普里昂蛋白，即朊病毒（prion）感染所导致。朊病毒是能侵染动物并在宿主细胞内复制的小分子无免疫性疏水蛋白。朊病毒的"蛋白质构象致病假说"认为朊病毒蛋白存在两种空间构象，即正常型的 PrPc 型和致病型的 PrPsc 型，正常型的 PrPc 大多数为 α 螺旋；而致病型的 PrPsc 有多个 β 折叠存在（PrPsc 中的 β 折叠占 43％而 PrPc 中的 β 折叠只占 3％），这就决定了 PrPsc 具有非常稳定的理化性质。PrPsc 可以强迫 PrPc 转化为 PrPsc 从而实现自我复制，具有 β 折叠的 PrPsc 会凝聚在一起，在大脑中沉积，从而引起神经细胞发生退行性病变。致病型朊病毒蛋白对理化因素有很强的抵抗力，其在 134～138℃的高压蒸汽中 18min 仍不能完全失活；对波长 254nm 的紫外线的抵抗力比一般病毒强 22～40 倍；对 γ 射线等离子辐射和超声波的抵抗力也很强；37℃时 3.5mol/L 福尔马林处理 3 个月仍不能使其失活；对戊二醇、EDTA、核酸（DNA 或 RNA）酶等有很强的抵抗力。将致病因子埋在土壤中 3 年后仍有致病性。因为朊病毒是不含有核酸的蛋白质，所以能使蛋白质消化、变性、失活的方法都可以使朊病毒失去活性。

（二）食品污染的来源与危害

疯牛病流行的主要原因是通过消化道进行感染，其传染存在种属屏障现象，即在同类动物中传染比较容易，需要的致病因子的量比较小，而且发病潜伏期短；在不同种属的动物之间传播相对比较困难，所需的致病因子的量也比较大，潜伏期长。但是一旦突破了种属屏障在某种动物中进行传播就比较容易。

欧盟兽医科学委员会发表的一份报告认为疯牛病不会通过牛乳和乳制品传播，但同时又指出尽管如此，仍必须禁止消费被怀疑患有疯牛病的母牛所产的牛乳。世界卫生组织综合有关研究结果认为，疯牛病目前只在病牛脑部、颈部脊髓、脊髓末端、角膜、淋巴及组织器官检出了较强传染性，感染性最强的部位就是大脑和脊髓及其周围的肌肉，这些在英国原来都是用来制作香肠、肉末和肉饼的主要原料。而年轻人吃快餐食品、加工食品还有便宜的肉食等的饮食习惯决定了他们是疯牛病的易感人群，这使他们有更多的机会接触到致病因子。

（三）安全防控措施

对于疯牛病，目前还没有效治疗措施，也无疫苗，所以为了防止疯牛病的传播，必须建立行之有效的规章制度。WHO、OIE、FAO 颁布了防止公众传染动物疾病潜在风险的措施，目的就是阻止疯牛病感染动物和肉制品进入食物链或被用于药品生产，提供疯牛病和克雅氏症的监督和保证，明确研究需要和支持监控计划的执行。

FAO 还出版了有关动物饲料和食品安全性的报告。CAC 一向执行 FAO/WHO 发布的食品标准程序，同样认为要销毁疑似患疯牛病的牛体。1996 年由 OIE 制定的《国际动物卫生法典》临时修正，内容包括凡是来自疯牛病高发生率国家的任何反刍动物蛋白的肉和骨粉一律不准贸易，凡是来自疯牛病低发生率国家的作为反刍动物饲料的肉和骨粉一律不准贸易，应当严格控制动物内脏（包括脑、眼、脊髓、胸腺、脾、末梢回肠等）的交易。此外，OIE 根据疯牛病区别高发生率和低发生率国家，还颁布了疯牛病监督和控制指导方针。WHO 发布与 FAO、OIE 一致的关于保护公众健康的措施，这些措施包括下列内容：①不允许任何可能含有疯牛病的动物或其组织成分进入人或动物的食物链；②所有国家应当建立疯牛病的监督和义务公告；③所有国家应当禁止在反刍动物饲料中使用反刍动物组织；④牛奶和奶制品是安全的；⑤如果使用有效的炼油程序，动物凝胶和动物油脂是安全的；⑥药物产品和包含牛组织的药物材料应当从那些没有或偶发疯牛病病例的国家获得，推荐的措施要将风险降到最低；⑦患克雅氏症的人不准献血。

四、禽流感病毒

禽流感病毒（avian influenza virus，AIV）属甲型流感病毒，属 RNA 病毒的正黏病毒科。从世界各地分离到的禽流感病毒有 80 多种，其性质基本相似。通常，禽流感病毒与人流感病毒存在受体特异性差异，禽流感病毒不容易传染给人。禽流感病毒的最大特点是抗原变异性，而这种变异性能够引起传播力的变化。目前，研究人员担心不同的流感病毒从人和禽类传染给猪，在猪体内发生变异和重组产生对人和禽都有致病能力的高致病力毒株，并引起人与人、人与禽类之间的大面积传播。

（一）病原学特点

病毒粒子呈多形性，其中球形直径 80～120nm，有囊膜，为单股负链 RNA 病毒，螺旋对称。病毒粒子分甲、乙、丙三个型，其中甲型流感病毒多发于禽类，一些亚型也可感染猪、马、海豹和鲸等各种哺乳动物及人类；乙型和丙型流感病毒则分别见于海豹和猪的感染。根据其外膜血凝素（H）和（或）神经氨酸酶（N）蛋白抗原性的不同，可将其分为 15 个 H 亚型（H1～H15）和 9 个 N 亚型（N1～N9）。感染人的禽流感病毒亚型主要为 H5N1、H9N2、H7N7，其中感染 H5N1 的患者病情重，病死率高。

禽流感病毒对乙醚、氯仿、丙酮等有机溶剂均敏感。常用消毒剂容易将其灭活，如氧化剂、稀酸、十二烷基硫酸钠、卤素化合物（如漂白粉和碘剂）等都能迅速破坏其传染性。病毒对热比较敏感，65℃加热 30min 或煮沸（100℃）2min 以上可灭活。病毒在粪便中可存活 1 周，在水中可存活 1 个月，在 pH＜4.1 的条件下仍然具有存活能力。病毒对低温抵抗力较强，在有甘油保护的情况下可保持活力 1 年以上。病毒在直射阳光下 40～48h 即可灭活，如果用紫外线直接照射，可迅速破坏其传染性。

（二）食品污染来源与危害

家禽及其尸体是禽流感病毒的主要传染源。该病主要通过接触感染禽类或其排泄物、分泌物和其他污染物而引起，经消化道、呼吸道、皮肤损伤及眼结膜等多种途径传播。

禽流感病毒流行期间，各种禽类均易被该病毒感染。流感病毒本身的毒力是禽类发病和死亡的决定因素，往往高致病力的毒株传染性更强，家禽更易感染，且发病率和死亡率高。染毒后，在禽类肌肉、内脏、蛋中可检出大量的禽流感病毒。人因为食用这些禽类食品而感染禽流感，造成多方面的危害。

人类感染禽流感病毒后，潜伏期通常为 3～5 天，发病症状多表现为感冒症状，体温升高，疲倦，消化功能降低，眼睑肿胀，眼结膜发炎，呼吸不畅，呼吸道分泌物增加，肺出血性水肿。同时该病毒可通过血液进入全身组织器官，严重者可引起内脏出血、坏死，造成机体功能降低。并容易进一步被细菌侵袭，形成继发混合感染，甚至导致死亡。接触感染是人感染禽流感病毒的主要路径，目前还没有发现因为吃鸡肉而受到感染的病例，也未发现在人与人之间的传播。

从生物学角度讲，有三个方面的原因可以阻止禽流感病毒对人类的侵袭。一是人呼吸道上皮细胞不含禽流感病毒的特异性受体，即禽流感病毒不容易被人体细胞识别并结合。二是所有能在人群中流行的流感病毒，其基因组必须含有几个流感病毒的基因片段，而目前的禽流感病毒不具备这类基因片段。三是高致病性的禽流感病毒由于含碱性氨基酸数目较多，使其在人体内不容易复制。尽管没有证据表明禽流感病毒会直接引起人类流感暴发，但从进化角度来看，人类流感与原先在动物中传播的流感病毒有关。这很可能是在历史上人类驯养猪或鸡等动物的过程中，由于人畜接触频繁，猪流感和禽流感病毒的某些毒株发生组合并产生变异，获得对人的致病性以及在人群中传播的能力，成为人类流感病毒。这类事件有可能再次发生，因此医疗研究和监测部门仍需对禽流感袭击人类的可能性保持警惕。

（三）安全防护措施

1. 疫苗接种和检疫

养禽场要建立严格的免疫制度，选择合适的疫苗进行免疫接种。同时，还需定期进行琼脂扩散试验和血凝抑制试验对鸡群进行血清学检验。

2. 消灭传染源

通过封锁、隔离和消毒来消灭传染源。对病鸡和疫点周围 3km 范围内的所有禽类要全部扑杀，对于带有高致病性的禽类及同群禽要全部扑杀。加强疫点和疫区的消毒，对可能被病禽污染的养殖场地，必须以 5% 漂白粉溶液彻底喷洒动物圈舍、饲槽、笼架及运输动物的相关工具进行消毒。在禽流感发生点 5km 内的健康家禽都应强制注射预防禽流感的专用疫苗，以防止该病在禽间扩散。

3. 防止病毒的传入和散播

养禽场应建在远离水禽和野生鸟类栖息的河道、湖泊等地方。养禽场应建立合理的饲养管理程序，加强生物安全，做好日常的防疫消毒工作，防止疫病发生与扩散。

4. 对个人而言

应注意身体健康、保持良好的免疫力。食用禽类制品之前要高温充分烹煮，以杀灭病毒。皮肤破损时要特别注意保洁。

5. 其他防控措施

养禽场应制定针对外来车辆合理的卫生消毒制度。严禁猪禽混养或水禽与鸡混养。养禽场应有防鸟设施，避免野鸟进入禽舍。此外，不能忽视普通、常见禽病的预防。

五、口蹄疫病毒

口蹄疫是一种急性、发热性、高度接触性人兽共患传染病。1695 年，Valentini 报道了第一个人感染口蹄疫的病例，但直到 1834 年，有人因饮用了患口蹄疫病的牛乳而受到感染后，才证实发病者是由偶蹄动物传染的口蹄疫病。口蹄疫病毒往往可使大批偶蹄动物暴发口蹄疫。该病毒致病力强，1g 新鲜的病牛舌皮捣成糊状，做 $10^{-8} \sim 10^{-7}$ 稀释后，取 1mL 涂于健康牛的舌面仍能使健康牛发生口蹄疫。食品和水源被该病毒污染后，可对人体健康构成很大威胁，尤其是当某地区口蹄疫发生流行时，食用易感动物的肉和乳是极不安全的。人因接触口蹄疫病畜及其污染的毛皮，或误饮病畜的奶，或误食病畜的肉品等途径感染。

（一）病原学特点

口蹄疫病毒（foot and mouth disease virus，FMDV）属于小 RNA 病毒科，口蹄疫病毒属。该病毒有 7 个血清型，70 多个亚型。新的亚型总是在不断地涌现，型与型相互之间不相互交叉，各型之间没有交叉保护反应。口蹄疫病毒基因组 RNA 全长约

8.5kb，依次为 5′UTR、ORF 和 3′UTR 组成，其中 5′UTR 长约 1300bp，含有 VPg 二级结构、poly（C）区段和内部核糖体进入位点等。ORF 约 6.5kb，由 L 基因、P1 结构蛋白基因、P2 和 P3 非结构蛋白基因及起始密码子和终止密码子组成。这一病毒比较容易变异，这也是 RNA 比较普遍的一种特性。各个毒株的抗原变异性较大，机体对口蹄疫病的免疫反应相对比较弱，对于新形成的病毒粒子来说，它们通常都能够逃离抗体，而进入到集体的免疫系统中，从而造成持续性感染。口蹄疫病毒对外界环境的抵抗力很强，在冰冻情况下，血液及粪便中的病毒可存活 120～170 天。阳光直射下 60min 即可杀死；加温 85℃ 15min、煮沸 3min 即可死亡。该病毒对酸、碱敏感，故 1‰～2‰氢氧化钠、30％热草木灰、1‰～2‰甲醛等都是良好的消毒液。

（二）污染来源与危害

口蹄疫病毒侵害多种动物，以偶蹄兽最易感染。病畜是主要的传染源，主要是通过消化道进行感染。口蹄疫病毒以直接接触和间接接触的方式传播，主要以病畜的排泄物、畜产品的流通、水源、饲草料、饲养用具、运输工具、人和野生动物进行传播。此外，风是口蹄疫传播的重要因素，因为风可以把疫区中的尘埃顺风传播到几千米以外的地方，这也是口蹄疫远距离跳跃传播的重要原因之一。

感染上口蹄疫病毒的牲畜发病初期是最危险的传播源，症状出现的头几天排毒量大，毒力最强，传染性最高。病牛舌面水疱皮排毒量最大，每 100g 水疱皮中含毒量可达 10^{11} 个病毒颗粒。破溃的水泡、唾液、粪、乳、尿、精液和呼出的气体将大量病毒排向外界后，可污染食品和水源。另外，处于潜伏期和痊愈后的带毒动物均可向外排毒，因此也是病毒的重要传播源。

人一旦受到口蹄疫病毒传染，经 2～18 天潜伏期后会突然发病，表现为发热、口腔干热，唇、齿、舌边、颊部、咽部潮红，出现水泡多见于手指尖、手掌、脚趾等处，同时伴有头痛、恶心、呕吐或腹泻，患者数天痊愈。有的形成溃疡，一般愈合快，不留疤痕。有的患者有咽喉痛、吞咽困难、脉搏迟缓、低血压等症状。重者可并发细菌性感染，如胃肠炎、神经炎、心肌炎以及皮肤、肺部感染，可因为继发性心肌炎而死亡，患者不会传染给人，但可把病毒传染给牲畜动物，再次引起畜间口蹄疫的流行。

（三）安全防控措施

在日常生活中主要应从以下几方面进行防控：①食品加工企业应建在远离牲畜养殖场、屠宰场和农贸市场的地方，厂区应避免受到动物粪便污染；②在流行区及封锁区禁止人畜及物品流动，捕杀疫畜及疫畜群要作无害化处理，同时进行多方面的严格消毒处理；③当前许多国家都有口蹄疫疫苗，因此对易感动物定期进行预防接种，是预防口蹄疫病毒流行的有效方法之一；④普及宣传疫病常识，提高公众自我保护意识，禁止销售和食用带毒动物源性食品；⑤不要购买发生口蹄疫国家的偶蹄类动物肉食及其加工产品；⑥因为感染口蹄疫动物的生肉在外观上用肉眼无法辨别，所以在购买猪、牛、羊等偶蹄类动物的生肉时，一定要检查其是否具有肉检部门的合格证明；⑦加工生肉的刀、菜板及容器等要与熟食分开，避免交叉污染；⑧做好个人卫生和防护，如搞好饮食卫生，接触病畜时严加个人防护，采集病料（如水泡液）时应特别小心，用后衣物要进行消毒处理。

六、其他病毒

（一）轮状病毒

轮状病毒是引起婴幼儿腹泻的主要病原体之一，其主要感染小肠上皮细胞，从而造成细胞损伤，引起腹泻。轮状病毒感染而引起的疾病在世界范围内都存在。在发达国家，冬季因腹泻就诊儿童70%是轮状病毒感染，经济水平较低的发展中国家，轮状病毒占腹泻病原30%左右，在经济水平低至中等发达国家，如亚洲其发病率占40%～50%。全世界每年因轮状病毒感染导致的婴幼儿死亡的人数大约为900 000人。在我国，0～2岁以内的婴幼儿人数约为4000万人（含新生儿），每年大约有1000万婴幼儿患轮状病毒感染性胃肠炎，占婴幼儿人数的1/4。即使在美国5岁以下儿童住院病例中也有3%与轮状病毒感染有关，每年由此而耗费的开支逾10亿美元。尼日利亚的一项研究显示，成人及儿童轮状病毒无症状感染率达30.8%。墨西哥的一项研究则表明，50%的轮状病毒感染没有症状。轮状病毒可通过密切接触和粪-口路径传播或流行。任何年龄的人和动物均可感染轮状病毒，但有症状感染一般发生在6个月至2岁的婴幼儿和幼小动物，2岁以上的感染者较少发生严重疾病。新德里的一项研究发现，出生后4天的新生儿67%已被轮状病毒感染。到5岁时，几乎所有的儿童都感染过轮状病毒。

轮状病毒（rotavirus，RV）属呼肠弧病毒科轮状病毒属。RV是双股RNA病毒。完整的病毒颗粒直径65～70nm，由11个单股RNA片段组成，相对分子质量$11×10^6$～$12×10^6$，有双层蛋白质包膜。轮状病毒在环境中相当稳定，曾在蒸汽浴样品中检出轮状病毒颗粒。

轮状病毒主要在夏季、秋季、冬季流行，感染途径为粪-口途径，其传染源为患者及病毒携带者，发病率和死亡率很高。轮状病毒感染的高峰季节随时间和区域不同而有所变动，世界各地均有散发和流行的报道。轮状病毒在热带地区国家，全年均可发病，无明显季节性。因为轮状病毒肠炎发病与寒冷、干燥和降水量少呈正相关，所以在温带国家，发病率在寒冷秋季、冬季最高，夏季最低。轮状病毒在自然环境中稳定，可在河口的样本中发现。消灭细菌与寄生虫的卫生设备对于轮状病毒的控制效果并不明显，因为在高卫生水平与低卫生水平的国家中，轮状病毒感染的发病率基本相似。

感染轮状病毒的食品从业人员在食品加工、运输、销售时可能使食品受到污染。

食用被轮状病毒污染的食品，如沙拉、水果以后，由于该病毒具有抵抗蛋白分解酶和胃酸的作用，所以能顺利通过胃到达小肠，引起急性胃肠炎。感染剂量为 $10 \sim 100$ 个感染性病毒颗粒。患者在每升粪便中可排出 $10^8 \sim 10^{10}$ 个病毒颗粒，因此通过病毒污染的水源、手、物品和餐具完全可以使食品中的轮状病毒达到感染剂量。

轮状病毒感染从无症状、轻微发病到严重发病，该病毒引起胃肠炎的潜伏期为 $1 \sim 3$ 天，轻度者表现为低热、恶心、呕吐、排水样便，典型有咳嗽、流涕，继之出现呕吐、腹泻，大便多为水样，白色、淡黄色或黄绿色、无黏液或腹泻每日可达数十次，大多数持续 $4 \sim 7$ 天，体温在 38℃ 左右，严重时发生致命性胃肠炎、脱水及电解质平衡失调，只有极少数病例可因严重脱水、紊乱而死亡。

轮状病毒安全防控措施包括以下方面。食品加工企业应加强对员工的卫生健康管理，防止带毒人员通过各种路径污染食品。要讲究个人卫生，饭前便后要洗手，防止病毒污染食品和水源。食用冷藏食品时，尽量进行加热处理。对可能污染的食品，食用前一定要彻底加热杀毒。此外，还要注意轮状病毒可感染人和多种动物，虽然所感染的病毒不属于同一个型，但彼此之间存在着共同抗原，抗原性上有交叉反应，因此，一种型病毒的疫苗可能会产生对另一型病毒的免疫力。

（二）诺沃克病毒

诺沃克病毒属于杯状病毒，主要感染大龄儿童和成人，为发达国家流行性胃肠炎的主要病原，常可引起急性腹泻。最早于 1972 年在美国俄亥俄州诺沃克市一所学校的食物中毒事件中被分离出来而命名。

全世界因诺沃克病毒引起的食物中毒事件频繁发生。1978 年澳大利亚因食用牡蛎涉及 2000 余人感染。1982 年美国一名厨师患病后带此病毒，所做凉拌菜等食品被污染而导致 383 人中有近一半的人被感染，类似的事件还有因糕饼污染引起的 3000 多人被感染。1986 年英国因食用海扇而引起 33 起中毒事件，患病人数 797 人。1987 年美国费城有 200 名大学生吃了冰块冷饮而感染。1990 年 1 月至 1991 年 5 月，海湾战争中美国"沙漠风暴"行动中驻中东的 883 部队中 61% 的人出现过至少 1 次急性胃肠炎流行。使用诺沃克病毒抗原对不同症状的人进行抽样检测，发现抗体阳性率分别为无症状者 3.0%，有症状者 9.5%，其中单纯呕吐者 23.5%，既呕吐又腹泻者 12.0%，单纯腹泻者 6.5%。1991 年加拿大魁北克省有 200 多人吃牡蛎而感染，2003 年韩国首尔 13 所学校的 1000 多名学生出现腹泻、呕吐等食物中毒症状，罪魁祸首也是诺沃克病毒。2003 年 10 月，我国广州市越秀区某小学 81 名学生及 1 名老师出现呕吐、腹痛、腹泻、发热等症状。经对症治疗，患者在 $1 \sim 2$ 天内症状消失，病程最长为 4 天，无死亡病例。根据流行病学调查资料及实验室检测结果，证实是由诺沃克病毒感染引起的急性胃肠炎。2005 年 1 月 18 日，美国皇家加勒比海国际游轮公司 1 艘返回佛罗里达州劳德戴尔港的游轮上共有 108 名旅客及 8 名船员感染诺沃克病毒，其病因可追溯到 1 名 1 月 3 日登轮的游客身上，他在登轮前已经患病 2 天。

诺沃克病毒直径为 26～35nm，特性与动物微小 DNA 病毒相似，无囊膜，二十面体立体对称，外壳由 180 个同一种外壳蛋白组成的 90 个二聚体构成，具有如下共同的特点：①从胃肠炎患者的粪便排出；②不能在细胞或组织中培养；③基因组为单股正链 RNA；④在 CsCl 中的浮密度为 $1.38～1.41g/cm^3$；⑤电镜下缺乏显著的形态特征，不像动物嵌杯病毒有明显的嵌杯凹陷或表面孔洞。诺沃克病毒对外界因素具有较强抵抗力，能耐受脂溶剂和较高温度的处理，而不丧失其感染性，诺沃克病毒可在冷冻食品中存活很长时间。但对酸敏感，在 pH 3～5 环境中可将其灭活。

病毒感染的潜伏期为 2～38h。主要引起人的急性肠炎，但恢复较快。因为诺沃克病毒可存在于污水内，贝类若生长于污水区或其附近水域，或蔬菜经污水灌溉，则很容易受到该病毒的污染。进食一些生的或未经煮熟的食物，如贝类、沙拉及生的蔬菜等都较容易受诺沃克病毒感染。任何人若吃了受污染的食物都同样有机会感染诺沃克病毒。

诺沃克病毒的控制措施与甲型肝炎基本相同。

（三）埃可病毒

埃可病毒（enteric cytopathogenic human orphan virus，ECHO）属小 RNA 病毒，在世界各地均有流行或散在性传染。但每次流行情况均不相同，导致其暴发性流行的原因多是由于水源污染。1991 年埃可病毒 30 型引起的病毒性脑炎和脑膜炎在上海流行，造成 2000 余人发病。1991 年 7 月云南楚雄由 B4 和 B6 型引起病毒性心肌炎，发病 60 余人，死亡 13 人。传染源为人，传染途径主要为经粪-口途径，也可通过空气飞沫传染，苍蝇也可作为传染媒介。带病毒的粪便可通过污染手、餐具、食物经口进入人体内，也可通过污染水源造成对食品的间接污染。埃可病毒经口进入消化道后，在咽和肠道淋巴组织中初步增殖，潜伏期 7～14 天，而后进入血液并扩散到全身，最后进入靶器官，如脊髓、脑、脑膜、心肌、皮肤等可引起病毒性脑膜炎、脑炎，出现共济失调、出疹、腹泻、肝功能紊乱等临床症状，甚至危及生命。埃可病毒感染食品多为牡蛎、毛蚶等水产品。

埃可病毒呈球形，病毒大小为 17～30nm，二十面体立体对称球形，无包膜，衣壳由 60 个蛋白质亚单位或原粒构成。每个原粒由 VP1、VP2、VP3 及 VP4 四个多肽组成。单股正链 RNA，病毒基因长约 7.5kb（千碱基对）。对人除产生溶细胞性感染外，还具有持续感染性。多数人感染后呈隐性感染，只有少数感染者表现有临床症状。埃可病毒对热敏感，但耐低温，对去污剂等化学试剂耐受性较强，对外界环境有较强的抵抗力。

埃可病毒的控制措施参照甲型肝炎病毒执行。

第五节　寄生虫及害虫与食品安全

通过食物传播的食源性寄生虫严重地影响着人类健康。食源性寄生虫病特别是能在脊椎动物和水生动物与人之间直接或间接传播和感染的人畜共患寄生虫病，对人类健康危害很大。食品害虫不仅蛀蚀和破坏食品，引起食品发热和霉变，而且可携带多种病原体污染食品，从而影响食品安全性，威胁食用者的健康。因此，防止和控制食源性寄生虫和食品害虫在保证食品安全方面具有重要的意义。

一、概　　述

寄生虫一般属于生物分类中的扁形动物、线形动物及原生动物。寄生虫是指营寄生生活的动物，不能独立生活，大部分时间要在宿主体内寄生，吸收宿主养分，才能发育为成熟的动物。在寄生与被寄生的关系中，以其机体给寄生虫提供居住空间和营养物质的生物称为宿主。寄生虫侵入人体并能生活一段时间，这种现象称为寄生虫感染，有明显临床表现的寄生虫感染称为寄生虫病。易感个体因生食或半生食含有感染期寄生虫的食物而感染的寄生虫病，称为食源性寄生虫病。通过食品感染人体的寄生虫称为食源性寄生虫，主要包括原虫、节肢动物、吸虫、绦虫和线虫，其中后三者统称为蠕虫。

（一）食源性寄生虫的危害

许多寄生虫呈世界性分布，在公共卫生中占有重要地位。寄生虫能通过多种途径污染食品和饮用水，经口进入人体，引起人的食源性寄生虫病的发生和流行。这类疾病不但对人体健康与生命构成严重威胁，而且其中一些人兽共患寄生虫病给畜牧业生产及经济带来严重损失。据 WHO 报道，近年全球平均每年有 1700 多万人死于传染病。世界卫生组织热带病研究和培训特别规划署（WHO/TDR）要求重点防治的 7 类热带病中，除麻风病、结核病外，其余 5 类都是寄生虫病。人类离不开动物性食品，但很多肉类、水产品等食物携带有寄生虫病原体。由于不良饮食习惯，造成病原体进入人体，引起食源性寄生虫病。最近，卫生部一项调查显示，食源性寄生虫病已成为新“富贵病”，我国城镇居民特别是沿海经济发达地区的感染人数呈上升势头。

寄生虫对宿主的危害一般多为慢性病，也有较少的急性病，同时大多数被寄生虫感染的患者不能产生免疫。寄生虫以幼虫或感染性虫卵等多种特定形式侵染人体，导致宿主发病的原因主要有以下四种。

1. 机械损伤

寄生虫可通过吸允、刺入、钩附、移行、咬破等作用，导致宿主的组织或细胞损伤或破损，出现出血或炎症反应等。

2. 夺取养分

寄生虫在宿主体内寄生生长过程中，从寄生部位吸取蛋白质、碳水化合物、矿物质和维生素等营养成分，使宿主出现营养不良、消瘦或贫血等症状。

3. 分泌毒素

有些寄生虫与细菌和真菌相似，可以产生毒素，导致宿主中毒，引起宿主机体全身病理反应或局部炎性反应，造成局部组织坏死或增生。

4. 造成栓塞

有些寄生虫的卵和幼虫能栓塞微血管、胆管或肝管。当重要微血管被阻塞后，有的器官因此发生机能障碍，特别是寄生于人眼、脑、心或肾等重要器官的组织中，造成部分功能丧失，甚至导致宿主死亡。

（二）流 行 病 学

1. 传染源

食源性寄生虫病的传染源是感染了寄生虫的人和动物，包括患者、病畜、带虫者、转续宿主和保虫宿主。寄生虫从传染源通过粪便排出，污染环境，进而污染食品。

2. 传播途径

消化道是食源性寄生虫病的传播途径。人体感染常因生食含有感染性虫卵的蔬菜或未洗净的蔬菜和水果所致（如蛔虫），或者因生食或半生食含感染期幼虫的畜肉和鱼虾而受感染（如旋毛虫）。

3. 流行特征

食源性寄生虫病的暴发流行与食物有关，患者在近期食用过相同的食物。发病集中，短期内可能有多人发病（如隐孢子虫病和贾第虫病）。患者具有相似的临床症状。其流行具有明显的地区性和季节性，如旋毛虫病、华支睾吸虫病的流行与当地居民的饮食习惯密切相关，细颈囊尾蚴病和细粒棘球蚴病的流行与当地气候条件、生产环境和生产方式有关，并殖吸虫虫卵在温暖潮湿的条件下容易发育为感染性幼虫，感染多见于夏秋季节。

（三）食源性寄生虫病的诊断和防治

1. 诊断

通过食源性寄生虫病的流行病学特点和患者的临床表现可作出初步诊断，再结合病原学检查和免疫学方法即可确诊。病原学诊断取患者的排泄物、被污染的食品或水，做虫卵、包囊或虫体检查。免疫学方法和其他生物技术常用方法有皮内试验、琼脂扩散试验、对流免疫电泳、补体结合试验（complement fixation test，CFT）、间接血凝试验（indirect hemagglutination test，IHA）、酶联免疫吸附试验（enzyme-linked immunosorbent assays，ELISA）、乳胶凝集试验（latex agglutination test，IAT）、间接荧光抗体试验（indirect fluorescent antibody test，IFAT）、单克隆荧光抗体技术、聚合酶链反应（polymerase chain reaction，PCR）、核酸探针和免疫印迹技术等。

2. 防治

食源性寄生虫的生活史比较复杂，影响寄生虫病流行的因素又较多，因此应采用以下综合防治措施。

1）切断传染源

流行地区要开展普查、防疫、检疫、驱虫和灭虫工作。一旦发现患者或病畜，及时用吡喹酮、阿苯达唑等药物或南瓜子、槟榔治疗。

2）切断传播媒介

选择适宜方法消灭螺、剑水蚤等中间宿主以及蝇、蟑螂和鼠等传播媒介和保虫宿主。

3）加强食品卫生监督检验

在动物屠宰过程中，必须进行肉品中囊尾蚴、旋毛虫和肉孢子虫的检验，合理处理病畜肉，防止带虫的肉品、水产品和其他食品上市出售。在食品加工过程中，严禁用含有寄生虫的肉、鱼或其他被污染的原料加工食品。保持饮用水和食品加工用水卫生，来自湖泊、池塘、溪流或其他未经处理的水在洗涤食品或饮用之前，必须经净化消毒或加热煮沸。

4）改进烹调方法和不卫生习惯

加强食品卫生宣传教育，改变不良饮食习惯，肉和水产品应烧熟煮透，不生食肉、鱼、蟹或其他动物性食品，生食瓜果蔬菜时应清洗干净后再食用，不饮生水和生乳，饭前便后要洗手。

5）保持环境卫生

改善公共卫生包括牛要有栏、猪要有圈、人要有茅厕。为防止人畜粪便污染环境、饲料、水源和食品，应利用堆肥、发酵或沼气等多种方法处理粪便，以杀灭其中的寄生虫虫卵，使其达到无害后方可使用。

6）加强动物饲养管理

禁用生肉、鱼、虾或其废弃物饲喂动物；在寄生虫病流行地区，严禁放牧食用动物；食品加工企业产区内禁止饲养其他动物。

7）其他防治措施

加工属于生食类的川式或韩式泡菜所使用的各类原辅料蔬菜要彻底洗净后方可用于加工。此外，食品冷冻−35℃以下 18h，−4℃以下 7 天即可杀死寄生虫。

二、原　虫

原虫属原生动物亚界，为单细胞动物，体积微小并能独立完成生命活动的全部生理功能。原虫是最原始最简单的动物，大多营自生生活或腐生生活，部分原虫营寄生生活。生活在水中或其他生物体内，有的由多数个体组成群体生活，部分可致病。原虫在自然界分布广泛，主要分布在海洋、土壤、水体或腐败物内，其种类繁多，迄今已发现 65 000 余种。人的食源性感染通常由于食用污染有原虫包囊的水或食品，也可因食用含有原虫的动物源性食品。原虫病对人体危害很大，仅 1997 年英国和威尔士分别就有 4317 人和 5294 人由于感染隐孢子虫和贾第虫，而发生胃肠疾病，导致严重腹泻。通过食品能感染人体的原虫主要有阿米巴、弓形虫、隐孢子虫、肉孢子虫、贾第虫、纤毛虫、微孢子虫等。

（一）阿米巴病

阿米巴病是由溶组织内阿米巴寄生于人和动物的肠道及其他组织所引起的一种常见食源性寄生虫病，以阿米巴痢疾和阿米巴肝脓肿为特征。其中肠道阿米巴原虫种类较多，通常寄生于人体内作为共居生物而无致病能力。但是溶组织内阿米巴寄生于人体后，在一定条件下可引起疾病，被认为是有致病力的阿米巴。

1. 病原

溶组织内阿米巴（*Entamoeba histolytica*）又称痢疾内阿米巴、痢疾变形虫，属于叶足纲、阿米巴目、内阿米巴科。溶组织内阿米巴生活史有滋养体和包囊两个阶段。包囊对自然环境抵抗力较强，在粪便中可存活 2 周左右，在水中或在湿润的环境条件下可存活 5 周，并具有感染力。溶组织内阿米巴通过蟑螂和苍蝇的消化道后仍具有感染性。

2. 流行病学

1）传染源

急慢性患者、恢复期患者及健康的"排包囊者"为阿米巴病的主要传染源。但应注意，急性患者当其粪便中仅排出滋养体时，不是传染源。

2）传播途径

包囊在土壤中可以生存 8 天以上。在潮湿及凉爽环境内，如粪便中可以生存几个星期。包囊可以通过污染食品、饮水、蔬菜等进入人体，经口感染是主要传播途径。在卫生环境恶劣的地方，水源或食物易被粪便所污染。在以粪便作肥料的地区，未洗净、未煮熟的蔬菜是重要的传播因素。蝇类及蟑螂都可接触粪便，体表携带和呕吐排便，将包囊污染食物而成为重要传播媒介。

3）流行特征

阿米巴病为世界性分布，其感染率的高低同各地环境卫生和居民营养状况等关系极大。溶组织内阿米巴病在热带、亚热带、温带地区发病较多，以秋季为多，夏季次之。发病率农村高于城市，男子多于女子，成年多于儿童，幼儿患者很少，这可能与吞食含包囊食物机会的多少有关。全世界有 10%～12% 的人感染阿米巴，其中有一半分布在世界不发达地区，约有 10% 的感染者具有临床症状，每年导致 4 万～10 万人死亡。

3. 临床表现

普通型发病一般缓慢，表现为腹部不适，大便稀薄，有时腹泻，每日数次，有时也可便秘。腹泻时大便略有脓血痢疾样。如果病变发展，痢疾样大便可增至每日 10～15 次或以上，伴有里急后重，腹痛加剧和腹胀。回盲肠、横结肠，尤其是直肠部可有压痛，有时像溃疡病或阑尾炎。全身症状一般较轻微，与细菌性痢疾明显不同。粪检可有少量或多量滋养体，大便有腐败腥臭。约在患肠阿米巴病数月、数年，甚至数十年之后表现出阿米巴肝脓肿症状。起病大多缓渐，以长期不规则发热与夜间盗汗等消耗性症状为主，在发病前一周至数年间可有类似痢疾样发作史。

4. 控制和预防措施

（1）经检查为阿米巴患者和带虫者，必须彻底治疗，若为食品加工人员和餐饮业人员则应调离工作。检查和治疗从事饮食业的排包囊者及慢性患者极为重要。

（2）注意公共卫生和饮食卫生，防止苍蝇孳生，消灭苍蝇和蟑螂等害虫。

（3）用发酵或生物堆肥方法处理粪便，保护水源和食物不被污染。

（4）煮沸、过滤、消毒饮水，不要吃生菜及防止饮食被污染。

（二）弓 形 虫 病

弓形虫病又称弓形体病，是由弓形虫寄生于人、哺乳动物、鸟类的有核细胞内所引起的一种人兽共患原虫病。弓形虫病在世界各地普遍存在，具有广泛的自然疫源性，很多哺乳动物包括鸟类和家禽多受其感染，人群的感染也很普遍。弓形虫感染（病）可通过先天性和获得性两种途径感染。人感染后多呈隐性感染，没有或很少有临床表现，且不易用常规方法检获病原体，在免疫功能低下时，可引起中枢神经系统损害和全身性播散性感染。先天性感染常致胎儿畸形，且病死率高。

1. 病原

刚地弓形虫（*Toxoplasma gondii*）属于孢子纲、真球虫目、弓形虫科、弓形虫属。对人体致病，与传播有关的发育期为滋养体、包囊和卵囊。滋养体对高温和消毒剂较敏感，但对低温有一定抵抗力，在 $-8 \sim -2$℃可存活 56 天；包囊的抵抗力较强，在冰冻状态下可存活 35 天，4℃存活 68 天，胃液内存活 3h，但包囊不耐干燥和高温，56℃加热 10～15min 即可被杀死；卵囊对外界环境、酸、碱和常用消毒剂的抵抗力很强，在室温下可存活 3 个月，但对热的抵抗力较弱，80℃加热 1min 可丧失活力。

2. 流行病学

1）传染源

弓形体病的传染源为人和动物。妇女在妊娠期感染弓形体后，弓形体可通过胎盘传染给胎儿，在输血或器官移植时，如果所供血液或器官中带有弓形体，也将会传染给接受者。弓形体感染者或患者对周围人群并无直接传染的危险性，因此，作为传染源的意义不大。对人起重要作用的传染源为动物，包括野生动物、家畜和家禽。几乎所有哺乳动物和很多鸟类都是弓形体病的储存宿主。家畜家禽中猫、狗、猪、牛、羊、马、骆驼、兔、鸡、鸭及鸽等都可被弓形体感染。此外，一些冷血动物，如蛇、蜥蜴、鱼等和无脊椎动物，如蚯蚓、蜱及螨等也可有弓形体感染或可在体内保存弓形体。其中，猫科动物为主要传染源。

2）传播途径

传播途径可分为先天性和获得性两种，前者是指胎儿在子宫内从母体获得感染，后者是指出生后从周围环境获得感染。先天性感染即妊娠期妇女感染本病或原有隐性感染在妊娠期又有活动后，弓形体可由血液循环到达胎盘，胎儿再通过与胎盘间的血液循环受到感染。此外，胎儿还可通过摄入羊水获得感染。获得性感染即病原体主要通过黏膜侵入人体，也可通过损伤的皮肤侵入人体。吃入的弓形体也是通过肠黏膜感染。具体的感染方式有消化道感染、接触感染、飞沫传染以及通过输血、器官移植或工作中意外、误被刺伤接种等不同感染方式。

3）流行特征

弓形虫病呈世界性分布，广泛存在于 200 多种哺乳动物和鸟类中，人群感染也较为普遍。弓形虫的感染与人的饮食习惯有关。例如，法国妇女因喜欢吃生肉或未煮熟的肉使 84％的妇女有弓形虫抗体，而英国和美国仅 30％的妇女有抗体。在俄罗斯，煮饭时品尝生肉糜的妇女比不尝生肉糜妇女的弓形虫血清阳性率高。在夏威夷，吃生肉的夏威夷人和菲律宾人比不吃生肉的白人感染率高。在我国农村，动物饲养者、肉类加工和皮毛加工的工人及兽医等弓形虫感染率较高。

3. 临床表现

弓形虫寄生部位不同，临床表现差异很大，免疫功能正常者多为隐性感染，仅10％～20％感染者有症状。临床症状表现为发热、头痛、疲倦、夜间出汗、肌肉疼痛、咽痛、皮疹，肝、脾肿大和淋巴结肿大等。肌肉疼痛相当严重，可持续1个月或更久。免疫功能不全者感染后危险性极大，除有上述症状外，常表现为高热，甚至发生脑弓形虫病，出现头痛、偏瘫、癫痫发作、视力障碍、神志不清等症状，严重者昏迷而死亡。此外，弓形虫还能引起孕妇流产、早产或死产。怀孕早期感染对胎儿的损害更大，可引起先天性弓形虫病，胎儿畸形，新生儿的视力降低或失明、中枢神经系统受损，重者出现肝脏肿大、惊厥、脊柱裂、腭裂、无眼、脑积水和脑畸形等。

4. 控制和预防措施

为了防止弓形虫通过食源性传播途径感染人体，可采取以下防治措施。

（1）定期消毒，加强环境保护和食品卫生监督管理，阻断猫类及其排泄物对畜舍、饲草、饲料、餐具、食品和饮水的污染。

（2）加强畜禽肉中弓形虫的检验。食品加工厂区内禁止养猫等动物。

（3）无论是家庭、餐饮业还是肉食品加工企业要生熟分开，包括刀具、案板、器具等避免发生交叉污染。在肉类加工中应充分烧熟煮透，以杀灭肉内的包囊。

（4）注意个人饮食卫生，不食生肉、生蛋和未消毒的乳。

（三）隐孢子虫病

隐孢子虫病是由隐孢子虫寄生于人、哺乳类、爬行类、鸟类和鱼类的消化道与呼吸道黏膜引起的一种常见人兽共患原虫病。隐孢子虫可感染多种哺乳动物、鸟和爬行动物，可引起隐孢子虫病，是动物胃肠炎的常见原因。寄生于人体的主要是微小隐孢子虫，该虫是机会致病原虫，也是一种重要的腹泻病原。人体隐孢子虫病是近20年来新发现的一种人体寄生虫病，以胃肠炎为主要表现。其特征为发热、腹泻、腹痛和肺部感染，免疫功能低下者尤为易感。

1. 病原

隐孢子虫（*Cryptosporidium tyzzer*）属于孢子纲、真球虫目、隐孢子虫科、隐孢子虫属，有20余种，其中感染人体和多种哺乳动物的常见病原体为微小隐孢子虫。隐孢子虫生活史简单，无需转换宿主就可以完成生活史全过程，其生活史包括无性生殖、有性生殖和孢子生殖三个阶段，均在同一宿主体内进行，称为内生阶段，随宿主粪便排出的卵囊具有感染性。

隐孢子虫的卵囊呈圆形或椭圆形，直径4～6μm，成熟卵囊内包含4个裸露的子孢子和由颗粒状物质组成的残留体，子孢子呈月牙形。粪便中的卵囊若不经染色，难以辨认。通过改良抗酸染色方法处理的粪便标本中，卵囊为玫瑰红色，背景为蓝绿色，对比性很强。由于观察角度不同，囊内子孢子排列不规则，呈多态性，残留体为棕黑色颗粒状。

隐孢子虫卵囊对外界有一定的抵抗力，在外界可存活 9~12 个月，且对多数消毒剂有抵抗力。但干燥 1~4 天可失去活力，0℃以下或 65℃以上灭活 30min 也可将其杀死。也可使用 10％福尔马林和 5％氨水或工业用漂白粉。5％氨水加热 65℃ 30min 就可有效杀死卵囊。

2. 流行病学

1）传染源

患者与无症状感染者、隐孢子虫病患者的粪便和呕吐物中含大量卵囊，多数患者在症状消退后仍有卵囊排出，可持续几天甚至数周，这是主要的传染源。健康人群的带虫率很低，多见于与患者密切接触者和各种原因引起的隐孢子虫病暴发流行的人群中。曾在免疫功能正常而无腹泻症状的胃肠道患者的十二指肠引流物中发现了隐孢子虫卵囊，但仅在不到一半患者的粪便中查到卵囊，说明无症状的带虫者是存在的。健康带虫者和症状消失后恢复期带虫者也是重要的传染源。此外，动物宿主交叉试验证实，牛、羊、猫、犬和兔等动物的隐孢子虫也可感染人。牛、猪、犬等动物是畜牧地区和农村地区的重要动物源性传染源。

2）传播途径

隐孢子虫病主要有以下几种传播途径。

（1）接触传播。人际的相互接触是隐孢子虫病重要的传播途径，感染可在家庭内，学校、幼儿园等社区内，以及城市内传播，无论是散发或暴发流行，流行病学调查常常能发现可证实的原发病例和继发病例间的联系，或在病例周围人群中发现有腹泻史者。患者是隐孢子虫病的重要传染源，而其症状轻微者或无症状携带者则可能是人群感染的隐性宿主。

（2）水源传播。水源传播也是隐孢子虫病的一种重要传播途径。由于隐孢子虫的卵囊在外界具有较强的抵抗力，自然条件下在很长时间内仍有感染活性，因此被隐孢子虫卵囊污染的水源可能引起该病的局部或大面积暴发流行。国外有关隐孢子虫污染水源而引起该病暴发流行的报道较多。英国、美国等国曾先后发生了水源性污染，暴发隐孢子虫病事件。例如，只有不到 65 000 人口的西部佐治亚州，大约 13 000 人发生了胃肠炎，其中 39％的患者粪检隐孢子虫病卵囊呈阳性，在自来水中也找到了卵囊。目前，用于给自来水消毒的氯化物的浓度不能杀死虫囊，因此一旦水源被隐孢子虫污染，很容易引起隐孢子虫暴发流行。

（3）食物传播。人或动物粪便污染的食物可传播隐孢子虫病。但由于检测食物隐孢子虫的技术存在困难，因而不易取得直接证据。1993 年美国缅因州某地举行农贸集会,发生了食物污染引起隐孢子虫病暴发流行,病例 160 余人,事后经流行病学调查确认为饮用受污染的鲜苹果汁引起。

(4) 动物源性传播。动物源性传播在农村或畜牧地区是较重要的传播途径。目前已从近 40 种动物宿主体内分离出隐孢子虫,在农村及畜牧地区的调查也表明牛、猪、犬等动物的隐孢子虫感染率较高,可直接或间接传播给人群。在动物中有症状感染主要限于幼龄动物,而成年动物则可排出卵囊,成为本种动物或人的重要传染源,具有更重要的流行病学意义。城市中的宠物,如猫、狗等也可以感染隐孢子虫,并可能交叉传播给人群。

3)流行特征

隐孢子虫病呈世界性分布,在美国、澳大利亚,以及中美洲、亚洲、非洲和欧洲均有流行。温暖潮湿地区多见,生活居住条件差和卫生习惯不良易导致隐孢子虫病的流行。

3. 临床表现

本病临床表现和严重程度取决于宿主的免疫功能与营养状况。

1)具有免疫力患者的临床表现

免疫功能正常者感染隐孢子虫后,潜伏期一般为 4~15 天,平均 10 天左右。临床主要表现为急性腹泻,似霍乱样的胃肠症状,可见大量的水样便,粪便中可含黏液或泡沫,但极少有红细胞、白细胞。还会伴有痉挛性腹痛、腹胀、恶心、呕吐和流感样头痛。发热一般为 37.5~39℃,40℃者少见。偶尔伴有非特异性症状,如肌痛、体弱、不适、食欲减退或厌食等,严重的还会发生体重减轻。大多数人感染隐孢子虫后所引起的腹泻一般持续 3~12 天,偶尔需要输液治疗。也有腹泻超过 2 周以上甚至 1~2 个月,并有急性腹泻转为慢性腹泻的可能。病程的持续时间取决于患者的自身免疫和营养状况。部分感染者可不表现出腹泻症状,只有腹痛等,这类带虫者一般只在粪检或内脏手术时才被发现。

2)免疫功能缺陷者的临床表现

在免疫功能遭受损害的艾滋病患者、低丙球蛋白血症患者、白血病患者及各种恶性疾患或因器官移植而接受免疫抑制剂治疗的免疫功能缺陷或免疫功能抑制者均对隐孢子虫易感。免疫功能受损害的患者感染隐孢子虫后腹泻的出现机会较免疫功能正常者更多,症状及病情更严重,感染后的病程更长且直接威胁生命。这类患者最常见的症状仍是霍乱样水状腹泻,但每日腹泻次数多达 10 次以上,失水量多达 3~6L/d,体液丢失非常严重,死亡率较高。死亡并非疾病本身所引起,而是长期腹泻引起的极度脱水和电解质紊乱及营养不良,特别是对木糖和维生素 B_{12} 吸收不良。由于持续的极度腹泻,输液治疗也难以维持患者生命而导致死亡。除腹泻外其他的临床表现还有厌食、腹痛、呕吐、乏力、低烧、吸收障碍和体重减轻等。免疫缺陷患者中隐孢子虫感染已不局限于胃肠道,有的同时并发肠外寄生,如胆囊、胰腺、呼吸道等。

4. 控制和预防措施

（1）及时诊治患者和病畜。对于免疫功能低下者，尤其是艾滋病患者要加强保护，当其发生腹泻时，要勤查粪便以早期发现隐孢子虫卵囊。

（2）保护环境，合理处理人畜粪便，防止污染环境、食品和饮水。加强食品卫生监督检验和水源管理，积极开展食品卫生宣传工作，不饮生水和未消毒的乳。

（3）外出旅游者应避免接触未经处理的水，不吃生凉食物。

（4）避免与患者、病畜接触。避免患者和带虫者污染食品，注意饮食卫生。

（四）肉孢子虫病

肉孢子虫病是一种广泛寄生于人类和哺乳动物、鸟类、爬行动物等细胞内的人兽共患寄生虫病。其所产生的肉孢子虫毒素能严重地损害宿主的中枢神经系统和其他重要器官，因而是一种重要的，甚至是致死性的人畜共患寄生虫病。肉孢子虫病在世界各地均有流行。主要表现为全身淋巴结肿大、下病、腹泻、肢行、截瘫等症状。严重感染时可引起牛、羊的流产、消瘦、瘫痪及死亡。病理剖检可见肌肉色淡、贫血、黏膜上有出血斑点，在不同部位的横纹肌、心肌、舌肌中可见到大小不等的包囊（长 2～3cm）。目前尚无特效疗法，以对症治疗为主。

1. 病原

肉孢子虫属于孢子纲、真球虫目、肉孢子虫科、肉孢子虫属（*Sarcocystis*），有100多种。肉孢子虫最早于1882年在猪肉中发现，到20世纪初才被确认为一种常见于食草动物（如牛、羊、马和猪等）的寄生虫。其中人肉孢子虫和猪人肉孢子虫的中间宿主分别为牛和猪，其成虫均可寄生于人的小肠，故又称人肠肉孢子虫。

2. 流行病学

1）传染源

感染的牛、羊和猪等家畜是该病的主要传染源。

2）传播途径

感染途径主要为消化道，人通过进食含有肉孢子虫包囊的牛肉或猪肉而感染。

3）流行特征

肉孢子虫病呈世界性分布。在我国主要分布于云南、广西和西藏等省（自治区），人体感染率为 4.2%～21.8%。肉孢子虫病主要发生于云南大理、下关和洱源县等地区，人体感染率高达 62.5%，这与当地居民进食凉拌生牛肉（如"剁生"、"生酸牛肉"、"牛杀皮"）或生猪肉（如"生皮"）的习惯有关。

3. 临床表现

肉孢子虫经口进入人体，侵入小肠黏膜固有层，在其内生长发育，引起肠黏膜水肿、充血，甚至发生坏死性肠炎。人体感染后的症状主要表现为消化道症状，恶心、呕吐、厌食、腹痛、腹胀、肠鸣、腹泻等，也有头痛、发热等症状，严重时贫血。

4. 控制和预防措施

（1）加强猪、牛和羊等肉用动物的饲养管理，加强终宿主的调查，防止其粪便污染食物和水源。严格肉类卫生检验检疫，防止病肉流入市场。

（2）在肉品加工过程中注意卫生操作，不食未熟肉类，切生熟肉的砧板要分开，防止交叉污染。

（3）保持良好的饮食习惯，不食生肉或未煮熟的肉。

（4）对患者可试用磺胺嘧啶、复方新诺明、吡喹酮等治疗。目前尚无特效药物治疗。

三、吸　虫

吸虫属于扁形动物门的吸虫纲，有近6000种，呈世界性分布。吸虫绝大多数是各类脊椎动物寄生虫病的病原，软体动物等因被吸虫的幼虫期所寄生也受损害。因此，人及各类经济动物均可受到不同程度的危害。经食品传播的吸虫主要有肝片吸虫、布氏姜片吸虫、华支睾吸虫、并殖吸虫、后睾吸虫、横川吸虫、棘口吸虫、异形吸虫等。

（一）华支睾吸虫病

华支睾吸虫病是由华支睾吸虫寄生于人、家畜、野生动物的肝内胆管所引起的人兽共患病，也称为肝吸虫病。

1. 病原

华支睾吸虫（*Clonorchis sinensis*）简称肝吸虫，属后睾目、后睾科、支睾属。成虫寄生于人、猪、猫、犬及野生动物的肝内胆管，在人体内可存活20～30年。第一中间宿主为淡水螺，第二中间宿主为淡水鱼或虾。

2. 流行病学

1）传染源

华支睾吸虫病的传染源有患者、带虫者、受感染的杂食动物和野生动物等。动物中以猫为主，其次是狗、猪和鼠。在大多数流行地区，带虫者的数量多于患者的数量。

往往由于带虫者无明显的症状不能主动就诊，得不到及时治疗，所以带虫者是主要的传染源。患者体内虫数一般较多，曾有肝内寄生虫数多达 27 600 条的病例和每克粪便虫卵数达 157 000 个的患者。自然感染华支睾吸虫的保虫宿主有 33 种，重度感染地区家猫的感染率可达 100%，1 只猫或狗体内可有上千条虫体。在保虫宿主中，猫、狗、猪、鼠类在流行及传播上起着特别重要的作用。

2）传播途径

华支睾吸虫病可通过生食或半生食淡水鱼、虾及饮用生水进行传播。此外，捕鱼及加工过程中也可导致支睾吸虫的感染。

3）流行特征

华支睾吸虫病主要分布于亚洲，多见于中国、日本、朝鲜、越南、老挝、印度和东南亚等国家。国内除西北和西藏等地外，有 25 个省（自治区）有不同程度流行，有些地区人群感染率高达 45.8%。感染率的高低与生活和饮食习惯以及淡水螺的孳生有密切关系。一些动物的感染率也较高，如猫、犬的感染率达 80% 以上，猪的感染率达 35.5%，这些动物都是华支睾吸虫的保虫宿主。加之第一宿主淡水螺分布广泛，常与第二宿主淡水鱼、虾共同孳生在同一水域，是其在水体中完成幼虫期发育的便利条件。

3. 临床表现

急性肝吸虫病的潜伏期为 5～40 天，一般为 30 天。体温最高可达 39℃ 以上，常伴有畏寒和寒战。热型不规则，发热时间长短不一。多数患者以上腹痛为首发症状。症状似急性胆囊炎，以肝左叶肿大为主，常伴有明显的触痛，主要与肝内胆管炎症有关。常见的有荨麻疹及外周血嗜酸性细胞增高，重者甚至出现以嗜酸性粒细胞增多为主的类白血病反应。

慢性华支睾吸虫病的临床症状为反复多次小量感染或急性期未得到及时治疗，均可演变为慢性华支睾吸虫病。在病史中常有急性期的症状。慢性华支睾吸虫病最常见，一般其病隐匿，症状复杂。也有无明显临床症状而以肝硬化呕血为首发症状者。

4. 控制和预防措施

（1）加强卫生宣传教育，提高群众的防病意识。并在流行地区对人群进行普查，及时治疗患者。

（2）不吃生或不熟的淡水鱼、虾，防止误食囊蚴，把住"病从口入"关。改进烹调方法和饮食习惯，淡水鱼虾热处理应充分，不食未经煮熟的鱼虾。

（3）严格淡水鱼虾加工卫生，防止加工用具污染。在流行地区大量消灭蜗牛。

（4）加强人畜粪便管理，防止虫卵入水，防止未经无害化处理的粪便污染水源和鱼塘。禁止用生鱼虾喂养猫、狗和猪，定期对动物驱虫。

（5）用综合防治方法消灭中间宿主螺蛳。控制传染源，积极治疗患者和带虫者。适当控制第一中间宿主，如鱼塘内螺分布的密度过高，可采用药物灭螺，以切断华支睾吸虫病的流行环节。

（二）并殖吸虫病

并殖吸虫病又称肺吸虫病，是由并殖吸虫寄生于人和猫、犬等动物的肺脏和其他组织所引起的人兽共患病。

1. 病原

并殖吸虫属（*Paragonimus*）吸虫简称肺吸虫，属斜睾目、并殖科，有 40 余种，我国主要病原体是卫氏并殖吸虫和斯氏狸殖吸虫。卫氏并殖吸虫成虫寄生于人的肺脏，第一中间宿主为淡水螺类，如蜗牛，第二中间宿主是溪蟹或蝲蛄，一些食肉性哺乳动物是该虫的保虫宿主。

2. 流行病学

1）传染源
凡在痰中、粪便中能够检出虫卵的动物和人均可作为此病的传染源而传播疾病。
2）传播途径
主要是因人们吃生或不熟的带有肺吸虫囊蚴的溪蟹或蝲蛄而感染，也可因吃生或不熟的带有肺吸虫幼虫的猪、野猪、鸡、鸭等转续宿主的肉而感染。
3）流行特征
并殖吸虫病分布广泛，主要分布于亚洲、非洲和美洲及大洋洲等多个国家和地区。在我国，除内蒙古、青海、宁夏、新疆、西藏外，其他省（自治区）都有人体感染的报道，人群自然感染率达 5%～15%。人们不良的饮食习惯是并殖吸虫病传播流行的关键因素。感染季节以夏秋季为主，但在喜食醉蟹的地区，四季皆可流行。

3. 临床表现

早期的症状为腹痛、腹泻、食欲缺乏、皮疹、发热、胸闷以及咳嗽等。因并殖吸虫可以侵犯全身各处，依侵犯部位不同可以出现不同的临床表现。潜伏期的长短与感染程度密切相关，最短可于食蟹后 4h 发病，多数在 15～30 天。急性并殖吸虫病的初发症状为腹痛、腹泻、食欲减退，继之出现畏寒、发热，稍后出现咳嗽、胸痛、咳痰等症状。胸部 X 线检查可见到肺部病变、胸腔积液等。慢性并殖吸虫病的大多数患者早期症状不明显，待发现时已进入慢性期。表现为胸痛、咳嗽、咳痰等症状，并伴有乏力、消瘦、盗汗等。此外，幼虫和成虫的游走和寄生部位不同表现出的临床症状也不同，因此可将并殖吸虫病分为以下 4 种类型。
1）胸肺型
如果幼虫和成虫的游走和寄生部位是在胸肺部，临床表现为咳嗽、胸痛、咳痰、咯血。

2）皮肤型（皮下型）

如果幼虫和成虫是在皮下组织游走和寄生，临床表现为皮下结节或包块，多发生于腹壁、胸壁。

3）腹型

如果幼虫和成虫在腹腔内脏器官间移行，临床表现为腹痛、腹泻，有时以便血、恶心、呕吐及肝脏肿大为主，严重导致肝硬化。

4）肝型

如果幼虫和成虫在肝脏内游走和寄生，临床表现为肝脏肿大、肝区疼痛及肝功损伤等。

5）脑脊髓型

如果幼虫和成虫窜至纵隔，沿大血管向上游走，进入颅腔和大脑，会出现严重的临床症状，脑脊髓型并殖吸虫病多见于儿童，有剧烈头痛、反应迟钝等表现，严重者发生癫痫、共济失调、瘫痪、失语、视力障碍，甚至危及生命。

4. 控制和预防措施

（1）加强卫生宣传教育，不随地吐痰，积极治疗患者。

（2）保持良好的饮食习惯，不食用生的和半生的溪蟹、蝲蛄、蝲蛄酱和醉蟹，不饮用生溪水。

（3）加强水源管理，防止人畜粪便和患者痰液污染水源。为了切断传染源，应用吡喹酮及时治疗患者和受感染的犬、猪。

（4）消灭中间宿主，管理转续宿主和保虫宿主（野生动物），在流行区大量消灭蜗牛。

（三）姜片吸虫病

姜片吸虫病是由布氏姜片吸虫寄生于人或猪小肠所引起的人兽共患病。姜片吸虫病对人和猪的健康有明显的损害，可以引起贫血、腹痛、腹泻等症状，甚至导致死亡。

1. 病原

布氏姜片吸虫（*Fasciolopsis buski*）属复殖目、片形科、姜片属。成虫寄生于人或猪的肠道，幼虫在扁卷螺或圆扁螺体内发育为尾蚴后逸出，附着在水生植物表面发育为囊蚴。吸盘发达，可造成肠道明显的机械性损伤。

2. 流行病学

1）传染源

感染的猪和人是终末宿主，为主要传染源。

2）传播途径

人主要因生食带有布氏姜片吸虫囊蚴的荸荠、茭白、白菱、红菱等水生植物而感染，也可因饮用污染囊蚴的生水而感染。

3）流行特征

姜片吸虫病主要流行于亚洲温带和亚热带地区，我国分布于长江以南及山东、河南、陕西等19省（自治区），有些地区人群感染率高达70％以上。发病季节与水生植物上市旺季（9～10月）有关，凡有生食媒介植物习惯者容易感染，以儿童和青少年多见。种植菱角、茭白和荸荠等水生植物的农业人口感染率远高于非农业人口。

3. 临床表现

患者主要是消化道症状。轻度感染者临床症状轻微，仅有腹部不适或消化不良。中度感染时有间歇性腹痛、腹泻、腹胀、上腹部肠鸣音亢进、恶心、呕吐，少数有剧痛。重症患者出现全身无力、精神萎靡、营养不良、贫血、消瘦和水肿等症状，重者死亡。姜片吸虫对儿童危害较大，感染者出现夜间不安、磨牙和抽搐，严重时消瘦、贫血、黄疸、颜面水肿、腹水、智力减退、发育障碍，甚至因衰竭而死。

4. 控制和预防措施

（1）用吡喹酮及时治疗患者和病猪。

（2）不生食水生植物，不饮用生水。

（3）在水生植物源性食品加工中，应将原料清洗后去皮，并进行充分的热处理。

（4）推广舍饲养殖方法饲养猪，禁用未经热处理的水生植物或用生长有水生植物池塘的生水喂猪。

（5）加强粪便管理，消灭扁卷螺。

（四）肝片吸虫病

肝片吸虫病也称为肝蛭病、掉水腮，是由肝片吸虫寄生在人、羊、牛和其他哺乳动物的胆管中引起的一种常见人兽共患病。

1. 病原

肝片吸虫（*Fasciola hepatica*）属吸虫纲、复殖目、片虫科。成虫体扁平，小树叶状，略带棕红色，是最大的吸虫之一，长30～40mm，宽10～15mm。雌、雄同体，前端突出称为头锥，顶端有口吸盘，下方为腹吸盘。卵为人体寄生虫卵中最大者，椭圆形，淡黄褐色，似姜片虫卵，随寄主粪便排出体外，于适宜温度下经10多天在水中孵出毛蚴。毛蚴钻入中间寄主椎实螺科动物体内，经约30天的发育，最后产生许多尾蚴。尾蚴自螺体逸出，在水生植物或浅水面上形成囊蚴（后尾蚴）。若囊蚴被牛、羊或人吞食，后尾蚴在寄主小肠内脱囊而出，穿过肠壁钻入肝脏，并定居于肝胆管内，发育成熟并产卵。自吞食囊蚴至虫体发育成熟产卵，需3～4个月。成虫在寄主体内可存活11～12年。

2. 流行病学

1）传染源

牛和羊是肝片吸虫的主要传染源。

2）传播途径

人因生食含囊蚴的水生植物（如水芹）而感染，也有的通过饮用生水或者生食和半生食含肝片吸虫的牛或羊的肝脏而获得感染。

3）流行特征

肝片吸虫病呈世界性分布，尤以中美洲、南美洲、欧洲、非洲等地比较常见。法国、葡萄牙和西班牙是人体肝片吸虫的主要流行区。肝片吸虫病在我国各地也广泛存在。肝片吸虫可侵害牛、羊、马、驴、驼、狗、猫、猪、兔、鹿及多种野生动物和人。牛羊感染率为20%～60%。肝片吸虫病多发于夏秋季节。

3. 临床表现

肝片吸虫幼虫期穿破肝表膜，引起肝损伤和出血。虫体的刺激使胆管壁增生，可造成胆管阻塞、肝实质变性、黄疸等。分泌毒素具有溶血作用。肝片吸虫摄取宿主的养分，引起宿主营养状况恶化，幼畜发育受阻，肥育度与泌乳量下降，危害很大。导致患者出现肝区疼痛、肝脏肿大、腹痛、腹泻或便秘、胸痛、营养不良、消瘦、局部水肿、发热、血小板减少等症状。严重感染并伴有异位寄生时可导致发热、食欲减退、黄疸、贫血和衰竭，甚至死亡。有时童虫移行至肺、皮下、胃、脑和眼部，患者出现肺部感染和皮肤变态反应等症状。

4. 控制和预防措施

（1）定期驱虫，每年进行1～2次。

（2）羊的粪便要堆积发酵后再使用，以杀虫卵。

（3）消灭中间宿主椎实螺，并尽量不到沼泽、低洼地区放牧。

（4）预防和治疗可用丙硫苯咪唑（抗蠕敏）、左旋咪唑、硫双二氯酚（别丁）、敌百虫或硝氯酚等药物。

四、绦　虫

绦虫属于绦虫纲，约有3000种，分布于世界各地，是一种巨大的肠道寄生虫，普通成虫的体长可以达到 72 英尺①。全部营寄生生活，成虫寄生于脊椎动物。幼虫主要寄生于无脊椎动物或以脊椎动物为中间宿主。人吃了未经适当烹煮的带绦虫猪肉、牛肉或鱼肉，绦虫就会进入人体寄生。绦虫一旦进入肠道，它会将头端嵌入肠壁，然后在肠壁上吸取食物。绦虫的环节会断脱，随粪便排出体外。这些环节看起来像一段段白色狭小的缎带。如果绦虫留在肠道，不会造成太大的损害，但通常会引起轻微、偶尔腹痛、食欲减退及肛门四周刺痒等轻度症状。经食品传播的绦虫主要有猪肉绦虫和牛肉绦虫、猪囊尾蚴、细粒棘球绦虫、阔节裂头绦虫、膜壳绦虫、复孔绦虫等。

（一）猪肉绦虫病和牛肉绦虫病

猪肉绦虫病是由猪肉绦虫寄生于人的小肠所引起的一种常见食源性人兽共患病。猪囊尾蚴病是由猪囊尾蚴寄生于人和猪的骨骼肌及心肌、脑和眼睛等组织引起的寄生虫病。牛肉绦虫病是由牛肉绦虫寄生于人的小肠引起的一种较常见的食源性人兽共患病。牛囊尾蚴病是牛囊尾蚴寄生于牛的骨骼肌和心肌中引起的寄生虫病。

1. 病原

猪肉绦虫（*Taenia solium*）属于圆叶目、带科、带属，又称有钩绦虫、链状带绦虫或猪肉绦虫，寄生于人的肠道中，可存活 25 年。猪囊尾蚴（*Cysticercus cellulosae*）俗称猪囊虫，是猪肉绦虫的幼虫。

牛肉绦虫（*Taenia saginata*）又称无钩绦虫、肥胖带绦虫或牛肉绦虫，寄生于人的肠道中，可存活 20～30 年。牛囊尾蚴（*Cysticercus bovis*）又称牛囊虫，是牛肉绦虫的幼虫。

2. 流行病学

猪肉绦虫病和牛肉绦虫病呈全球性分布，非洲、墨西哥和中南美洲等地最为普遍。在我国，猪肉绦虫病分布较广，东北、华北各省（自治区）及河南、广西、云南及内蒙古等省（自治区）多见，人群中以青壮年感染率为高。

人是猪肉绦虫和牛肉绦虫的唯一终末宿主和传染源，猪和牛是主要的中间宿主。感染者通过粪便排出猪肉绦虫或牛肉绦虫虫卵，污染饲料或饮水，分别使猪或牛感染囊尾蚴。人因食入生的或未煮熟的含囊尾蚴的猪肉或牛肉而分别感染猪肉绦虫病或牛肉绦虫病。也可因食用腌肉、熏肉、过桥米线、生片火锅等食品引起感染而患病。此外，在肉品加工中生熟不分也可造成交叉感染。

猪囊尾蚴的传染源是猪肉绦虫患者。人体感染囊尾蚴的方式有三种：①体内自体感染；②体外自体感染；③异体感染，也称外源性感染，由于食品污染了猪肉绦虫虫

---

① 1 英尺＝0.3048m，下同。

卵,被人吞食而感染。异体感染是人体感染囊尾蚴的主要方式,是因食品卫生和个人卫生不良所致。约有55.6%囊尾蚴病患者同时伴有猪肉绦虫寄生。

牛肉绦虫和猪肉绦虫有相似的生活史,其主要区别就是牛肉绦虫只有成虫寄生于人体,而牛囊尾蚴不寄生于人体。

3. 临床表现

患者的症状主要取决于囊尾蚴的数量和部位。

(1) 皮下和肌肉囊尾蚴病临床症状为头部和躯干部结节较多,常分批出现,可逐渐消失,寄生数量多时,肌肉酸痛、发胀,出现假性肥胖。

(2) 脑囊尾蚴病临床症状为中枢神经系统功能紊乱,出现头痛、神志不清、视力模糊、颅内压增高等,也有瘫痪、麻痹、言语不清等症状,严重者有癫痫症状,有时发生急性脑炎,甚至突然死亡。

(3) 眼囊尾蚴病的轻症者视力障碍,重者失明。

4. 控制和预防措施

(1) 加强肉品卫生检验,禁止销售囊尾蚴病肉。

(2) 在肉品加工中,主要原料和产品分开,用具和容器生熟分开。

(3) 加强食品卫生宣传教育,禁止吃生肉,所用菜刀、菜板生熟分开。

(4) 查治患者,合理处理粪便,提倡舍饲养猪和养牛,猪圈远离厕所。

(5) 讲究个人卫生,饭前便后要洗手。

(二) 其他绦虫病

1. 细粒棘球蚴病

细粒棘球蚴病是由细粒棘球绦虫的幼虫寄生于家畜等多种食草动物和人的组织器官内而引起的人兽共患病,又称包虫病,是一种严重危害人类健康和畜牧养殖业生产的人兽共患病。

1) 病原

细粒棘球绦虫又称为包生绦虫,幼虫又称棘球蚴或包虫。细粒棘球绦虫成体在绦虫成体中是最小虫体之一,大小为 (2～7)mm× (0.5～0.6)mm。虫卵的形态特征与猪肉绦虫和牛肉绦虫的基本相同,在光学显微镜下很难区分。幼虫即棘球蚴为圆形囊状体,其大小因寄生时间长短、寄生部位和宿主不同而异,直径从数毫米到数十厘米不等。随寄生时间的延长,棘球蚴内可形成数以百计的原头蚴,一旦破裂,原头蚴便可在中间宿主体内散播而形成新的棘球蚴,危害极大。

2）流行病学

细粒棘球蚴病呈世界性分布，特别是畜牧养殖区更为多见，如澳大利亚、新西兰、阿根廷、乌拉圭、南非和亚洲各国均有流行。细粒棘球蚴病的流行与环境、终宿主和中间宿主具有较为固定的动物间循环关系链。该病在我国分布也很广泛，主要流行于西北、西南和华北等牧区与半农半收区，人体感染主要在西北，以儿童和年轻人居多。我国共有11种偶蹄动物类家畜有不同程度的感染，其中以绵羊感染最为严重，猪的感染也较为广泛。

3）临床表现

成虫寄生于犬科动物的小肠，排出虫卵污染食品、水源或饲料，被人或家畜食入而感染。棘球蚴主要寄生于肝脏，其次为肺、脑、肾、肌肉、皮肤、脊髓及体腔。细粒棘球蚴病的临床表现极为复杂，主要可引起人体过敏，局部肿块，食欲减退，消瘦，贫血，发育障碍，受累部位有隐痛和坠胀感。若寄生于肝，肝区疼痛、肝肿大等；若寄生于肺部，则可引起咳嗽、咯血、胸痛等呼吸系统症状；若寄生于脑组织，则可出现被压迫功能区的功能障碍及颅内压增高等一系列严重症状，危及生命。重者有全身中毒症状，发生过敏性休克，甚至死亡。

4）控制和预防措施

（1）消灭传染源，以吡喹酮驱除犬的细粒棘球绦虫。

（2）对流行区的犬进行普查普治，广泛宣传养狗的危害性，避免与犬的密切接触。

（3）加强屠宰场的管理，病畜的内脏要深埋，防止被犬食用后感染本虫。避免犬粪中虫卵污染水源。

（4）加强群众的健康知识，注意饮食卫生和个人防护。

（5）对牧区居民进行普查普治，做到早发现早治疗。

2. 缩小膜壳绦虫病

膜壳绦虫病分布于世界各地，以温带和热带地区较为多见，我国分布也很广泛。本病的流行与虫体具有广泛的中间宿主（如甲虫、蟑螂、谷蛾、大黄粉虫等昆虫）有密切关系，人体感染主要是因为误食混在粮食中的害虫所致。因此，应采用综合防治措施，消灭仓储害虫等中间宿主和保虫宿主鼠类。此外，还要注意个人卫生和饮食卫生。

缩小膜壳绦虫（*Hymenolepis diminuta*）又称长膜壳绦虫，属膜壳科、膜壳属。在1766年由Olfters从南美洲的鼠体内首次检获，是鼠类常见的寄生虫。小膜壳绦虫的成虫寄生于人、鼠及其他啮齿动物的小肠，虫卵污染环境和食品，尤其是蔬菜，被人食入后而感染。人也可发生自体感染，或食入蚤类、面粉甲虫和拟谷盗等中间宿主而感染。严重感染时有头痛、失眠、恶心、呕吐、腹痛、腹泻、食欲减退和消瘦等症状，尤以儿童易感。缩小膜壳绦虫寄生于人或鼠的肠道，患者有轻微的神经和胃肠道症状，重者则出现眩晕和贫血症状。

五、线 虫

线虫属袋形动物门、线虫纲，也称圆虫，是所有蠕虫的通称。线虫是动物界中数量最多者之一，寄生于动物、植物体中或自由生活于土壤、淡水和海水环境中，甚至在醋和啤酒中也可见到。通常为乳白色、淡黄色或棕红色。大小差别很大，小的不足1mm，大的长达8m。经食品传播的线虫主要有旋毛虫、蛔虫、毛首便形线虫（鞭虫）、钩虫、蛲虫、异尖线虫、东方毛圆线虫、广州管圆线虫、肾膨结线虫等。

（一）旋毛虫病

旋毛虫病的病原体是旋毛形线虫，简称旋毛虫，寄生于猪、野猪、鼠、熊等150多种动物及人体内。成虫和幼虫分别寄生于同一宿主的小肠和肌细胞内。旋毛虫病是一种危害很大的动物源性人兽共患寄生虫病。

1. 病原

旋毛虫（*Trichinella spiralis*）属毛尾目、毛形虫科、旋毛虫属，又称蠕虫。成虫微小，细线状，乳白色，头端较尾端稍细。成虫寄生于人或动物的肠道，又称肠旋毛虫。新生幼虫系刚产出的幼虫，甚微小，大小约为$124\mu m \times 6\mu m$。成熟幼虫具有感染性，长约1mm，寄生于横纹肌内的梭形囊包中。旋毛虫包囊对低温抵抗力较强，在 $-12℃$ 能存活57天，$-15℃$ 能存活20天，$-21℃$ 能存活8～10天。包囊对热的抵抗力较弱，当肉中心温度达60℃时5min即可杀死虫体。但用盐腌、烟熏和暴晒等方法加工肉制品，不能杀死肌肉深部的幼虫。包囊在腐肉中可存活2～3个月。

2. 流行病学

1）传染源

含有旋毛虫的动物肉或被旋毛虫污染的食物为主要传染源。目前。已知有120多种动物可自然感染旋毛虫，猪的感染率个别地区可高达60%。

2）传播途径

人发生感染主要因摄入了含旋毛虫包囊的生猪肉或未煮熟猪肉，其次为野猪肉和狗肉，近年来有吃羊肉和马肉引起感染的报道。欧洲、美洲特别是北美洲，因食用生香肠和以废肉作为猪的饲料，故常造成本病流行。此外，切过生肉的菜刀、砧板均可偶尔黏附有旋毛虫的包囊，不慎时也可污染食品而造成感染。

3）流行特征

旋毛虫病为世界性分布，以欧美人发病率高。我国自1964年在西藏发现人体旋毛虫病以来，主要流行于云南、广东、广西、四川、内蒙古、辽宁、吉林、黑龙江、河北、湖北、四川等地。1975 年，吉林省大安县因 9 人凉拌生狗肉而感染。目前，云南、湖北和河南等省为我国旋毛虫病的高发区。该病的死亡率为 3％～30％。发病原因与肉品加工方法和食肉习惯有关。

3. 临床表现

旋毛虫病的潜伏期一般为 5～15 天，平均为 10 天，但也有的短为数小时，长达 46 天。其临床表现多种多样，轻者一般不表现出明显症状，症状不典型者常可导致误诊，重者可于发病 3～7 周内死亡。临床表现可与致病过程相应地分为肠道期（侵入期）、急性期（幼虫移行期）和恢复期（包囊形成期）。

1）肠道期

此时患者以肠道病变为主，表现为厌食、恶心、腹泻、腹痛、出汗及低热等症状，引起黏膜发生炎症，1 周后消退。

2）急性期

此时新生蚴虫侵入肌肉组织引起血管炎和肌炎。幼虫侵入肌肉后，患者出现头痛、出汗、眼睑和面部水肿、肌肉疼痛、淋巴结肿大，并伴有发热。严重感染时呼吸、咀嚼、吞咽和说话困难、声音嘶哑、嗜酸性粒细胞增多、心肌炎、肺出血、胸腔积液等。累及中枢神经系统时可导致颅内高压，患者因心力衰竭、毒血症、呼吸道并发症而死亡。

3）恢复期

发病 1 个月后，幼虫在肌肉内形成包囊，急性炎症消退，但肌肉疼痛可持续数月，患者消瘦、虚脱，也可并发肺炎或脑炎等，严重时因心肌炎而死亡。

4. 控制和预防措施

（1）消灭本病保虫宿主鼠类、野犬及其他野生动物等以减少传染源。进行卫生宣传和健康教育。

（2）猪不要任意放养，应当圈养，管好粪便，保持猪舍清洁卫生。饲料应加热处理，以防猪吃到含有旋毛虫的肉屑。

（3）认真贯彻肉品卫生检查制度，加强食品卫生管理，不准未经检疫的猪肉上市和销售，感染旋毛虫的猪肉要坚决销毁。

（4）建议不生食或半生食猪肉及其他动物肉类和制成品（如腊肠），提倡生、熟食品刀砧分开，防止生肉屑污染餐具。

（5）用微波炉在 77℃ 或 82℃ 烹制猪肉块时并不能完全杀死肉块中的旋毛虫，所以肉类食品应完全做熟。

（二）蛔 虫 病

蛔虫病是由似蚓蛔线虫寄生于人体小肠或其他器官所引起的常见消化道寄生虫病。

1. 病原

似蚓蛔线虫又称人蛔虫，成虫寄生于人的小肠，虫卵随宿主粪便排出，在氧气充足、温暖潮湿、阴暗场所蜕皮发育为感染性虫卵。蛔虫的发育不需要中间宿主，各种蛔虫的生活史基本相同。不同蛔虫有其固有的宿主，有时某种蛔虫可能误入非专性宿主体内，但不能发育为成虫，可引起蛔虫幼虫病。猪蛔虫与人蛔虫相似，偶然可感染人，引起猪蛔虫幼虫病。

2. 流行病学

1）传染源

蛔虫患者粪内含有受精卵者，是人群中蛔虫感染的传染源。

2）传播途径

宿主排出的粪便中含有大量的蛔虫卵，可污染环境、饮水、蔬菜、水果和手，并可使蝇、鼠等病媒带有虫卵，经各种途径污染食品。在流行地区，用人粪作肥料和随地大便是蛔虫卵污染土壤和地面的主要方式。人因接触外界污染的泥土，如农田、庭院或地面等，经口吞入附在手指上的蛔虫卵而感染。或者食用带有蛔虫卵的甘薯、胡萝卜、腌菜等食物而导致蛔虫病的发生。

3）流行特征

蛔虫感染在世界各地最为常见，全世界约有 1/4 的人感染蛔虫，主要发生在温带及热带，经济不发达、温暖潮湿及卫生条件差的国家或地区流行更为广泛。我国各省（自治区）均有蛔虫流行。农村人口的感染率为 $50\% \sim 80\%$，高于城市，儿童高于成人。该病的发生与地区经济条件、生产方式、生活水平以及文化水平和卫生习惯等社会因素有密切关系。本病以散发多见，有时可集体感染，而引起蛔虫病的暴发流行。因此，发展经济、提高文化水平和养成良好的卫生习惯，可使蛔虫感染率降低。此外，人群感染蛔虫的季节与当地气候、生产和生活活动有关。在温带地区，冬季蛔虫卵停止发育，春季气温回升到 13℃ 以上，虫卵开始继续发育。秋季随着气温下降，蛔虫卵发育期延长，乃至滞育。通常情况下，感染期虫卵的出现率以 7 月和 8 月为最高。

3. 临床表现

在幼虫移行期，少量幼虫在肺部移行时，可无任何临床表现。但短期内生吃了含大量感染期蛔虫卵的蔬菜和其他被污染食物的患者，常可引起蛔虫性肺炎、哮喘和嗜酸性粒细胞增多症。此症潜伏期一般为 7～9 天，临床上出现全身和肺部症状，如支气管炎、肺炎及哮喘等。成虫寄生于小肠，夺取养分，感染者通常无明显症状。患者以腹痛最常见，位于脐周，呈不定时反复发作，不伴有腹肌紧张与压痛。儿童和体弱者常有食欲减退与恶心、消化不良，烦躁不安、荨麻疹、发热、畏寒、磨牙等症状，时而腹泻或便秘，常突然发生脐周阵发性疼痛，按之无压痛。也可有腹泻、便秘等。严重者则导致肠梗阻、肠扭叠、肠坏死，异位寄生时可引起胆管阻塞、肝脓肿、腹膜炎等，偶尔并发胰腺炎、急性阑尾炎或引起咽喉和支气管阻塞与窒息而危及生命。

4. 控制和预防措施

（1）驱除人肠内蛔虫包括患者和带虫者，控制传染源。

（2）在蔬菜和瓜果加工过程中或食用前应清洗干净，注意食品从业人员个人卫生，及时查治患者，搞好环境卫生，加强粪便管理。

（3）注意个人卫生，饭前便后洗手，不随地大小便，不饮生水，防止食入蛔虫卵，减少感染机会。

（4）宣传蛔虫病的危害性和防治知识，及时查治患者。

（三）其他线虫病

1. 钩虫病

钩虫病是由钩虫寄生于人体小肠所致的寄生虫病。钩虫的科属很多，寄生于人体的钩虫主要有十二指肠钩口线虫和美洲板口线虫。钩虫病在世界各地均有分布，以热带和亚热带较多。我国人群感染率为17.2%。钩虫主要经皮肤感染人体，也可因生食含钩蚴的蔬菜经口腔黏膜侵入人体。在山东和辽宁等地，有些居民喜欢吃生蔬菜，钩虫感染者较多。国内曾有因生食污染有钩虫的小白菜而造成钩虫病的暴发流行的事件发生。临床上以贫血、营养不良、胃肠功能失调为主要表现。钩虫在人体内移行中可损害皮肤和肺部，引起局部充血、水肿和炎症反应。成虫有口囊，内有钩齿或板齿，吸附于人的小肠，患者出现营养不良、无力、眩晕、严重贫血、喜吃异物、胃肠炎等症状，严重影响人的劳动力，甚至危及生命。

2. 异尖线虫病

异尖线虫病是异尖线虫属第三期幼虫寄生在胃肠道引起的寄生虫病，人因生食含活幼虫的海鱼而感染。异尖线虫病主要分布于荷兰、美国、德国、日本和智利等国家。我国东海、黄海和南海出产的33种鱼类中有23种鱼感染有异尖线虫，其中乌贼的感染率为10%，有10种鱼的感染率高达80%。人因生食含有包囊的海产鱼类和乌贼而感染。急性期临床症状为恶心、呕吐、剧烈腹痛等，并伴随嗜酸性粒细胞增高。慢性期以胃或肠道嗜酸性肉芽肿为特征，可并发肠梗阻、肠穿孔和腹膜炎等。

六、食品害虫

食品害虫是指能引起食源性疾病、毁坏食品和造成食品腐败变质的各种害虫。食品害虫分布广泛，种类繁多，属于节肢动物门的昆虫纲和蛛形纲，主要是昆虫和螨类。

食品害虫抵抗力强，耐干燥、耐热、耐寒、耐饥饿、食性复杂、适应力和繁殖力强，而且虫体小，易隐蔽，有些有翅，能进行远距离飞行和传播。因此，食品害虫极易在食品中生长繁殖，主要危害储藏食品。粮食和油料被害虫侵害比较普遍，干果、干菜、鱼干、腌腊制品、奶酪等食品中也有害虫孳生。

（一）食品害虫的危害

害虫在食品中生长繁殖，可蛀食、剥食、侵食及缀食食品，造成食品数量损失。据 FAO 调查发现，每年世界不同国家谷物和及其制品在贮藏期间的损失率为 9%～50%，平均为 20%。害虫分解食品中蛋白质、脂类、淀粉和维生素等营养物质，使食品的品质、营养价值和加工性能降低。害虫侵蚀食品后会遗留有分泌物、虫尸、粪便、蜕皮和食品碎屑等，此时的食品更易污染害虫和微生物。而且害虫大量孳生时，产生热量和水分，引起微生物增殖，导致食品腐败变质，表现为发热、发霉、变味、变色和结块等。尤其是苍蝇、蟑螂和螨可携带病原体，通过食品传播疾病，严重危害人类健康。

（二）食品害虫的分类

食品害虫主要指的是昆虫和螨类。

1. 昆虫

昆虫属于动物界中无脊椎动物节肢动物门、昆虫纲，已发现 100 多万种，是所有生物中种类及数量最多的一群，是世界上最繁盛的动物。影响食品安全质量的昆虫主要是鞘翅目、鳞翅目、双翅目和蜚蠊目的害虫。广泛存在于粮食和其他储藏食品中的昆虫主要有玉米象、谷蠹、谷斑皮蠹、锯谷盗、赤拟谷盗、杂拟谷盗、大谷盗、麦蛾、印度谷螟、粉斑螟等，其中玉米象、谷蠹和麦蛾为我国三大仓虫。国内主要检疫害虫有谷象、蚕豆象、豌豆象和谷斑皮蠹等。

鞘翅目昆虫俗称甲虫，是昆虫纲中的第一大目。种类多达 330 000 种，占昆虫总数的 40%。其前翅角质化、坚硬、无翅脉，称为"鞘翅"，因此而得名。在我国分布较广，是储粮害虫中种类最多的一类，易孳生于干燥食品中。

鳞翅目是昆虫纲中第二大目，由于身体和翅膀上有大量鳞片而得名。其中，鳞翅目中最大的类群蛾类占到鳞翅目种类的 9/10 左右，为主要食品害虫，通常出没于干燥食品中。

双翅目是昆虫纲中较大的目，包括蚊、蠓、蚋、虻、蝇等。由于成虫前翅为膜质，后翅退化成"平衡棒"而得名。其中蝇的种类很多，呈世界性分布。影响食品安全卫生的主要是丽蝇科和蝇科，最常见的是家蝇和果蝇。广泛存在于屠宰场、酒厂、酱油

（醋）厂等食品厂和饭店、餐厅、食堂等饮食服务场所、居室及其他不清洁场所。

蜚蠊目中的蜚蠊俗称蟑螂，呈世界性分布，是全世界食品厂和饮食服务场所内最常见的一类害虫，共有 4000 多种。

2. 螨类

螨类俗称红蜘蛛，属于蛛形纲、蜱螨目，是一群体形微小的节肢动物。个体极微小，只有 $170\sim500\mu m$ 长，不易被人的肉眼发现，一般要借助放大镜和显微镜才能看到，其形状似蜘蛛，有 8 只脚。共有 5 万多种，常见的螨类多属于真螨目和蜱螨目，是危害多种农作物的重要害虫之一。许多螨类可在谷物、面粉、干果、干肉、干酪、干蛋、干鱼等储藏食品中生长，危害严重，并有病原性或病媒性。食品中常见的螨类有粉螨、尘螨和革螨等。

1）粉螨

粉螨是蜱螨亚纲、真螨目、粉螨科昆虫的通称，种类很多。粉螨呈世界性分布，常孳生于温暖潮湿的场所。主要危害粮食、油料、面粉、饼干、食糖、干果、蘑菇、干酪、腊肉和火腿等食品，常因携带霉菌孢子而污染食品，引起食品霉烂及霉菌毒素残留，尤其对花生、玉米及其制品危害严重。粉螨的代谢产物和排泄物具有毒性，如果人与被污染的食品接触可发生皮炎，人误食或吸入后可引起肠道、呼吸道、泌尿生殖道等部位发生病变，并可导致孕妇流产。

食品中常见粉螨有腐食酪螨、粗脚粉螨和糖螨，主要分布于热带和亚热带，我国各地皆有。腐食酪螨主要危害脂肪和蛋白质含量较高的储藏食品，易在蛋粉、干酪、干鱼、干菜、油料、果仁和坚果中生长，也可危害粮食及其制品。虫体在粮食表面活动，蛀食粮粒胚部或由伤口侵入内部，被害食品因虫尸聚集及螨排出的分泌物而发霉变质。粗脚粉螨是最重要的仓储螨类，主要危害粮食及其制品。腐食酪螨和粗脚粉螨都能在消化道和体外携带霉菌孢子，使霉菌在粮堆间传播蔓延，而且可引起人的皮炎和肠螨症，对人体健康危害严重。此外，普通糖螨主要危害粮食、油料、面粉、干菜、干酪、食糖、薯干、麦芽等，易在糕点、糖果和砂糖中孳生，难以去除，被人食入后可引起呕吐和腹泻。

2）尘螨

尘螨属真疥目、蚍螨科，已记录 34 种。通常存在于面粉厂、食品仓库，以面粉、棉籽饼和霉菌为食物，常与粉螨孳生一处。尘螨是一种强烈过敏原，与食品和人类过敏性疾病有关，对人类健康危害很大，特别是儿童，可引起尘螨性哮喘、过敏性鼻炎和皮炎。

3）革螨

革螨又称腐食螨、虫穴蜱，属蛛形纲、螨目、革螨科。种类较多，全世界已知 800 多种，我国已发现 160 余种。主要存在于面粉厂和动物室，可引起革螨皮炎，能传播出血热、乙型脑炎和森林脑炎等人兽共患病，对人类健康危害较大。

（三）食品害虫的防治措施

防治食品害虫，必须遵守"以防为主，综合防治"的原则，可采取清洁卫生防治、物理与机械防治、生物防治、化学防治、习性防治、检疫防治等多种措施。

1. 加强食品卫生管理

保持食品加工间和储藏库清洁卫生和干燥，妥善保藏食品，防止害虫孳生。使用风幕、纱幕和双道门等防止苍蝇进入食品加工车间。及时清理垃圾和废弃物，防止苍蝇和蟑螂孳生。

2. 防虫、灭虫和灭鼠

改善仓储条件，控制库内温度、湿度，采用低温储藏、气调储藏、辐照技术或药剂熏蒸食品，防止害虫孳生。使用生物、物理和化学方法杀灭害虫和鼠类。

3. 加强食品害虫检疫

加强食品害虫的检验检疫工作，特别是在食品入库前、储藏中和进出口时。

4. 提高食品质量

粮食成熟度要高，保持食品完整，减少杂质，提高食品质量，增强食品抗虫性能，可抑制害虫发生。

第六节　转基因食品的安全性

在当前蓬勃发展的现代生物技术中，发展最快的就是转基因技术、基因组学技术和生物信息学技术。转基因技术在农业、食品、医药、能源、矿产和环境等领域是当前、也是今后相当长一段时期内生物技术产业的核心技术。基因组学技术是在"人类基因组计划"带动下在医疗和农业等领域飞速发展起来的一门技术。生物信息学是因人类基因组研究而兴起的重要交叉学科，最初也称其为基因组信息学。这三项技术的发展、交叉融合及相互促进，使生物技术在整体水平上飞速发展，显示出强大的生命力。生物技术及其产业的快速发展，使其在 21 世纪的经济社会中扮演十分重要的角色。

转基因技术作为一种新兴的生物技术手段，还存在不成熟和不确定性，使得与之相关的转基因食品安全性成为人们关注的焦点。转基因技术就是将人工分离和修饰过的基因导入到生物体基因组中，由于导入基因的表达，引起生物体性状发生可遗传的修饰。转基因生物（genetically modified organism, GMO）是指遗传物质基因发生改变的生物，其基因改变的方式是通过转基因技术，而不是以自然增殖或自然重组的方式，转基因生物包括转基因动物、转基因植物和转基因微生物三大类。转基因食品（genetically modified food，GMF）是指利用基因工程（转基因）技术在物种基因组中嵌入了（非同种）外源基因的食品，包括转基因植物食品、转基因动物食品和转基因微生物食品。

一、概　述

现代生物技术就是以现代生命科学理论为基础，利用结合工程学和信息学等手段对生物体及其细胞的、亚细胞的和分子的组成部分开展研究及制造产品，或改造动物、植物和微生物等使其具有所期望的品质和特性，从而为社会提供商品和服务的综合性技术体系。由其定义可知，现代生物技术不仅与生命科学有关，而且还涉及工艺、设备、计算等工程学和信息学的内容。因此，现代生物技术有时也被称为生物工程，它包括基因工程、细胞工程、酶工程（生化工程）、发酵工程（微生物工程）和蛋白质工程以及基因组学技术等。这一定义有时被认为是广义的现代生物技术。相对而言，狭义的现代生物技术就是指基因工程，但是这一定义难以被多数学者接受。一般认为，基因工程仅仅是现代生物技术（生物工程）的一个重要组成部分，而不是现代生物技术的全部。但要注意，目前所谈论的生物技术一般都是指现代生物技术，而传统的生物技术通常被称为"酿造技术"或"动植物常规育种技术"等。

（一）转基因技术

根据联合国粮食及农业组织和世界卫生组织（FAO/WHO）法典委员会及《卡塔尔生物安全议定书》的定义，转基因技术是指利用基因工程或分子生物学技术，将外源遗传物质导入活细胞或生物体中产生基因重组现象，使之遗传并表达，有时也称之为"遗传工程"、"基因工程"和"遗传转化"。转基因技术常用的方法和工具包括显微注射、基因枪、电击法及脂质体等。我国农业发展面临农业生产调整结构、降低生产成本、减少化学农药和肥料使用、改进农业生态平衡等重大任务，为此需要极大的提高农作物对各种生物的或非生物的逆境抗性，向市场提供数量更多、品质更好、营养更丰富的"绿色"食品和饲料，而转基因技术将为实现上述目标作出重要贡献。此外，转基因技术正在将植物和动物转变成制造药品、塑料、强力纤维等的"生物反应器"，农业将越来越多地成为人类获取纤维、化工原料、药物以及可再生能源等的生产源泉。

（二）农业转基因生物

由于基因添加和基因剔除这两大类转基因技术在农业中的应用，使之产生了相应的转基因农作物和基因剔除农作物。

1. 转基因农作物

基因添加的例子很多，包括转入各种抗虫、抗除草剂、抗病、抗逆基因及作物某种生产性能的基因。

1）抗虫转基因作物

植物抗虫基因工程是现代生物技术的重要研究领域，它的诞生为害虫的防治提供了一条崭新的途径。抗虫转基因作物的推广使用可以极大的地少农业中各种杀虫剂等农业化学控制物质的使用。

2）抗除草剂转基因作物

随着生物技术的发展，特别是关于除草剂的作用机理和生物对除草剂抗性机理的研究成果，为应用基因工程技术培育抗除草剂植物新品种奠定了坚实的基础。抗除草剂转基因作物的推广使用可以使作物在喷洒除草剂时不受影响和伤害。

3）抗病转基因作物

随着植物本身内在的抗病基因不断被发现，对各类病原菌致病机理也有了深入的了解，利用基因工程方法获得抗病品种的策略也越来越丰富。抗病转基因作物包括抗细菌、抗真菌和抗病毒转基因作物。

抗细菌转基因育种主要集中在利用抗菌肽和抗菌蛋白方面，抗菌肽于 20 世纪 80 年代从美国惜比古天蚕蛹中发现，其具有较强抗革兰氏阳性菌和阴性菌活性，目前国外已将抗菌肽基因转入烟草和马铃薯中，我国也获得了抗立枯病的转基因马铃薯植株。

在抗真菌方面，转基因作物也有比较快的进展。几丁质是真菌细胞壁的组分之一，几丁质酶可破坏几丁质，现已从灵杆菌中分离出几丁质酶基因。并已将几丁质酶基因导入番茄、马铃薯、葛芭和甜菜。这一技术对蔬菜和果实类植物抗真菌感染具有十分重要的意义。

基因工程研究的进展给病毒病的防治开辟了新途径，其中利用最多的一种方法就是通过遗传转化将病毒外壳蛋白编码基因转入受体细胞中并使之表达。这些病毒外壳蛋白在植物细胞中的积累，能够抑制侵染病毒的复制，从而减轻症状或推迟病毒发生的时间。

4）抗逆转基因作物

抗逆基因工程的研究主要集中在逆境条件下才能表达的某些基因和抗逆代谢过程中某些酶的研究。现已分离出大量与抗逆代谢相关的基因，如与抗（耐）盐有关的脯氨酸合成酶基因，及与抗冻有关的鱼类抗冻蛋白基因的研究。除了以上两类抗逆基因外，目前还克隆了一些与抗旱有关的基因，如茧蜜糖合成酶基因等。

5）品质改善的转基因作物

通过基因插入的方法还可以提高植物产品的品质。目前，植物品质的改良已成为植物选育的主要目标，一些有价值外源基因的导入无疑是一条有效的途径。

2. 基因剔除农作物

利用转基因技术可以使植物某个基因的表达减少甚至消除，即它的 mRNA 或蛋白质减少以至完全消失，从而获得期望获得的作物生产性能或特性，这种剔除过程需要使用反义技术来完成。例如，番茄是一种呼吸跃变型果实，在储运过程中，由于迅速成熟而且不易控制，造成果实不宜储运而引起巨大损失。番茄果实成熟期间内部发生一系列生理生化变化（包括色泽、风味和质地的改变），这些变化和衰老的发生是有关成熟基因表达的结果。其中，多聚半乳糖醛酸酶在果实软化过程中起降解细胞壁的作用。因此，为了改变番茄的软化情况，就可利用反义技术抑制多聚半乳糖醛酸酶的表达。目前，对聚半乳糖醛酸酶的抑制已经产生了一种可以比普通番茄在茎蔓上保持更长时间不软化的番茄。

反义基因剔除技术除用于延长农产品的保存期外，还可被用来改良农作物的许多农艺和园艺性状，包括抗病毒能力、花色调节以及代谢途径转向等。

（三）国外转基因食用作物的进展

20 世纪 80 年代初，美国最早开始进行转基因食用作物的研究，并在 1996 年将其商业化。之后世界上众多国家也都开始对转基因食品进行研究并使部分研究成果进行商业化运作。目前，转基因作物在世界广泛种植，美国、阿根廷、加拿大是种植转基因作物面积最大的国家。我国转基因作物种植量居世界第四，主要为转基因棉花。世界各国已经商业化转基因食用作物主要有大豆、甘薯、马铃薯、木薯及香蕉等。

美国杜邦公司培育了抗营养因子（如寡糖、水苏糖、棉子糖和半乳糖等）水平较低的大豆新品系。在大豆油品质改良方面，他们也取得若干新进展。目前这种新品系已开始大规模种植。

1998 年，在第二届国际农业生物技术大会上，美国科学家 Prakash 博士报告了利用转基因技术改良甘薯蛋白含量及品质方面的进展。他们将人工合成的富含人体必需氨基酸的储藏蛋白基因整合到甘薯基因组后，两个转基因品系的储藏蛋白含量比对照增加 2.5～5 倍，而且产量也略有增加。

布宜诺斯艾利斯遗传工程与分子生物学研究所利用农杆菌介导法创建了 16 个转基因马铃薯新品系，每个新品系均具有 2 个不同的抗病毒、抗真菌或抗细菌病基因。

木薯是世界上继水稻和玉米之后的第三大热量来源植物，也是非洲国家的主食之一。木薯产量因真菌、细菌和病毒病的危害而徘徊不前。国际热带农业和生物技术实验室（International Laboratory for Tropical Agricultural Biotechnology，ILTAB）、国际热带农业研究中心（International Center for Tropical Agriculture，CITA）和木薯生物技术网络共同发起的木薯基因组计划，旨在利用分子生物学手段加速木薯的品种改良。该计划定位了 300 多个分子标记，而且已利用 ILTAB 创立的农杆菌介导体系将抗木薯花叶病毒基因和一种表达复制酶的抗病基因导入到木薯基因组中，并得到了转基因植株。

香蕉的转基因研究主要集中于提高抗病性和可食疫苗上。比利时科学家已经将编码抗 *Mycosphaerella fijiensis*（香蕉最严重的真菌病害）的基因整合到香蕉的基因组中。

（四）我国农业转基因生物的研究现状

在近几年开展核酸扫描、基因定位和克隆技术、植物分子生物学研究的基础上，我国已获得一批新的或具有自主知识产权的新基因，如与水稻抗细菌、马铃薯富含赖氨酸蛋白、水稻胰蛋白酶抑制剂、天麻抗真菌蛋白、菊芋抗虫凝集素、水稻耐寒、耐盐碱等性状相关的基因，并已获得抗病、抗虫或改良品质的转基因水稻、玉米、烟草及花卉植物（如白掌、红掌、菊花、非洲菊等）。此外，韧皮部或果实中特异表达或诱导性启动子的分离，外源基因在体内表达的调控，从模式植物基因文库中筛选目的基因等基础工作也都取得了较好进展。在产业化开发方面，已涌现出 10 多种有实用价值的转基因植物进入大田试验，并已推广或商业化，如抗 CMV 及 TMV 的烟草、抗鳞翅目害虫的棉花、抗成熟和软化的番茄、抗 CMV 的甜椒和番茄、抗螟虫的水稻、抗鳞翅目害虫的杨树及抗病毒的马铃薯等。

近年来，利用动植物（特别是植物）为反应器生产药物和工业原料在国际上相当活跃，而我国在这方面还十分薄弱。但我国转基因动物及其产业化研究正呈现快速发展的态势。转基因动物研究即运用基因动物乳汁生产基因药物的乳腺生物反应器技术，因其成本低、周期短及效益高等显著特点，而受到广泛关注。目前，我国已经成功获得了转基因小鼠、鱼及转基因猪、羊、鸡等具有快速生长能力或有抗病力的家禽、家畜等种系。转基因动物产品主要是药物，如干扰素等。此外，还有植物用、动物用转基因微生物产品等。总之，经过多年的努力，我国已经成为世界农业生物技术大国。但应注意，虽然生物技术产品显现方兴未艾的发展趋势，但是在它对我国农业生产产生全面而深刻的影响之前还必须解决一系列问题，其中最重要的就是合理地解决生物安全性问题，从而保证农业生物技术产品最终被社会广泛接受。

二、转基因食品

转基因技术的应用领域十分广泛，一些食品的原料或其中某一组分的产生也都采用了转基因技术。对转基因食品的研究已有几十年的历史，但真正的商业化是近 20 年的事。20 世纪 90 年代初，市场上第一个转基因食品保鲜番茄在美国问世，这项研究成果本是在英国研究成功的，但英国人没有将其商业化，美国人便成了第一个吃螃蟹的人。此后，转基因食品一发不可收。在当前已经进入食品领域的转基因植物、转基因动物和转基因微生物中，转基因植物的产业化规模和范围要比其他两类大得多。现代生物技术的发展在农业上显示出巨大的潜力，并逐步发展成为能够产生强大社会效益和经济利益的产业。世界很多国家纷纷将现代生物技术列为国家优先发展的重点领域，投入大量的人力、物力和财力扶持生物技术的发展。但是，转基因食品在世界各个国家和地区之间的发展是不均衡的。目前，我国的转基因食品技术仅次于美国与加拿大。随着转基因技术的发展，转基因食品的安全性越来越引起人们的关注。

（一）转基因食品安全争议事件

1. 巴西坚果事件

巴西坚果中有一种富含甲硫氨酸和半胱氨酸的蛋白质 2S albumin。为提高大豆的营养品质，1994 年 1 月，美国先锋（Pioneer）种子公司的科研人员尝试了将巴西坚果中编码蛋白质 2S albumin 的基因转入大豆中。但是，他们意识到一些人对巴西坚果有过敏反应，随即对转入编码蛋白质 2S albumin 的基因的大豆进行了测试，发现对巴西坚果过敏的人同样会对这种大豆过敏，蛋白质 2S albumin 可能正是巴西坚果中的主要过敏原。于是先锋种子公司取消了这项研究计划。此事却被说成是"转基因大豆引起食物过敏"。该事件也是迄今所发现的唯一因过敏而未被商业化的转基因食品案例。实际上，国际上已有关于产生过敏反应的食品及其有关基因的清单。在研究转基因作物时，研究人员首先不能采用这些过敏性食品的基因。对转基因作物制造的新蛋白质，需对其化学成分和结构与已知 500 多种过敏原作对比，如果具有相似性，也将会被放弃。另外，对外源基因形成的新蛋白要进行消化速度检测，如果不能快速地被消化，也不能供食用。

2. 普斯泰事件

普斯泰（Pusztai）事件被认为是引爆转基因农作物安全性激辩的舆论转折点。1998 年，苏格兰 Rowett 研究所的科学家阿帕得·普斯泰（Arpad Pusztai）通过电视台发表讲话，称他在实验中用转雪花莲凝集素基因的马铃薯喂食大鼠后，大鼠"体重和器官重量严重减轻，免疫系统受到破坏"。此言一出，即引起国际轰动，欧洲因此掀起反转基因食品热潮。时隔不久，普斯泰的实验遭到了质疑。实际上，普斯泰是在尚未完成实验，并且没有发表数据的情况下，就贸然通过媒体向公众传播其结论。他研究的转基因马铃薯是由他自己构建的，在当时根本没有上市的可能，不存在宣传实验的任何紧迫性。英国皇家学会对普斯泰事件高度重视，组织专家对该实验展开同行评审。1999 年 5 月，评审报告指出普斯泰的实验存在 6 个方面的失误和缺陷：①不能确定转基因与非转基因马铃薯的化学成分有差异；②对食用转基因马铃薯的大鼠，未补充蛋白质以防止饥饿；③供实验用的动物数量少，饲喂几种不同的食物，且都不是大鼠的标准食物，欠缺统计学意义；④实验设计差，未作双盲测定；⑤统计方法不当；⑥实验结果没有一致性。不久之后，Rowett 研究所宣布普斯泰提前退休，该研究所不再对其言论负责。

3. 转基因玉米事件

法国分子内分泌学家 Seralini 及其同事在 2009 年第 7 期《国际生物科学学报》上发表文章，讨论给老鼠喂食三种孟山都（Monsanto）公司转基因玉米的实验和分析结论。文中指出，老鼠在食用转基因玉米三个月后，其肝、肾和心功能均受到一定程度的不良影响。该文章发表后，很快便受到了一些同行科学家及监管机构的批评。最大的质疑是 Seralini 等的实验结果并非建立在亲自对老鼠进行独立实验的基础之上，文中进行统计分析的数据来自于孟山都公司之前的实验，他们仅仅是用不合适的、不被同行使用的统计方法对数据作了重新分析。法国生物技术高级咨询委员会指出，该论文仅仅列出了数据的差异，并没有给予生物学或毒理学上的解释，而且这种差异只是反映在某些实验用老鼠和某个时间点上，因此不足以说明问题。澳大利亚新西兰食品标准局通过对 Seralini 等论文数据的调查分析指出，此论文的统计结果与组织病理学、组织化学等方面的相关数据之间缺乏一致性，且没能给予合理解释。该机构同时认为，喂食转基因玉米后老鼠表现出的差异性是符合常态的。早在 2007 年，Seralini 及其同事就曾对孟山都公司转基因玉米的原始实验数据作过统计分析，得出过与 2009 年那篇论文类似的结论。当时他们的工作就被一些科学家和监管机构认为存在着大量的错误和缺陷。来自美国、德国、英国和加拿大的 6 位毒理学及统计学专家组成同行评议组，对 Seralini 等及孟山都公司的研究展开复审和评价，并在《食品与化学品毒理学》上发表评价结果。专家评议组认为，Seralini 等对孟山都公司原始实验数据的重新分析，没有产生有意义的新数据来表明转基因玉米在三个月的老鼠喂食研究中导致了不良副作用。

2007 年，奥地利维也纳大学兽医学教授约尔根·泽特克（Juergen Zentek）领导的研究小组，对孟山都公司研发的抗除草剂转基因玉米 NK603 和转基因 Bt 抗虫玉米 MON810 的杂交品种进行了动物实验。在经过长达 20 周的观察之后，泽特克发现转基因玉米对老鼠的生殖能力存有潜在危险。事实上，关于转基因玉米是否影响老鼠生殖的问题，共进行了三项研究，而仅有泽特克负责的其中一项发现了问题。该研究结论发布时，尚未经过同行科学家的评审，泽特克博士在报告时自己都表示，其研究结果很不一致，显得十分初级和粗糙。两位被国际同行认可的专家（John DeSesso 和 James Lamb）事后专门审查及评议了泽特克博士的研究，并独立地发表申明，认定其中存在严重错误和缺陷，该研究并不能支持任何关于食用转基因玉米 MON810 和 NK603 可能对生殖产生不良影响的结论。孟山都公司的一名科学家在审查时也得出了相同的结论。此外，欧洲食品安全部评价转基因安全性的专家组对泽特克的研究也发表了同行评议报告，认为根据其提供的数据不能得出科学的结论。泽特克教授研究中所涉及的两个转基因玉米品种被世界上 20 余家监管部门认定是安全的。泽特克具有缺陷的研究造成了对转基因玉米安全性的判断失误，而其研究结果的迅速、广泛传播，则可能造成公众对转基因作物的误解。

4. 俄罗斯转基因食品事件

2010 年 4 月 16 日，俄罗斯广播电台俄罗斯之声以《俄罗斯宣称转基因食品是有害的》为题报道了一则新闻，该新闻称，由全国基因安全协会和生态与环境问题研究所联合进行的试验证明，转基因生物对哺乳动物是有害的。负责该试验的 Alexei Surov 博士介绍说，用转基因大豆喂养的仓鼠第二代成长和性成熟缓慢，第三代失去生育能力。俄罗斯之声还称"俄罗斯科学家的结果与法国、澳大利亚的科学家结果一致。当科学家证明转基因玉米是有害的，法国立即禁止了其生产和销售"。但是实际上，法国政府并没有对转基因食品的生产和销售下禁令，恰好相反，欧盟已经于 2004 年 5 月 19 日决定允许进口转基因玉米在欧盟境内销售。此外，该新闻报道的一些提法还有待于进一步的推敲。

（二）转基因食品的发展展望

转基因作为一项新兴的生物技术，利用基因工程改良的作物在提高产量，改善品质，增强植物耐旱、抗寒、抗盐碱，提高植物抗病虫害等诸多方面都有非常广阔的应用前景。转基因食品是一个有巨大市场潜力的产业。从长远看，今后全球人口还将快速增长，为此粮食产量必须增加才能解决世界人口的吃饭问题。而随着城市化程度的提高，耕地面积不断的萎缩，加剧了世界的粮食危机。利用基因工程改良农作物，是解决这一问题的重要途径之一。此外，利用转基因动物和转基因微生物生产食品和医药（特别是在生产活性物质方面）也显现出强大的生命力，它们的产业化规模和范围也将会迅速扩大。

但是，转基因食品的安全性问题是困扰它发展的关键问题。从已展开的争论来看，它涉及了经济、政治、社会、伦理和科学技术等方面的内容。用科学的方法，公正地评价它的安全性，给公众一个明确的答复是决定转基因食品能否健康发展的根本。因此，一些国家在加强转基因食品管理的同时，正投入巨大的财力和物力开展它的安全性评价研究工作，整个国际社会都在翘首等待这一研究工作的最终结论。

三、转基因食品安全性的争论

美国斯坦福大学的生物化学家 Paul Berg 教授领导的研究小组开创了基因工程的先河，同时也引发了关于转基因生物潜在风险性的广泛争论。在转基因作物的实验阶段完成后，转基因食品的发展归根结底取决于各国的政策及其导向。目前，各国政府对转基因食品的安全问题主要有三种不同的认识：第一种以美国为代表，认为不能证明转基因食品有危害，就应认为它是安全的，由于迄今为止，还没有人能证明转基因食品对人体健康有致命性危害的证据，因此转基因食品和传统食品一样安全；第二种以欧盟为代表，欧洲各国普遍认为，由于现在还不能证明转基因食品是安全的，就应认定它具有潜在的危害；第三种以日本为代表，它介于上述两者之间，由于现在既不能肯定转基因食品无害，也不能断定转基因食品有害，因此转基因食品可能有危害，也可能没有危害。这三种观点成为各国采取不同管理政策的出发点和依据。

（一）美　　国

以美国为代表的一些发达国家，主张对转基因食品采取宽松的管理政策，他们的出发点是转基因生物及其产品与非转基因生物及产品没有本质的区别，转基因食品是一种科技创新，本质上是用现代科学技术去加快自然选择的进程，只要转基因食品通过新成分、过敏原、营养成分和毒性等常规检验就可以上市。

美国食品和药物管理局（Food and Drug Administration，FDA）对新转基因食品做出规定：转基因食品的原料生产部门在产品进入市场之前，必须报环保署或农业部批准，不过有些机构也可请示 FDA 批准。生产转基因食品的公司，在出售转基因或转基因食品成分时，必须先请示 FDA。这一规定明确了 FDA 具有处理这一事务的官方资格。FDA 颁布了一项试行条例和一项指导方针，用以补充关于转基因作物所衍生的食品现行条例。该试行条例要求转基因食品开发商在他们销售转基因食品或饲料以前至少 120 天向该局报告其意图，并提供适当的信息来表明该产品与同类的常规产品具有同等安全性。同时还宣布，这种信息将对外公开，以提高该局对此类产品实行审核程序的透明度。此外，还颁布了一项指导方针的草案，旨在对那些自愿在食物产品上安放标签以表明这些产品在制造过程中是否使用了含有转基因生物成分的公司提供指导。其目的是要保证食品公司所作的声明都是真实的而不是误导消费者。

美国医学协会认为转基因食品是安全的，并已批准使用转基因作物和转基因食品。该协会认为，这种食品实质上与常规食品相同，对健康并没有长期影响。作为食物消耗的植物产品向动物肠道微生物或人类细胞发生基因转移的风险"一般认为可以忽略不计，但也并非可以完全忽视"。

（二）英　　国

英国前首相布莱尔在 2000 年 2 月 27 日出版的《星期日独立报》上发表文章称，转基因食品对公众健康和环境兼有利弊。毫无疑问，转基因食品对人类安全和生态多样性方面具有潜在危害，因此，政府首先要考虑的是保护公众和环境。也正因为转基因食品可能对人类具有潜在危害，所以政府在处理这一问题时才十分慎重。并且英国政府已经意识到人们对转基因作物可能对环境和野生动植物产生的影响表示担忧，因此对转基因食品实行了严格的检验。只有在对它们的安全性作出正确判断后，转基因作物才有可能在英国投入商业种植。同时，他还强调，转基因技术也可为人类带来益处。例如，利用转基因技术生产拯救人类生命的药品等方面已为社会所认同，可提高作物产量帮助人们解决饥饿问题，培育出可在恶劣环境下生长并可抗御病虫害的作物新品种等。正因为转基因食品对人们具有潜在的好处，所以英国才没有关闭对其进一步研究的大门。

（三）法　　国

法国对于转基因农产品的开发，坚持积极研究和慎重发展的政策，在确保顺利进行转基因技术研究的同时，要确保法国消费者的健康利益和生态环境。在转基因产品开发方面，要切忌两个极端，一是在不了解某转基因产品会对健康和环境造成何种影响的情况下盲目开发，二是执意拒绝对转基因产品的实际作用进行了解。法国早在1999年就决定不草率发展转基因产品，并对所有新开发出的转基因产品，一律实行延缓商业应用的政策。如果欧盟委员会不对转基因产品作出必要的补充指导规定，让消费者能对某种转基因产品从种植到食用的情况一目了然，法国将不会对转基因产品发放新的开发和销售许可证。法国认为慎重发展并不是不要研究，只有深入研究才能真正了解转基因产品的科学真相，才能对发展转基因产品的利益和风险作出准确判断，并作出合理决定。

（四）日　　本

日本在1979年制定了《重组DNA实验管理条例》，开始生物技术的安全管理。厚生省1986年颁布了《重组DNA准则》，成立了有关生物技术委员会，负责对重组DNA技术生产药品和食品进行管理。并于1987年颁布了《重组DNA实验准则》，负责审批试验阶段的重组DNA研究。该准则详细规定了在控制条件下的重组DNA研究，分别按大、小两个试验规模划分了物理控制等级，并对各等级制定了相应实验室设计、设备要求及操作规范。生物控制按受体-载体系统的安全性划分为两个等级，即在进行重组DNA工作之前，需要依据受体、外源DNA、载体及GMO的特性进行安全评估，确定控制等级。准则还规定相应负责人的责任。2006年8月，日本禁止进口美国转基因大米，这说明消费者对转基因作物的否定态度已开始影响日本的食品加工业。

（五）澳 大 利 亚

澳大利亚历来对活的生物体、生物制品和食品的进口进行严格管制，其管理部门为澳大利亚检疫与检验局和澳大利亚环境署。但由于GMO的特殊性，现行的审查、检疫措施已不能满足需要，因此，澳大利亚将GMO及其制品纳入新的法规框架管理，由澳大利亚检疫与检验局和遗传操作咨询委员会执行机构共同负责。总的来看，澳大利亚生物安全管理的趋势是更加规范、科学，建立了一套完整的法规体系、管理体系、技术支撑体系、公众参与机制以及包括稽查、处罚、补救措施等在内的实施措施。其目的是保证公众安全、职业安全、环境安全，保证 GMO。相关研究开发活动和 GMO 相关产品审批的科学性、透明性和规范性，从而保证国家的技术竞争力。

（六）印　　度

1983 年，印度国家生物技术委员会签署了一系列保障实验室人员安全的准则。20 世纪 90 年代以来，印度的生物技术已从实验室研究转向产业化，生物技术部建立了重组 DNA 委员会，在现有科学知识基础上，同时借鉴国内外的有益经验，制定了生物技术安全准则。同时指出，因为新知识在不断积累，这个准则不是最终的，还需要不断完善。准则主要针对 GMO、植物的转化、疫苗开发及其大规模生产，以及由重组 DNA 技术产生的 GMO 及其产品的研究。但是，人的胚胎工程、胚胎及胎儿研究、人的种系的基因治疗不在本准则的管理范围内。准则的宗旨是为 GMO 的研究活动、大规模应用以及田间释放对人的健康与环境的影响提供相应的安全防范措施和保障。2010 年 2 月，印度中止了世界第一批转基因茄子的推广，认为需要进行进一步研究才能在全国种植，以确保消费者的安全。

（七）中　　国

我国对转基因食品在管理上持谨慎态度，在研究上则予以支持。1992 年，我国颁布了《新食品资源卫生管理办法》，规定转基因食品生产管理审批制度和标志办法。1993 年，颁布了《基因工程管理办法》。要求对基因工程产品进行安全性评价和制定安全控制的措施。1996 年，农业部颁布的《农业生物基因工程安全管理实施办法》规定生物技术农产品要报农业部批准。2001 年 5 月 9 日，国务院第 38 次常务会议通过《农业转基因生物安全管理条例》；2001 年 7 月 11 日，农业部第五次常务会议通过《农业转基因生物安全评价管理办法》、《农业转基因生物进口安全管理办法》、《农业转基因生物标识管理办法》，并于 2002 年 3 月 20 日起在我国施行。其中《农业转基因生物进口安全管理都法》适用于在中华人民共和国境内从事农业转基因生物进口活动的安全管理。国家农业转基因生物安全委员会负责农业转基因生物进口的安全评价工作。农业转基因生物安全管理办公室负责农业转基因生物进口的安全管理工作。对于进口的农业转基因生物，按照用于研究和试验的、用于生产的以及用作加工原料的三种用途实行管理；《农业转基因生物安全评价管理办法》适用于《农业转基因生物安全管理条例》规定的农业转基因生物，即利用基因工程技术改变基因组构成，用于农业生产或者农产品加工的动物、植物、微生物及其产品，主要包括转基因动植物（含种子、种畜禽、水产苗种）和微生物；转基因动植物、微生物及其产品；转基因农产品的直接加工品；含有转基因动植物、微生物或者其产品成分的种子、种畜禽、水产苗种、农药、兽药、肥料和添加剂等产品。

任何一项重大的科学技术的产生和发展都伴随着一定的风险，关键是权衡其利弊。随着日益恶化的环境和逐渐膨胀的人口数量与有限的粮食之间矛盾的加剧，面对眼前利益和长远利益的冲突，各国政府、科技界、实业界和广大民众必须本着对社会和环境负责的态度对转基因食品作出正确的抉择与处理，并因势利导，使之朝着正确的方向发展。

四、转基因食品的主要安全性问题

新技术给社会、经济和环境带来了新效益，同时也带来了新问题。转基因食品对人类健康到底有无害处？国际社会尚无定论。那么利用转基因技术究竟会带来什么样的后果？转基因技术是改造自然还是破坏自然？是造福人类还是给人类带来灾难性的毁灭？基于以上疑虑，转基因技术生物安全性的问题已成为人们日益关注的焦点。

全国政协委员"杂交水稻之父"袁隆平认为，利用生物技术开展农作物育种是今后的发展方向和必然趋势，转基因技术是分子技术中的一类，因此必须加强转基因技术的研究和应用。通过转基因技术，人类可以获得更符合自己要求的品质好、产量高、营养丰富和抗病虫强的优良品种，但也可能会造成生物遗传基因污染。对转基因作物之所以存在安全顾虑，主要是有些转基因作物特别是抗病虫的转基因品种，其基因是来自一种细菌中的毒蛋白。由于虫子吃了毒蛋白可以被毒死，因此长期摄入该物质对人是否有害很难说。现在的实验不能让人来做，都是通过小白鼠。但人是人，白鼠是白鼠，对白鼠没有任何危害，对人不一定就没害，人与它们的机体是不一样的，所以对一些抗病抗虫的转基因食品要慎之又慎，要做好系统的安全评价。当然，对转基因食品不能一概而论，转基因食品不能全否，也不能全肯，它们中有的不存在安全问题，但也有的还要对其安全性作进一步的深入研究。由于转基因食品存在潜在风险以及基因污染、增殖、扩散及清除途径不确定等因素，因此一旦转基因生物出了问题，根本无法控制，谁也担不了责任。转基因食品对于人体是否有伤害，需要非常长的时间来考察，至少需要两代人才能得出结论。人食用转基因食品两代人没问题才安全。

根据现有的研究水平和成果，对于转基因食品安全性的争论主要有两个方面：一是通过食物链对人类造成影响；二是通过生态链对环境产生影响。

（一）转基因食品对人体健康可能产生的影响

食物安全性因素需要考虑的有：转基因产物的直接影响，其中包括营养成分、毒性或增加食物过敏性物质的可能；转基因间接影响，包括经遗传工程修饰的基因片段导入后，引发基因突变从而改变代谢途径，致使其最终产物可能含有新的成分或改变现有成分的含量。例如，植物体内导入了具有抗除草剂或毒杀害虫功能的基因后，这些基因的表达产物是否也像其他有害物质一样能通过食物链进入人体内。转基因食品进入胃肠道后，其中的外源基因会不会转移至胃肠道微生物中，从而对人体健康造成影响。虽然目前尚未发现转基因食品危害人类健康的确切证据，但是，由于很多转基因食品的安全性试验都是由研究者和生产开发商自己做的，未必公正、客观；试验和商品生产的应用时间还太短，暴露生物安全问题所需要的时间尚且不够。因此，转基因食品对人体健康的影响，还难以得出准确而肯定的结论。

1. 标记基因的传递

当今，由于有些医生和患者滥用抗生素和其他抗菌药物，在人体和周围环境中（包括禽畜类）已经存在许多具备抗药性的病原菌株，转基因食品会不会加剧这种演变趋势。这是转基因食品安全性的首要问题。

转基因作物中应用抗生素抗性标记基因的潜在危害是基因传递。一种情况是，转基因作物中的抗生素抗性标记基因可能通过转基因食品传递给人（畜）肠道的微生物，并在其中表达，获得抗药性，这就可能影响抗生素的药效，对人体疾病的治疗和健康造成危害。所以与临床上使用抗生素抗性编号相同的标记基因，不宜于生产转基因食品。此外，提供标记基因的微生物必须没有致病性。另一种情况是，转基因食品中的标记基因能否传递给人肠道正常微生物菌群，影响肠道微生态环境，通过菌群影响肠道正常消化功能。该类食品携带的抗生素基因有可能使动物与人的肠道病原微生物产生耐药性，这些都是人们关心的问题。例如，转基因玉米内的 β-内酰胺酶基因带有启动子和从 pUC18 载体来的复制原点（ori）。pUC18 可以在每个细菌内复制 600 次，这样 β-内酰胺酶就有可能从玉米传递给牲畜的反刍瘤胃或人消化道中的细菌，使得应用 β-内酰胺酶抗生素治疗的患者面临很大的抗药性风险。

2. 导致食物过敏症

对一种食物过敏的人，有时还会对另一种过去不曾过敏的食物产生过敏反应，原因就在于蛋白质的转移。在转基因操作中，某种生物的蛋白质也会随基因加入，因而有可能导致过敏现象的扩展，特别是对儿童和具有过敏体质的成人。含有细菌基因的食品可能使人发生过敏反应。所以，有必要将检测出的"致敏原"与已知致敏原的氨基酸序列进行比较。过敏蛋白具有对 T-细胞和 B-细胞的识别区，产生专一性的 IgE（免疫球蛋白 E）抗体。因此过敏原含有两类抗原决定簇，即 T-细胞抗原决定簇和 B-细胞抗原决定簇。

在下列情况下转基因植物食品可能产生过敏性。

（1）所转基因能编码已知的过敏蛋白。

（2）外源基因导入后能产生过敏蛋白。

（3）导入基因产生的蛋白质与已知过敏蛋白的氨基酸序列在免疫学上有明显的同源性。

（4）导入基因产生的蛋白质属某类蛋白质的成员，而这类蛋白质家族中的有些成员是过敏蛋白。

3. 干扰体内代谢

新的基因产物可能对机体物质代谢产生干扰作用。例如，抗昆虫农作物体内的蛋白酶抑制剂和内毒素残留，可能对人体健康有害。抗病毒农作物中的病毒外壳蛋白可能对人体健康产生危害。有人担心，抗昆虫农作物体内的蛋白酶活性抑制剂和抗昆虫内毒素，既然能使昆虫的消化系统功能受到损害，那么会不会对人畜产生类似的伤害呢？另外，还需要考虑人为改变了蛋白质组成的食物是否能被人体有效地吸收利用？导致转基因食品安全性问题的关键因素是外源基因的导入位点和外源蛋白的表达。由于外源基因的来源、导入位点的不同，以及导入的随机性，极有可能产生基因缺失、错码等突变，使所表达的蛋白质产物的性状、数量及部位与期望值不符。

（二）转基因生物／食品对生态环境可能产生的影响

环境安全性的核心问题是转基因生物释放到田间后，是否会将外源基因转移到野生植物中，是否会破坏自然生态环境，打破原有生物种群的动态平衡。这些潜在的危害包括转基因植物演变成农田杂草的可能性、基因漂移到近缘野生种的可能性。由于人们的环境保护意识在不断加强，转基因生物对环境是否造成破坏成为另一个关注的焦点。例如，转基因生物对农业和生态环境的影响如何？推广抗害虫的转基因作物在一定时期后是否会使害虫的进化速度加快，从而使这些"超级害虫"更加难以消除？转基因技术是否会造成基因污染？作物之间是否会发生"基因逃逸"？转基因技术是否会破坏生物多样性，从而打破生态平衡等。

1. 超级杂草问题

如果转基因高产作物通过花粉导入方式将高产基因传给周围杂草，会引发超级杂草出现，对天然森林造成基因污染和对这些地区的其他物种带来不可预见的后果。还可导致除草剂的滥用，引起土壤板结，土质变坏，加重环境污染等问题。随着基因改造的抗除草剂农作物的推广，可能导致除草剂的用量增加，从而导致除草剂在食品中残留量加大。

2. 不育基因问题

如果转基因不育品种的不育基因在种植地大肆传播，会导致当地农业崩溃。美国DPL 公司和美国农业部联合申请了一个"终止子技术"的专利，并于 1998 年 3 月获得美国专利局的批准。该专利技术可使作物种植后得到的种子是不育的，虽然收获了种子，但不能留作繁殖的种子。"终止子技术"获得后引起国际很大的反响。许多国家认为，由于外观上分不清"终止子技术"生产的种子，通过出售或交换不能发芽的种子，一旦播种可能会对生产造成不可弥补的损失。通过花粉非人为传播会造成不育基因在种植地大量传播，会导致当地农业崩溃。为了维护世界食品的保障系统，许多国家和组织纷纷要求禁止终止子技术。

3. 毒蛋白基因问题

导入毒蛋白基因的植物，如果毒蛋白能在花蜜中表达，则可能引起蜜蜂等传粉昆虫和植物群落的崩溃，甚至有可能危及其他动物以及人畜的栖居环境和身体健康。

4. 产生药性问题

如果用于食品原料的植物通过基因改良成为药用植物，那么通过异花授粉会使食用植物产生药性，从而污染人类的食品。

此外，转基因抗虫作物产生的杀虫物，如果把害虫（也包括某些益虫）都杀死了，必然破坏自然界固有的食物链，对生态系统产生不利影响，况且这些对昆虫有害的物质也可能对人类有害。

五、转基因食品的安全性评价

（一）转基因食品安全性评价的原因

任何新技术的出现，都有两重性，是一把双刃剑。转基因技术也不例外，这项技术的利用和管理得当则会造福人类，反之将殃及人类和生态环境，后患无穷。汽车、飞机、核技术等都是如此，在造福人类的同时，汽车会引起空气污染，飞机会有空难，核技术不仅可能发生核泄漏，也可用于战争。以重组DNA技术为代表的转基因技术在为农业生产、人类和社会进步带来利益的同时，也可能对生态环境和人类健康产生潜在的风险。关键是要权衡利弊，作出抉择。潜在的危险和风险是两个不同的概念，潜在风险不等于现实危险，安全性评价是要评价潜在风险并控制这些风险，避免其发生不可接受的危害。

农业是转基因技术主要的应用领域。建立农业转基因生物安全评价制度，是世界各国的普遍做法，也是《生物安全议定书》的主要内容。之所以要对转基因作物及其食品进行安全性评价，是因为转基因技术可以使基因在动物、植物、微生物之间相互转移，甚至可以将多基因的大片段导入生物体中表达。所以有必要对引入的遗传物质是编码一种蛋白质还是多种蛋白质，是否产生其他物质，是否改变内源成分或产生新的化合物，对引入基因的稳定性及其发生基因转移的可能性作分析。因此需要进行科学的评估。近年来，转基因生物的安全性已成为国际社会争论的热点，实质上已不纯粹是科学问题，而是涉及贸易、经济、政治、宗教和伦理等各个层面。为进行安全性评价，许多国家都制定了有关生物安全的法律法规，对转基因生物实施管理。中国作为一个农业和生物资源多样的大国，又是水稻和大豆等农作物物种的原产地，在加强和促进转基因技术研究与开发的同时，必须十分重视转基因生物的安全。

（二）转基因食品安全性评价的内容

转基因食品的安全性主要集中在食品安全性和环境安全性两个方面。转基因食品安全性问题主要包括食品、饲料的安全，如营养成分构成、抗营养因子、抗菌因子、毒性物和过敏原等。目前转基因食品的安全性评价普遍使用实质等同性原则（safety assessment of food by equivalence and similarity targeting，SAFEST）。

1. 实质等同性原则

实质等同性原则要求对转基因食品从营养和毒理学两个方面进行评价，主要适用于转基因食品都来源于具有安全食品历史的生物，通过比较转基因食品与传统食品的等同性和相似性，阐明其不同点和作为食品的安全性靶点，并在营养成分构成、毒素水平、杂质水平、新成分的结构与功能等几个主要方面与传统食品进行比较。在对一种转基因食品进行安全性评价时，首先要了解和描述它的背景资料，即食品名称、食品成分、来源（动物、植物或微生物）、基因改造方法（宿主、载体、插入基因、重组物质体的特性）、使用目的、使用人群（是否为特殊人群，如孕妇、儿童等）、可能摄入量及加工方法等，通过比较分析来评价试验样品与实际生产和实际传统食品的一致性。根据实质等同性原则将转基因食品分为以下三类。

1）SAFEST1

SAFEST1 转基因食品与传统食品相同或极其相似。相同与相似是指与传统食品相比，两者生物化学特性一致，而且差异只在传统食品自然变异范围之内。对成分复杂的食品来说，相同与相似是指两者食物成分、营养价值、体内代谢途径、在人体膳食中的作用及杂质水平等指标的差异都在传统食品已知的变异范围之内。这一类食品不必进一步证明其安全性。

2）SAFEST2

SAFEST2 转基因食品与传统食品极其相似，但存在某个新成分、新特性或缺乏某个原有的成分或特性。这类食品需要对其不同的成分与特性进一步分析评价。

3）SAFEST3

SAFEST3 转基因食品与传统食品既不相同也不相似，没有相同的或相似的食品作为比较，这并不能说明这类食品一定不安全。这一类食品需要做毒理学评价，同时必须考虑这类食品的安全性和营养性。

2. 转基因食品安全性评价的原则

用传统生物技术（杂交、培育、突变）生产的食品一般是安全的。在转基因食品的安全性评价上，必须对其生产环节逐一进行系统的调查，使转基因食品的开发利用建立在充分科学的基础之上。WHO/FAO专家评价会议制定的生物技术食品安全性评价原则着重强调以下几点。

（1）安全性评价应以科学为依据，慎重与灵活相结合，考虑适用性，适应生物技术的发展，不能过高或过低评估该类食品可能存在的危险性。

（2）任何生物技术食品的安全性评价应首先阐明其生物学（包括分子生物学）和化学特征。

（3）对转基因改造微生物制作的食品，应主要对其所含杂质和加工过程进行评价，强调在加工过程中实施关键控制点危险性分析和良好的生产规范。

（4）对转基因改造的动物类食品，哺乳动物本身的健康可作为安全性评价的标志，对于某些天然含有毒素的鱼类，如河豚和无脊椎动物，还需进一步进行安全性评价。基因改造后的生物体不应产生任何有毒物质。

（5）对已进行安全性评价并批准用于消费的食品，需要有计划地对使用人群进行跟踪调查。

六、转基因食品的管理与法规

（一）转基因食品管理的主要内容

转基因食品管理体系主要包括安全性认证、品种管理和强制性标签三部分。

1. 安全性认证

利用现代生物技术的检测技术，对导入DNA片段进行鉴定并不困难，但由于转基因产品的复杂性和多样性，进行安全性认证并不是简单地进行DNA鉴定或者进行毒理试验就能够解决全部的问题，况且食品安全性毒理学评价也不能完全排除潜在危害的可能性。因此，不能把安全评估看做是单纯的检验问题，更不要期望经过检验就能够有效地进行安全性控制。实际上，对转基因食品的安全性评估是一项综合性的管理措施，对它们的进出口管理则更为复杂，一般可以从以下三个方面来考虑。

1）生产商提供证明

转基因产品必须通过所在国政府的安全性评估，并经所在国主管部门正式批准种植，在本国进行过商业性销售。生产商应提供足够的证据来证明该转基因食品是安全无害的。这些证明可以由生产厂商提供，也可以由国际认可的科学研究部门或其他有资格的技术、检验机构提供。

2）国际上的接受程度

转基因食品在世界各国被接受的程度是一个比较重要的参考因素。一般情况下，被广泛接受的产品较为可信，其安全性方面的风险较小。

3）进口国官方机构的评估

由于转基因食品的安全性关系到消费者的安全和健康，进口国官方的主管部门应该对进口转基因食品实行强制性的安全性评估。

2. 品种管理

品种管理是转基因食品管理的基础，具有十分现实的意义。转基因生物作为原料通过食品加工体系迅速地扩散，如果对原料品种没有进行必要的管理，就无法确定最终产品中是否含有转基因成分。

1）品种划分

从遗传学的角度来看，如果 DNA 序列在一定程度上具有差异就可以认为是不同的品种；对于来源于同一母体，但经不同的基因重组方式导入具备不同特性或者不同序列的异源 DNA 片段后也可认为是不同的品种。导入异源 DNA 片段的特性以及在受体中的位置是划分品种的基础。

2）品种命名

为了有效地对转基因作物进行品种管理，有必要对传统商品名称的命名方式进行改进。例如，经过基因重组具备抗病毒特性的美国加利福尼亚州小麦，就不能再称为美国加利福尼亚州小麦，也不能笼统地称为抗病毒美国加利福尼亚州小麦，应该将经过基因重组所具备不同 DNA 特征作为品种名称的一部分，或者在品种名称中缀以品种代号，当然这些品种代号必须有唯一性，代号及所代表的意义必须事先向管理当局备案并获得认可。

3）品种纯度验证

对转基因农作物，生产商应提供品种的特征资料，包括该 DNA 特征描述、序列谱、验证方法，并具体说明品种改良的目的。如果出于商业上的考虑不愿意提供 DNA 序列谱，也可以只提供验证品种纯度的检验方法，或者提供验证品种的试剂盒。

3. 强制性标签

针对各类转基因食品或含转基因成分的食品，应实行标签制度，标签内容应包括：①GMO 的来源；②过敏性；③伦理学考虑；④不同于传统食品（成分、营养价值、效果等）。例如，我国现行的标识制度将转基因动植物（含种子、种畜禽、水产苗种）和微生物，转基因动植物、微生物产品，含有转基因动植物、微生物或者其产品成分的种子、种畜禽、水产苗种、农药、兽药、肥料和添加剂等产品，直接标注为"转基因XX"；将转基因农产品的直接加工品，标注为"转基因 XX 加工品（制成品）"或者"加工原料为转基因 XX"；将用农业转基因生物或用含有农业转基因生物成分的产品加工制成的产品，但最终销售产品中已不再含有或检测不出转基因成分的产品，标注为"本产品为转基因 XX 加工制成，但本产品中已不再含有转基因成分"或者标注为"本产品加工原料中有转基因 XX，但本产品中已不再含有转基因成分"。

（二）我国转基因食品的管理法则及条例

在生物工程技术飞速发展的今天，我国政府已经认识到制定我们自己的生物技术管理法规的重要性，所以开始进行农业生物基因工程研究的同时，我国政府就十分重视基因工程的安全性问题。为了防止转基因食品对人体健康和生态环境可能造成的潜在危害，我国已经制定了一系列有关生物安全的标准和办法，第一个是 1990 年制定的《基因工程产品质量控制标准》，该标准规定了基因工程药物的质量必须满足安全性要求，但该标准只对生物技术产品的品质进行了限制，对基因工程实验研究、中间试验及应用过程等的安全性未做具体规定，因此只具有非常有限的指导价值。1993 年 12 月 24 日中华人民共和国国家科学技术委员会第 17 号令发布了《基因工程安全管理办法》，并规定自发布之日起实行。这个管理办法是一个全国生物安全管理的法规，规定了我国基因工程工作的管理体系，按潜在的危险程度将基因工程工作分为 4 个安全等级，并对基因工程工作在实验室阶段、中间试验阶段以及工业化阶段的安全等级的划分、批准部门以及申报、批准程序都做了规定。但由于该办法的操作性不是很强，导致客观上并未真正实施。1996 年 11 月 8 日《农业生物基因工程安全管理实施办法》正式公布施行。该办法参照了国际有关组织和美国、加拿大、欧洲等国家和地区的法规、指南和管理办法，内容较为具体，针对性强，涉及面较广，对不同的 GMO 及其产品的安全性评价都做了相对明确的说明，同时考虑了外国研制的农业转基因生物及其产品在我国境内进行中试、环境释放或商品化生产的问题，作出了相关的具体规定，具有比较强的可操作性。2000 年 8 月，我国政府签署了《（生物多样性公约）的卡塔尔生物安全议定书》，成为签署该议定书的第七十个国家。2002 年 3 月 20 日施行《农业转基因生物安全评价管理办法》，该办法适用于《农业转基因生物安全管理条例》规定的农业转基因生物，即利用基因工程技术改变基因组构成，用于农业生产或者农产品加工的植物、动物、微生物及其产品。该办法的评价内容是农业转基因生物对人类、动植物、微生物和生态环境构成的危险或者潜在的风险。安全评价工作按照植物、动物、微生物三个类别，以科学为依据，以个案审查为原则，实行分级分阶段管理。上述我国这些管理办法充分考虑了 WTO 的规则要求和我国加入 WTO 的承诺，并完全符合联合国环境规划署《生物多样性公约》和《生物安全议定书》有关生物安全的规定。

转基因生物/食品的安全性评价，是对它进行管理的前提和基础，是制定相关法规的重要依据，近年来虽然国内外在理论、概念和方法学等方面已有相当大的发展，但目前急需进一步完善生物安全的系统评价方法及结果的分析方法，尤其是在生态系统水平上，由于其自身特有的复杂性，到底应该抓住哪些主要参数还有待摸索。正因为生物技术产品风险的出现具有长期的滞后性，所以转基因生物的安全问题需进行长期的系统研究，对转基因生物及其产品的商业化需慎重，对转基因生物产品的管理需更加严格。

思　考　题

1. 什么是食品腐败变质？
2. 影响食品腐败变质的因素有哪些？
3. 如何控制食品的腐败变质。
4. 什么是食物中毒？
5. 食物中毒有哪些发病特点？
6. 简答细菌性食物中毒的机制。
7. 病毒污染食品的特点是什么？
8. 如何防治寄生虫对食品造成的污染？
9. 什么是转基因食品？
10. 为什么说转基因食品是一把双刃剑？

第三章　化学和物理部分

近百年来，人类科学技术和物质文明飞速发展，在促进社会和经济繁荣进步的同时，也产生诸如气候异常变化、生物多样性减少、生态平衡失调、资源耗竭等广泛的环境问题。工业生产和人居产生的废气、废水和废渣的不断增多，大量多元的污染物通过种植和养殖及加工等环节多途径进入食物链，污染了人们赖以生存的食品，最终对食品安全产生影响。2011 年的食物中毒事件报告显示，化学性食物中毒事件的死亡人数所占比例最高，占总数的 41.61%。因此，本章主要介绍环境污染物、农药残留、兽药及其他化学控制物质、动植物中的天然有毒物质、食品添加剂、包装材料及辐照食品对食品安全的影响。

第一节　环境污染物与食品安全

科学技术的进步和物质文明的发展给社会、经济和人类的生活带来了相当大的影响，在提高人们的生活质量的同时，也日益严重的危害生态环境。环境污染、生物多样性减少、资源耗竭、臭氧层破坏、酸雨泛滥等与此相关的一系列全球性环境问题，与人类健康直接相关，由环境污染物导致的食品安全问题，也已引起了人们的高度重视。

一、概　　述

环境一般专指有机体周围的生存空间。生态学的环境是指生物生活周围各种自然因素的总和，包括大气、水、土壤和其他生物等。

地球上的环境可划分为自然环境和人工环境两大类。自然环境是指地球的本来面目，或者是未经过人工改造而天然存在的区域。人工环境是指在自然环境的基础上经过人工改造所形成的次生环境。随着人为活动的干扰和环境污染物的侵入，人工环境的范围逐渐增大，自然环境的范围越来越小，自然环境的质量也随之不断降低。

（一）环境污染与环境污染物

1. 环境污染

环境污染是指人类直接或间接地向环境排放超过其自净能力的物质或能量所引起的环境质量下降而对人类及其他生物的正常生存和发展产生不良影响的现象。环境污染的产生是一个量变到质变的过程。当物理、化学和生物因素进入大气、水体和土壤，其数量、浓度和持续时间超过了环境的自净能力，以致破坏了生态平衡，影响了人体健康，这就造成了环境污染。资源的浪费、不合理使用导致有用的资源变为废物进入环境是当前环境污染产生的主要原因。环境污染表现为以下三个方面的特征。

（1）环境污染浓度低，持续时间长，污染物繁多且同时存在，共同作用于人和其他生物。

（2）环境污染物在环境中通过生物或物理化学的作用进行转化、增毒、降解或富集，持续产生不同的危害作用。

（3）环境污染物可通过大气、水体、土壤和食物链等多种途径对人体产生长期影响，受影响的对象相当广泛，会影响到包括胎儿在内的整个人群。

2. 环境污染物

环境污染物是指进入环境后使环境的正常组成和性质发生改变，直接或间接有害于人类与其他生物的物质。环境污染物是一个相对的概念，许多物质在低浓度时并不造成环境污染，只有达到一定的临界浓度时才会对环境产生危害，造成污染。环境污染物可分为以下三类。

1）大气污染物

大气污染物主要包括有害气体（二氧化硫、氟化物、氮氧化物、碳氢化物、光化学烟雾和卤族元素等）和颗粒物（汽车尾气、粉尘、酸雾和气溶胶等）。大气污染物主要来源于矿物燃料（如煤和石油等）、工业生产和交通运输等过程产生的废气。燃料燃烧和工业生产是固定的大气污染源，往往量大而集中；交通运输（汽车、火车、飞机等）属于流动的污染源，具有小型分散、数量众多、流动频繁等特点，但污染物的总量也很可观。另外，大气中的致病菌会导致人或动物类疾病的传播。

2）水体污染物

污染水体的污染源复杂，种类繁多。其水体污染物的类型和危害程度根据具体条件不同也有较大的差异。对食品安全性有影响的水体污染物主要有三类：无机有毒物，包括各类重金属（汞、镉、铅、铬等）和氰化物等；有机有毒物，包括多环芳烃、多氯联苯和有机农药等；病原体，包括病菌、病毒和寄生虫等。

3）土壤污染物

土壤中的污染物与大气和水体中的污染物很多是相同的，其污染物的种类复杂，常常与所处的环境相关联。土壤污染的发生途径一是农作物施肥、农药施用和污灌，污染物进入土壤，并随之积累；二是土壤作为废物（垃圾、废渣和污水等）的处理场所，使大量的有机或无机污染物质进入土壤；三是大气或水体中污染物的迁移和转化注入土壤。此外，医院的废弃物很可能造成生物型污染。存在于土壤中的致病菌，可以通过直接或间接接触把疾病传染给人或动物。

（二）环境污染与人类的关系

人类与环境的关系密切相关，人体通过新陈代谢不断地和周围环境进行物质和能量交换，吸入氧气，呼出二氧化碳，摄取水和食物来维持人体的生长发育。因为人与环境之间的密切关系，使得人体的物质组成与环境的物质组成具有高度的统一性，人类（或其他生物）不仅是环境发展到一定阶段的产物，而且在物质组成方面也保持着平衡关系。在与环境进行物质和能量交换时，人体所需的物质和能量，大部分通过人和环境之间复杂的食物链（网）而获得。

人类所需的一切能量均来自太阳，来自于植物光合作用直接或间接提供的食物。因此，环境污染影响人类主要是影响人类摄入的食物和吸入的空气。大气污染物直接影响着所有动植物的呼吸，对生物的正常生命活动产生危害。大气、水体和土壤污染还直接影响动植物的生长，进而对人类的食物安全构成威胁。

（三）环境污染与食品安全

在食品的生产、加工、储存和分配的过程中，可能存在污染食品的潜在因素，导致食品安全问题，天然的动植物食品原材料一般较少含有有害物质，但在这些动植物的生长过程中，由于呼吸、吸收（或摄食）、饮水而使环境污染物进入或积累在动植物体内，产生食品安全问题。因此，环境污染物造成的食品安全性问题，主要是针对动植物（即食品的原料）的生产过程。

环境污染物是影响食品安全众多因素中的一个重要影响因素。目前，大量有机化合物随化学工业进入人类环境，造成水源、大气、土壤的广泛污染，导致食品安全问题。此外，随着科学技术的发展和自然资源的大量开发使用，过去隐藏在地壳中的元素大量进入人类环境，最终导致食品安全问题。

1. 自然环境与食品安全

自然环境是指天然形成、并未受人为活动影响或影响较小的环境。一般来说，自然环境存在着许多有利于人体健康的因素，人类可获得清洁的空气、水和安全的食品。然而，由于各种原因的影响，产生于这种环境中的食品也并不都是安全的。同时，有些自然环境也会对人体健康产生不利影响，如由于地球结构上的原因，造成地球化学元素分布的不均匀性，使某一地区的水体或土壤中某些元素过多或过少，从而引起某些特异性疾病。由于这类疾病的特点具有明显的地方性，故又称"地方病"。

最典型的因元素过少而引起的"地方病"为碘缺乏病。在远离海洋和有高山阻隔的地区，由于土壤含碘少或易流失，常常为缺碘土壤，土壤缺碘会导致水和食物中碘含量少，使人体摄碘量不足。同时不合理的膳食（营养缺乏）也会影响人体对碘的吸收，从而导致人体碘缺乏，由此而引起的最常见的疾病为甲状腺肿大和克汀病（主要表现为生长发育落发、痴呆和聋哑）。目前加碘盐的使用，已使碘缺乏病在我国得到了控制。

由于地球结构性的元素过多而导致的地方病，主要为元素的慢性中毒，如地方性氟病、慢性砷中毒和慢性硒中毒等。这与由于污染而引起环境元素过多产生的效果相同，尽管这些过多的元素产生方式或来源不同，但两者主要经食物和水最终进入人体，从而对人体健康呈现一定的危害性。

2. 人工环境与食品安全

人工环境是指在人类活动影响下，导致其中的物质交换、迁移和转化，能量、信息的传递都发生了重大变化的环境。人类活动改造自然的结果一般对人类生存发展有利，但随着人类的生存活动对自然环境的影响逐渐增大，人类开发利用自然资源的能力和范围不断扩大，环境受"三废"（废气、废水、废渣）的污染日渐明显。

矿藏的开采，金属的冶炼，多样化合成材料的生产，能源的大量消耗，大规模的工农业生产，农药、化肥和其他化学品的生产和使用，产生了许多有害物质和生活废弃物，从而造成大气、水体和土壤的污染。在已受到污染的环境中种植的农作物和加工的各种食品，都会受到不同程度的污染，从而导致在食物中存在多种不安全因素。

人工环境对食品安全性影响因素，按环境因素的性质可分为物理因素、化学因素和生物因素三类。物理因素主要是指人类在生产活动中排放的放射性废弃物。食品受到放射性污染的主要原因是核爆炸、核泄漏及辐射等。化学因素成分复杂、种类繁多，仅在美国登记的化学物质已达到 700 多万种。环境中的化学物质可通过水循环、食物链进入人体，其中许多化学物质对人体健康具有明显的损害，有些环境污染物不仅具有急性、慢性毒性，而且还具有致突变、致癌、致畸等远期效应，危及后代健康。生物因素主要包括环境中的细菌、真菌、病毒和寄生虫等。

3. 进入食物链的环境污染物

按污染物在环境中存在的位置，环境污染物还可分为大气污染物、水体污染物和土壤污染物。在食品的生产、加工、储藏与消费过程中，涉及许多环境污染物，按其性质、来源和进入食品的方式，主要分为以下 5 类。

1）无机普通污染物

无机普通污染物包括酸、碱和一些无机盐类，如硫化物和卤化物等。其中铵盐、钾盐、硝酸盐、磷酸盐等可作为植物营养成分（化肥）应用于食品原料的生产，从而进入食物链。如果使用不当，会造成污染。

2）无机有毒污染物

无机有毒污染物包括各种有毒金属及其氧化物。无机有毒污染物在食品生产中出现，造成有害物质的残留，则可能损害食品的品质质量。

3）有机有毒污染物

有机有毒污染物包括多环芳烃、有机氯、有机磷农药及多氯联苯等。有机有毒污染物残留可能会影响食品原料的质量。

4）放射性污染物

放射性污染物包括铀、铯、锶等的污染和核电站泄露、核爆炸产生的各种放射性核素污染物。

5）生物性污染物

生物性污染物包括病原菌、病毒和寄生虫等的污染。如果动植物受到生物性污染，则可能产生疾病，从而影响食品安全。

二、大气污染物

大气污染是指人类活动向大气排放的污染物或由它转化成的二次污染物在大气中的浓度达到有害程度的现象。大气污染的来源主要有工业生产过程中烟尘废气的排出，燃料的燃烧以及汽车等交通工业排出的废气。污染大气的有害物质可以直接被人和动物所吸收，也可以通过沉降和降水而污染水体和土壤，由植物吸收进而影响人和动物。

大气污染物有几十种之多，按照它们的物理化学性质可分为两大类：一类是以气体状态存在于大气中的有害气体，如碳氢化物、卤素化合物、氮氧化物等；另一类是以固体或液体微粒分散飘浮在空气中的灰尘烟雾类，如粉尘、煤烟、光化学烟雾等。其中主要的污染物有碳氢化合物（H_xC_x）、氮氧化物（NO_x）、硫氧化物（SO_x）、颗粒状污染物等。

（一）大气污染物对食品安全的影响

1. 氟化物

氟化物是指含负价氟的有机或无机化合物，有剧毒性，易溶于水。许多工厂排出的氟化物主要为 SF_4 和 HF，是重要的大气污染物。大气中氟化物的污染主要有以下两类。

1）生活燃煤污染

生活燃煤污染来源于煤的燃烧，会对食品产生直接污染。氟被吸收后，95％以上沉积在骨骼里。如果食品中含有较高的氟，食用后可引起中毒。由氟在人体内积累引起的最典型的疾病为氟斑牙和氟骨症，表现为齿斑、骨骼变形、关节僵直、骨的生长速率加快等。

2）工业生产污染

氟化物有氟气、氟化氢、四氟化硅和含氟粉尘。来自以含氟化合物作原料的化工厂、铝厂、钢铁厂和磷肥厂的烟囱排放物，火山活动也是大气中氟的来源之一，氟化物具有在生物体内积累的特点，植物体内的含氟量比空气中氟的浓度高百万倍之多，农作物可直接吸收空气中的氟化物，大部分通过叶片上的气孔进入植物体内。氟化物在植物中蓄积程度因环境（大气、水和土壤）中含量、植物品种、植物年龄和叶龄不同而不同。例如，山茶科植物能蓄积大量的氟，枯叶干物质中可达 6400mg/kg；茶叶幼叶氟含量为 40~150mg/kg，老叶氟含量为 400~820mg/kg；氟在蔬菜中的含量一般为 0.5~100mg/kg，氟在果实中含量为 0.5~5.0mg/kg，而在根中的含量较低。受氟污染的农作物除会使污染区域的粮食及果蔬等的食用安全性受到影响外，还会通过禽畜食用牧草后进入食物链，对食品造成污染。研究表明，当牛摄入含氟量为 30~40mg/kg 的饲料后，即会出现氟中毒症。

2. 金属飘尘和煤烟粉尘

金属飘尘的粒径小于 $10\mu m$，可长时间漂浮空中，毒性较大。随着工业的发展，排入大气的许多金属飘尘，如镉、铅、铬、锌、镍、砷和汞等日益增多，这些微粒随雨雪降落到地面沉积。

1）镉

燃料中普遍含镉，同时汽车轮胎在制作过程中，加了氧化镉，轮胎磨损的尘埃里也有镉，因此工业区上空和公路两旁上空镉污染较重。未污染地区的空气中也含有镉，但其量甚微。随着镉飘尘的沉降，土壤的镉含量逐渐增加，或者大气中的镉飘尘直接落在作物上，从而使作物吸收更多的镉。此外，矿物复合肥料磷肥中镉的含量很高，在施用过程中可造成土壤或作物的污染。镉还是合金、釉彩和电镀层的组成成分，由这些材料制成的食品容器具，当在盛放食品，特别是酸性食品时，镉很容易转移到食品中。

镉主要通过消化道和呼吸道进入人体。镉进入人体后，由血液带到各个脏器中，最后蓄积在肾脏和肝脏。镉的生物半衰期为 18 年以上，镉引起的急性中毒与一般食物中毒相似，以呕吐、腹泻和腹痛等消化道危害为主。如果长期摄食可引起肾功能障碍的慢性中毒，并有氨基酸和低蛋白分子从尿中排泄，继发钙、磷损失病变，进而引起体内钙质平衡破坏的软骨病症，即所谓的骨痛病。此外，镉还会对呼吸道产生刺激，长期暴露会造成嗅觉丧失症、牙龈黄斑或渐成黄圈，镉化合物不易被肠道吸收，但可经呼吸被体内吸收，积存于肝或肾脏造成危害，尤以对肾脏损害最为明显。

2）铅

大气中的铅污染主要来自汽油燃烧。汽油是易燃易爆品，铅作为抗爆剂加入到汽油中，但是有 70%~80%烷基铅被氧化分解成无机铅，随汽车烟雾排出进入空气，逐渐沉降，或随雨水落至地面，使农作物受到污染，进而污染食品。车辆行驶繁忙公路旁的农作物，含铅量可高达 3000mg/kg。食品中的铅还可能来自于食品容器和包装材料。例如，老式爆米花机的炉膛和炉盖由含铅的生铁铸成，在密闭加热时铅移入到爆米花中，含量最高的超标达 41 倍。此外，食品中的铅还有可能来自于食品添加剂的不合理使用。例如，皮蛋在传统制作工艺中需加入氧化铅，氧化铅能协助氢氧化钠渗入蛋中以加快其成熟，所以皮蛋的含铅量很高，有的甚至能达到 40mg/kg。

铅在人体各组织均有存在，尤其是骨中浓度最高，铅在人体的半衰期约为 1460 天，在骨中的半衰期约为 3650 天。铅对人体的毒性作用，主要表现为神经中毒。一般由铅污染环境进一步污染食物而引起慢性中毒。由摄入食物引起的急性中毒，多为铅污染食品、饮料被误食所造成。当人体内血铅浓度超过 $30\mu g/100mL$ 时，就会出现头晕、失眠、贫血、腹痛、月经不调等症状。体内铅增高可引起小儿神精神方面的异常尤其是多动症。铅中毒时，对神经系统、造血器官、肾脏等都有明显损害。

此外，煤烟粉（烟）尘由炭黑颗粒、煤粒和飞灰组成，粒径一般为 $0.05\sim10\mu m$。在不同的燃烧条件下，产生的烟尘量也各不相同，一般每吨煤产生 4～28kg 的烟尘。烟尘产生于冶炼厂、钢铁厂、焦化厂和供热锅炉等烟囱附近，常以污染源为中心扩大到周围或下风向的区域。煤烟粉尘会危害农作物，使果蔬品质下降。

（二）酸雨

酸雨即酸性沉降，通常是指 pH 小于 5.65 的酸性降水，包括雨、雪和雾。酸雨的形成机理非常复杂，大气中的 SO_2 和 NO_x 是酸雨的主要来源。由于矿物燃料燃烧，含硫矿石冶炼和其他工业生产过程产生了大量的硫和氮氧化物，经过大气化学反应转化成硫酸、硝酸等，再以酸性降雨的形式返回地球表面，对植物、陆地生态系统和水生生物产生有害的影响。另外酸雨的形成还与土壤的性质有关。

酸雨起始于 19 世纪中叶，相继出现在英国、美国、瑞典、挪威等一些工业化国家，最近危害日趋严重，不仅范围在继续扩大，而且酸度也在不断增加。在美国和加拿大东部地区降水平均 pH 为 4.2，多数雨水 pH 为 3.5～4.5。

酸雨对水生生态系统的影响是使淡水湖泊和河流酸化，影响鱼类的繁殖。另外，瑞典、加拿大和美国的研究结果揭示，酸雨地区鱼的含汞量很大，鱼和淡水湖泊中含汞量的增加，会通过食物链对人类健康产生有害影响。酸雨对陆生生态系统也具有潜在的危害，土壤酸化，土壤的锰、铜、铅、汞、镉、锌等元素转化为可溶性化合物，使土壤溶液中重金属浓度增高，然后转入江、河、湖、海和地下水，引起水体重金属元素浓度增高，这些重金属通过食物链在水生生物、粮食和蔬菜中积累，从而影响食品的安全性。

（三）3，4-苯并芘

3，4-苯并芘是由 5 个苯环构成的多环芳烃，1933 年第一次由沥青中分离出来。常温下为浅黄色晶状固体，熔点为 179～179.3℃，沸点为 312℃，难溶于水，微溶于乙醇、甲醇，易溶于苯、甲苯、二甲苯、氯仿、乙醚、丙酮等有机溶剂。碱性情况下稳定，遇酸易起化学变化。

3，4-苯并芘是一种强的环境致癌物，对动物有致癌性，可诱发皮肤、肺和消化道癌症。通过食物及水进入机体的 3，4-苯并芘，在肠道很快被吸收，进入血液后又很快分布于全身。其中，乳腺及脂肪组织中会蓄积 3，4-苯并芘。动物试验发现，经口摄入的 3，4-苯并芘可通过胎盘到胎仔体内，引起毒性及致癌反应。3，4-苯并芘还是一种间接致突变物。3，4-苯并芘主要经过肝脏、肠道从粪便排出体外。

环境中 3，4-苯并芘主要来源于工业生产和生活中煤炭、石油和天然气燃烧产生的废气，机动车辆排出的废气，加工橡胶、熏制食品以及纸烟与烟草的烟气等。据报道，一包香烟内含有 $0.32\mu g$ 的 3，4-苯并芘；每烧 1kg 煤，可产生 0.21mg 3，4-苯并芘；100g 煤烟中含 6.4mg。此外，由于输送原料或产品的橡胶管道、包装糖果、棒冰、面包等用的蜡纸、食品加工机械用的润滑油中都可能含有苯并芘，这样就可能使得某些食品在加工环节中被污染。人们生活常用的煤、石油、天然气、木材等，当不完全燃烧时也会产生苯并芘；沥青中苯并芘含量为 $2.5\%\sim3.5\%$，烧沥青和喷洒沥青时会有大量苯并芘散发在空气中，这些都可能对环境造成污染，进而污染原料和食品。由于 3，4-苯并芘较为稳定，在环境中广泛存在，且与其他多环芳烃化合物的含量有一定相关性，所以都把 3，4-苯并芘作为大气致病物质的代表，是环境污染主要监测项目之一。

（四）二　噁　英

二噁英又称二氧杂芑，是一种无色无味、毒性严重的脂溶性物质，二噁英实际上是二噁英类的简称，为 2 组共 210 种氯代三环芳烃类化合物的统称，包括 75 种多氯代二苯并二噁英和 135 种多氯代二苯并呋喃。这类物质非常稳定，熔点较高，极难溶于水，可以溶于大部分有机溶剂，是无色无味的脂溶性物质，所以非常容易在生物体内积累，对人体危害严重。

二噁英是 20 世纪出现的含氯有机化学工业和含氯燃料燃烧的副产物。在第一次世界大战期间，工厂曾经大规模生产氯代萘。20 世纪 20 年代后期曾经大量生产具有二噁英活性的多氯联苯，广泛用于变压器和电容器等。另外，美军在 70 年代越南战争中使用的脱叶剂也造成了环境的二噁英污染。由于含氯有机化学品、垃圾焚烧和纸浆氯漂白等成为二噁英环境污染的主要来源，所以西方发达国家禁止使用该类物质。二噁英是目前世界已知的毒性最强的化合物之一，1997 年，国际癌症研究中心将 2，3，7，8-四氯二苯呋喃列为 I 类致癌物。二噁英在脂肪中具有高度溶解性并能在体内蓄积，在人体内的半衰期平均为 7 年，因此一旦进入环境或人体则很难排出。

由于二噁英具有高度的亲脂性，容易存在于动物脂肪和乳汁中，因此，最常见且最易受到二噁英污染的是鱼、肉、禽、蛋、乳及其制品。二噁英属剧毒物质，不仅其急性毒性是氰化钾的 1000 倍，而且还具有慢性毒性和"三致"作用。二噁英的主要吸收途径有消化道、皮肤和肺，主要分布于血液、肝脏、肌肉、皮肤、脂肪，特别是在肝脏和脂肪组织等脂质丰富的器官。人体中的二噁英有 90％ 来自膳食，因此，保护食品供应体系的安全至关重要。

（五）大气污染物的控制

大气是人和动植物重要的营养来源，大气污染物对食品安全构成了主要的威胁。因此，控制大气污染物的危害，对保证食品安全十分重要。控制大气污染物的危害需从以下几方面着手。

1. 健全法律法规

人类的生活和生产必不可免地会产生大气污染物，合理解决问题的办法就是控制排放数量，使其对人体和食品安全的影响减小到最低限度。燃料燃烧和机动车尾气是大气污染物的主要来源，因此还要控制污染，要注意燃料和锅炉、窑炉质量（限定含硫量和烟尘等），机动车污染需达标排放。另外，采用无铅汽油可以减少大气中铅的污染。

2. 采用新技术

采用新型的烟尘治理技术、排烟脱硫工艺和排烟脱氮技术，可以减少二氧化硫、氮氧化物和烟尘的排放量，从而减少酸雨、煤烟粉尘和金属飘尘的形成，控制大气污染。

3. 搞好绿化

搞好绿化工作，提高林木、植被的覆盖率，美化环境，提高天气的自净能力，以减少大气污染物对食品安全的影响。

4. 加强环境治理

熏制或烘干粮食时应改进燃烧过程，改良食品烟熏剂，不使食品直接接触炭火熏制或烘烤，使用熏烟洗净器或冷熏液。粮食、油料种子不要在柏油路晾晒，以防沥青玷污。此外，机械化生产食品，要防止润滑油污染食品，或改用食用油作润滑剂。

5. 限制有机氯化合物的使用

继续消除 DDT、脱叶剂的污染，坚决禁止有机氯化学武器的生产和使用。此外，将肉削去脂肪和采用低脂奶粉可以减少二噁英的摄入，注意膳食平衡，适当增加蔬菜水果和谷物摄入也可相应减少动物性脂肪摄入量。

三、水体污染物

由于人类活动排放的污染物进入河流、湖泊、海洋或地下水等水体，使水和水体底泥的物理、化学性质或生物群落组成发生变化，从而降低了水体的使用价值，这种现象称为水体污染。造成水体水质、水中生物群落以及水体底泥质量恶化的各种有害物质（或能量）都可叫做水体污染物。

水体污染在全球都很普遍。我国每年排放废水约 310 亿 t，其中工业废水占 77％，生活污水占 23％，随着废水排出的有毒有害物质为 13 万 t 左右。大部分废水未经处理，直接排入到江河湖海中去。全国 27 条主要河流中，有 15 条受到比较严重的污染，有的河段成了鱼虾绝迹的"死水"。据报道，美国每天排放废水 4 亿 t，全国主要河流几乎全遭污染，五大湖皆成毒湖。日本在 20 世纪 60 年代由于饮水和食物中汞、镉等有毒物质的严重污染，发生了"水俣病"和"骨痛病"。

（一）水体污染物的种类

污染水体的污染源复杂，污染物的种类繁多。各地区的具体条件不同，因此水体污染物的类型和危害程度也有较大的差异。

1. 从食品安全的角度进行分类

1) 无机有毒物

无机有毒物包括各类重金属（汞、镉、铅、铬等）和氰化物等。

2) 有机有毒物

有机有毒物主要为苯酚、多环芳烃和各种人工合成的具有积累性的稳定的有机化合物，如多氯联苯和有机农药等。

3) 病原体

病原体主要是指生活污水、禽畜饲养场、医院等排放废水中的病毒、病菌和寄生虫等。

2. 从工程学的角度进行分类

1) 耗氧污染物

耗氧污染物是指可生物降解的有机物质，主要来自于家庭污水和某些工业废水。耗氧污染物被微生物分解时要消耗水中的氧。如果水体中的含氧量降低到一定程度，可引起鱼类死亡。

2) 致病污染物

致病污染物通常是随同人类和动物排泄物一起进入水体的各种病原微生物。饮水或是与水接触都会沾染病原微生物。致病污染物包括病毒、病菌及寄生虫等。危害主要表现为传播疾病，病菌可引起痢疾、伤寒、霍乱等，病毒可引起病毒性肝炎或小儿麻痹等，寄生虫可引起血吸虫病或钩端旋体病等。

3) 合成的有机化合物

合成的有机化合物包括洗涤剂在内的家用有机合成制品、农药及许多合成的工业化学试剂。这些化合物中的大多数对水体中生物是有毒的，因而对人类有害。多数人工合成的有机物质，如有机含氯化合物、醛、酮、酚、多氯联苯（polychlorinated biphenyl，PCB）和芳香族氨基化合物、高分子聚合物（塑料、合成橡胶、人造纤维）、染料及人工合成的农药等。有机物污染物因需通过微生物作用分解和氧化，所以要大量消耗水中的氧气，使水质变黑发臭，影响甚至窒息水中鱼类及其他水生生物。

4）植物的营养物质

含植物营养物质的废水进入天然水体，造成水体富营养化，藻类大量繁殖，耗去水中溶解氧，造成水中鱼类窒息而无法生存，使水产资源遭到破坏。水中氮化合物的增加，给人畜健康带来很大危害，亚硝酸根与人体血红蛋白反应，生成高铁血红蛋白，使血红蛋白丧失输氧能力，使人中毒。硝酸盐和亚硝酸盐等是形成亚硝胺的物质，而亚硝胺是致癌物质，在人体消化系统中可诱发食道癌和胃癌等。

5）无机化合物及矿物性物质

无机化合物及矿物性物质主要有非金属无机毒性物质和无机有害物等。非金属无机毒性物质，如氰化物、砷（As），金属毒性物质，如汞（Hg）、铬（Cr）、镉（Cd）、铜（Cu）、镍（Ni）等。长期饮用被汞、铬、铅及非金属砷污染的水，会使人发生急性、慢性中毒或导致机体癌变，危害严重。无机有害物，如砂和土等颗粒状的污染物，它们一般和有机颗粒性污染物混合在一起，统称为悬浮物或悬浮固体，使水变浑浊。还有酸、碱、无机盐类物质，氮和磷等营养物质。

6）沉淀物

沉淀物是指土粒、沙粒和从土地冲刷下来的无机矿物质的沉淀，也可能是一种淤塞在水库和海港底部的贝类动物和珊瑚。不适当的土壤管理方法所导致的侵蚀是形成沉淀物增加的主要原因之一。

7）放射性污染物

放射性污染物是指各种放射性核素污染物。由核工业、核武器生产和试验以及医疗、科研等单位在放射性同位素应用时排放的含放射性物质的粉尘、废水和废弃物。其中常见的放射性元素有镭（^{226}Ra）、铀（^{235}U）、钴（^{60}Co）、钋（^{210}Po）、氚（^{2}H）、氩（^{41}Ar）、氪（^{35}Kr）、氙（^{133}Xe）、碘（^{131}I）、锶（^{90}Sr）、钷（^{147}Pm）、铯（^{137}Cs）等。这些放射性物质对水、土壤、大气和食品都可造成污染，进而危害人类健康。

8）热污染

热污染是指现代工业生产和生活中排放的废热所造成的环境污染。热污染可以污染大气和水体。火力发电厂、核电站和钢铁厂的冷却系统排出的热水，以及石油、化工、造纸等工厂排出的生产性废水中均含有大量废热。这些废热直接排入天然水体，可引起水温上升，造成水中溶解氧的减少，甚至使溶解氧降至零，还会使水体中某些毒物的毒性升高。水温的升高对鱼类的影响最大，甚至引起鱼的死亡或水生生物种群的改变。

水体污染通常是以上8种污染源联合作用造成，给环境带来严重的影响。

（二）水体污染物对食品安全的影响

水体污染引起的食品安全问题，主要是污水中的有害物质在动植物中累积而造成的。污染物质进入水体，能通过植物根系的吸收向地上部分以及果实中转移，使有害物质在作物中累积，同时也能进入水生动物体内并蓄积。有些污染物（如汞、镉等）当其含量远低于引起农作物或水体动物生长发育危害的量时，就已在动植物体内累积，对作物本身的产量和外观性状仍无明显影响，因而容易被人忽视，使其供人类食用部分有害物质的累积量超过食用标准，从而对人体健康产生危害。日本富山县神通川流域受到矿山含镉废水污染，污水灌溉农田后，使镉在稻米中积累。当地人由于长期食用含镉稻米而产生镉中毒。

水体污染的直接作用是导致水生生物中有害物质的积累，而对陆生生物的影响主要通过污灌的方式进入。污灌会引起农作物有害物质含量增加，许多国家禁止在干旱地区用污水灌溉生食的作物，烧煮后食用的作物应在收获前20～45天停止污水灌溉，要求污水灌溉既不危害作物的生长发育，不降低作物的产量和质量，又不恶化土壤，还不妨碍环境卫生和人体健康。

目前，我国水污染的状况较为严重，绝大部分污水未经处理就用于农田灌溉，灌溉水质不符合农田灌溉水质标准，污水中污染物超标，影响食品的品质，进而危害人类健康。污灌区稻米的黏度降低，粮菜味道不好，蔬菜易腐烂而不易储藏，马铃薯畸形、黑心等。例如，某灌区高浓度石油废水灌溉水稻后，芳香烃积累于稻米中，使煮熟后的米饭带有异味。少数城市混合污水灌区和大部分工矿灌区，已引起饮用水源（地下水和部分地表水）中重金属超标，少数地下水还有 CN^-、NO_3^-、NO_2^- 污染，严重影响饮用水的安全。

1. 酚类污染物

水体中的酚类化合物主要来源于含酚废水，如焦化厂、煤气厂、煤气发生站、炼油厂、木材干馏、合成树脂、合成纤维、染料、医药、香料、农药、玻璃纤维、油漆、消毒剂、化学试剂等工业废水。当水中的含酚量达到 0.022mg/L 时，即可产生令人生厌的臭味。灌溉水中过量的酚，会在粮食蔬菜中蓄积而使其带有酚臭味。

酚对植物的影响表现在低浓度酚促进庄稼生长，而高浓度抑制其生长。酚在作物中累积，会影响农作物产品的品质。含酚的污水浇灌的黄瓜，具有苦涩味，且含糖量比清水灌溉的黄瓜低10.4％。用含酚污水浇灌的糙米，蒸出的米饭具有酚味。用含酚浓度在 1mg/L 以下的污水灌溉，对作物、人畜是安全的，但农作物收获前应停止灌水。水体遭受酚类污染后，严重影响水产品的产量和质量，如某水产资源丰富的海湾遭到酚污染后，贝类产量下降，海带腐烂，养殖的牡蛎、砂贝逐渐死亡。水体中酚浓度较低时，影响鱼类的洄游繁殖，如酚浓度为 0.1～0.2mg/L 时，鱼肉有酚味。水体中酚浓度高时引起鱼类大量死亡。

2. 氰化物

氰化物特指带有氰基（CN）的化合物，其中的碳原子和氮原子通过三键相连接。水体中的氰化物污染来自电镀、焦化、煤气、冶金、化肥和石油化工等排放的工业废水。氰化物挥发性强，易溶于水，有苦杏仁味，剧毒（0.1g 即可使人致死）。氰化物进入人体后析出氰离子，与细胞线粒体内氧化型细胞色素氧化酶的三价铁结合，阻止氧化酶中的三价铁还原，组织细胞不能利用氧，妨碍细胞正常呼吸，造成组织缺氧，导致机体陷入内窒息状态。另外某些氰类化合物的分子本身具有直接对中枢神经系统的抑制作用。

氰化物是一种能抑制多种金属酶活性、抑制生物呼吸作用的剧毒物质，但植物却有较高的氰化物耐受力。在保定污灌区发现，尽管污水渠道中氰根离子含量高达 0.46mg/kg，但灌溉土壤中却没有氰积累，说明氰在土壤中净化较快；而在植物体内，由于存在着氰与糖的结合体氰糖苷，因此植物体内的氰含量反比土壤高，植株氰根离子含量为 1.0～1.9mg/kg。实行污水灌溉，粮食中的氰含量无明显积累。氰化物可影响鱼、贝、藻类的呼吸作用。当水中 CN^- 含量达到 0.3～0.5mg/L 时，可使鱼致死。氰化物的最大允许浓度，对敏感的浮游生物和甲壳类为 0.01mg/L，对抗性较强的水生动物为 0.1mg/L。

为防止氰化物污染危害，世界卫生组织规定鱼的中毒限量，游离氰（CN^-）为 0.03mg/L；我国规定一般地面水和渔业水体中，游离氰的浓度不得超过 0.05mg/L。

3. 石油污染物

石油污染物来自油田和炼油厂的工业废水。炼油废水不仅对作物的生长产生危害，还会影响食品的品质。在经高浓度石油废水灌溉的土地上生长的作物，被加工成食品后，产品中均带有油臭味，如煮成的米饭有汽油味，花生油有油臭味，蔬菜（如萝卜）也有浓厚的油味。人们摄入这些食品后会感到恶心。

从我国石油污灌地区的调查结果看，废水中含石油 10mg/L 以下，基本不影响作物的生长发育，粮食、蔬菜中 3，4-苯并芘的含量与清水灌溉时含量接近，无油味，不会引起 3，4-苯并芘中毒。

石油废水能对水生生物产生较严重的危害。当废水中石油浓度较低时，石油中的油臭成分能从鱼、贝的腮黏膜侵入，通过血液或体液迅速扩散到全身，高浓度则会引起鱼、虾死亡，特别是幼鱼、幼虾。当海水中石油浓度达 0.01mg/L 时，能使鱼、虾产生石油臭味，降低海产品的食用价值。石油污染物危害水生生物的原因有以下 5 个方面：①生物被石油污染物覆盖造成窒息而死亡；②生物体与油污染物接触中毒而死；③亚致死剂量的油和油产物进入生物体内，降低生物体对传染病的抵抗力；④油污染物中致癌成分或遗传变异部分进入生物体，产生潜在威胁；⑤生物食物链（网）的某一中间环节遭受损害所产生的影响等。

4. 芳香烃

芳香烃是指分子中含有苯环结构的碳氢化合物。在化工、合成纤维、塑料、橡胶、制药、电子和印刷等苯的制造和使用行业，特别是炼焦和石油废水中，都会产生含苯的废水和废气。用含苯的废水浇灌作物，不仅使粮食和蔬菜的品质下降，而且可造成苯在粮食和蔬菜中残留。试验表明，用苯含量为 25mg/L 的污水灌溉农作物，苯残留量在小麦中为 0.10～0.11mg/kg，在扁豆、白菜、番茄、萝卜等蔬菜中为 0.05mg/kg 左右。尽管蔬菜中苯的残留率较低，但蔬菜的品味下降。例如，用苯含量为 25mg/L 的污水灌溉的黄瓜不仅淡而无味，含糖量下降 8%，而且带有涩味，且其涩味随着废水中苯浓度的升高而加重。我国规定，灌溉水中苯的含量不得超过 2.5mg/L。苯影响人的神经系统，中毒轻者可出现头晕、无力和呕吐等症状，严重者可失去知觉，甚至死亡。

5. 污灌中的重金属

污水灌溉是指用经过一定处理并达到灌溉水质标准要求的生活污水、工业废水或生活和工业混合污水灌溉农田或牧场等。城市污水不仅是郊区稻田的重要水源，而且也是重要的肥源。据测定，污水中含有氮、磷、钾、锌、镁等多种养分，有丰富的有机质悬浮物，所以污水灌溉的稻田，节省肥料，降低成本，而且土壤肥力不断提高。污水主要来源于生活污水和工业污水。生活污水水质好、肥分高，对水稻有利。工业污水含有一些不利于水稻生长的重金属盐类，如铅、铬、砷、汞以及氯、硫、酚、氰化物等有害成分。虽然污水灌溉在缓解水资源紧张和消除污水的污染上有重要的意义，但也带来了污灌农产品的食用安全性问题。因此，利用污水灌溉要注意使用方法，趋利避害，才能发挥更大作用。

矿山、冶炼、化工等工业废水中常含有大量重金属物质，如汞、镉、铜、铅、砷等。未经过处理的或处理不达标的污水灌入农田，会造成土壤和农作物的污染。随污水进入农田的有害物质，能被农作物吸收和累积，以致使其在农作物中的含量过高，从而造成对人畜的危害。重金属对植物的危害常从根部开始，然后再蔓延至地下部。受重金属影响，植物侧根发育受阻，妨碍氮、磷、钾的吸收，使作物的叶黄化、茎秆矮化等。

研究发现，不同种类植物对各类重金属具有不同的耐受性，蔬菜最差，谷物次之，草类最强。有些植物有积累和耐受某种金属的特殊能力，如向日葵耐镉的能力较强。菠菜和苜蓿则对镉和锌具有较强的积累和耐受能力。三叶草对铜的毒性比禾本科植物更为敏感。另外，同一重金属造成不同植物损害的最低浓度也相差甚远。例如，向日葵在锌含量大于 250mg/kg 时出现褪绿，而造成草类褪绿的锌含量则为 42mg/kg。前者在铅含量为 12mg/kg 时即出现坏死症状，而梨树在铅含量为 1860mg/kg 时才出现坏死症状。此外，不同作物对重金属的吸收和累积也有明显差异，蔬菜对重金属的吸收累积量最高，其次是小麦和玉米，果类最低。

水体中重金属不仅表现为重金属本身的毒性，而且重金属在微生物的作用下转化为毒性更大的金属化合物，如汞的甲基化作用等。另外，水体中的重金属经过食物链的生物放大作用，在水生生物体内富集（有时可高达千万倍），通过食物进入人体，造成人类的慢性中毒。

（三）水体污染物的控制

食品中的水体污染物来自于水体的环境污染，要控制食品中的水体污染物，必须从治理水环境着手。

1. 加强管理

为防治水体污染，保证水资源的有效利用，保护和改善环境，我国制定并修订了《中华人民共和国水法》和《中华人民共和国水污染防治法》。《中华人民共和国水法》由中华人民共和国第九届全国人民代表大会常务委员会第二十九次会议于 2002 年 8 月 29 日修订通过，自 2002 年 10 月 1 日起施行。《中华人民共和国水污染防治法》由中华人民共和国第十届全国人民代表大会常务委员会第三十二次会议于 2008 年 2 月 28 日修订通过，自 2008 年 6 月 1 日起施行。

2. 控制污染

当前我国水资源十分短缺，同时又存在着严重的水资源浪费。要依靠科学技术开发采用少用水或不用水的生产工艺，同时还要减少水体污染。采用水的重复利用和循环使用的方法，也是节约水源，控制污染的重要技术措施。对污染物的排放，不仅要规定浓度的限制，更要规定总量的限制。

3. 宣传教育

水是生命之源，要通过各种宣传教育活动，提高社会成员对保护水体环境的重要性的意识。在日常生活中不将生活污水或垃圾等倒入河流和湖泊，工厂不随意排放未经处理的废水。在治理水环境的基础上，加强农业灌溉用水和养殖用水的管理与监控，将其中的污染物控制在限量范围之内，从而减少或杜绝水污染物进入食品的原料。此外，在食品加工与生产过程中同样需要加强对水源的管理与监控，确保食品的安全。

四、土壤污染物

土壤污染是指人类活动产生的有害物质进入土壤，当其含量超过土壤本身的自净能力时，可使土壤的成分、性质发生变化，影响作物生长，降低农作物的产量和质量，并危害人体健康的现象。如果土壤污染物变成无毒物质，则称为土壤的生物净化。

（一）土壤污染物的种类

土壤污染主要来源于工业"三废"污染、化学农药和生物病原体等。土壤污染的类型分为水体污染型、大气污染型、农业污染型、固体废弃物污染型和生物污染型。土壤污染物的种类因污染类型的不同而不同。

1. 水体污染型

水体污染型就是城镇郊区农业普遍利用城市的生活及工业污水进行灌溉引起的土壤污染。污水造成土壤污染的有害物质主要有各种有害金属（如汞、镉、铅、铬等）、有害无机化合物（如砷化物、氰化物等）、有害有机化合物（如油类、酚类、胺类等）、酸碱和盐类以及其他致病菌类、悬浮物等。

2. 大气污染型

大气污染型就是在城市大的工业区通过烟雾排放的重金属、硫化物、氮氧化物，在重力作用下以干沉降或湿沉降方式，进入城市或工业区外围的土壤中所引起的污染，这种污染一般呈同心圆状、椭圆状、条带状分布。大气污染造成土壤污染的主要物质有汞、铅、镉等金属，以及二氧化硫等形成的酸雨对土壤的酸化作用和某些粉尘对土壤的碱化作用。

3. 农业污染型

农业污染型就是在农业生产中不断对土壤施加的化肥、农药等使周围土壤受到污染。

4. 固体废弃物污染型

固体废弃物污染型就是生产和生活过程中产生的固体废弃物，如城市的污泥和垃圾，或堆积于土壤表层，或填埋于土壤中，都会直接或间接改变土壤的结构和组成，影响土壤微生物的正常活动，妨碍农作物的正常生长。

5. 生物污染型

生物污染来源于医院、屠宰厂和生物制品厂的废弃物。土壤污染的特点是进入土壤的污染物迁移的速度较慢，污染达到一定程度后，即使中断污染源，受污染的土壤也很难复原。例如，第二次世界大战期间，日本神岗矿山大量开采铅锌矿，大量的含镉废水使河流两岸的土壤受到镉污染。由于土壤不断释放镉，直到20世纪70年代，不仅农作物仍然遭到严重污染，而且因食用含镉食品而导致的中毒病也不断发生，并日渐增多。

（二）土壤污染物对食品安全的影响

1. 土壤中酚类、氰化物对植物的影响

含酚固体废弃物的堆放以及用含酚的污水进行灌溉，都能引起土壤中酚类残留。土壤残留酚能使植物中的酚积累维持在较高水平，植物中的酚残留一般随土壤中酚浓度的升高而增加。调查表明，蔬菜中酚与土壤中酚之比多大于1，即蔬菜中的酚常大于土壤中的。含氰土壤与植物氰积累的关系，一般在土壤含氰浓度低时表现不明显，只有当土壤中含氰浓度相当高时，作物的含氰量才明显升高。另外，植物氰的含量多低于土壤氰含量，两者之比通常小于1。

尽管土壤中的酚、氰对植物的酚、氰积累有一定的影响，但由于酚、氰的挥发性，其在土壤中的净化率高，在土壤中残留很少。

2. 土壤中重金属对植物的影响

无机物大多易在土壤中残留积累，尤其是重金属。金属在土壤中大多以氢氧化物、硫化物、硫酸盐、碳酸盐或磷酸盐等形式固定在土壤中，难迁移，并随污染源（如污灌）年复一年的不断积累，它的危害呈慢性蓄积性显现，即在土壤中积蓄到一定程度后，才会显示出危害。另外，金属在土壤中的残留率很高，一般均在90%以上。

1）镉

镉对土壤的污染是镉对环境污染的重要方面，主要有两种类型：一种是工业废气中的镉，在风的作用下向四处扩散并自然沉降，蓄积于土壤中，称为气型污染；另一种是含镉废水灌溉农田，使土壤受到污染。

一般无污染的土壤镉含量小于1mg/kg。日本对照区土壤镉为0.4mg/kg。我国上海、北京、南京等地平均土壤中含镉量为0.134～0.19mg/kg。土壤被镉污染后，能明显积累镉。例如，某地区污灌17年后土壤平均镉含量为7.18～9.50mg/kg，最高达68.80mg/kg。不同植物对镉的积累具有明显差别。有些植物，如玉米、胡萝卜、番茄、莴苣、青椒在镉浓度很低（甚至在0.1mg/kg）时，都能摄入一定量的镉。对人体健康而言，当土壤表层镉含量为0.13mg/kg时，即具有潜在危害。另外，当某些作物中含镉量较高时，在外观上与含镉量正常者并无明显区别，如莴苣叶，即使其中的含镉高达668mg/kg，在外观上也很难识别，但对食用者来讲是不安全的。镉在人体中具有高积累性，因此食品中镉的允许量较严格。我国规定食品中镉的允许量限制为0.03～0.20mg/kg。

2）铅

土壤铅污染大多发生在铅冶炼厂和天然铅矿沉积物附近，另外车辆行驶繁忙公路两旁的农作物，铅含量可高达3000mg/kg，而一般无污染土壤中可溶性铅仅为1mg/kg

左右。

铅在自然环境中分布很广，植物可通过根部吸收土壤中溶解状态的铅。铅在植物体内的分布与其生长期和部位有关。一般根部含铅量高于基叶和籽实，生长期长的含铅量高于生长期短的。粮食、蔬菜中的含铅量一般为 0.2mg/kg 左右，动物性食品中的含铅量往往比粮食和蔬菜中的低。

植物对铅的耐受能力较强。土壤中可溶性铅达 400mg/kg 时，对植物生长的影响并不明显。但当土壤中含铅达 75mg/kg 时，植物叶片中的铅会明显增加，这对草食性动物而言能形成威胁。铅随食品进入人体，只有 5％～10％ 被人体吸收，但长期摄入时铅可在人体中蓄积。我国对食品铅的允许限量为 1～2mg/kg。

3) 砷

土壤中砷含量一般约为 6mg/kg。土壤中的砷主要来自土壤本身，但含砷肥料、农药以及含砷废水灌溉也是土壤砷的来源。我国土壤中水溶性砷低于 10％，因此，即使可溶性砷进入土壤，也容易转化为难溶性砷积累于土壤表层。

砷可在植物的各部分残留。不同发育期的农作物对砷的敏感性有差异。土壤砷浓度过高时，会导致农作物的死亡。在砷污染的工厂附近，必须特别注意作物中砷的含量。砷对人体的毒性很大，有机砷毒性较低，无机砷表现为剧毒。我国对食品中砷的允许量限制在 0.10～0.70mg/kg。

4) 垃圾

垃圾通常指人们在生活中排放的各种废弃物。垃圾污染对食品安全的影响，主要表现在两个方面：一方面为垃圾本身对食品的污染，另一方面为垃圾利用过程对农作物的污染，如垃圾堆肥等的有害物质对农作物产品带来的危害。

城市垃圾的成分十分复杂，内含大量的有害物质，如其中的有机质会腐败、发臭，易孳生蚊蝇。来自医院、屠宰厂、生物制品厂的垃圾常含有各种致病菌，如果处理不当，会污染土壤、水体、大气和农作物。目前医疗垃圾的处理日趋专门化，但是带有致病微生物的屠宰厂、生物制品厂的垃圾未有专门处理，需要引起注意。另外，垃圾堆肥提高了利用价值，对农作物生长有利，但垃圾堆肥中含有一部分重金属，施用于农田后会造成土壤污染，使生长在土壤中的农作物中重金属含量超过食品卫生标准。

3. 土壤污染物的控制

土壤是人类最基本的生产资料，也是人类食物的生产场所。土壤污染是长期、累积性和隐形的。有关土壤污染的报道也很少，目前土壤污染的危害还未受到人们的关注。土壤污染物对食品的安全影响极大，所以必须根据土壤污染的类型，采取适当的措施，控制土壤污染物造成的危害。因此有必要呼吁全社会的关注和努力，警惕土壤污染带来的巨大的隐藏性危机。

（1）对水体污染造成的土壤污染，必须整治水体环境，加强管理，污水要达标后再排放。灌溉污水要控制水质，从而减少污染。

（2）对大气污染造成的土壤污染，要从治理大气环境入手，加强金属粉尘和烟尘的排放管理，防止酸雨的形成，改善大气环境，从而减少污染。

（3）对农业污染造成的土壤污染，要合理使用化肥和农药，减少残留和污染。对污泥、城市垃圾造成的污染，必须从源头上加以治理，控制其中有害物质的含量。

（4）固体废弃物的堆积和填埋，要注意加强垃圾渗漏水的处理，控制其中的有害物质对土壤的污染。

五、其他污染物

除以上论述的大气污染物、水体污染物和土壤污染物外，还有些环境污染物，如多氯联苯，在大气、水体和土壤中均存在。多氯联苯也是影响食品安全的一种重要的环境污染物。PCB即联苯苯环上的氢被氯取代而形成的多氯化合物。PCB是人工合成有机物，易溶于脂肪、有机溶剂，极难溶于水，极难分解，易在生物体的脂肪内大量富集。PCB的化学性质非常稳定，很难在自然界分解，属于持久性有机污染物类。自然界的分解作用是靠土壤中微生物酶和依赖日光中的紫外线，但效率不高。因此，PCB在环境中滞留时间相当长。PCB在环境中有很高的残留性。自1930年以来，全世界PCB的累计产量约为100万t，其中一半以上已进入垃圾堆放场和被填埋，它们相当稳定，而且释放很慢。其余的大部分随工业废水进入河流或沿岸水体，或从非密闭系统渗漏，或堆放在垃圾堆放场，由于焚化含PCB的物质释放到大气中。进入环境中的PCB的最终储存场所主要是河流沿岸水体的底泥，只有很少部分通过生物作用和光解作用发生转化。PCB在机体内有很强的蓄积性，并通过食物链逐渐被富集。已知水中含$0.01\mu g/L$的PCB时，在鱼体内的蓄积可达到水中浓度的20万倍，因此食鱼性鸟、兽体内的蓄积浓度较高。一些海中的大鱼和空中的凶鸟，如鲨鱼、海豹、猛禽等，其体内PCB浓度可比周围环境高$10^7 \sim 10^8$倍。PCB一旦进入环境就会长时间地存在于环境中，难于降解，受PCB污染的水和土壤也很难得到恢复。

1966年由瑞典Jensen首先证实PCB能够造成环境污染，到1970年PCB广泛的环境污染及由水生系统食物链富集造成的食物污染的可能性已被充分证实。随着工业的发展，PCB的污染日益严重。PCB的污染首先是在使用PCB过程中通过泄漏、流失、废弃、蒸发、燃烧、堆放、掩埋及废水处理而进入环境，直接或间接污染水源、大气和土壤。进入大气、水体和土壤的PCB，通过各种渠道进入生物体。水体污染严重时，PCB能很快被小球藻吸收，通过生物富集而使鱼类、动物、家畜体内含有高浓度的PCB。在陆地上则通过植物、农作物将PCB迁移到食草和食肉动物体内，最后经食物链进入到人体中。经分析，一般情况下PCB在陆生植物中残留量低，在水生植物和家畜中一般残留量也低，而在动物，特别是水生动物和鸟类中残留量较高。1968年，日本发生的最大食品污染事件，就是由PCB造成米糠油污染引起的，从此以后，PCB的食物污染引起了世界各国的普遍关注。1970年，日本进一步报告了关于动植物性食品中高浓度的 PCB 污染，紧接着在人体及母乳中检出 PCB。目前，PCB 的污染面在逐步延伸，据估计，在全世界的大气、水体和土壤中，PCB 的残留总量为 25 万～30 万 t。其污染范围很广，从北极的海豹到南极的海鸟蛋都有 PCB 的污染，美国、日本、瑞典等国人乳中也都检出 PCB，因而 PCB 污染已成为全球性的问题。

目前，世界范围内 PCB 的生产和使用受到控制，各国均规定了 PCB 残留限定值。1972 年 6 月日本停止了 PCB 的生产，在原则上禁用的同时，研究了食品中的限量。美国 FDA 规定了食品中 PCB 的允许量：牛乳 1.5mg/kg，乳制品 1.5mg/kg，家禽 3.0mg/kg，蛋类 0.3mg/kg，鱼贝类 2.0mg/kg，规定海产食品（可食部分）中 PCB 限量为 0.2mg/kg。

对人体的 PCB 残留是否能引起致畸、致癌和致突变还不十分清楚，通过对鸟类及动物所做的 PCB 毒性试验，显示出能引起胚胎畸形以及其他症状，而且有研究表明癌症患者血中的 PCB 含量较正常人血液中的要高，但对于 PCB 对人体的危害有待进一步研究。据调查，连续食用 PCB 污染的油 120 天（相当于每千克体重每天 0.07mg），就会产生中毒症状。可见人对 PCB 相当敏感，因此要严防 PCB 污染食品。

第二节 农药残留与食品安全

农药主要是指用来防治危害农林牧业生产的有害生物（昆虫、真菌/杂草及鼠类）和调节植物生长的化学药品，但通常也把改善有效成分物理、化学性状的各种助剂包括在内，是农业生产中重要的生产资料之一。农药是防治植物病虫害、去除杂草、调节农作物生长、实现农业机械化和提高农产品的产量和质量的主要措施。但是，它们的毒性太大，作物上残留的农药或滥用农药造成的污染可以通过生物富集或食物链在人体内积累，会对人体产生不良影响，在生产和使用中产生了环境污染和食品农药残留问题。目前食品中农药残留已成为全球性的共性问题和一些国际贸易纠纷的起因，也是当前我国农畜产品出口的重要限制因素之一。因此，为了保证食品安全和人体健康，必须防止农药的污染和残留量超标。

一、概 述

根据《中华人民共和国农药管理条例》（1997 年）的定义，农药是指用于预防、消灭或者控制危害农业、林业的病虫草和其他有害生物以及有目的地调节植物、昆虫生长的化学合成的或者来源于生物、其他天然物质的一种物质或者几种物质的混合物及其制剂。

全世界危害农作物的昆虫有 10 000 多种，病原菌 8000 多种，线虫 1500 多种，杂草 2000 多种，由此造成的损失是惊人的，严重时可造成绝产。美国每年因病虫害作物收成减少 37%，其中由于昆虫损失 13%、病原菌 12%、杂草 12%。据 FAO 调查，全世界粮食每年因病虫害夺去收成的 20%～40%，发展中国家农作物的损失率高达40%～50%，由此造成的经济损失为 1200 亿美元，使用农药后可挽回的损失相当于农业总产值的 15%～30%。同样在我国，通过农药的使用，每年可减少经济损失 300 亿元左右。世界人口的不断增长，工业的发展以及自然灾害造成的土地荒漠化使可耕地不断减少。要靠有限的土地养活不断增长的人口，就必须提高单位面积的产量，很重要的手段之一便是使用农药。

但是，随着农药大量生产和广泛使用却产生了农药残留问题。第二次世界大战以前，农业生产中使用的农药主要是含砷、硫、铅或铜等的无机物，除虫菊酯以及尼古丁等来自植物的有机物。第二次世界大战期间，人工合成有机农药开始应用于农业生产。到目前为止，世界上化学农药年产量近 200 万 t，有 1000 多种人工合成化合物被用作杀虫剂、杀菌剂、杀藻剂、除虫剂、落叶剂等。农药尤其是有机农药大量施用，造成严重的农药污染和残留问题，严重威胁人体健康。

（一）农药的分类

目前在世界各国注册的农药有 1500 余种，其中常用的有 500 多种。我国有农药原药 250 种和 800 多种制剂，居世界第二位。为使用和研究方便，常从不同角度对农药进行分类。

1. 按来源分类

1）有机合成农药

有机合成农药即由人工研制合成，并由有机化学工业生产的一类农药。按其化学结构又可分为有机氯农药、有机磷农药、氨基甲酸酯农药、拟除虫菊酯类农药等。滴滴涕是第一个由人工合成的杀虫剂。现在广泛使用的绝大部分农药，如有机磷类杀虫剂、氨基甲酸酯类杀虫剂等，应用最广，但毒性较大。

2）生物源农药

生物源农药即直接用生物活体或生物代谢过程中产生的具有生物活性的物质或从生物体提取的物质作为防治病虫草害的农药，包括微生物农药、动物源农药和植物源农药三类。目前，我国常用的生物农药有杀虫剂、农用抗生素制剂（如井冈霉素）、拮抗微生物杀菌剂、昆虫病原真菌杀虫剂及植物生长调节剂等。

3）矿物源农药

矿物源农药即有效成分起源于矿物的无机化合物和石油类农药，包括硫制剂、铜制剂和矿物油乳剂等。

2. 其他分类

按照用途即防治对象可将农药分为杀虫剂、杀螨剂、杀真菌剂、杀细菌剂、杀线虫剂、杀鼠剂、除草剂、杀螺剂、熏蒸剂和植物生长调节剂等。

根据加工剂型可将农药分为粉剂、可湿性粉剂、可溶性粉剂、乳剂、乳油、浓乳剂、乳膏、糊剂、胶体剂、熏烟剂、熏蒸剂、烟雾剂、油剂、颗粒剂、微粒剂等。

农药大多数是液体或固体形态，少数是气体。根据害虫或病害的种类以及农药本身物理性质的不同，应采取不同的用法，如制成粉末撒布，制成水溶液、悬浮液、乳浊液喷射，或制成蒸气、气体熏蒸等。

（二）环境中农药的残留

农药在生产和使用过程中均可导致环境的污染，现已成为重要的"公害"之一。工业生产、农药生产、包装企业排放的"三废"，尤其是未经处理或处理不达标的废水，对环境污染很严重。此外，农业生产中农药被喷施到农田、草原、森林和水域时直接落到害虫上的农药不到施药量的 1%，喷洒到植物上为 $10\%\sim20\%$，其余则散布于环境中。农药可随着大气、水体、土壤等媒介迁移，特别是化学性质稳定、难以转化和降解的农药更易通过大气漂移和沉降、水体流动在环境中不断循环，农药对环境的污染具有普遍性和全球性的特点。

农药残留是指农药使用后一段时期内没有被分解而残留于生物体、收获物、土壤、水源、大气中的微量农药原体、有毒代谢物、降解物和杂质的总称。残留的数量称为农药残留量。

（三）食品中农药残留的来源

动植物在生长期间或食品在加工和流通中均可受到农药的污染，导致食品中农药残留。

1. 施药后直接污染

农药直接施用于作为食品原料的农作物、农产品、畜禽产生的污染，其中以蔬菜和水果受污染最为严重。在农药生产中，农药直接喷洒于农作物的茎、叶、花和果实等表面，部分农药被作物吸收进入植株内部，经过生理作用运转到植物的根、茎、叶和果实，造成农产品污染。我国目前较为突出的果蔬中的农药残留问题是有机磷农药和氨基甲酸酯类农药。

在兽医临床上，使用广谱驱虫和杀螨药物（如有机磷、拟除虫菊酯、氨基甲酸酯类等制剂）杀灭动物体表寄生虫时，如果药物用量过大，经由动物吸收或舔食可造成畜禽产品中农药残留。

在农产品储藏中，施用农药防治其霉变、腐烂或植物发芽，易造成食用农产品直接污染。例如，在粮食储藏中使用熏蒸剂，柑橘和香蕉用杀菌剂，马铃薯、洋葱和大蒜用抑芽剂等，均可导致这些食品中的农药残留。

2. 从环境中吸收

1）从土壤中吸收

农药进入土壤主要有以下两种途径：一是农药直接喷洒在土壤中；二是为了防治病虫草害而喷洒于作物上，有40%～60%的农药降落至土壤，逐渐被土壤粒子吸附，植物通过根茎从土壤中吸收农药，进入花生、胡萝卜、甜菜、马铃薯等的茎或根用食物的可食部分，也可经输导进入农作物的其他可食部分。

2）从水体中吸收

造成农药对水体污染的主要原因是：田间施用的农药受到雨水的冲刷和大气中的残留农药受到降水的淋洗及溶解于灌溉水的农药汇集于河流、湖泊。水体被污染后，鱼、虾、贝和藻类等水生生物从水体中吸收农药，引起组织内农药残留。用含农药的工业废水灌溉农田或水田，也可导致农产品中的农药残留。甚至地下水也可能受到污染，畜禽可以从饮用水中吸收农药，引起畜产品中农药残留。

3）从大气中吸收

农田、草场和森林施药后，5%～30%的药剂扩散于大气中。虽然大气中农药含量甚微，但农药的微粒可以随大气漂浮或降雨等自然现象造成远距离的土壤和水源的污染，进而影响栖息在陆地和水体中的生物。

3. 通过食物链污染

农药污染环境，经食物链传递时可发生生物积累、生物浓集和生物放大，进而造成食品中农药的高浓度残留。饲料常以农作物的皮、壳和根等部分加工而成，其农药残留较高，饲喂畜禽或鱼、贝类后，导致其产品中农药残留。蜜蜂采食污染有农药的蜜粉源植物后，生产的蜂蜜和王浆等蜂产品也有农药残留。

4. 其他途径

1）加工、储藏和运输中污染

食品在加工、储藏和运输中与农药混放、混装或者使用被农药污染的容器、运输工具均可造成农药污染。

2）意外污染

拌过农药的种子常含大量农药，不能食用。1972年伊拉克暴发了甲基汞中毒，造成6530人住院，459人死亡，其发生原因是食入了曾用有机汞农药处理过的小麦种子磨成面粉而制成的面包。

3）各种驱虫剂、灭蚊剂、杀蟑螂剂污染

各种驱虫剂、灭蚊剂、杀蟑螂剂逐渐进入家庭、食品厂等公共场所，使人类食品受农药污染的机会增多。有报道，食品工厂使用杀蝇剂时不慎落入食品，引起食用者

中毒。此外，高尔夫球场和城市绿化地带也经常大量使用农药，经雨水冲刷和农药挥发均可污染环境，进而污染人类的食物和饮用水。

食品中农药的残留量主要受农药的种类、性质、剂型、使用方法、施药浓度、使用次数、施药时间、环境条件、动植物的种类等因素影响。施药次数多、浓度大、间隔时间短，食品中残留量高。一般而言，性质稳定、生物半衰期长、与机体组织亲和力较高及脂溶性的农药，很容易经食物链进行生物富集，致使食品中残留量高。此外，由于农药在大棚作物中降解缓慢，而且沉降后再次污染农作物，因此大棚农产品（如蔬菜、瓜果）的农药残留量比露地农产品的农药残留量高。

（四）农药残留的危害

农药的大量使用，在促进农业发展的同时，也带来了负面影响，施药量和施药次数不断增加，尤其是滥用有机合成农药，使环境恶化、物种减少、生态平衡破坏，造成病虫害的抗药性日益猖獗。全世界每年约有 200 万人因农药污染而发病，4 万～22 万人因此而死亡。农药可通过皮肤、呼吸道和消化道三种途径进入人体，但人体内约 90％的农药是通过被污染的食物而摄入的。环境中的农药被生物摄取进入生物体，蓄积于体内，通过食物链传递并富集，使进入食物链顶端——人体内的农药含量不断增加，当农药积累到一定量后，则会对机体产生毒害作用，严重威胁人类健康。农药的种类和摄入量不同，对人体健康的危害不同。大量流行病学调查和动物实验研究结果表明，农药对人体的危害可概括为以下三个方面。

1. 急性毒性

急性毒性是指机体（人或实验动物）一次（或 24h 内多次）接触外来化合物之后所引起的中毒效应，它甚至引起死亡。急性中毒主要由于职业性（生产和使用）中毒、自杀或他杀，以及误食、误服农药，或者食用喷洒了高毒农药不久的蔬菜和瓜果，或者食用因农药中毒而死亡的畜禽肉和水产品而引起。引起急性中毒的农药主要是高毒类杀虫剂、杀鼠剂和杀线虫剂，尤其是高毒的有机磷和氨基甲酸酯农药毒性很强。目前我国高毒农药品种多、产量高、用量大，因农产品农药残留量超标引发的食物中毒时有发生，仅在 1999 年 9 月，因农药残留引起中毒的事件就高达 31 起，死亡 59 人。

2. 慢性毒性

慢性毒性是指污染物在生物大部分或整个生命周期内持续损害机体的过程，可能通过遗传作用造成对下一代生物的不良效应。目前使用的绝大多数有机合成农药都是脂溶性的，易残留于食品原料中。若长期食用农药残留量较高的食品，农药会在人体内不断蓄积，最终导致机体生理功能发生变化，引起慢性中毒。这种中毒过程较为缓慢，症状短时间内不很明显，易被人们所忽视，而其潜在性危害很大。许多农药可损害神经系统、内分泌系统、生殖系统、肝脏和肾脏，影响酶的活性、降低机体免疫功能，引起结膜炎、皮肤病、不育及贫血等疾病。

3. 特殊毒性

特殊毒性包括致畸、致癌和致突变作用和生殖毒性。为了保证人类的饮食安全，确保人体健康，世界各国都非常重视食品中农药残留的研究和监测工作，制定了农药允许限量标准。FAO/WHO 农药残留联席会议规定了多种食品中农药的最高残留限量（maximal residue level，MRL）、人体每日允许摄入量（acceptable daily intake，ADI）等。各国对食品中的农药残留量规定越来越严格，不断制定新的标准，修改旧的标准。世界各国，特别是发达国家对农药残留问题高度重视，对各种农副产品中农药残留都规定了越来越严格的限量标准。许多国家以农药残留限量为技术壁垒，限制农副产品进口，保护农业生产。我国也很重视食品中农药残留与危害问题，根据食品毒理学评价资料和食品中农药残留实际情况，我国已制定了 79 种农药在 32 种（类）农副产品中 197 项农药最高残留限量的国家标准。

（五）我国禁止和限制使用的农药

由于一些农药及其残留对人具有强烈的毒性和"三致"作用，所以我国已经禁止和限制使用一些农药。

1. 明令禁止使用的农药

我国明令禁止使用的农药共 23 种，包括六六六、滴滴涕、毒杀芬、二溴氯丙烷、杀虫脒、二溴乙烷、除草醚、艾氏剂、狄氏剂、汞制剂、砷、铅类、敌枯双、氟乙酰胺、甘氟、毒鼠强、氟乙酸钠、毒鼠硅、甲胺磷、甲基对硫磷、对硫磷、久效磷和磷胺。

此外，自 2013 年 10 月 31 日起，苯线磷、地虫硫磷、甲基硫环磷、磷化钙、磷化镁、磷化锌、硫环磷、蝇毒磷、治螟磷、特丁硫磷 10 种农药将停止使用。

2. 不得使用和限制使用的农药

在蔬菜、果树、茶叶、中草药材上不得使用和限制使用的农药共 19 种：包括禁止氧乐果在甘蓝上使用；禁止三氯杀螨醇和氰戊菊酯在茶树上使用；禁止丁酰肼（比久）在花生上使用；禁止特丁硫磷在甘蔗上使用；禁止甲拌磷、甲基异硫磷、特丁硫磷、甲基硫环磷、治螟磷、内吸磷、克百威、涕灭威、灭线磷、硫环磷、蝇毒磷、地虫硫磷、氯唑磷、苯线磷在蔬菜、果树、茶叶、中草药材上使用。

二、有机氯农药残留

有机氯农药用于防治植物病、虫害，其组成成分中含有有机氯元素的有机化合物。

有机氯农药是一类应用最早的高效广谱杀虫剂，大部分是一个或几个苯环的氯素衍生物。主要分为以苯为原料和以环戊二烯为原料两大类。前者如使用最早、应用最广的杀虫剂 DDT（双对氯苯基三氯乙烷）和六六六，以及杀螨剂三氯杀螨砜、三氯杀螨醇等，杀菌剂五氯硝基苯、百菌清、道丰宁等；后者如作为杀虫剂的氯丹、七氯、艾氏剂等。此外，以松节油为原料的莰烯类杀虫剂、毒杀芬和以萜烯为原料的冰片基氯也属于有机氯农药。

有机氯农药化学性质相当稳定，不溶或微溶于水，易溶于多种有机溶剂和脂肪，在环境中残留时间长，不易分解，并不断地迁移和循环，从而波及全球的每个角落，是一类重要的环境污染物。有机氯一旦污染土壤，将在土壤中长期滞留，半衰期长达数年，最长达 50 年之久，如 DDT 为 3～10 年，毒杀芬为 10 年，七氯为 7～12 年。土壤中有机氯农药进入大气，通过气流进行远距离扩散，进一步污染环境。河水中有机氯污染沿岸的土壤和生物，进入海洋后，浓度逐渐增加。有机氯农药具有高毒性及选择性，多蓄积于动植物的脂肪或含脂肪多的组织，因此，目前仍是食品中最重要的农药残留物质之一。

有机氯农药通过大气漂移污染环境和食品，致使生长在人迹罕至的北极的北极熊和南极的企鹅其体内残留有 DDT。1974 年我国发布命令，禁止在茶叶上使用六六六和DDT，但从禁令发布后 10 年间，仍可在茶叶中检出六六六。经调查发现，茶叶中六六六高浓度期（7～10 月）与稻田农药施用期一致，是由稻田施用六六六后通过大气漂移而引起茶叶中六六六的残留。20 世纪七八十年代，我国食品中有机氯农药残留较为普遍和严重。1984 年全面禁止使用后，这类农药的残留量显著降低。目前，我国一些食品，如茶叶、大米、肉和蛋等食品中有机氯农药仍时常被检出，残留量超过规定标准，严重阻碍了这些食品的对外出口。在 2000 年对我国总膳食的研究发现，我国南方和北方地区均出现水产类中六六六高残留现象，分析发现其原因是某些地区存在违规使用林丹。2003 年威海一家企业生产的 200t 单冻草莓，被检出六六六含量超标 4 倍，分析发现其原因是移栽草莓时使用的底肥为农家肥，5～9 月于粪便坑灭蝇蛆所使用的药物含六六六。此外，我国出口的蜂蜜被检出杀虫脒，由于杀虫脒灭杀螨虫效果好又对蜜蜂没有影响，所以大量使用杀虫脒用于杀螨虫，结果导致蜂蜜出口受阻。

有机氯农药以其蓄积性强和远期危害备受人们的关注。农药通过食物进入人体后，代谢缓慢，主要蓄积于脂肪组织，其次为肝、肾、脾和脑组织，还可随乳汁排出，并能通过胎盘，对人体产生各种影响。有机氯农药可影响机体酶的活性，引起代谢紊乱，干扰内分泌功能，降低白细胞的吞噬功能与抗体的形成，损害生殖系统，使胚胎发育受阻，导致孕妇流产、早产和死产。中毒者有强烈的刺激症状，主要表现为头痛、头晕、眼红充血、流泪怕光、咳嗽、咽痛、乏力、出汗、流涎、恶心、食欲缺乏、失眠以及头面部感觉异常等；中度中毒者除有以上述症状外，还有呕吐、腹痛、四肢酸痛、抽搐、发绀、呼吸困难、心动过速等；重度中毒者除上述症状明显加重外，尚有高热、多汗、肌肉收缩、癫痫样发作、昏迷，甚至死亡。

DDT 有较强的蓄积性，能损伤肝、肾和神经系统，引起肝肿大、贫血、白细胞增多，而且对免疫系统、生殖系统和内分泌系统也有显著影响。有研究表明，用大剂量 DDT 饲喂大鼠可诱发肝癌，对小鼠的致癌性较强。六六六的蓄积量与男性肝癌、肺癌、肠癌及女性直肠癌的发病率有关。动物实验和人群流行病学调查资料表明，六六六和 DDT 可引起血液细胞染色体畸变。此外，艾氏剂、狄氏剂、异艾氏剂、异狄氏剂、七氯和林丹等氯化环戊二烯类化合物具有很强的急性毒性，能损害中枢神经系统和肝脏，导致神经中毒、肝脏肿大和坏死。慢性毒性主要在于可影响造血功能，氯丹和林丹是人类癌症的诱发剂。有些则有雌激素作用，如灭蚁灵等。FAO/WHO 将异狄氏剂列为 Ia 类极度危险性农药，FDA 将异狄氏剂和异艾氏剂列为重要的监控农药。

食品法典委员会推荐的丙体六六六的 ADI 值为每千克体重 0.008mg，DDT 的 ADI 值为每千克体重 0.02mg。我国食品卫生标准规定原粮中艾氏剂、狄氏剂、七氯的 MRL≤0.02mg/kg。

三、有机磷农药残留

有机磷农药是用于防治植物病虫害的含有机磷农药的有机化合物。有机磷农药大部分是磷酸酯类或酰胺类化合物，大多呈油状或结晶状，工业品呈淡黄色至棕色，除敌百虫和敌敌畏之外，大多具有挥发性和大蒜臭味。一般不溶于水，易溶于有机溶剂，如苯、丙酮、乙醚、三氯甲烷及油类，对光、热、氧均较稳定，在碱性溶液中易水解破坏。但敌百虫例外，敌百虫为白色结晶，能溶于水，遇碱可转变为毒性较大的敌敌畏。

有机磷类农药广泛用于农作物的杀虫、杀菌和除草，为我国使用量最大的一类农药。高毒类主要有对硫磷（1605）、内吸磷（1059）、甲拌磷（3911）、甲胺磷等，中等毒类主要有敌敌畏、乐果、甲基内吸磷、倍硫磷、杀螟硫磷、二嗪磷等，低毒类主要有马拉硫磷和敌百虫等。有机磷农药化学性质不稳定，分解快，在土壤中持续时间仅数天，个别长达数月。生物半衰期短，不易在作物、动物和人体内蓄积。但有不少品种对人畜的急性毒性很强，在使用时要特别注意安全，近年来，高效低毒的品种发展很快，逐步取代了一些高毒品种，使有机磷农药的使用更安全有效。

有机磷农药容易污染植物性食品，尤其是含有芳香物质的植物中残留量高、残留时间长。农作物中有机磷农药的直接污染主要是由喷洒造成的，也可从土壤中吸收，蔬菜的吸收能力为根菜类＞叶菜类＞果菜类。此外，由于周围农田施用的有机磷类农药随空气及水源传播，造成未使用有机磷农药的农产品农药残留，或者在运输过程中车辆受到有机磷类农药污染，没有经过清扫洗刷而继续装运食品导致食品受到污染。在室温条件下，蔬菜和水果中有机磷农药生物半衰期为 7～17 天。有机磷农药在高等动物体内分解快，不易残留。食品中有机磷残留量受到有机磷农药种类、使用量、农作物种类和环境条件的影响。目前，由于甲胺磷、乐果、对硫磷、甲基对硫磷、敌敌畏等毒性较高的有机磷农药使用最多、使用次数频繁，因此造成了食品尤其是蔬菜残留量超标。

有机磷农药种类和结构不同，毒性不同。对硫磷毒性最大，可通过皮肤吸收引起中毒，被WHO列为危险性最大的有机磷农药。一般急性中毒多在12h内发病，若是吸入、口服高浓度或剧毒的有机磷农药，可在几分钟到十几分钟内出现症状以致死亡。皮肤接触中毒发病时间较为缓慢，但可表现吸收后的严重症状。有机磷农药中毒早期或轻症可出现头晕、头痛、恶心、呕吐、流涎、多汗、视力模糊、乏力等；病情较重者除上述症状外，并有瞳孔缩小、肌肉震颤、流泪、支气管分泌物增多、肺部有干啰音、湿啰音和哮鸣音，腹痛、腹泻、意识恍惚、行路蹒跚、心动过缓、发热、寒战等；重症病例常有心动过速、房室传导阻滞、心房颤动等心律异常，血压升高或降低，呼吸困难，口、鼻冒沫甚至带有血液，惊厥，昏迷，大小便失禁，四肢瘫痪及反射消失等，可因呼吸麻痹或伴循环衰竭而死亡。

FAO/WHO建议对硫磷的ADI值为每千克体重0.005mg，甲胺磷、敌敌畏的ADI值为每千克体重0.004mg，马拉硫磷、甲基对硫磷的ADI值为每千克体重0.002mg，辛硫磷的ADI值为每千克体重0.001mg。

四、氨基甲酸酯农药残留

氨基甲酸酯农药是针对有机磷农药的缺点而研制出的一类农药。氨基甲酸酯农药易溶于有机溶剂，在酸性条件下较稳定，遇碱易分解失效。大多数氨基甲酸酯农药对温血动物、鱼类和人的毒性较低。氨基甲酸酯杀虫剂与有机磷的毒理机制相同，可抑制昆虫乙酰胆碱酶和羧酸酯酶的活性，造成乙酰胆碱和羧酸酯积累，影响昆虫正常的神经传导而致死。

氨基甲酸酯农药是20世纪40年代美国加利福尼亚大学科学家研究巴豆时发现其中含有有毒生物碱——毒扁豆碱后合成的类似物，60年代以来，氨基甲酸酯类农药进入高速发展时期，目前氨基甲酸酯类农药已有1000多种，可分为五大类：①萘基氨基甲酸酯类，如西维因；②苯基氨基甲酸酯类，如叶蝉散；③氨基甲酸肟酯类，如涕灭威；④杂环甲基氨基甲酸酯类，如呋喃丹；⑤杂环二甲基氨基甲酸酯类，如异索威。氨基甲酸酯农药具有高效、低毒、低残留的特点，广泛用于杀虫、杀螨、杀线虫、杀菌和除草等方面。例如，氨基甲酸乙酯是一种镇静药和催眠药，药名乌拉坦；N-（3，4-二氯苯基）氨基甲酸甲酯是除草剂，称为灭草灵。

氨基甲酸酯农药不易在生物体内蓄积，在环境和生物体内易分解。在农作物中残留时间短，谷类中半衰期为3~4天，畜禽肌肉和脂肪中残留量低，残留时间约为7天，土壤中半衰期为8~14天。尽管氨基甲酸酯农药的残留较有机磷农药少，但随着其用量和使用范围的不断增大，食品中残留问题也逐渐突出，已引起多起食物中毒事件。氨基甲酸酯类农药是农药急性中毒的主要原因，也是目前蔬菜中农药残留的重点检测品种。

我国因误食、误用此类农药引起的急性中毒事件时有发生。急性中毒时患者出现精神沉郁、流泪、肌肉无力、震颤、痉挛、低血压、瞳孔缩小，甚至呼吸困难等胆碱酯酶抑制症状，重者心功能障碍，甚至死亡。中毒轻时表现头痛、呕吐、腹痛、腹泻、视力模糊、抽搐、流涎，记忆力下降。

五、拟除虫菊酯农药残留

拟除虫菊酯农药是一类模拟天然除虫菊酯的化学结构而合成的杀虫剂和杀螨剂，拟除虫菊酯农药不溶或微溶于水，易溶于有机溶剂，在酸性条件下稳定，遇碱易分解。具有高效、广谱、低毒、低残留的特点，广泛用于蔬菜、水果、粮食、棉花和烟草等农作物。拟除虫菊酯对昆虫具有强烈的触杀作用，有些品种兼具胃毒或熏蒸作用，但都没有内吸作用。其杀虫毒力比有机氯、有机磷、氨基甲酸酯类等老一代杀虫剂提高 10～100 倍。其作用机理是扰乱昆虫神经的正常生理，使之由兴奋、痉挛到麻痹而死亡。其缺点主要是对鱼毒性高，对某些益虫也有伤害，长期重复使用也会导致害虫产生抗药性。目前常用的有 20 多个品种，主要有氯氰菊酯、溴氰菊酯（敌杀死）、氰戊菊酯、甲氰菊酯、二氯苯醚菊酯、三氟氯氰菊酯（功夫）等。

拟除虫菊酯属中等或者低毒类农药，在自然环境中降解比有机磷农药稍慢，不易在生物体内残留，不产生蓄积效应，在农作物中残留期通常为 7～30 天。农产品中的拟除虫菊酯农药主要来自喷施时的直接污染，常残留于果皮。这类杀虫剂对水生生物毒性大，生产 A 级绿色食品时，禁止用于水稻和其他水生作物。拟除虫菊酯因用量小、使用浓度低，对环境的污染很小，一般对人的毒性不强。人的急性中毒多因误食或者农药生产和使用中接触所致，中毒后表现为神经系统症状：流涎、多汗、运动故障、言语不清、意识障碍、反应迟钝、视力模糊、肌肉震颤、呼吸困难，严重时抽搐、昏迷、心动过速、瞳孔缩小、对反射消失、大小便失禁，甚至死亡。拟除虫菊酯农药对皮肤有刺激作用，可引起麻木，瘙痒和迟发性变态反应。

FAO/WHO 建议溴氟菊酯的 ADI 值为每千克体重 0.01mg，氰戊菊酯的 ADI 值为每千克体重 0.02mg，二氯苯醚菊酯的 ADI 值为每千克体重 0.05mg。

六、其他农药残留

（一）沙蚕毒素农药

沙蚕毒素是存在于水生动物异足索沙蚕体内的一种具有杀虫活性的天然有毒物质，是 20 世纪 60 年代开发兴起的一种新型有机合成仿生杀虫剂，属于烟碱乙酰胆碱抑制剂，具有广谱、高效、低毒、低残留的特点。以沙蚕毒素为先导化合物，现已开发出了杀螟丹、杀虫磺、杀虫双、杀虫单等多种沙蚕毒素类似物杀虫剂。这些农药都是在昆虫体内先转化为沙蚕毒素，再起到杀虫作用，现已被广泛用于粮食、蔬菜、水果、茶叶等。

沙蚕毒素农药属中等毒性杀虫剂，不易在生物体内残留，目前因沙蚕毒素农药引起的中毒事件极少。对人畜毒性低，在动植物体内及环境中容易降解，对环境和食品比较安全。此类农药对生殖功能无影响，也无"三致"作用，使用较为安全。

我国食品卫生标准规定大米中杀虫双、杀虫环的 MRL≤0.2mg/kg，杀虫双的 ADI 值为每千克体重 0.025mg。FAO/WHO 规定，巴丹的 ADI 值为每千克体重 0.1mg。

（二）杀　菌　剂

杀菌剂是用于防治由各种病原微生物引起的植物病害的一类农药，一般是指杀真菌剂。但国际上，通常是作为防治各类病原微生物的药剂的总称。

杀菌剂按原料来源可分为以下几种。

1. 有机砷制剂

有机砷制剂主要有甲基胂酸锌（稻脚青）、甲基胂酸铁铵（田安，MAFA）及福美胂等。含砷农药很容易污染土壤，是造成食品残毒的主要农药之一。有机砷进入人体可转变为毒性很强的三价砷，有蓄积作用，引起人的砷中毒，并有致癌作用。因此，有些已被禁止使用。

2. 有机汞制剂

有机汞制剂主要有乙酸苯汞（赛力散）、氯化乙基汞（西力生）及磺胺汞（富民隆）等。有机汞农药生物半衰期长达 10～30 年，毒性很强，主要损害神经系统和肝脏，引起人的汞中毒。我国已于 1971 年停止使用。

3. 苯并咪唑类

苯并咪唑类常用种类有多菌灵、托布津、甲基托布津、苯菌灵及噻菌灵等，对人和动物毒性较低。但有报道，该类农药具有生殖毒性，可引起雄鼠睾丸萎缩和精子减少，胎儿畸形，有致癌作用。多菌灵主要用于果树和蔬菜，用量少，使用次数少，生物半衰期短，一般不会引起残留。

FAO/WHO 建议，多菌灵的 ADI 值为每千克体重 0.01mg，我国食品卫生标准规定多菌灵的 MRL：蔬菜≤0.5mg/kg，水果≤2.0mg/kg。

4. 有机硫制剂

有机硫制剂主要有代森锌、代森胺、代森锰锌等代森类和福美双、克菌丹等，属中等或低毒类杀菌剂，对皮肤和黏膜有刺激作用。代森类属于含硫的氨基甲酸酯农药，易与亚硝酸盐生成亚硝胺，多数对大鼠有"三致"作用，并有胚胎毒性。代森类进入环境和食品中，可转变为致癌物质——乙基硫脲。克菌丹对哺乳动物有免疫毒性、致畸、致突变和致癌作用，当膳食中蛋白质摄入不足时，其毒性更大。因此，有些国家已禁止使用克菌丹。

FAO/WHO 规定食品中代森锌的 MRL：菠菜≤5mg/kg，苹果、梨和番茄≤3mg/kg，马铃薯、莴苣≤1mg/kg。

（三）杀 螨 剂

杀螨剂是指用于防治植食性螨类的药剂，是用于杀死危害各种植物、储藏物、家畜等蛛形纲中有害生物的一类农药。杀螨剂一般只能杀螨而不能杀虫，但兼有杀螨作用的品种较多，它们的主要活性是杀虫，不能称为杀螨剂，有时也称它们为杀虫、杀螨剂。在杀螨剂中，有的品种对活动态螨（成螨和幼螨、弱螨）活性高，对卵活性差，甚至无效；有的品种对卵活性高，但对动态螨效果差；有的品种两种都可以杀死。常见的杀螨剂主要有杀虫脒、双甲脒、三氯杀螨醇等。

1. 杀虫脒

杀虫脒（克死螨）纯品为白色结晶，有氨的气味，工业品为浅黄色晶体，属于二甲基甲脒类广谱杀虫剂和杀螨剂。杀虫脒防治对有机磷和氨基甲酸酯具有抗药性的害虫效果很好，对害虫的多种天敌杀伤性小，尤其对蜜蜂无影响，因而曾在我国大量使用，造成环境污染，导致蜂产品中杀虫脒残留量超标，严重影响我国蜂产品的安全质量和出口创汇。动物实验证明，杀虫脒及其代谢产物 4-氯邻甲苯胺对小鼠有致癌作用，可引起结缔组织恶性血管内皮瘤，以 4-氯邻甲苯胺致癌性最强。长期低浓度接触杀虫脒者，有失眠、多梦、血压偏低、手心多汗等神经衰弱症候群，以及心眼反射异常等植物神经功能紊乱症状。经皮肤污染者，出现局部青紫，状如大理石花纹，遇冷时更明显。因杀虫脒慢性毒性强及对人有潜在致癌危险性，1993 年我国已禁止生产和使用杀虫脒。

2. 双甲脒

双甲脒系广谱杀螨剂，主要是抑制单胺氧化酶的活性。具有触杀、拒食和驱避作用，也有一定的内吸和熏蒸作用，属中等毒性农药，主要用于防治果树和蔬菜等农作物上的多种有害螨虫，也可防治牛、羊等家畜体外蜱螨。

我国食品卫生标准规定双甲脒在食品中的 MRL 为：果菜类蔬菜、梨果类水果、柑橘≤0.5mg/kg，棉籽油≤0.05mg/kg。

3. 三氯杀螨醇

三氯杀螨醇属于低毒类杀螨剂，不易分解，残留量高，用药 1 年后农作物中仍有残留。人中毒后有头痛、头晕、多汗、心悸、胸闷、视力模糊及胃肠炎等症状，严重者出现抽搐和意识障碍。

FAO/WHO 建议，三氯杀螨醇的 ADI 值为每千克体重 0.025mg。

（四）除 草 剂

除草剂是指可使杂草彻底地或选择性地发生枯死的药剂，又称为除莠剂。大多数除草剂 LD_{50} 很高，毒性较低，不易在生物体内蓄积，而且一般在作物生长早期使用，收获后农产品内残留量低，因此对人和动物比较安全，危害性小，很少引起急性中毒。但有些种类的除草剂毒性较大，甚至有"三致"作用。目前，除草剂主要有 2，4-D（2，4-二氯苯氧基乙酸）、2，4，5-T（2，4，5-氯苯氧基乙酸）、除草醚、敌草隆、灭草隆等。

1. 2，4-D 和 2，4，5-T

2，4-D 和 2，4，5-T 属于苯氧乙酸类除草剂，在正常使用剂量下，对人畜和环境较安全。动物实验表明，这两种化合物可引起体重减轻、肾脏肿大和肝细胞增大。人中毒后出现肌肉无力，严重时肢体僵硬、共济失调、麻痹和昏迷。2，4，5-T 在生产和降解过程中可产生一种剧毒的杂质——2，3，7，8-四氯二苯-并-二噁英（2，3，7，8-tetrachlorodibenzo-p-dioxin，TCDD）。美军在越南战争中使用的橙剂严重污染了越南的环境，一些越南老兵的后代发生神经管异常和唇裂，一些育龄妇女不孕或其胎儿畸形。橙剂的主要成分为 2，4，5-T，但其中含有的 TCDD 是农业使用中的 100～200 倍。TCDD 的毒性很强，小剂量就能引起实验动物发生肿瘤、先天性异常、免疫系统抑制和死亡。

2. 除草醚

除草醚属二苯醚类除草剂，动物实验证实其具有慢性毒性，对哺乳动物有"三致"作用。我国于 2000 年 12 月 31 日已停止生产，2001 年 12 月 31 日前停止销售和使用。

3. 地乐酚

地乐酚属硝基苯酚除草剂，在美国大量用于大豆和花生等农作物。地乐酚可使人疲乏、头痛、多汗、口渴、呼吸困难、发热、体重减轻、视力降低、白内障、组织黄染、免疫功能降低和男性不育，甚至有致癌和致畸作用。

4. 莠去津和西玛津

莠去津和西玛津属于三氮苯类除草剂，有资料表明，这两种农药有一定致突变和致癌作用。

5. 稳杀得和精稳杀得

稳杀得和精稳杀得属高效低毒类除草剂，用于甜菜和大豆田的除草。

我国食品卫生标准规定甜菜和大豆中稳杀得、精稳杀得的 MRL≤0.5mg/kg。

6. 熏蒸剂

熏蒸剂是利用挥发时所产生的蒸气毒杀有害生物的一类农药，以气态分子进入有害生物体内而起毒杀作用，不同于气化的液体、固体或压缩气体等形式。熏蒸剂主要用于粮仓的杀虫、防霉和灭鼠。常用种类有氯化苦、磷化铝、硫酰氟、溴甲烷等。熏蒸剂具有挥发性，在粮食中残留量较低，通过消化道对人的毒性较小。但由于氯化苦、溴甲烷和磷化铝等熏蒸剂属于高毒类农药，挥发性强，容易经呼吸道进入人体而引起中毒。因此，熏蒸工作人员必须做好安全防护工作。美国曾在粮食和水果储藏及运输中使用二溴乙烯（acetylene dibromide，EDB）熏蒸剂，长期研究发现，它可提高实验动物肿瘤发生率，属于中等致癌剂，通过 Ames 实验证实，EDB 具有致突变性，1984年后美国禁止使用。

（五）植物生长调节剂

植物生长调节剂是用于调节植物生长发育的一类农药，包括人工合成的化合物和从生物中提取的天然植物激素。植物生长调节剂具有许多生理功能和用途，已见报道的有 500 多种，应用于农业生产的有 200 多种。常用种类有矮壮素、乙烯利、吲哚乙酸、多效唑、三十烷醇及赤霉素（920）等化合物。矮壮素和乙烯利属含氯乙基农药，具有致突变作用和胚胎毒性，这类农药在代谢中能产生氯乙烯类致癌物。一些植物生长调节剂衍生物能抑制 DNA 多聚酶的活性，在体外对肿瘤细胞有较强的抑制作用。日本已确认至少有 67 种化学物质能增强或阻断动物或人体内雌性激素生理效应，称之为环境雌性激素，植物激素吲哚乙酸和 2，4-D 被认为是此类物质。另外，有研究认为赤霉素具有雄性激素的活性。

根据《中华人民共和国农药管理条例》规定，植物生长调节剂属农药管理的范畴，依法施行农药登记管理制度，凡在中国境内生产、销售和使用的植物生长调节剂，必须进行农药登记。在申办农药登记时，必须进行药效、毒理、残留和环境影响等多项使用效果和安全性试验，特别在毒理试验中要对所申请登记产品的急性、慢性、亚慢性及致畸、致突变等进行全面测试，经国家农药登记评审委员会评审通过后，才允许登记。

（六）生物（源）农药

生物（源）农药又称农用生物学制剂，是指利用生物活体（真菌、细菌、昆虫病毒、转基因生物及天敌等）或其代谢产物（信息素、生长素、萘乙酸及 2，4-D 等）针对农业有害生物进行杀灭或抑制的制剂。生物农药是天然存在的或者经过基因修饰的药剂，与常规农药的区别在于其独特的作用方式、低使用剂量和靶标种类的专一性。生物源农药对人畜较为安全，不污染环境，可保护生态平衡，不杀害虫天敌，也不易产生抗药性。但有些种类具有毒性，如阿维菌素是当今世界上活性最高的杀虫杀螨剂，属大环内酯类抗生素，主要用于防治线虫、甲虫、蝇等。由于其毒性很高，农业部规定生产 A 级绿色食品时，禁止在蔬菜和果树上使用阿维菌素。随着科学技术的迅速发展，生物农药的范畴不断扩大，涉及动物、植物和微生物中的许多种类及多种与生物有关的具有农药功能的物质，如植物源物质、转基因抗有害生物作物、天然产物的仿生合成或修饰合成化合物、人工繁育的有害生物的拮抗生物和信息素等。另外，对使用微生物制剂防治脊椎动物（如鼠类）和使用遗传工程微生物，其安全性问题尚在研究之中。

第三节　兽药及其他化学物质与食品安全

在防治动物疾病、提高生产效率、改善畜产品质量等方面，兽药起着举足轻重的作用。但由于养殖人员缺乏科学知识、一味追求经济利益，致使在当前畜牧业中滥用兽药现象普遍存在。滥用兽药极易造成动物源食品中兽药的残留，不仅对人体健康造成直接危害，而且对畜牧业的发展和生态环境也造成极大的安全隐患。随着人们对动物源食品由需求型向质量型的转变，动物源食品中的兽药残留已逐渐成为全世界关注的一个焦点。

一、概　　述

兽药是指用于预防、治疗、诊断动物疾病或者有目的地调节动物生理机能的物质（含药物饲料添加剂）。兽药主要包括血清制品、疫苗、诊断制品、微生态制品、中药材、中成药、化学药品、抗生素、生化药品、放射性药品及外用杀虫剂、消毒剂等。兽药残留是指给家畜家禽防治疾病等用药后，动物产品的任何可食部分所含兽药的母体化合物及（或）其代谢物，以及与兽药有关的杂质。所以兽药残留既包括原药，也包括药物在动物体内的代谢产物和兽药生产中所伴生的杂质，一般以 $\mu g/mL$ 或 $\mu g/g$ 计量。

兽药种类、给药方式及器官和组织的种类与兽药在动物体内的残留量有很大关系。在一般情况下，代谢兽药的脏器，如肝脏、肾脏中兽药残留量高。动物新陈代谢将兽药排出体外，动物体内兽药的量随着时间推移而逐渐减少。兽药代谢的速率与动物种类有关，如通常所用的药物在鸡体内的半衰期大多数在 12h 以下，多数鸡用药物的休药期为 7 天。

集约化生产能够提高生产效率，畜、禽、鱼等动物的饲养多采用集约化生产，以满足人类对动物性食品的需求。但是，这种生产方式会带来了严重的食品安全问题。在集约化生产条件下，由于饲养密度高，疾病极易蔓延，导致使用药频率增加。天然饲料中会添加一些化学控制物质预防疾病和改善营养，改善饲喂效果。这些饲料添加剂的主要作用包括完善饲料的营养特性、提高饲料的利用效率、促进动物生长和预防疾病、减少饲料在储存期间的营养物质损失以及改进畜、禽、鱼等产品的某些品质。

兽药的使用会导致药物残留于动物组织中，对公众健康和环境具有直接或间接危害。目前对人畜危害较大的兽药及饲料药物添加剂主要包括抗生素类、磺胺类、呋喃类、抗寄生虫类和激素类等药物。

（一）抗 生 素 类

抗生素类药物是指由细菌、霉菌或其他微生物在繁殖过程中产生的，能够杀灭或抑制其他微生物的一类物质及其衍生物，用于治疗敏感微生物（常为细菌或真菌）所致的感染。

1. 抗生素药物的用途

由于抗生素饲料添加剂除防病治病外，还具有促进动物生长、提高饲料转化率、提高动物产品的品质、减轻动物的粪臭、改善饲养环境等功效，抗生素作为饲料添加剂已很普遍，但是使用抗生素作为饲料添加剂还是会产生许多副作用。饲料中不同种类的抗生素的添加剂量及所具有的促进生长效果不尽相同，但总体来说，用量一般为每吨饲料中添加 10～15g 抗生素。从使用效果看，一般来说可提高猪、鸡的生长速率和饲料利用率。以盐霉素为例，可使肉鸡的育成率提高 37％～76％，平均增重 5％～38％，饲料消耗降低 2％～37％。

2. 抗生素种类

按抗生素在畜牧业上应用的目标和方法，可将它们分为两类：一类是治疗动物临床疾病的抗生素，治疗用抗生素主要品种有青霉素类、四环素类、杆菌肽、庆大霉素、链霉素、红霉素、新霉素和林可霉素等；另一类是用于预防和治疗亚临床疾病的抗生素，即作为饲料添加剂低水平连续饲喂的抗生素。常用饲料药物添加剂有盐霉素、马杜霉素、黄霉素、土霉素、金霉素、潮霉素、伊维菌素、庆大霉素和泰乐菌素等。

3. 抗生素药物的残留

抗生素应用广泛，使用量也越来越大，不可避免会存在残留问题。例如，美国曾检出 12％肉牛、58％犊牛、23％猪、20％禽肉都有抗生素残留。日本曾有 60％的牛和 93％的猪被检出有抗生素残留。近年来我国抗生素在蜂蜜中残留逐渐增多，因为在冬季蜜蜂常发生细菌性疾病，大量使用抗生素治疗，致使蜂蜜中残留抗生素。导致抗生素残留的抗生素主要有四环素、土霉素、金霉素等。

在我国现在的抗生素生产过程中，产生菌的菌丝体多多少少都会被作为饲料添加剂。据不完全统计，1996 年我国共使用青霉素发酵菌丝体 20 000t、四环素类抗生素发酵菌丝体 34 000t、大环内酯类抗生素发酵菌丝体 3000t。如此大量的未被允许作为饲料添加剂的抗生素及其产生菌的菌丝体应用于食用动物，对生态环境、动物源食物及人群中细菌的耐药性会造成很大的危害。

要控制动物食品药物添加剂残留，必须严格遵守休药期，控制用药剂量，选用残留低、毒性小的药物，并注意用药方法与用药目的要一致。在农业部 2001 年颁发的《饲料药物添加剂使用规范》中规定了各种饲料添加剂的种类和休药期。

（二）磺胺类药物

磺胺类药物为人工合成的抗菌药，用于临床已有几十年的历史，特别是 1969 年抗菌增效剂——甲氧苄氨嘧啶（trimethoprim，TMP）发现以后，与磺胺类联合应用可使其抗菌作用增强、治疗范围扩大。因此，虽然陆陆续续有大量抗生素问世，但磺胺类药物仍是重要的化学治疗药物。

1. 磺胺类药物的用途

磺胺类药物是一类具有广谱抗菌活性的化学药物，广泛应用于兽医临床。它具有抗菌谱较广、性质稳定、使用简便、生产时不耗用粮食等优点。磺胺类药物于 20 世纪 30 年代后期开始用于治疗人的细菌性疾病，并于 1940 年开始用于家畜，1950 年起广泛应用于畜牧业生产，用以控制某些动物疾病的发生和促进动物生长。

2. 常见的种类与限量

磺胺类药物根据其应用情况可分为三类，即用于全身感染的磺胺药（如磺胺嘧啶、磺胺甲基嘧啶、磺胺二甲嘧啶），用于肠道感染、内服难吸收的磺胺药物和用于局部的磺胺药（如磺胺醋酰）。我国农业部在 1999 年 9 月发布的《动物性食品中兽药最高残留限量》中规定，磺胺类总计在所有食品动物的肌肉、肝、肾和脂肪中 MRL 为 $100\mu g/kg$，牛、羊乳中为 $100\mu g/kg$。

3. 磺胺类药物的残留

磺胺类药物残留问题的出现已有 50 年，并且近年来磺胺类药物残留超标现象很严重。很多研究表明猪肉及其制品中磺胺药物超标现象时有发生，如给猪内服 1‰ 推荐剂量的氨苯磺胺，在休药期后也可造成肝脏中药物残留超标。按治疗量给药，磺胺在体内残留时间一般为 5～10 天。肝、肾中的残留量通常大于肌肉和脂肪，进入乳中的浓

度为血液浓度的 $1/10 \sim 1/2$。

磺胺类药物大部分以原形态自机体排出，在自然环境中不易被生物降解，从而容易导致再污染，引起兽药残留超标。现已证明，猪接触排泄在垫草中低浓度磺胺类药物后，猪体内便可测出此类药物残留超标。

（三）激素类药物

激素是由机体某一部分分泌的特种有机物，可影响其机能活动并协调机体各个部分的作用，促进畜禽生长。激素类药物就是以人体或动物激素（包括与激素结构、作用原理相同的有机物）为有效成分的药物。20 世纪人们发现激素后，激素类生长促进剂在畜牧业上得到广泛应用，但由于激素残留不利于人体健康，产生了许多负面影响，许多种类现已禁用。我国农业部规定，禁止所有激素类及有激素类作用的物质作为动物促进生长剂使用，但在实际生产中违禁使用者还很多，给动物性食品安全带来很大威胁。

1. 激素类药物的用途

在畜禽饲养上应用激素制剂有许多显著的生理效应，如加速催肥，还可提高胴体的瘦肉与脂肪的比例。使用激素处理肉牛和犊牛，可提高氮的存留量，从而提高增重率和饲料转化率。性激素是曾经被广泛研究和应用，并有着非常显著应用效果的甾体类生长促进剂。20 世纪六七十年代，美国 $80\% \sim 90\%$ 的肥牛使用了此类激素。生长激素是由动物脑垂体分泌的单链多肽分子，对蛋白质合成、糖代谢、水代谢和提高细胞对氨基酸的通透性均有促进作用，因而促生长效果明显。自 80 年代以来，激素类药物对奶牛、猪、鸡、羊等表现出了较好效果。近年来，人们将有的生长素基因直接转入动物，创造出了转基因鱼、转基因猪和转基因牛等动物，增加内源性生长激素的数量来代替外源生长激素的给予，提高动物的生长发育速度。此外，兴奋剂可以促进动物营养的再分配，所以又称重新分配剂，80 年代美国率先将其应用在畜禽饲养中，应用效果表现为动物胴体瘦肉率提高，动物生长加快。

2. 常见的种类

激素的种类很多，化学结构差别很大。按化学结构可将激素分固醇或类固醇（主要有肾上腺皮质激素、雄性激素、雌性激素等）和多肽或多肽衍生物（主要有垂体激素、甲状腺素、甲状旁腺素、胰岛素、肾上腺素等）两大类。

按来源可将激素分为天然激素和人工激素两类。天然激素是指动物体自身分泌的激素。合成激素是用化学方法或其他生物学方法人工合成的一类激素。人工合成的激素一般较天然激素效力更高，合成激素有雄性激素、TBA、孕激素、十六亚甲基甲地孕酮及己烯雌酚、乙雌酚、甲基睾酮、Zeranol 等。其中，β-兴奋剂是一类化学结构与肾上腺素相似的类激素添加剂物质，主要有克仑特罗、息喘宁、莱克多巴胺、沙丁胺醇等。

（四）其他兽药

除抗生素外，许多人工合成的药物有类似抗生素的作用。化学合成药物的抗菌驱虫作用强，而促生长效果差，且毒性较强，长期使用不但会产生不良影响，而且有些还存在残留与耐药性问题，甚至有致癌、致畸、致突变的作用。化学合成药物添加在饲料中主要用在防治疾病和驱虫等方面，也有少数毒性低、副作用小、促生长效果较好的抗菌剂作为动物生长促进剂在饲料中加以应用。

我国已批准喹乙醇用作猪、鸡抑菌促生长剂，但也有报道添加喹乙醇可能有致突变作用。美国 FDA 未批准使用喹乙醇作饲料添加剂。另外，在化学合成过程中有的产品残留有较多的邻硝基苯胺原料，对人和动物都有很大毒性。

呋喃类药物有抗菌作用，常应用于猪和鸡的饲料中，用来预防疾病，促进生长，如硝呋烯腙和呋喃唑酮（痢特灵）等。英国和美国对呋喃类兽药在食品中的 MRL 规定为：呋喃西林、呋喃唑酮在猪产品中为 0。欧盟对硝基呋喃类药物规定在各种食用动物的肌肉、肝脏、肾脏和脂肪中的 MRL 为 $5\mu g/kg$。我国规定呋喃唑酮在猪和家禽中的 MRL 为 0。

苯并咪唑类药物是重要的抗寄生虫药物，主要有左旋咪唑、噻苯咪唑、丙硫苯咪唑和苯硫苯咪唑等，这类药物在兽医临床和动物饲料中广泛使用。我国规定苯硫苯咪唑在猪、牛和马肌肉中的 MRL 为 $50\mu g/kg$，在肝脏中的 MRL 为 $500\mu g/kg$。

有机砷是猪和禽类的重要生长促进剂。主要作用于生长早期，后期肥育阶段应用效果不佳。有机砷预防鸡球虫病与猪痢疾也有显著疗效。为保证肌肉和肝的砷残留不超过允许限量，畜禽在出售前应饲喂 5 天以上的无砷饲料，以便最大限度地将砷排出体外。我国已批准了将有机砷物质作为饲料添加剂使用。

二、兽药残留

动物病害防治用药和饲养添加剂用药存在许多区别，对食品安全性的影响也不尽相同。动物的治疗、预防用药一般是间断的、个别的。而作为饲料添加剂的用药是持续的、普遍的，累积量大，并且目前往往是在畜产品上市前才停用。如果没有严格遵守休药期的规定，很容易造成兽药残留量超标。

（一）兽药残留量超标的原因

目前，我国动物性食品中兽药残留量超标主要有以下几个方面的原因。

1. 使用违禁或淘汰药物

若将有些不允许使用的药物当作添加剂使用，往往会造成残留量大、残留期长等问题，对人体危害严重。因而凡未列入《饲料药物添加剂使用规范》附录一和附录二中的药物品种均不能当饲料添加剂使用。但事实上违规现象很多，β-兴奋剂（如瘦肉精）、类固醇激素（如己烯雌酚）、镇静剂（如氯丙嗪、利血平）等是常见的滥用违禁药品。

2. 不按规定执行应有的休药期

畜禽屠宰前或畜禽产品出售前需停药不仅针对兽药也适用于药物添加剂，通常规定的休药期为 4～7 天，而相当一部分养殖场（户）使用含药物添加剂的饲料很少按规定落实休药期。

3. 随意加大药物用量或把治疗药物当成添加剂使用

由于耐药菌的存在，超量添加药物的现象普遍存在，有时甚至把治疗量当作添加量长期使用。例如，土霉素用于治疗疾病时，可在饲料中添加 0.1%，使用期一般为 3～5 天。

4. 滥用药物

畜禽发生疾病时滥用抗生素，随意使用新的或高效抗生素，还大量使用医用药物。不仅任意加大剂量，而且还任意使用复合制剂。

5. 饲料加工过程受到污染

若用盛过抗菌药物的容器储藏饲料，或使用盛过药物而没有充分清洗干净的储藏器，都会造成饲料加工过程中的兽药污染。

6. 用药方法错误或未做用药记录

在用药剂量、给药途径、用药部位和用药动物的种类等方面不符合用药规定，因此造成药物残留。此外，由于没有用药记录而重复用药的现象也较普遍。

7. 屠宰前使用兽药

屠宰前使用兽药来掩饰有病畜禽临床症状，逃避宰前检验，很可能造成肉用动物的兽药残留。

8. 厩舍粪池中含兽药

厩舍粪池中含有抗生素等药物会引起动物性食品的兽药污染和再污染。

（二）兽药残留的危害

兽药残留不仅对人体健康造成直接危害，而且对畜牧业和生态环境也造成很大威胁，最终将影响人类的生存安全。同时，兽药残留也影响经济的可持续发展和对外贸易。

1. 兽药残留对人体健康的危害

药物被吸收进入畜禽体内后，几乎分布到全身各个器官，但在内脏器官尤其是肝脏内分布较多，而在肌肉和脂肪中分布较少。药物可通过各种代谢途径，由粪便排出体外，也可通过泌乳和产蛋过程而残留在乳和蛋中。兽药和违禁药品残留造成的影响主要表现在以下几个方面。

1）毒性作用

人长期摄入含兽药残留的动物性食品后，药物不断在体内蓄积，当浓度达到一定量后，就会对人体产生毒性作用。例如，磺胺类药物可引起肾损害，特别是乙酰化磺胺在酸性尿中溶解度降低，析出结晶后损害肾脏。

2）过敏反应和变态反应

经常食用一些含低剂量抗菌药物残留的食品会使易感的个体出现过敏反应，这些药物包括青霉素、四环素、磺胺类药物及某些氨基糖苷类抗生素等。它们具有抗原性，刺激机体内抗体的形成，造成过敏反应，严重者可引起休克，短时间内出现血压下降、皮疹、喉头水肿、呼吸困难等严重症状。在牛乳中青霉素和磺胺类药物残留引起的过敏反应病例很多。青霉素类药物引起的变态反应，轻者表现为皮炎和皮肤反应，严重者表现为致死的过敏性休克。四环素药物可起过敏和荨麻疹。磺胺类药物的过敏反应表现在皮炎、白细胞减少、溶血性贫血和药热。呋喃类引起人体的不良反应主要是胃肠反应和过敏反应，表现在以周围神经炎、药热、嗜酸性粒细胞增多为特征的过敏反应。

3）细菌耐药性

动物经常反复接触某一种抗菌药物后，其体内敏感菌株将受到选择性地抑制，从而使耐药菌株大量繁殖。由于细菌数量大、繁殖快、易变异，而且抗药性的 R 质粒可以在菌株间横向转移，造成抗药性基因的扩散，使一种细菌产生多种耐药性。而抗生素饲料添加剂长期、低浓度的使用是耐药菌株增加的主要原因。

经常食用含药物残留的动物性食品，一方面因具有耐药性可能引起人畜共患病的病原菌大量增加，另一方面具有药物抗性的耐药因子可能传递给人类病原菌，当人体发生疾病时，就给临床治疗带来极大的困难，耐药菌株感染往往会延误正常的治疗过程。1957 年，日本最早报道了病原菌抗药性现象，发现一些引起疾病的宋内志贺菌具有 1 种以上的抗药性，到 1964 年，40％的流行株具有四重或多重抗药性。1972 年，在墨西哥有 1 万多人被抗氯霉素的伤寒杆菌感染，导致 1400 多人死亡。美国也报道过具有六重抗药性的鼠伤寒杆菌引起的食物中毒事件。据美国《新闻周刊》报道，仅 1992年全美就有 13 300 名患者死于抗生素耐药性细菌感染。更可怕的是现已发现了至少 3种能够导致严重威胁生命安全的病原菌（粪肠球菌、分枝杆菌和绿脓假单孢菌），它们可以耐受 100 多种抗生素。在国内，磺胺类、四环类、青霉素、氯霉素、卡那霉素、庆大霉素等，在畜禽中已大量产生抗药性，临床效果越来越差，使用剂量也大幅度增加。例如，青霉素在刚进入临床应用时，使用剂量仅为几十个单位。到 20 世纪六七十年代，医用临床上的一般肌肉注射治疗剂量为 10 万单位，随着青霉素应用的日益普及，其使用剂量不得不迅速增加。目前，临床上使用 80 万单位的肌肉注射剂量进行治疗，效果甚至还不如从前。总之，病原微生物对化学治疗剂出现耐药性，给现代化学疗法带来了极大的困难。

4）菌群失调

在正常条件下，人体肠道内的菌群由于在多年共同进化过程中与人体能相互适应，对人体健康产生有益的作用，如某些菌群能抑制其他有害菌群的过度繁殖；某些菌群能合成 B 族维生素和维生素 K 以供机体使用。但是，过多应用药物会使这种平衡发生紊乱，造成一些非致病菌的死亡，使菌群的平衡失调，从而导致长期的腹泻或引起维生素的缺乏等反应，对人体造成危害。菌群失调还容易造成病原菌的交替感染，使得具有选择性作用的抗生素及其他化学药物失去效果。

5）"三致"作用

"三致"是指致畸、致癌、致突变。苯并咪唑类药物是兽医临床上常用的广谱抗蠕虫病药物，但是其可持久地残留于肝内并对动物具有潜在的致畸性和致突变性。1973～1982 年先后发现丁苯咪唑、苯咪唑、丙硫咪唑和苯硫苯氨酯具有致畸作用。通过 Ames 试验证明洛硝哒唑有很高的致突变性，也有报道喹乙醇有致突变作用。另外，残留于食品中的克球酚、雌激素也有致癌作用。因此，这类物质残留无疑会对人类产生潜在的危害。

6）激素的副作用

激素类物质虽有很强的作用效果，但也会带来副作用。人们长期食用含低剂量激素的动物性食品，由于积累效应，有可能干扰人体的激素分泌体系和身体的正常机能，特别是类固醇类和 β-兴奋剂类在体内不易代谢破坏，其残留对食品安全威胁很大。美国曾有 600 多孕妇因使用孕激素（黄体酮），而使其女婴外生殖器男性化。性激素还能引起儿童的性早熟和患肥胖症等。由于这类激素的残留和对人体健康的影响，1979 年美国下令停止使用己烯雌酚作肉牛饲料添加剂。1980 年 FAO/WHO 决定全面禁用己烯雌酚（diethylstilbestrol, DES）等人工合成类雌性激素化合物，欧洲共同体也于1988 年 1 月 1 日完全禁止在畜牧生产中使用甾体类激素。

美国和加拿大饲养家畜习惯使用人工生长激素，而欧盟认为含激素牛肉对人体健康不安全，禁止从美国、加拿大进口激素牛肉。1998 年，欧盟在对来自美国的非激素牛肉和牛肝进行检验时，发现含有激素残留物的牛肉和牛肝竟高达12%，因而欧盟决定全面禁止从美国进口未使用人工生长激素的牛肉和牛肝，引发了一场激素牛肉产品贸易战。由于动物食品残留的肽类激素通过消化系统容易降解，而且其他动物的生长激素对人没有生物活性，美国FDA已批准了牛生长激素的应用，但有些国家对其安全性有怀疑。加拿大科学家研究发现口服牛重组生长激素可使20%～30%的鼠产生免疫反应；英国科学家发现口服重组牛生长激素可使动物白细胞显著增加。因而有关生长激素产品及转基因动物对人类食品安全的影响还需进一步评价。

克仑特罗是具有代表性的在饲料中禁用的药物，它引起的食物中毒是近年来药物残留影响食品安全的典型案例。盐酸克伦特罗俗称"瘦肉精"，其化学成分为 α-［（叔丁氨基）甲基］-4-氨基-3，5-二氯苯甲醇盐酸盐，临床用于治疗哮喘病。20世纪80年代初，美国一家公司意外发现，将一定量的克仑特罗添加到饲料中，可以显著促进动物生长，提高瘦肉率。1990年3～7月，西班牙暴发克仑特罗食物中毒，进食肝脏的125人全部出现肌肉震颤、心动过速、神经过敏、头痛、肌肉痛等不同程度的中毒症状。90年代，在我国开始将它作为饲料添加剂加以应用。1998年5月，香港地区有17人因食用饲料中含有禁用的"盐酸克仑特罗"猪内脏，发生中毒，造成了政治上及经济上的重大损失。我国农业部于1997年3月下文禁止β-肾上腺素类激素在饲料和畜牧生产中使用。1998年9月农业部组织的专项调查发现，在饲料中违法使用盐酸克仑特罗的现象并没有得到很好的控制。对广东、福建、上海等8个省、直辖市的500多家饲料生产、经营及养殖企业的调查结果表明，违禁药品检出率依然高达19.8%。盐酸克仑特罗属于非蛋白质激素，耐热。其饲用浓度是治疗用量的10倍以上，停药期短会大量残留，残留量由高到低的组织器官依次为肝、肾、肺和肌肉，一般情况下肝的残留是肌肉的200倍。一餐食用含"瘦肉精"的猪肝0.25kg以上者，常见有恶心、头晕、四肢无力、手颤等中毒症状。含"瘦肉精"的食品对心脏病、高血压、甲亢和前列腺肥大等疾病患者及老年人的危害更大。2006年9月，上海市连续发生多起因食用猪内脏、猪肉导致的瘦肉精食物中毒事件。

2. 兽药残留对畜牧业生产和环境的影响

滥用药物对畜牧业本身也有很多负面影响，并最终影响食品安全。例如，长期使用抗生素造成畜禽机体免疫力下降，影响疫苗的接种效果。长期使用抗生素还会引起畜禽内源性感染和二重感染。在我国中东部经济发达、抗生素应用频繁地区，志贺氏菌几乎100%具有抗药性，对四环素类抗生素尤为明显。在畜牧业中，大肠杆菌、葡萄球菌、沙门菌等过去并不严重或较少发生的细菌病，现已上升为家禽的主要传染病，这与长期滥用抗生素有直接关系。耐药菌株的日益增加，使有效控制细菌疫病的流行显得越来越困难，不得不使用更大剂量、更强副作用的药物，反过来对食品安全造成了新的威胁。

被排泄到环境中的一些性质稳定的药物，仍能稳定存在很长一段时间，导致环境中的药物残留。高铜、高锌等添加剂的应用，有机砷的大量应用，造成了土壤、水源的污染。据预测，一个万头猪的猪场按美国 FDA 允许使用的砷制剂剂量推算，若连续使用含砷的加药饲料，5～8 年之后将可能向猪场周边排放近 1t 砷，这将使附近土地生产出的农产品砷含量严重超标。

3. 兽药残留超标对经济发展的影响

20 世纪 90 年代初，我国畜禽产品开始进入国际市场，但由于药物残留常被有关国家相继退货或销毁。出口日本的肉鸡，由于克球粉在鸡肉中残留超标相继被退货，导致出口受阻。欧盟以中国饲料中用药过滥，畜禽产品中残留超标等原因，于 1996 年 8 月停止进口我国畜禽产品。随后，我国畜禽产品在韩国、南非等国出口也受到遏制。1997～1998 年欧盟曾 4 次来我国考察鸡肉产品，对我国疫病防治、兽医管理体制、产品药残及其检测手段等方面提出了异议，并决定继续对我国畜禽产品采取贸易禁运，造成了政治上和经济上的巨大损失。当疯牛病、痒病、口蹄疫等在欧洲肆虐，世界牛肉和牛制品的销售遭受重创时，巨大的市场真空并未被我国的牛肉填补，主要是因为兽药残留问题。基于同样的原因，2000 年我国冷冻牛肉的出口只有 2 万 t，比 1999 年下降了 10.6%，不仅如此，我国西餐所用的高档牛肉基本上靠从美国、澳大利亚和韩国等国家进口。1999 年我国的肉类产量占世界产量的 28.9%，而出口仅占总产量的 0.8%；禽蛋类出口量仅占总产量的 1.8%。2001 年 1 月，欧盟以从中国进口的水产品检测出超出欧盟标准的氯霉素为由，作出了禁止中国水产品进口的决议。此决议使中国对欧盟出口损失 6 亿多美元。2002 年 1 月，美国 FDA 也作出反应，对中国虾产品发出预警通报，并再次强调禁止在动物源食品中使用氯霉素、磺胺类等 11 种药物。2002 年 3 月，日本厚生省宣布对中国动物实施严格检查，并颁布了 11 种药物的残留限量。由此可见，兽药残留不仅影响公众的身体健康，而且严重地影响了畜禽产品出口，造成了重大的经济损失。在国际贸易中，由于有关贸易条约的限制，政府已很难用行政手段保护本国产业，而技术贸易壁垒的保护作用将越来越强。化学物质残留是食品贸易中最主要的技术贸易壁垒。我国加入 WTO 后，面临的技术贸易壁垒更为突出。为了扩大国际贸易，化学控制物质残留，特别是兽药的残留，是一个必须解决的紧迫问题。

（三）食品动物禁用的兽药及其他化合物

食品动物是指各种供人食用或其产品供人食用的动物。为保证动物源性食品的安全，维护人们的身体健康，根据《兽药管理条例》的规定，我国农业部于 2002 年 4 月 9 日公布了《食品动物禁用的兽药及其他化合物清单》，主要有 β-兴奋剂类：克仑特罗、沙丁胺醇、西马特罗及其盐、酯及制剂；性激素类：己烯雌酚及其盐、酯及制剂；具有雌激素样作用的物质：玉米赤霉醇、去甲雄三烯醇酮、乙酸甲羟孕酮及制剂，氯霉素及其盐、酯及制剂，氨苯砜及制剂；硝基呋喃类：呋喃唑酮、呋喃它酮、呋喃苯烯酸钠及制剂；硝基化合物：硝基酚钠、硝呋烯腙及制剂；催眠、镇静类：安眠酮及制剂、氯丙嗪、地西洋（安定）及其盐、酯及制剂，林丹，毒杀芬，呋喃丹（克百威），杀虫脒，双甲脒，酒石酸锑钾，锥虫肿胺，孔雀石绿，五氯酚酸钠，各种汞制剂；性激素类：甲基睾丸酮、丙酸睾丸、苯丙酸诺龙、苯甲酸雌二醇及其盐、酯及制剂；硝基咪唑类：甲硝唑、地美硝唑及其盐、酯及制剂。

（四）兽药残留的监测与控制

1. 兽药残留的监测

为控制兽药残留，严格落实休药期的实施，检测监督是关键。1984 年在 FAO/WHO 共同组成的食品法典委员会倡导下，成立了兽药残留法典委员会，负责筛选建立适用于全球兽药及其他化学药物残留的分析和取样方法，对兽药残留进行毒理学评价，制定最高兽药残留法规及休药期法规。我国农业部也于 1999 年成立了全国兽药残留专家委员会，颁布了"动物性食品中兽药最高残留量"，并发布了《中华人民共和国动物及动物源食品中兽药残留监控计划》和《官方取样程序》等法规。由于动物性食品药物残留的检测属于微量检测，需要相当精密的分析仪器等技术手段。为此我国又启动了饲料安全工程，采用大批量尖端仪器装备了国家、省部级饲料质检机构。同时农业部和全国饲料工业标准委员会加快了制标力度，抓紧组织制定饲料中药物残留和违禁药物检测方法标准。除了已建立的标准方法之外，国外还有较系统的分析检测方法资料可供参考，主要来源于（美国）公职分析化学家协会方法，（美国）油脂化学家协会方法，（美国）食品和药物管理局农药分析手册，（美国）食品和药物管理局兽药分析手册，（美国农业部）食品安全和检验署分析手册。

2. 兽药残留的控制

严格遵守法律法规、接受专家指导以及科学用药是养殖场（户）和饲料厂能有效控制药物残留的前提。只有农户、养殖场（户）和饲料厂主动科学用药，才能守住第一道防线。加强管理，打击违禁药物非法使用，监督法律法规的落实是关键。世界上许多国家都建立了较为完善的法律体系，设置了协调的管理机构和严密的产品安全评价和测试体系。

我国近年来对兽药残留问题也给予了很大重视，软硬件建设都取得了很大进步。农业部规定，凡用于防治动物疫病，促进动物生长的兽药（含饲料药物添加剂）品种，必须经农业部批准，未经批准不得生产使用，对非法生产、经营和使用者应根据兽药管理法规予以查处。农业部在 2001 年颁布了《饲料药物添加剂使用规范》（以下简称《规范》），并规定：只有列入《规范》附录一中的药物才被视为具有预防动物疾病、促进动物生长的作用，可在饲料中长期添加使用；列入《规范》附录二中的药物用于防治动物疾病，必须凭兽医处方购买使用，并有规定疗程，仅可通过混饲给药，而且所有商品饲料不得添加此类兽药成分。附录之外的任何其他兽药产品一律不得添加到饲料中使用。

根据有关规定和我国的具体实际，控制兽药残留可归纳为以下几个具体措施。

1）建立有效的监督管理和检测体系

加快修订饲料和畜产品的安全卫生标准。每年定期公布鼓励应用的新添加剂产品和即将淘汰或禁止使用的添加剂产品，加速新产品的推广应用。通过对畜牧生产、饲料和食品生产严格的监督管理和执法来确保饲料和畜产品的安全卫生，加快实施以监控、检测体系建设为主体的饲料安全工程。

2）加强药物的合理使用规范

合理配制用药，使用兽用专用药，能用一种药的情况不用多种药，特殊情况下一般也不超过3种。并对各种兽药制定具体而可行的使用规范。

3）严厉查处违禁药物用作饲料添加剂

明确发布禁止用作添加剂的药物名单，如β-兴奋剂、镇静剂或激素等。对禁用药物产品的源头，即生产厂家进行有效的查封。对有关此类产品的广告、价格信息、市场信息和应用研究报告等应严禁登载于媒体，违者严厉查处。对养殖场、饲料厂、添加剂厂进行关于食品和饲料安全的培训、宣传和教育。严厉查处在饲料和饲料添加剂产品中或者养殖过程中应用违禁药物的情况。按《条例》追究违法人员的刑事责任。

4）谨慎使用抗生素

提倡谨慎使用抗生素，减少抗生素使用的随意性。在幼龄畜禽、环境恶劣、发病率高时方可考虑使用抗生素。应努力加强饲养管理、改善卫生状况，应用安全绿色的添加剂，以最大限度地减少抗生素用量。要严格执行休药期，人畜用药分开，确保明智、安全和负责的使用抗生素。

5）饲料生产过程中药物添加剂污染的控制

（1）药物添加剂剂型选择。微粒状药物添加剂与粉状药物添加剂相比，具有有效成分分布均匀、静电低、流动性好、颗粒整齐、粉尘少等优点，可以降低加工时对饲料的交叉污染，减少用药量，因此，提倡使用微粒状药物添加剂。

（2）药物添加的管理。采用专人负责制，书面记录要完整详细，高浓度药物添加剂要稀释预混，经常校正计量设备，称量准确。

（3）加工和设备清洗。加药饲料的生产按同种药物含量由多到少排序加工，然后用粉碎好的谷物原料冲洗一遍，再加工休药期的饲料，并定期清理粉碎、混合、输送、储藏设备和系统。

（4）标签。饲料标签要求标明药物的名称、含量、使用要求及休药期等。

6）严格规定休药期和制定最高残留限量

为保证给予动物内服或注射药物后药物在动物组织中残留浓度能降至安全范围，必须严格规定药物休药期，并制定动物性食品中药物的最高残留限量。

三、其他化学物质

应用于动植物食品原料生产过程的化学控制物质，如硝酸盐和亚硝酸盐及昆虫行为调节物质等都有可能污染食品，危害人类的健康。

（一）硝酸盐和亚硝酸盐污染的危害与控制

硝酸盐和亚硝酸盐多数来源于膳食，除作为食品添加剂和环境中本底硝酸盐外，农田施用的大量氮肥是食品中硝酸盐和亚硝酸盐的主要来源。同时，氮肥的大量施用造成了水体污染，使饮水中硝酸盐和亚硝酸盐过量积累。在微生物的作用下，硝酸盐可被还原为亚硝酸盐，亚硝酸盐在一定条件下可与食物中的胺类化合物反应，从而合成亚硝基化合物，而这种物质能致癌。正是由于硝酸盐和亚硝酸盐来源的多重性以及它们对人体的危害，人们对于膳食中硝酸盐和亚硝酸盐污染及其危害给予了高度关注。

1. 食品中的硝酸盐和亚硝酸盐

为了满足植物体内细胞物质，如蛋白质、DNA等物质的合成需要，植物必须通过根系从土壤中摄取硝酸盐和铵。由于近数十年来氮肥使用量快速增长，使土壤中硝酸盐含量不断增加，造成植物体内硝酸盐明显蓄积。但由于蔬菜品种不同，硝酸盐含量也大有不同。有资料表明，不同种类蔬菜的新鲜可食部分中硝酸盐含量按其均值大小排列为：根菜类＞薯类＞绿叶菜类＞白菜类＞葱蒜类＞豆类＞茄果类。一些蔬菜，如豌豆、马铃薯和番茄，它们的硝酸盐含量通常低于200mg/kg，而甜菜根、莴苣和菠菜则多数高于2500mg/kg。除此以外，同一蔬菜不同部位的硝酸盐含量差异也比较大，通常含量排列顺序为根＞茎＞叶柄＞叶片。当土壤中缺钼或大量施用化学氮肥时，能增加蔬菜中硝酸盐的蓄积量，而增加施用磷肥、钾肥、钼肥、有机肥后，可降低蔬菜中的硝酸盐含量。

蔬菜中亚硝酸盐的浓度一般较低，我国蔬菜中亚硝酸盐含量基本在1.0mg/kg左右，20世纪90年代以来呈明显上升趋势。凡有利于病原菌（如大肠杆菌、摩根氏变形杆菌、产气杆菌和革兰氏阳性球菌等）生长繁殖的各种条件因素（如温度、水分、pH和渗透压等）都有利于硝酸盐还原为亚硝酸盐。如果蔬菜保持在新鲜状态下，放置一定时间后，亚硝酸盐的含量没有显著变化；但是如果存放条件较差，蔬菜会腐烂变质，亚硝酸盐含量则会明显增高，并且随腐烂程度的增加而迅速增高。在蔬菜腌制过程中，亚硝酸盐含量也会有所增高，如腌制过程中青菜的亚硝酸盐含量远高于我国对腌制品的亚硝酸盐标准（30mg/kg），为78 mg/kg。蔬菜在腌制过程中的盐浓度和温度直接影响亚硝酸盐的含量：当食盐量为5％～10％时，温度越高，所产生的亚硝酸盐越多；而当盐浓度达到15％且温度为15～20℃或37℃时，亚硝酸盐含量则基本无变化。同时腌制过程时间的延长，也会使亚硝酸盐的浓度发生变化：在腌制最初的 2～4 天，亚硝酸盐含量增加；7～8 天时，含量最高；9 天后则呈下降趋势。所以食盐浓度在 15％以下时的初腌制蔬菜（8 天以内）最容易引起亚硝酸盐中毒。

过多的硝酸盐除严重影响动植物产品的安全外，还会从土壤渗入到地下水中，造成水体的严重污染。有资料表明，20 年来，世界各国的地下水中 NO_3^- 浓度增长速度为每年 1～3mg/L。我国在 1990 年对 118 个城市地下水的铵态氮（NH_4^+-N）、硝酸盐态氮（NO_3^--N）和亚硝酸盐态氮（NO_2^--N）的污染情况的调查表明，72％的城市饮用水中 NO_3^--N 超过国家标准（20mg/L），64％的城市 NO_2^--N 超过国家标准（0.1mg/L）。一般来说，水体中亚硝酸盐含量不太高，但它的毒性却是硝酸盐的 10 倍，并且近年来，某些水域的亚硝酸盐含量升高十分明显，特别是春天，亚硝酸盐含量更高。此外，土壤和被污染的水体中均有合成亚硝基化合物的可能性。

硝酸盐和亚硝酸盐除了在食品原料的生产过程中积累以外，作为肉制品护色剂的应用也增加了其在食品中的含量。肉制品中的硝酸盐因细菌的作用还原成 NO_2^-，在酸性条件下 NO_2^- 可与肉制品中的肌红蛋白反应生成玫瑰色亚硝基肌红蛋白，增加了肉制品的色泽。同时，硝酸盐和亚硝酸盐还起到防腐的作用，可以有效防止肉毒梭菌的生长，延长肉制品的货架期。

2. 硝酸盐和亚硝酸盐及其衍生物对人体的危害

硝酸盐和亚硝酸盐及其衍生物引起人体危害主要表现在以下几个方面。

1）正铁血红蛋白症

摄入过量硝酸盐能引起正铁血红蛋白症，这在饮水中硝酸盐含量的高地区经常发生。

2）婴儿先天畸形

亚硝酸盐能够透过胎盘进入胎儿体内，6 个月以内的婴儿对亚硝酸盐类特别敏感，亚硝酸盐对胎儿有致畸作用。

3）甲状腺肿

通过研究发现，过多地摄入硝酸盐能减少人体对碘的消化吸收，从而导致甲状腺肿。

4）癌症

在适当条件下，亚硝酸盐可以和多种有机成分反应。例如，在使用亚硝酸盐发色时，由于肉中含有大量的胺，亚硝酸盐会与胺反应，生成亚硝基化合物。在胃肠道的酸性环境中，亚硝酸盐可以转为亚硝胺，而这些亚硝基化合物均是致癌因子。

3. 硝酸盐和亚硝酸盐类物质危害的控制

根据食品中硝酸盐和亚硝酸盐的来源，采取相应的措施防止或减少这两种物质对食品的污染是控制其危害的根本措施，而其他方法具有辅助作用。

（1）采取合理使用氮肥等农业技术措施，控制矿物氮在土壤中积累，减少对地下水的污染。

（2）多食入维生素 C 和维生素 E 及新鲜水果等，以阻断体内亚硝基化合物的形成，同时少食用腌制品。

（3）注意口腔卫生，防止微生物的还原作用，减少唾液中亚硝酸盐含量。

（4）采取正确合理的加工方法和烹调操作可明显降低蔬菜可食部分的硝酸盐含量。商品蔬菜经过烧煮后，硝酸盐含量下降幅度明显，为本来含有量的 $50\%\sim70\%$。在食用蔬菜前，沸水浸泡 3min 能有效降低硝酸盐含量，且效果好于清水浸泡 10min 或锅炒 3min。另外，将马铃薯放在维生素 C 溶液或浓度为 1% 的食盐水中浸泡一昼夜，马铃薯中硝酸盐的含量减少 90%。

（5）制定食品中硝酸盐与亚硝酸盐的使用量和残留量标准，并采取必要的监督管理。对于食品（包括蔬菜、罐头、肉制品和乳制品）中硝酸盐的含量，美国、法国、德国等国家已经制定了一系列的法令进行限制。在荷兰、比利时及德国等国家，只有持有合格证的蔬菜方可进入蔬菜商店。合格证上记录着硝酸盐的准确含量，消费者通过使用一种试纸条快速测试方法可立即检测硝酸盐的含量。与西方国家相比，我国这方面的工作尚存在许多需要完善的地方。

（二）昆虫行为调节物质

昆虫行为调节物质是一种人工合成的生物活性物质，可导致害虫的定向取食、躲避天敌、交配和产卵等生命行为失调，最终可以控制害虫种群密度。目前已发现或合成的各种性激素、协同素、利己素、种间双利素、告警素及具有拒食、忌避和引诱害虫或天敌的活性物质有近万种，它们都是微量、高活性的物质。

尽管这些作为农药的人工合成的生物活性物质在进行审批时已做了"三致"实验和毒理实验，但仍然需要长期的观察来研究其对人身体健康的影响。它们的影响和作用是非急性毒性的、长期而微妙的。目前，由于缺乏理想的实验方法或动物模型来研究内分泌干扰物质，主要证据仍然源于调查报告，因此不容易确认这类物质的影响作用。一般情况下这些物质可能影响较小，但在特殊情况下，某些种类的影响是不容忽视的。因此，要有效的控制这些物质进入食品的方式和含量。

第四节　动植物中的天然有毒物质与食品安全

动植物中的天然有毒物质是指在动植物体内天然存在或因储存方法不当，在一定条件下产生某种有毒并会对人体健康造成伤害的非营养性天然物质成分。动植物中的有毒物质会降低食品的营养价值并影响食品的风味品质，人摄入后会对健康造成不同程度地危害，引起食物过敏和对食品的特异性反应。此外，含有毒物质的动植物的外形、色泽与无毒的品种相似，很容易被人们混淆误食造成食物中毒。因此，在食品加工和日常生活中，含有某些天然有毒物质或潜在危险性物质的动植物原料是造成食品不安全的主要因素之一，应引起人们的高度重视，以防有毒动植物引起的食物中毒事件的发生。

一、概　　述

（一）动植物中的天然有毒物质的种类

自然界动植物中存在的天然有毒物质结构复杂，种类繁多。目前大多数植物中的有毒物质的化学结构已比较清楚，主要分为蛋白质物质和非蛋白质物质。而对于一些水生动物组织所含有的毒素，如石房蛤毒素（saxitoxin，STX）、河豚毒素（tetrodotoxin，TTX）等，化学结构仍不是十分清楚，但一般将其归属于剧毒的非蛋白质类神经毒素，因为这些毒素一般专一作用于机体的神经系统，且具有相似的生理作用与中毒症状，常使中毒者死于呼吸衰竭，类似于罂粟鸦片中的主要生物碱——吗啡碱能对呼吸中枢神经系统起到强大的抑制作用。而植物中的非蛋白质类的天然有毒物质一般不会只专一作用于机体的神经系统。在比较常见的动植物天然有毒物质中苷类、生物碱、有毒蛋白或复合蛋白、酶及非蛋白质类神经毒素等均与日常食品生活密切相关。

1. 苷类

在植物中，由糖或糖的衍生物（如糖醛酸）的半缩醛羟基和非糖化合物中的羟基以缩醛键（苷键）脱水缩合而成的环状缩醛衍生物称为苷类，又称为配糖体或苷。苷类广泛分布于植物的根、茎、叶、花和果实中，大多数无色，无臭，具苦味。但少数有色，如黄酮苷、蒽苷、花色苷等，少数具甜味，如甘草皂苷。苷类易溶于水和乙醇，被酸或酶水解后生成糖和苷元。苷元多为酚类、蒽醌类、黄酮类等化合物，为苷中的非糖部分，因其化学结构不同，苷的种类也多种多样，如皂苷、氰苷、芥子苷、黄酮苷、强心苷等，其中的皂苷和氰苷等常引起食物中毒。

2. 生物碱

生物碱，过去又称为赝碱，是一类含氮的碱性有机化合物。简单的生物碱中含有碳、氢、氮等，复杂的还含有氧元素，其中的氮素，如吡啶、吲哚、喹啉、嘌呤等多包含于环内，形成复杂的环状结构。生物碱具有似碱的性质，可与酸结合生成盐类。大多数植物体中的生物碱都以有机酸，如草酸、苹果酸、柠檬酸、琥珀酸等盐的形式存在，只有少数植物中存在游离的生物碱。生物碱大多为无色结晶型固体，多具苦味，少数有色或为液体，有一定的旋光性和吸收光谱。游离的生物碱难溶于水，易溶于乙醇、乙醚、氯仿等有机溶剂，但其无机酸盐或小分子有机酸盐易溶于水。生物碱属于次级代谢产物，由不同的氨基酸或其直接衍生物合成，对生物机体有强烈的生理甚至毒性作用。有毒的生物碱主要有茄碱、秋水仙碱、烟碱、吗啡碱、罂粟碱、麻黄碱、黄连碱和颠茄碱（阿托品与可卡因）等，其中以马钱子碱毒性最大。这些生物碱对人体的生理作用差异很大，引起的中毒症状各不相同。生物碱的种类较多，已发现的有数千种，主要分布于植物中，如在罂粟科、茄科、毛茛科、豆科、夹竹桃科等的100多种植物中均有分布，少数动物，如海狸、蟾蜍等动物也可分泌生物碱。

3. 有毒蛋白或复合蛋白

异体蛋白质通过注入或内服进入人体组织可产生各种毒性，引起过敏反应。常见的植物有毒蛋白或复合蛋白有胰蛋白酶抑制剂、红细胞凝集素、刺槐毒素、巴豆毒素、硒蛋白、蓖麻毒素等。胰蛋白酶抑制剂主要存在于未煮熟的大豆及其豆乳中，能抑制胰脏分泌的胰蛋白酶的活性，影响人体对大豆蛋白的消化吸收，从而导致胰脏肿大并会抑制食用者（人类和动物）的生长发育。而红细胞凝集素主要存在于大豆和菜豆中，具有凝集红细胞的作用。此外，青海湖裸鲤、鲶鱼、鳇鱼和石斑鱼等动物卵中所含有的鱼卵毒素也属于有毒蛋白。若误食，轻者引起腹痛、腹泻、恶心、呕吐，有的还伴有口干、眩晕、胸闷等中毒症状，重者痉挛、抽搐昏迷而死亡。因此为防止引起食物中毒，加工烹调或腌制时应将鱼卵除净，特别是产卵季节的鱼卵。

4. 酶

某些植物体含有的酶类可以通过分解维生素等人体必需成分或释放出有毒化合物对人体健康造成伤害，这种酶称为抗维生素剂。例如，蕨类植物（蕨菜的幼苗、蕨叶）中的硫胺素酶会破坏硫胺素，造成人和动物维生素 B_1 缺乏症。大豆中的脂肪氧化酶会破坏胡萝卜素，未经热处理的大豆会降低人体血液和肝脏内维生素 A 的含量。

5. 非蛋白质类神经毒素

水生动物，如蛤类、河豚、海兔、蚌类、贻贝类及螺类等本身无毒，可食用，但因直接摄取了海洋浮游生物中的有毒藻类（如甲藻、蓝藻），或通过食物链（有毒藻类—小鱼—大鱼）间接摄取，将毒素积累和浓缩于体内，形成了 STX、TTX、海兔毒素、肉毒鱼毒素、螺类毒素等神经毒素，此类毒素即称为非蛋白质类神经毒素。

6. 动物中的其他有毒物质

正常情况下，猪、牛、羊等畜禽肉作为人类普遍食用的动物性食品，它们的肌肉无毒，可安全食用。但其体内的某些腺体、脏器或分泌物，如果过量摄食或误食可能会扰乱人体的正常代谢，造成食物中毒。

1）甲状腺激素

甲状腺激素是一种由甲状腺分泌的含碘酪氨酸衍生物，具有促进新陈代谢和生物体发育的作用，能提高神经系统的兴奋性，使呼吸、心跳加快，产热增加。人体误食后，会扰乱体内正常的内分泌活动，打破各器官系统的平衡活动。其中毒症状为心悸、手震颤、多汗、体重减轻、神经兴奋性提高及失眠。老年人和心脏病者还会出现心绞痛和心肌梗死的症状。

2）肾上腺皮质激素

家畜中肾上腺皮质分泌的激素为脂溶性类固醇（类甾醇）激素，误食后会迅速增高体内该激素的浓度水平，干扰人体正常的肾上腺皮质激素的分泌活动，引起中毒。

动物肝内具有很多潜在的不安全因素，如一些鲨鱼、灰星鲨、鳕鱼和七鳃鳗等鱼类的肝中存在有毒物质，狗、羊等动物肝中富含维生素 A，一次食用过量会引发维生素 A 急性中毒。此外，动物的肝中还暗藏毒素、病原菌、病毒和寄生虫等。

（二）动植物天然物质的中毒条件

动植物食品引起的食物中毒主要有以下几种情况。

1. 人体遗传因素

在食品成分和人体食用量都正常的情况下，个人遗传因素的特殊性能够引起中毒或其他病理症状。例如，部分特殊人群先天性缺乏乳糖酶，不能将乳糖分解为葡萄糖和半乳糖，饮用牛乳后出现腹胀、腹泻等乳糖不耐受症状。

2. 过敏反应

部分人群因体质敏感，在正常食用无害食品后造成局部或全身不适的症状，称为食物过敏反应。能引起人过敏反应的食物称为过敏原食物，如各种肉、鱼、蛋、蔬菜和水果。某些人食用菠菜后出现恶心、呕吐、腹泻甚至休克、昏迷等症状，就是由于其对菠菜中的蛋白酶过敏。

3. 食用量过大

过量食用无害食品也会引起各种症状，如荔枝病，连续大量食用荔枝，会使人出现饥饿感、头晕、心悸、无力、出冷汗，重者甚至死亡。

4. 食品成分不正常

食用成分不正常的食品会引起相应的中毒症状，如河豚、鲜黄花菜、发芽的马铃薯等都含有天然有毒物质，少量食用即会引起中毒。

二、植物中的天然有毒物质

植物食品主要包括蔬菜、水果、谷类、种子、坚果类等，它是人类膳食和食品生产原料的重要来源。植物的有害成分一般是在体内代谢的过程中生成的，但部分植物可以富集某些有毒害作用的化学成分。目前，我国有毒植物约1300种，分属于140科。植物所含的有害化学成分是决定其毒性的主要因素，对于破坏营养成分、阻碍营养物质吸收及表现为毒素或致癌性质的化学物质，量虽少但其毒害作用已严重影响到了食品的安全性。

（一）苷 类

1. 皂苷

皂苷是广泛存在于植物特别是菜豆和大豆中的一类特殊的苷类，又称皂素。日常生活中由于豆类烹调不当、炒煮不够引起的食物中毒一年四季都有发生。皂苷中毒的主要症状是肠胃炎，一般有2～4h的潜伏期，伴有呕吐、腹泻（水样便）、头痛、胸闷、四肢发麻等症状，病程为数小时或1～2天。中毒后恢复快，愈后良好。

预防菜豆中毒的措施是使其充分炒熟至青绿色消失，无豆腥味和生硬感，最好通过炖食煮透以破坏其所含有的所有毒素。此外，做凉菜时，应保证煮透至少10min，方可食用。由于皂苷易受热膨胀并产生大量泡沫，所以生豆浆煮至80℃左右时，会产生"假沸"现象，而此时豆浆中的毒素并未完全破坏。因此应在"假沸"之后继续加热至100℃，待泡沫消失，再小火煮10min，也可通过93℃加热30～75min或121℃加热5～10min，有效消除豆浆中的有毒物质，以达到安全食用的目的。一旦发现皂苷中毒应尽早排毒并及时对症治疗。

2. 氰苷

氰苷为一种含氰基的苷类，是果仁的有毒成分，能在酶和酸的作用下释放出氢氰酸。例如，苦杏仁中的苦杏仁苷在口腔、食道、胃和肠中遇到水，经苦杏仁酶作用后产生氢氰酸。其中的氰离子能与含铁的细胞色素氧化酶结合，可导致细胞窒息，使机体因组织缺氧陷入麻痹状态。此外，氢氰酸还能麻痹呼吸中枢和运动中枢，导致机体死亡。苦杏仁苷主要存在于果仁中，而另一种与食物中毒相关的植物氰苷——亚麻苦苷主要存在于木薯、亚麻籽及其幼苗，以及玉米、高粱、燕麦、水稻等农作物的幼苗中。氰苷中以苦杏仁、苦桃仁、木薯、玉米和高粱幼苗中的毒性较大。另外主要存在于嫩竹笋中的蜀黍氰苷也曾发生过引起人类中毒的事件。

苦杏仁中毒的轻重与摄入量及患者的年龄有关。轻者仅恶心、呕吐、全身不适、疲乏无力、头痛头晕、烦躁等，重者呕吐频繁、心跳急促、面色青紫、四肢抽动或僵直、呼吸急促或缓慢而不规则，若抢救不及时，可因呼吸衰竭或心跳停止而死亡。6粒苦杏仁即可造成儿童中毒，也曾发生过用苦杏仁治疗小儿咳嗽（祛痰止咳）而导致中毒的例子。为提高食品安全性，澳大利亚已将杏仁蛋白奶糖和杏仁糊中苦杏仁苷的限量由 50mg/kg 降至 5mg/kg。此外，食用高粱糖浆和野生黑樱桃的叶子或其他部位也曾引起中毒死亡。日常生活中应教育儿童不要随便生食各种核仁，尤其是苦杏仁和苦桃仁，以预防中毒。在加工杏仁类食品前应反复用水浸泡，除去种皮，再浸泡于水中数日，并经常换水，直至除去苦味。食用时充分加热，炒熟或煮透，以破坏苦杏仁酶的活性并敞开锅盖使苦杏仁苷加热水解形成的氢氰酸挥发除去。杏仁茶就是将杏仁磨成浆煮熟而制成的，故不会引起中毒。

木薯作为一些国家膳食的主要热量来源，可能会因食用未经去毒或去毒不完全的薯块及木薯汤而引起中毒。一般生食 150～300g 木薯即能引起严重的中毒甚至死亡。轻者恶心呕吐、头痛、头昏、嗜睡或烦躁等，较重者呕吐频繁、呼吸急速、脉快、抽搐等，严重者昏迷、呼吸困难、瞳孔散大、光反射消失、心跳失常、呼吸衰竭，最后可能会导致死亡。选用优良的木薯品种特别是含亚麻苦苷低的品种可有效预防木薯中毒。目前木薯加工方法中能有效去毒的有切片水浸晒干法（鲜薯去皮、切片、水浸 3～6 天，沥干或晒干）、熟薯水浸法（去皮、切片、水浸 48h，沥干、蒸熟）及干片水浸法（干薯片水浸 3 天，沥干、蒸熟）。在日常生活中，正确食用木薯的方法是剥皮后削去内皮，用水泡浸 3～6 天以溶解亚麻苦苷，中间每天换水一次，即可去除 70% 以上的亚麻苦苷，再经加热煮熟，使氢氰酸逸出，即可食用。但应注意勿喝煮木薯汤，也不可空腹食用或一次多食，小儿更不宜食木薯。

3. 芥子苷

芥子苷是引起家畜菜籽饼中毒的主要有毒成分，又称硫代葡萄糖苷，主要存在于十字花科植物，如油菜、甘蓝、芥菜、萝卜等种子中。菜籽饼为菜籽榨油后的副产品，其蛋白质含量为 32%～39%，为高粱和玉米蛋白质含量的 4～5 倍，与大豆饼的营养价值相近且本身含有无毒的芥子苷，但在潮湿的条件下经芥子酶作用生成异硫氰酸烯丙酯（挥发性油）和噁唑烷硫酮。其中前者易挥发，有刺鼻辛辣味及强烈的刺激作用，应用于皮肤有温暖的感觉并使之发红，甚至引起水泡。家畜食用处理不当的菜籽饼可引起甲状腺肿大继而会出现各种中毒症状，如精神沉郁、食欲下降、体重减轻、站立不稳，并有贫血、呼吸困难、视力障碍、肠胃炎、血尿等，严重者死亡。

预防芥子苷中毒的主要措施有坑埋法，即菜籽饼入坑两个月后即可去除 99.8% 的毒性；发酵中和法，即利用微生物发酵菜籽饼以中和有毒成分，可去毒 90% 以上；浸泡法，即菜籽饼用清水浸泡半天以减毒利用；加热法，即以高温（140～150℃）或 70℃加热 1h 破坏芥子酶活性。但是部分动物肠道中的细菌也具有类似芥子酶的活性，中和法又对蛋白质有一定损失且成本较高，目前新型油菜品种的研究已成为热点，已有国家选育出不含或仅含微量芥子苷的新型油菜，其菜籽饼不仅可直接用作畜禽的精饲料，还可用作人类食品添加剂。

（二）生　物　碱

1. 茄碱

茄碱别名龙葵碱、茄苷、茄灵，是一种有毒的糖苷生物碱。色谱法分析显示其主要成分是 α-茄碱，另外还有 β-茄碱、γ-茄碱以及少量的 α-查茄碱、β-查茄碱和 γ-查茄碱。茄碱几乎不溶于乙醚、氯仿和水，但易溶于热乙醇。茄碱广泛存在于发芽的马铃薯、番茄及茄子等茄科植物中。特别是发芽的马铃薯中其茄碱含量高达 0.3%～0.5%，比肉质部分高几十倍，甚至几百倍，所以人食用发芽的马铃薯即可能引起中毒。

茄碱对胃肠道黏膜有较强的刺激性和腐蚀性，对中枢神经，尤其是呼吸和运动中枢具有显著的麻痹作用，过多食用会出现恶心、呕吐、腹泻等症状。人体如果一次食入 0.2～0.4g 茄碱就会引起中毒。中毒的主要症状为咽喉部有瘙痒和烧灼感、胃痛加剧，并伴有恶心、呕吐等胃肠炎症状，严重者呼吸困难、急促，伴随全身虚弱和衰竭，严重者可导致死亡。

预防茄碱中毒的措施是将马铃薯贮存在低温、无直射阳光照射的地方或经辐照处理，以防止发芽。不吃生芽过多、有黑绿色皮的马铃薯。轻度发芽的马铃薯在食用时应彻底挖去芽、芽眼变绿和溃烂的部分，并充分削去芽眼周围的表皮，切好后在水中浸泡 2h 以上，加入食醋烹调，因为茄碱具有弱碱性，遇乙酸极易分解，特别是高温条件下烹调更能有效地分解茄碱毒素。

2. 秋水仙碱

秋水仙素又称秋水仙碱，因最初从百合科植物秋水仙球茎中提取出来而得名，主要存在于黄花菜等植物中。纯秋水仙素为黄色针状结晶，味苦，有毒，熔点为 157℃，且易溶于水、乙醇和氯仿。

秋水仙碱在人体内可被氧化成有毒的二秋水仙碱，对人体胃肠道黏膜、呼吸道黏膜及泌尿系统有强烈的刺激作用，大量食用未处理或处理不当的黄花菜即可引发中毒症状。研究发现，成年人摄入 0.1～0.2mg 秋水仙碱即会在 4h 内出现急性中毒症状，表现为口渴、咽干、头痛、恶心、呕吐、腹痛、腹泻等，严重者会出现血尿、血便、尿闭与昏迷等。

日常生活中为预防秋水仙碱中毒，最好食用干制黄花菜产品以确保安全，禁食腐烂变质的鲜黄花菜。秋水仙碱是水溶性的生物碱，烹调鲜黄花菜前可先将其去柄烫焯，再置于清水中浸泡 2～3h（中间换一次水），最后冲洗以使秋水仙碱充分溶于水中。除此之外还要控制摄入量，烹调时可与其他肉食搭配，以避免一次食入过多而引起中毒。若出现中毒现象可立即用 4% 鞣酸或浓茶水进行洗胃，并口服蛋清、牛奶，然后就医以对症治疗。

（三）有毒蛋白或复合蛋白

1. 胰蛋白酶抑制剂

胰蛋白酶抑制剂本身是一种成分不一的蛋白质或蛋白质结合体，能抑制胰蛋白酶对蛋白质的分解活性，主要存在于大豆和谷类中，是目前研究最广泛的蛋白酶抑制剂。研究表明大豆中胰蛋白酶抑制剂的含量可达总蛋白质的 6%～8%，且抑制活性最高。大豆中有 7～10 种蛋白酶抑制剂，但只有库尼兹抑制剂和鲍曼-贝尔克抑制剂被分离提纯出来，生大豆中其含量分别为 1.4% 和 0.6%。胰蛋白酶抑制剂会降低人体对大豆蛋白的利用率，因此作为一种抗营养因子受到食品加工领域的广泛关注。胰蛋白酶抑制剂的抗营养作用主要表现在抑制动物生长，降低饲料中的蛋白质等物质的消化率，并会引起胰脏的增生和肿大，其原因是一方面抑制了消化道中胰蛋白酶的活性，另一方面增加了动物内源蛋白和含硫氨基酸的损失。但大豆中微量的胰蛋白酶抑制剂能在一定程度上对急性胰腺炎、糖尿病和胰岛素失调起到疗效，且低浓度（0.1～1g/kg）的胰蛋白酶抑制剂还具有一定的抗癌效果。

胰蛋白酶抑制剂有着较好的热稳定性，80℃温度下即使延长加热时间仍有 80% 以上的活性残存。在加工过程中，通常采用常压蒸汽加热 30min 或 98kPa 压力下蒸汽处理 15～20min，以使胰蛋白酶抑制剂失活。

2. 红细胞凝集素

红细胞凝集素主要存在于人们普遍食用的蔬菜，如豆角、芸豆、大豆和扁豆中。在豆科植物 198 个属的种子中，55.9% 含有血球凝集素。研究发现，大豆粕粉即使在脱脂后仍残留约 3% 的血球凝集素。儿童若进食含大豆血球凝集素的食品，经过几十分钟至十几小时的潜伏期后就会出现中毒症状。同样进食不熟的菜豆也可引发中毒，具体表现为恶心、呕吐、腹痛、腹泻、腹胀、水样便等，重者头晕、头痛、四肢麻木、心慌、胸闷，少数可发生溶血性贫血。

高温条件下血球凝集素即可被分解破坏，因此大豆食品经有效的加热处理均可确保安全。另外在加工烹调菜豆时必须炒熟煮透，使其失去原有的鲜绿色、生硬感和豆腥味以防止中毒。豆浆应在"假沸"后继续加热数分钟才能食用。

3. 蓖麻毒素

蓖麻毒素是由全毒素、毒类素和凝集素组成的具有凝集素活性的毒蛋白，存在于蓖麻籽和蓖麻油中，是毒性最强的天然毒素之一。蓖麻毒蛋白由 A、B 两条肽链组成，中间以一对二硫键连接，其中 B 链可专一结合半乳糖，而 A 链可失活核糖体。因此，几乎所有哺乳动物的真核细胞都对蓖麻毒素显示毒害反应，特别是某些恶性肿瘤细胞更加明显。人误食蓖麻油后易出现血性下痢样便等急性胃肠炎症状，重者抽搐、黄疸、血红蛋白尿、昏迷甚至死亡，潜伏期为一天左右。所以盛装蓖麻油的容器应有明显标志，以防误食引起中毒。

（四）酶

蕨类植物的幼叶、鲜叶中含有多种有毒物质，食入后易引起中毒，造成机体伤害，其中最主要的是硫胺素酶。它可以破坏人和动物体内的硫胺素，损害骨髓，造成维生素 B 缺乏，血细胞减少及毛细血管通透性增加。牛、马长期大量采食蕨类植物会引发慢性中毒，发病 2～3 天后，体温突然升高，全身渗出性出血且伴有腹痛、便血，重者呼吸困难、心动加速甚至死亡。日本流行病学研究已证实人类食用蕨类植物具有患食道癌的危险。蕨菜的硫胺素酶毒性经过蒸煮、腌渍、浸泡虽不能完全除去，但可被大量降低，目前日本、加拿大、新西兰等国家已把其作为绿色食品进行了商品化生产。

（五）植物中的其他有毒物质

1. 植酸与草酸及其盐类

1) 植酸

植酸广泛存在于植物中，又名己六醇六磷酸酯（$C_6H_{18}O_{24}P_6$），即肌醇-6-磷酸酯，相对分子质量为 660，属于有机磷酸类化合物，一般提取于植物种子。植酸在植物体中一般不以游离形式存在，而是与钙、镁、钾、钠、铁、锌等金属离子结合，以复合盐类（若干金属离子）或单盐（一个金属离子）的形式存在，称为植酸盐。植酸盐是磷的重要储存形式，一般占谷物总磷的 60%～80%。其中豆类、棉籽、油菜籽中特别是禾谷籽实的外层（如麦麸、米糠）中含量尤其高。然而存在于食品中的植酸易与钙、镁离子形成不溶性盐，会影响人体对钙的吸收利用，降低食物的营养价值。此外，植酸过多还会显著降低铁、锌等微量元素的吸收率。通过机械加工等简单有效的方法去除大豆种皮的表皮层可大大减少其中的抗营养因子。

2) 草酸

草酸（$H_2C_2O_4$）又名乙二酸，相对分子质量为 90，纯净物为无色透明的结晶。植物中的草酸大多以草酸盐的形式存在，新鲜植物尤以叶部含量最多，如菠菜、苋菜、牛皮菜等，其次为花、果实与种子，茎中含量最少。草酸在植物性食物原料中是一种抗营养因子，人体或动物摄入后，会与钙、锌、镁、铜及铁等离子形成不溶性的草酸盐沉淀随粪便排出，降低了对这些矿物质元素的利用率，草酸钙还会沉积于组织，如肾脏中，可引起肾结石。另外，草酸盐对黏膜有刺激作用，故大量摄入时会引起腹泻，甚至导致肠胃炎。但由于植物中的草酸盐大多是水溶性的钾盐及钠盐，烹调前沸水烫焯一下即可去除大部分草酸盐。

2. 棉酚

棉酚即酚性棉毒素，分子式为 $C_{30}H_{30}O_8$，相对分子质量为 518，是棉花的次生代谢产物，属于倍半萜（十五碳）法尼基焦磷酸环化而成的多酚类物质，存在游离与结合两种状态。纯净物的棉酚为黄色晶体，难溶于水，极微溶于石油醚，易溶于甲醇、乙醇、乙醚、氯仿、稀碳酸钠溶液等，在氨水溶液中会缓慢分解。棉酚一般提取于锦葵科植物草棉、树棉或陆地棉成熟的种子、根皮，粗制生棉籽油中以棉酚、棉酚紫和棉酚绿含量最高，这三种有毒物质广泛存在于棉花的根、茎、叶及种子中。结合棉酚是与蛋白质、氨基酸、磷脂等结合而形成的，在机体内不显毒性，但游离棉酚是一种细胞原浆毒，具有活性醛基和羟基的毒害作用，其含量直接决定棉籽油的毒性，在棉籽饼中也有较高的含量。研究表明，生棉籽中棉酚含量为 0.15%～2.8%，而油中的棉酚含量可达 1.0%～1.3%，这是因为榨油后棉籽中的大部分棉酚都进入了油中。棉酚中毒可使人食欲缺乏、红肿出血、体重减轻，还会损害肝、肾、心及中枢神经系统，严重者有可能丧失生育能力。牛在棉酚中毒急性发作时死亡率能高达 30% 以上。食用含棉酚较多的毛棉油也可能引起中毒，因此毛棉油必须经过特殊处理才可食用。

棉酚的毒性可利用其分子中的醛基与蛋白质的氨基缩合而形成"结合棉酚"的方法消除，称作湿热处理法，但此过程会大大降低蛋白质的营养价值，因此加工过程中一般会采取溶剂萃取法来弥补上述不足。若食用未经蒸炒加热等脱酚处理的粗制棉籽油，即会引起中毒，目前还没有特效的解毒剂，因此加强宣传教育，严把产品质量关，做好预防工作是重中之重。GB2716—2005 规定棉籽油中游离棉酚含量不得超过 0.02%，超标者严禁出售和食用。

3. 雌激素

雌激素是由脊椎动物的卵巢、睾丸、胎盘或肾上腺皮质所产生的十八碳固醇类激素。哺乳动物的主要激素是 17β-雌二醇，还有雌三醇和雌酮。此外，植物性食品原料，如玉米、小麦、水稻、马铃薯、胡萝卜、大豆、花生、樱桃、苹果、橄榄、菜油等中也含有雌激素。它是一类分子结构及生物活性类似哺乳动物雌激素的植物成分，其本身并不是激素，但对于前列腺癌、乳腺癌、心血管病及骨质疏松等与激素相关的疾病具有广泛的作用。植物激素一般从豆类植物中提取而来，它可以作为雌激素的替代品起作用，但同时不会引起雌激素所产生的副作用，如天然植物激素异黄酮，其结构和作用与女性体内的雌激素相似，能起到模拟、干扰及双向调节内分泌水平的生理作用。类植物雌激素的补充可通过益生源大豆异黄酮实现且具有较高的安全性。植物性雌激素能促进肿瘤增长，其作用类似于乙烯雌（DES）和 17-β-雌二醇，已经证实它虽有促进作用但并不是诱发肿瘤产生的致癌物。

三、动物中天然有毒物质

动物性食品由于营养丰富、味道鲜美，很受人们欢迎。其主要包括肉、蛋、乳、鱼、软体及甲壳等几大类，是人类膳食及食品加工的重要原料来源之一。但是某些动物性食品含有天然毒素，易引起食用者中毒。

（一）河豚毒素

河豚又名鲍，是味道极鲜美但含有剧毒——河豚毒素的鱼类，大多分布于沿海及大江河口，全球共有 200 多种，其中大约 80 种已知含有或怀疑含有河豚毒素。另外，在许多两栖类爬虫，如水螈、加利福尼亚蝾螈的皮肤及斑足蟾等动物中也发现此毒素。河豚在我国有长江第一鲜之称，有 70 多个种类，其中以东方鲀分布最为广泛。世界上最盛行吃河豚的国家是日本，并逐渐形成特色的饮食文化。然而由于处理不当或者有意不进行彻底处理，河豚中毒引起的食物中毒及致残致死事件时有发生。河豚毒素的含量会随品种、存在部位及季节等发生变化，但大多数品种中，毒素的浓度由高到低依次为卵巢、鱼卵、肝、肾、眼睛和皮肤，肌肉和血液中含量较少。但死亡较久的河豚因内脏腐烂，其中的毒素也会侵染肌肉，故不能食用。河豚毒素主要存在于雌性河豚的卵巢中，其含量与生殖周期有很大关系。一般春季易发生中毒事件，因 2~5 月正是河豚的产卵期，此时怀卵的河豚毒性最大，卵巢及肝脏中毒素的浓度也最高。此外，我国沿海地区还曾发生过由麦螺引起的河豚毒素中毒，原因是河豚产卵时常以硬物磨肚皮，卵籽和毒液常一起破口而出，被麦螺等海洋生物吞吸，故在河豚产卵季节不可食用麦螺。

河豚毒素是一种全氢化喹唑啉化合物，化学名为氨基全氢间二氮杂萘，分子式为 $C_{11}H_{17}O_8N_3$，相对分子质量为 319，纯净物为无色菱柱状结晶体。微溶于水，易溶于乙酸，但在 pH 低于 3 或高于 7 时却不再稳定，实验证明 4% 的氢氧化钠，20min 或 2% 的碳酸钠，24h 便可去毒。河豚毒素对热稳定，100℃处理 7h、120℃处理 60min 或 220℃处理 10min 才能破坏，而其他处理方法，如盐腌、热晒、烧煮等均不能去毒。河豚毒素是自然界毒性最强的非蛋白质类神经毒素之一，其毒性比氰化钠强 1250 多倍，0.5mg 即可致死。低浓度的河豚毒素即可选择性地抑制钠离子通过神经细胞膜，阻断神经冲动的传导，抑制呼吸，引起呼吸肌和血管神经的麻痹。

河豚毒素中毒者发病急速而剧烈，一般 10min 至 5h 内，出现身体刺痛发麻及肠胃炎症状，继而四肢肌肉麻痹丧失运动能力、言语不清、发绀、血压和体温下降，最后因呼吸麻痹、循环衰竭而死亡。

早在 2 世纪我国就有关于河豚中毒的记载，目前大多数河豚毒素中毒事件是因未能识别出河豚误食而引起的，也不乏有人抱有侥幸心理，为一时口福而吃河豚的情况，因此应加大宣传教育，让人们了解河豚毒性，并能识别其形状，以防食物中毒。我国《水产品卫生管理办法》严禁餐饮店将河豚作为菜肴经营，因特殊情况需要加工食用者，应在有条件的地方集中加工，在加工处理前必须先去除内脏、头、皮等含毒部位，反复冲洗肌肉，洗净血污，加 2%碳酸氢钠处理 24h，盐腌、晒干，经检验合格后方可出售，其加工废弃物应销毁。

（二）石房蛤毒素

贝类属于海洋软体动物，是人类重要的动物性蛋白质食品来源。目前世界上记载的贝类约有十几万种，其中可作食品的约有 28 种，大多数都含有一定量的有毒物质。常见的导致中毒的贝类有蛤类、螺类、蚌类、扇贝、牡蛎、蚶子和贻贝等。实际上，贝类自身并不产生毒物，但是当它们通过食物链摄取了有神经毒的藻类，如涡鞭毛藻、甲藻类等或与藻类共生时，毒素便在其体内富集和积蓄至足以引起人食物中毒的含量水平。贝类含有的毒素水平与水域中藻类的大量繁殖、集结所形成的"赤潮"有关。"赤潮"是指在海洋中某些甲藻和原膝沟藻呈爆发性快速生长导致海水缺氧、海洋动物大量死亡，并使海水变红的现象，其每毫升海水中的藻类数量可达 2 万个。"赤潮"危害巨大，即使在海滨散步的人吸入一点水滴也有可能引起中毒，其导致鱼类和贝类所带的贝类神经麻痹中毒（paralytic shellfish poison, PSP），主要成分为石房蛤毒素，是目前影响公众健康最严重的食物中毒现象之一。另外，即使不在"赤潮"发生期，贝类也可能含有毒素，因此出售食用前应将其转移至清水域 1 个月以上以去毒，保证食用安全。

石房蛤毒素，又称甲藻毒素，是一种四氢嘌呤衍生物，分子式 $C_{10}H_{17}N_7O_4$，相对分子质量为 299，固体为白色，具有很强的吸湿性，溶于水，微溶于乙醇和甲醇，易被肠道吸收。它是一种相对分子质量较小的非蛋白质类神经毒素，属于无定形的二盐酸盐，于美国阿拉斯加石房蛤和加利福尼亚贻贝中发现含量浓度最高，并首次确定其属于贝类神经麻痹中毒成分，是目前已知的毒性最强的海洋生物毒素之一。主要存在于石房蛤、文蛤与花蛤等蛤类以及扁足蟹、蝉蟹等海蟹中，但后来从膝沟藻（gonyaulax catenella）中分离出了石房蛤毒素、新海藻毒素（neosaxitoxin, neo-STX）及膝内藻毒素 I-Ⅷ（gonyautoxin I-Ⅷ），其化学结构均与石房蛤毒素类似，其中石房蛤毒素是赤潮的主要毒素之一。石房蛤毒素热稳定性很强，80℃处理 1h 其毒性无变化，故一般的烹调不能完全破坏石房蛤毒素。研究证明，100℃处理 30min 其毒性仅减少一半；121.1℃下的 D 值为 71.4min。另外，石房蛤毒素对酸稳定，pH 3 条件下煮沸 3～4h 才可破坏，但提高 pH 即会迅速分解。

少量石房蛤毒素及其天然衍生物就会对人类产生高度毒性，有很高的致死率，是低分子质量毒物中毒性较强的一种，110μg 即可引起成年人轻度中毒，540～1000μg 即可致死。石房蛤毒素具有高危害性和分布广泛性等特征，目前随着海洋环境恶化，"赤潮"发生频繁,世界各国对贝毒更加重视,均将其列为水产品安全的必检项目。1925年,美国就建立了贝毒监测制度。此外,日本、加拿大等都对石房蛤毒素有类似于FDA的规定,如果贝产地石房蛤毒素含量超过 $80\mu g/100g$（相当于 $400MU/100g$）,则不允许商业性捕鱼。STX及类似物在饮用水中的健康警戒含量为 $3\mu g/L$。

蛤类中毒与河豚毒素类似,主要特点为神经麻痹,所以又称麻痹性蛤类中毒。其中毒的症状因摄入量而异,轻度中毒表现出恶心、呕吐、腹泻等肠胃炎症状,局部皮肤有麻痹或刺痛感。重度中毒后,唇、手、足和面部等神经肌肉麻痹,行走和呼吸困难,血压下降,心律失常,严重者15min内就会昏迷或死亡,其死亡率约为10%。大多数的中毒事件是由误食有毒的贝类或其他海产品而引起的,目前并没有石房蛤毒素中毒的特效药,临床多采取催吐、洗胃及活性炭吸附等方法进行中毒治疗。研究表明,石房蛤毒素的毒性作用可以用4-氨基吡啶拮抗,但会产生一定的毒副作用,因此其疗效和安全剂量范围都有待进一步研究确定。

蛤类中毒的预防可通过多种措施来实现。首先,从选择性捕捞和正确的食用两个方面着手进行严格的监控。加强有关部门的监督,建立疫情报告制度,并定期(特别是5～10月)对贝类生长水域的水藻种类、含量及其毒素含量进行测定。FDA建立了限制冰冻和罐装贝类石房蛤毒素的含量为 $0.8mg/kg$,超过标准即作出禁止食用的决定和措施。此外,若有"赤潮"预兆,要及时将养殖的贝类转移至安全海域,或沉入4～7m以下的水底,以减少贝类的污染。其次,加强卫生宣传教育,认知贝类毒素的危害性。食用贝类前应清洗漂养,制作时去除内脏和周围的暗色部分,会使食用更为安全,因为石房蛤毒素主要积聚于肝脏和胰腺等内脏中,去除内脏就去除了贝体中的大部分毒素。再采取水煮捞肉弃汤的方法,就能使毒素摄入量降至最低程度,保证食用安全。

(三)海兔毒素

海兔是一种生活在浅海中的贝类,由于其头部的两对触角在爬行时伸向两侧及前方,而休息时却向上伸展,恰好类似于兔子的两只耳朵故得名。其壳为薄而透明的角质壳,多以藻类为食,又名海珠。海兔种类甚多,其卵中含有丰富的营养,是我国东南沿海人民所喜爱的食品,还可以入药。常见的种类有蓝斑背肛海兔和黑指纹海兔两种,多生活在浅海潮流较畅通、清澈的海湾及低潮线附近的海藻丛间,其体色和花纹与栖息环境中的海藻相似。

海兔毒素因最早发现于食藻软体动物——长尾背肛海兔的消化腺而得名。1968年日本冲绳岛出现"游泳痒"现象,1980年夏季美国夏威夷瓦胡岛发生的海水浴皮炎现象,其症状均为皮肤发痒,有烧灼感并出现斑疹、水疱、深部糜烂、皮肤疼痛等。结果显示很可能是因为海洋蓝藻——巨大鞘丝藻中的海兔毒素所引起的,目前已成功从此种藻中分离出溴化海兔毒素和脱溴海兔毒素。关于海兔毒素的首次报道是1970年太平洋斐济岛上所发生的食物中毒事件,此次事件是因为摄食了截尾海兔所致。中毒者摄食后 0.5h 发病，全身刺痛、发热并伴有呕吐等肠胃炎症状，部分肌肉出现自发性震颤、收缩等神经麻痹症状，严重者有呼吸困难、烦躁及视物扭曲现象，愈后仍有如口周肌肉抽搐等后遗症。溴元素在血浆中的半衰期长达 12 天，海兔能浓集溴元素，且其消化腺组分是溴化倍半萜，因此人在摄入海兔后易引起慢性溴中毒，出现共济失调、震颤及幻觉等特征。

海兔毒素是海洋生物毒素之一，由其导致的食物中毒属于亚急性的有机溴中毒。海兔体内的毒腺又称蛋白腺，能分泌出一种略带酸性的乳状液体，具有令人恶心的气味，其中所含有的芳香异环溴化合物毒素，是御敌有效的化学武器。此外，在海兔皮肤组织中所含有的有毒物质是一种挥发油，对神经系统有麻痹作用。所以误食有毒部位，或皮肤伤口接触海兔，都会引起中毒。

（四）肉毒鱼毒素

生活于加勒比海和太平洋中的某些海产鱼，如鲨鱼、梭鱼、鲈鱼、鹦鹉鱼、八目鱼、龟和鳖等，通过食物链（有毒藻类—小鱼—大鱼）摄入有毒藻类中的毒素，并在鱼体内进行富集，从而形成所谓的肉毒鱼毒素，特别是红色甲鱼毒素含量尤其多。肉毒鱼毒素多以脂溶性的类脂化合物形式存在于鱼的肝脏、生殖腺等内脏及肌肉中。中毒者初期口渴，唇、舌及手指麻木，并伴有恶心、呕吐等肠胃炎症状，严重者出现头、腹、肌肉等多个部位疼痛及肌无力症状，身体虚弱者难行，一般几周后即可恢复，但在极少情况下也会导致患者因心脏衰竭而死亡。目前，其对人体的作用机理及致死剂量并不十分清楚。

肉毒鱼毒素热稳定性较好，日常烹调、蒸煮或日晒干燥均不能使其去除，故在食用前应先用乙醇-乙醚从鱼肉中提取鱼汁，然后注入小鼠腹膜，观察现象以检验鱼肉是否有毒，1～6h 致小鼠死亡者即含有毒素，36h 后仍存活者，即认为安全无毒，方可食用。

（五）甲状腺激素

在牲畜腺体中毒中，以甲状腺中毒较为常见。甲状腺激素的分子式为 $C_{15}H_{11}O_4I_4N$，又称四碘甲状腺原氨酸，是由甲状腺所分泌的激素。其晶体为白色针状，无臭无味，不溶于水及乙醇，但溶于含无机酸或碱的乙醇及氢氧化碱、碳酸碱溶液中，遇光变质，231～233℃温度下即会分解。甲状腺激素溶于酸性乙醇后，加入亚硝酸钠加热，溶液呈黄色，再加过量氨水即会显粉红色。

家畜甲状腺是一个椭圆形颗粒状肉质物，位于气管喉头的前下部并附着于气管上，分为两个侧叶，中间以一狭窄连接。甲状腺素的理化性质非常稳定，在 600℃以上的高温下才可破坏，一般的烹调方法达不到去毒无害的作用。一旦误食动物甲状腺或食用未摘除甲状腺的血脖肉，即可因体内甲状腺激素的增加造成一系列不良影响，引起中毒。

1. 扰乱机体正常的内分泌活动

内分泌系统主要包括垂体、胰岛、甲状腺、性腺等器官，其分泌的激素可以经血液循环或细胞外液弥散运送到全身各处，对人体各器官或组织的活动进行调节。它与神经调节协同配合，共同发挥作用。

2. 影响下丘脑功能

下丘脑能够通过神经和血管控制脑垂体激素的分泌和释放，调节内脏活动并参与自主神经系统的调节。甲状腺激素增加会严重影响下丘脑的功能，造成一系列精神症状。

3. 造成各器官系统活动的平衡失调

甲状腺激素过量会提高组织细胞氧化速率，加快分解代谢，增加产热，使各器官系统活动平衡失调，出现既有甲亢症状又有其中毒特点的各种症状。

甲状腺中毒潜伏期可以为 1 小时至 10 天，一般为 12～36h。临床主要症状为：头晕、头痛、胸闷、恶心、呕吐、便秘或腹泻，并伴有出汗、心悸等。部分患者于发病后 3～4 天出现局部或全身出血性丘疹，皮肤瘙痒，兼有水泡、皮疹，水泡消退后普遍脱皮。少数人下肢和面部水肿、肝区痛、手指震颤，严重者高热，心动过速，从多汗转为汗闭、脱水，十多天后便会有脱发现象。个别患者全身脱皮或手足掌侧脱皮甚至导致慢性病复发和孕妇流产等。病程短者一般 3～5 天，长者可达数月。有些人较长期表现有头晕、头痛、无力、脉快等症状。

日常生活中，最有效的预防甲状腺中毒的措施是宰者要特别注意检查并摘除牲畜甲状腺，且不能与"碎肉"混在一起出售，消费者应注意无检疫证明的肉及未去除甲状腺的血脖肉千万不能买，以防中毒。误食甲状腺发生中毒者，应尽量吐出食物并立即送往医院，用抗甲状腺素药及促肾上腺皮质激素进行对症治疗。

（六）肾上腺皮质激素

肾上腺是一种内分泌腺，大部分包在腹腔油脂内，呈椭圆形，腰部左右各一个，俗称"小腰子"，由髓质和皮质两部分组成，其中髓质能产生并储藏肾上腺素，而皮质则合成大量的甾体激素，其中便包括肾上腺皮质激素。肾上腺皮质激素的主要功能是调节动物体内的水、盐及糖代谢，目前已被分离鉴定的有 30 种，其中有生物活性的约有 10 种。缺乏肾上腺皮质激素会导致人体糖和蛋白质的失常、电解质平衡失调等，机体感到无力，最后导致死亡。大多数由肾上腺皮质激素引发的中毒均是由误食未摘除肾上腺的畜肉所致，机体内肾上腺皮质激素浓度骤然升高，会导致人体正常的分泌活动紊乱，引起中毒。

肾上腺中毒的潜伏期很短暂，15～30min 即会发病。轻者血压急剧升高、恶心呕吐、头晕头痛、四肢和口舌发麻、肌肉震颤，重者面色苍白、瞳孔放大，高血压、冠心病者可因此而诱发中风、心绞痛、心肌梗死等，危及生命。因此，加强兽医监督，屠宰时除净家畜肾上腺，是防止肾上腺中毒最有效的措施。

（七）动物肝中的有毒物质

进入动物体内的毒素，大都要经过肝进行代谢，因此食用动物肝有可能导致食物中毒。

1. 动物肝中的维生素 A

维生素 A（视黄醇）是一种主要存在于动物肝和脂肪中的脂溶性维生素，常见的鱼类，如七鳃鳗、鳕鱼、灰星鲨及扁头哈拉鲨等的肝中就含有此种维生素，若过量食用其肝，就有可能引发维生素 A 急性中毒。

维生素 A 过量摄入引发的中毒，潜伏期一般为 2～3h，主要症状为眩晕、恶心、呕吐及皮肤发红、脱皮等，并伴有结膜充血、球结膜下出血、视力模糊、复视等，严重者甚至可能死亡。预防维生素 A 中毒最主要的措施是限制维生素 A 或含有其的物质的摄入量以防中毒。

2. 动物肝中的其他有毒物质

动物肝是人们的常食食品，含有丰富的营养物质，如蛋白质、维生素、微量元素等。医药上还将其加工成肝精、肝粉、肝组织液等治疗肝病、贫血、营养不良等疾病。但动物肝又潜藏着许多不安全的因素。首先，肝作为动物最大的解毒器官，在对毒素进行处理、转化、排泄或结合的过程中，可能会有毒素残留。其次，肝中易繁殖细菌、寄生虫等，其中最为常见的是肝吸虫。另外，动物也有可能患肝炎、肝硬化、肝癌等疾病。

一般来说，食用动物肝时应注意以下三点。第一，要选择健康肝。购买通过检疫的动物肝，病死或死因不明的一律不能食用。要选择颜色呈红褐色、光滑、有光泽、质软且嫩的肝脏，存在淤血、异常肿大、内包白色结节、肿块或干缩坚硬或胆管明显扩张及流出污染的胆汁或见有虫体的肝均不可食用。第二，食用前彻底清除毒物。肝食用前必须反复用水浸泡 3～4h，也可在肝表面切数刀，以增强浸泡效果，缩短浸泡时间。烹调时要彻底煮透。第三，控制食用量。不可一次过量食用或小量连续食用，以防中毒。

第五节　食品添加剂与食品安全

食品是人类赖以生存和发展的物质基础，而食品工业的发展对于改善人们的食物结构、方便人们生活、提高人民体质有着重要的意义。食品添加剂是现代食品工业的催化剂和基础，它对于改善食品色香味形、调节营养成分、延长货架期、提高品质和档次、丰富食品种类、改善加工条件等各方面都发挥着极其重要的作用，被誉为"现代食品工业的灵魂"。从某种意义上说，没有食品添加剂，就没有现代食品工业。然而，由于某些食品企业在加工过程中滥用添加剂，而目前相关监督部门分析检测手段落后或毒理学资料不完善等原因，近年来食品添加剂引发了一系列安全性问题，而消费者更是谈添加剂而色变。所以科学的利用添加剂才能让其在食品工业中彰显光彩，另外，也应加强宣传教育让广大消费者分清楚非法添加物和食品添加剂的区别，以免因混淆概念把非法添加物的罪名安到食品添加剂的头上。

一、概　　述

目前，各国对食品添加剂的定义各不相同。食品法典委员会对其定义如下："食品添加剂是指其本身不作为食品消费，也不是食品特有成分的任何物质，而且不管其有无营养价值，在食品的制造、加工、调制、处理、装填、包装、运输或保藏过程中，由于技术的目的有意加入食品中的物质，但不包括污染物或者为提高食品营养价值而加入食品中的物质"。而《中华人民共和国食品卫生法》（2009 年）中食品添加剂的定义是为改善食品品质和色、香、味及防腐和加工工艺的需要加入食品中的化学合成物质或天然物质。

进入 20 世纪之后，食品添加剂工业得到迅猛发展，其品种也显著增多，目前全世界批准使用的食品添加剂有 25 000 种。在我国《食品添加剂使用标准》和卫生部公告中允许使用的共 2400 多种，国家或行业质量标准的有 364 种。共分为 23 类，即酸度调节剂、抗结剂、消泡剂、抗氧化剂、漂白剂、膨松剂、胶姆糖基础剂、着色剂、护色剂、乳化剂、酶制剂、增味剂、面粉处理剂、被膜剂、水分保持剂、营养强化剂、防腐剂、稳定和凝固剂、甜味剂、增稠剂、香料、加工助剂及其他。其中每类添加剂中所包含的种类不同，少则几种，多则千种。

（一）食品添加剂的分类

食品添加剂的分类方法有很多种，其中可按制造方法、使用目的及安全性评价等来分类。

1. 按制造方法分类

1）化学合成添加剂

化学合成添加剂是目前使用最广泛的一类，它是由各种有机或无机物通过化学合成的方法制得。常见的有苯甲酸钠（防腐剂）、焦硫酸钠（漂白剂）、胭脂红和日落黄（色素）等。

2）生物合成添加剂

生物合成添加剂是指以粮食等为原料，利用微生物进行发酵代谢而生产的一类添加剂。若其产物还需要化学合成的步骤则称为半合成法生产的添加剂。常见的有味精（调味剂）、红曲红（色素）、柠檬酸和乳酸（酸度调节剂）等。

3）天然提取的添加剂

天然提取的添加剂是从天然的动物、植物体等原料中，利用分离提取、纯化等方法制得的一类食品添加剂。这类添加剂安全性较高且部分成分具有一定的功能性价值，完全符合现代食品工业的发展趋势，所以出于安全性考虑，即使天然添加剂产品的价格比合成添加剂高出许多，仍能受到广大消费者的青睐。

2. 按使用目的分类

1）满足消费者嗜好的添加剂

与味觉相关联的添加剂，主要包括调味料，用以调整食品的味道，如谷氨酸钠（味精），其大多以氨基酸、有机酸、核酸等作为有效成分；酸味料，多用于糕点、饮料等的生产，如柠檬酸、酒石酸等；甜味料，如砂糖、人工甜味料等。

与嗅觉相关联的添加剂，此类添加剂多与其他添加剂一同使用，用量很少，主要分为两种，即天然香料和合成香料，其中前者来源于天然物质，安全性较高，更为消费者所接受。

与色调相关联的添加剂，主要包括天然着色剂与合成着色剂两种。多用于糕点、糖果、饮料等产品的制作中，如利用先漂白、再着色的方法解决罐装食品自然褪色的问题。另外，在肉制品生产中作为护色剂使用的硝酸盐和亚硝酸盐也属于此类添加剂。

2）防止食品变质的添加剂

防止食品变质的添加剂主要包括防腐剂、防霉菌剂、抗氧化剂等。其中防腐剂的使用较为广泛，它对于防止食品受有害微生物侵蚀、延长保质期及保证产品质量均起着重要的作用。但此类添加剂大都是化学合成的物质，毒性较强，因此在使用过程中必须严格限制添加量，以保证食品安全。防霉菌剂多用于抑制食品中的霉菌，因为食品加工中很多的霉菌能产生致癌毒素，如黄曲霉毒素等。此外，抗氧化剂多用于油脂含量较高的食品的保护，因为油脂易被空气氧化，不仅影响食品风味，还会生成毒性物质，给食品带来安全隐患。

3）作为食品制造介质的添加剂

只在制作过程中使用，而不存在于终产品成分中的添加剂即为作为食品制造介质的添加剂，常见的如用于浓缩或分离的阴离子交换树脂。此外，用于水解过程的盐酸，中和酸的高纯度氢氧化钠等都属于此类添加剂。

4）改良食品质量的添加剂

用于改进食品质量的添加剂在食品加工中起着至关重要的作用，是食品行业在激烈竞争中快速发展的保障，常用的种类有增稠剂、乳化剂、面粉处理剂、水分保持剂等。

5）食品营养强化剂

以强化补给食品营养为目的而添加的成分即称为营养强化剂，包括食品中添加的无机盐、微量元素、维生素等。其中钙、锌、铁、镁、锰、硒、维生素 A、维生素 D、维生素 E、维生素 K 等都属于这一类。

3. 按安全性分类

为解决食品添加剂的安全问题，加强审查与管理，FAO/WHO 下设的食品添加剂联合专家委员会（Joint Expert Committee on Food Additives，JECFA）做了大量的工作，制定出食品添加剂的每人每日允许摄入量，并向各国政府建议。该委员会根据安全性不同将食品添加剂分为四大类。

第一类为安全使用的添加剂，即一般认为安全的添加剂，可按需使用，无 ADI 值。

第二类为 A 类，包括 A_1、A_2 两类，其中经过 JECFA 评价认为毒理学资料清楚，并已经制定出 ADI 值的添加剂称为 A_1 类。而毒理学资料不完善，只暂时允许用于食品，并制定出暂定 ADI 值的添加剂称为 A_2 类。

第三类为 B 类，包括 B_1 和 B_2 两类。其中 JECFA 曾进行过安全性评价，但因毒理学资料不足，未建立 ADI 值的称为 B_1 类。而未进行安全性评价的称为 B_2 类。

第四类为 C 类，包括 C_1 和 C_2 两类。JECFA 根据毒理学资料分析认为，食品中禁止使用的添加剂称为 C_1 类。而应严格限制，但可以作为某种特殊用途使用的添加剂称为 C_2 类。

（二）食品添加剂的必备条件

目前大多数用于食品的添加剂都是通过化学合成得到的，往往具有一定的毒性，所以选用时一定要保证所用的食品添加剂符合以下的基本条件。

1. 其安全性要按规定程序确认

保证所使用的食品添加剂已按照 WHO/FAO 和国际有关规定进行了各项毒理学试验，并有确定的 ADI 值。

2. 其作用效果要确认

食品添加剂是食品生产中因需要而添加的组分，不属于食品的正常成分，必须对其效果进行确定，以防进入人体后增加人体的代谢负担，而无任何确实的效果。

3. 其应用应对消费者有利

食品加工不能仅满足生产者的需求，对于部分效果不显著但能给消费者带来美感和舒适感享受的食品添加剂也可于加工生产中使用。

4. 其他要求

经有关机关对其名称、化学组成、理化性状、使用范围、用法用量、规格、纯度、安全性、毒性及检测方法等备案并许可使用的食品添加剂才能投产应用。其生产许可、标准、规格及纯度应严格遵守相关标准与法规的规定。

（三）添加剂在食品加工中的使用规范

1. 剂量

食品添加剂最重要的是安全和有效，其中前者最为重要。一般采用毒理学评价确定其在食品中无害的最大限量，并对有害的物质提出禁用或放弃的理由，以确保食品添加剂实验的安全性。食品添加剂除具有有益作用外，也可能有一定的危害性，特别是某些种类尚有一定对机体造成伤害能力的毒性作用，所以必须遵守使用规定，严格控制食用量。任何添加剂只有达到一定的浓度和剂量水平，才能对机体表现出毒害作用。其中，把动物长期摄入受试物，如食品添加剂，但并未表现出中毒的每日最大摄入剂量称为无作用量（no-effect level，NL）或最大无作用量（maximal no-effect level，MNL）。由这一剂量即可推算出人体的 ADI 值，即终生摄入对本代健康无害，并对下代生长也无影响的量，单位为 mg/kg。但人体和动物的敏感性存在差异，因此动物的 NL 或 MNL 不可直接用于人，一般取 100 作为安全值，但特殊情况例外，所以 ADI 值即 MNL 与 100 的比值。

2. 使用方法

食品添加剂的使用方法应根据其特性而定，严格遵守相关质量标准，以防因使用不当出现影响或破坏食品营养成分的现象。而对于复合添加剂，其使用应符合其各成分各自的使用要求和规定。

3. 使用范围

食品添加剂的使用常因消费对象及使用环境的变化而不同，因此必须制定其合适的使用范围。例如，婴儿食品中不得添加人工甜味剂、色素、香精、谷氨酸钠及不适宜的食品添加剂，但可以根据需要及相关规定加入一定量的营养强化剂。

4. 滥用

生产厂家应使用定点食品添加剂生产厂家生产的产品，不使用无安全许可证的食品添加剂来掩盖食品本身或加工过程中的质量缺陷，更不能以掺假、掺杂、伪造为目的滥用。

（四）食品添加剂的毒性作用

20 世纪 50 年代开始，WHO 和 FAO 就开始关注如何利用毒理学方法对食品添加剂进行安全性评价的问题。特别是进入 21 世纪后，食品添加剂的安全性问题引起了社会各界的广泛关注。

食品添加剂的毒性研究始于色素。猩红色素具有类似于 O-氨基偶氮甲苯的结构，能刺激上皮细胞再生，因此早在 20 世纪初，便被广泛用于外科手术中以刺激新组织的形成。但随后科学家发现，利用猩红色素饲喂动物，几乎能 100％诱发肝癌。这是人们首次对色素安全性进行研究评价。人工合成色素多来自于煤焦油或利用芳香烃化合物，如苯、甲苯、萘等合成的，多为偶氮化合物，有一定致癌性。因为这类着色剂能在机体中转化为芳香胺，然后通过 N-羟化及酯化就能与大分子亲核中心进行结合转为致癌物，给人体健康造成伤害。因此目前允许使用的种类不多，我国也仅保留了 8 类。

而对于酶制剂，虽然其安全性高于化学添加剂，但也存在一些不安全因素，如混有残存的原料、无机盐、稀释剂及安定剂等杂质。另外由于酶制剂多来自于微生物发酵，其中可能存在某些微生物毒素和抗生素，造成对人体的致敏作用。

目前食品添加剂主要存在以下 4 种安全性问题。

1. 急性中毒和慢性中毒

食品添加剂，如亚硝酸盐、漂白剂、色素等虽已经过批准使用，但曾因过量添加引发多起急性中毒和慢性中毒事件。因此食品添加剂一定要严格控制使用量，禁止过量使用或滥用，以防引起中毒。

2. 引起变态反应

近年来由食品添加剂所引起的变态反应事件日益增多。例如，由糖精引起的日光过敏性皮炎，能使皮肤出现瘙痒、脱屑性红斑及水肿性丘疹等症状；食用添加偶氮类染料及苯甲酸的食品所引起的哮喘类过敏症状等；香料物质诱发的呼吸道炎症、咳嗽、喉头水肿、血管性水肿、口腔炎、皮肤瘙痒、皮肤划痕症、荨麻疹及支气管哮喘等，其中后两种病症也可由柠檬黄、二氧化硫等引起。

3. 体内蓄积

维生素 A 一般作为营养强化剂添加到儿童类食品蛋黄酱、奶粉、饮料等内，但当连续摄入此类食品 2~6 个月使其蓄积量达到 25 万~84 万国际单位时就会引发一系列中毒症状，如食欲下降、失眠、兴奋、眩晕、头疼、呕吐、易激怒等。除维生素 A 外，偶氮类染料及二丁基羟基甲苯类脂溶性添加剂等均呈现体内蓄积的特性，并有致癌的毒性作用。

4. 食品添加剂转化产物问题

食品添加剂在生产及使用过程中都可能产生有毒有害的化合物，给人体健康带来隐患，主要包括以下两个方面。

（1）食品添加剂在制造过程中产生的有毒有害杂质，如糖精（邻苯甲酰磺酸亚胺）生产过程中产生的杂质邻苯甲酰磺酸胺；焦糖化反应中铵盐的加入，催化了酱色产生的速率，但也导致其制品中含有能引起动物惊厥的 4-甲基咪唑类物质。

（2）食品添加剂在使用过程中食品成分发生反应产生的物质，如焦碳酸二乙酯能形成氨基甲酸乙酯，它是一种强烈致癌的物质；亚硝酸盐能形成亚硝基化合物；偶氮染料能形成游离芳香族胺等，都给食品安全带来严重的危害。

（五）食品中禁止使用的添加剂

食品添加剂使用的首要原则就是保障安全，最理想的添加剂是在满足生产需求的条件下有益而无害的物质，但实际生产中使用最多的是人工合成类添加剂，而此类物质大都有一定对机体造成损害的毒性作用。影响毒性强弱的条件有很多，如物质本身的特性、有效浓度、作用时间、接触途径、作用部位、机体的机能状态等都与添加剂的毒性作用直接相关。但一般情况下只有达到一定浓度或剂量水平，才会对机体显现出毒害作用。因此使用时严格控制使用量才能保障食品安全。《国务院办公厅关于严厉打击食品非法添加行为切实加强食品添加剂监管的通知》中规定：严禁使用非食用物质生产复配食品添加剂，不得购入标识不规范、来源不明的食品添加剂，严肃查处超范围、超限量等滥用食品添加剂的行为。

目前世界部分国家已禁止的添加剂有苏丹红、溴酸钾、甲醛、吊白块、β-萘酚、水杨酸、硼酸、硼砂、硫酸铜、黄樟素、香豆素等。

1. 苏丹红

苏丹红，学名苏丹，是一种化学染色剂，其成分中含有一种称为萘的化合物，该物质具有偶氮结构，能致癌，特别是对人体的肝肾器官具有明显的毒害作用。此外苏丹红还能诱发膀胱、脾内肿瘤等。但它在某些产品加工中能发挥积极作用，如用于石油、机油等工业溶剂中可以增色,用于鞋、地板等可以起到增光的作用。但它不是食品添加剂,且具有致癌和致突变性,因此绝对不能用于食品加工行业。研究表明,苏丹红分为Ⅰ、Ⅱ、Ⅲ和Ⅳ四种类型,是一种亲脂性偶氮化合物。其中,苏丹红Ⅰ和Ⅳ已被国际癌症研究机构列为三类致癌物,即动物致癌物;而其初级代谢产物邻氨基偶氮甲苯和邻甲基苯胺已列为二类致癌物,即对人可能致癌。

2. 溴酸钾

溴酸钾是一种无机盐,固体为白色结晶状粉末,易溶于水。其在发酵、醒发及焙烤工艺过程中起到氧化剂作用,能使面粉更白。此外溴酸钾还能与氨基酸作用,通过活化谷胱甘肽的三肽部位来抑制蛋白质分解酶的活性,使制作的面包快速膨胀,更富弹性和韧性,曾被认为是焙烤业内最好的面粉改良剂之一。但从1982年以来世界各国及JECFA等研究并评价了溴酸钾的安全性,最终国际癌症研究机构将其列为致癌物质,现在许多国家包括中国已经禁用,但在美国仍允许添加。但由于其良好的性能及低廉的价格仍有不法生产者将其加入食品中。

3. 甲醛

甲醛是一种无色,有强烈刺激性气味的液体,是化学防腐剂的一种,易溶于水和乙醇,其35%~40%水溶液即称为福尔马林或蚁醛溶液。它是一种有刺激性的原浆毒物,能结合核酸的氨基及羟基,并能使蛋白质变性,杀死细菌和真菌以及繁殖体,从而达到消毒防腐的功效。正因为其具有良好的防腐性能,曾广泛作为防腐剂添加至酒类、肉制品、牛乳及其制品中。人体摄入高浓度甲醛后会刺激呼吸道,出现水肿、眼刺痛、头痛等症状,并可能诱发支气管哮喘。皮肤接触甲醛,可引发皮炎、色斑、坏死等。经常吸入少量甲醛,能引起慢性中毒,出现黏膜充血、皮肤刺激征、过敏性皮炎角化和脆弱、甲床指端疼痛等。但仍有不法商贩在食品制作过程中添加甲醛,甚至还使用具有双重毒性的工业甲醛(含甲醇)。2004年6月15日,世界卫生组织发布的致癌报告中,已将甲醛列为一类致癌物质,世界各国也已禁止其作为食品添加剂使用。日本曾报道牛奶中甲醛浓度达到万分之一浓度时,连续服用20天即可导致婴儿死亡;60~90mL即可导致成年人死亡。此外,甲醛还对果蝇和微生物有致突变作用。

4. 吊白块

吊白块又名雕白粉,化学名甲醛合次硫酸氢钠,还原性很强,常用于工业漂白剂、还原剂等。但现在多有不法分子用于食品,如米粉、粉丝、腐竹等的增白,造成严重的危害。我国已于1989年禁用吊白块作为食品添加剂。吊白块的毒性主要来自于其分解产生的甲醛,对肝、肾等器官造成损害,并致癌。人在摄入含"吊白块"的食品后,会引起过敏、肠道刺激、食物中毒等症状,引发肾、肝等疾病,严重者导致癌症和畸形病变。一般一次摄入剂量达10g就可致死,导致生命危险。

乙萘酚（2-萘酚）是一种染料中间体，广泛应用于颜料、香料、杀菌剂、抗氧剂等行业产品中。固体为白色有光泽的碎薄片或白色粉末，多用于制备吐氏酸、J酸、2，3-酸，并用于制防老剂丁、防老剂DNP及其防老剂、有机颜料及杀菌剂等。β-萘酚曾作为防腐剂添加至酱油中，因为其对微生物，如酵母、丝状菌等有抑制作用，但目前已经禁止使用。毒理学研究证明，β-萘酚的毒理作用与苯酚类似，具有刺激作用，特别是对眼睛、皮肤、黏膜等部位毒性更强烈，还能引起出血性肾炎、膀胱疼痛、蛋白尿、血尿等，甚至导致神经萎靡、膀胱癌等。人若误服，不仅会出现呕吐等肠胃炎症状，还有可能表现出痉挛、贫血、虚脱等中毒现象。

5. 水杨酸

水杨酸，即邻羟基苯甲酸，是医药、香料、染料、橡胶助剂等的重要原料，可广泛作为消毒、防腐剂等使用，但我国已经禁止应用于食品加工中。因为水杨酸具有凝固蛋白的作用，能与机体组织中的蛋白质反应，对人体肾显示出较大的毒性作用。摄入后会刺激食道、消化道的内膜、黏膜，并有腐蚀作用，大量服食会引起呕吐、腹痛、频促、酸中毒等症状，深度中毒者出现昏迷、休克甚至呼吸衰竭等，严重影响人们的身体健康。

6. 硼酸、硼砂

硼砂的主要成分是硼酸钠，具有增加食物韧性、脆度及改善食物保水性及保存度等功能，曾被当作防腐剂、膨松剂等广泛用于肉和人造奶油、饼干等的加工制作中。但硼砂经食物摄入后可在体内转化为硼酸，而硼酸具有蓄积性不易排出体外，若连续摄入会抑制消化作用，造成食欲减退、消化不良，并妨碍营养素吸收、促进脂肪分解，造成体重下降。严重者出现"硼酸症"，即造成人体循环系统障碍，出现休克、昏迷等急性中毒症状。成人食用1～3g硼砂即可引起中毒，致死量为成人20g，幼儿5g。因而目前世界各国规定严禁使用硼砂。

7. 硫酸铜

硫酸铜溶于水后能释放出铜离子，故摄入体内后也会游离出铜这种有毒的重金属离子，对人体健康造成危害。硫酸铜易引发金属热，0.3g经口摄入人体后即会造成急性中毒，主要症状为刺激胃黏膜、呕吐，摄入过量引起肠腐蚀，同时蓄积在肝、肾等部位引起肝硬化，严重者导致昏迷死亡。

8. 黄樟素

食用天然香精，如黄樟精油、八角精油及樟脑油中都含有黄樟素成分。黄樟精油作为啤酒及其他酒类的风味添加剂，其黄樟素含量高达80％。另外在由肉豆蔻、日本野姜、加州月桂树等制成香精中也有少量存在。黄樟素具有可致癌性，其作用机理是先在小鼠体内代谢生成苯乙醇，后被激活转化为乙酸盐或硫酸盐，成为最终致癌物。其中后者双键具有强亲电性，可与遗传物质 DNA 发生反应，从而致癌，因此我国禁止在香精中添加黄樟精。

9. 香豆素

香豆素即双呋喃环和氧杂萘邻酮，又称香豆内酯，具有黑香豆与香车叶草及类似新刈草的特殊香气，而且有定香与提升香气香味的作用，是一种重要的香料。天然存在于圭亚那黑香豆、香蛇鞭菊、野香荚兰、兰花等中。其毒性来自于母体的化学结构，母体内的氧原子进行双键耦合，活性较强，可诱导机体产生氧自由基，产生危害机体的毒性，如引起肝肿大、肝内胆管增生等，甚至引发肿瘤。但对其进行加氢衍生化后毒性就会丧失，形成无毒的二氢香豆素。

二、食品防腐剂

食品防腐剂是一类防止食品腐败变质、延长食品储存期的物质。主要用于食品在储存、流通过程中由微生物生长繁殖所引起的腐败变质及食物中毒等，故又称为抗微生物剂。用于食品生产中的防腐剂至少应具备以下条件：①能抑制微生物生长，但几乎无杀菌作用，区别于杀菌剂；②低毒，对人体正常功能无影响，也不影响食品风味；③使用方法简单易掌握。防腐剂只能在一定环境下一定限度地延长储藏期，其防腐效果不是绝对的；④必须要科学使用，严格遵守相关标准。此外，各国防腐剂的应用种类并不相同，如美国规定有 50 种，而日本仅 13 种。我国规定使用的防腐剂有 25 种，其中包括苯甲酸、苯甲酸钠、山梨酸、山梨酸钾、丙酸钙等。

（一）苯甲酸、苯甲酸钠

苯甲酸又称安息香酸，分子式为 $C_7H_6O_2$，相对分子质量为 122.12；苯甲酸钠分子式为 $C_7H_5O_2Na$，相对分子质量为 144.11。性状与性能方面，苯甲酸为白色有荧光的鳞片状或针状结晶，有时也为单斜棱晶，质轻无味，冷水中溶解度较低，但溶于热水，在乙醇、氯仿、乙醚等有机溶剂中也较易溶解，它属于酸性防腐剂，pH 越低，效果越佳。苯甲酸钠为白色颗粒或晶体粉末，冷水即可溶解，但不溶于乙醇中。

目前，苯甲酸和苯甲酸钠作为防腐剂广泛应用于酱油、酱类、蜜饯及各种饮料中，由于它们在酸性条件下能以游离状态存在，防腐效果更好，故常用于高酸性食品，如水果、果酱等的保藏中，并与低温杀菌协同作用，以保证食品质量，延长货架期。苯甲酸和苯甲酸钠只限于在蛋白质含量较低的食品中添加使用，在某些国家的部分食品中是限制使用的。

苯甲酸和苯甲酸钠对微生物的作用相同，但苯甲酸钠是钠盐，因此当其添加量为苯甲酸的 1.2 倍时，两者才能达到相同的抑菌效果。苯甲酸在动物中的 MNL 值为 500mg/kg，ADI 值为 0～5mg/kg，在食品中允许的添加量为 0.2～2.5g/kg。按《食品添加剂使用卫生标准》（GB2760—2011）规定，碳酸饮料中使用量一般低于 0.2g/kg；低盐酱菜、酱类、蜜饯等中低于 0.5g/kg；酱油、食醋、果蔬饮料等中低于 1.0g/kg。

（二）山梨酸、山梨酸钾

山梨酸化学名为己二烯-[2，4]-酸，也称为花楸酸，分子式为 $C_6H_8O_2$，相对分子质量为 112.13。山梨酸钾分子式为 $C_6H_7O_2K$，相对分子质量为 150.22。性状与性能：山梨酸为白色针状结晶体粉末，无臭或微带刺激性臭味，熔点为 132～135℃，耐光、耐热性好，难溶于冷水，热水可溶解 3％左右，易溶于乙醇。长期暴露在空气中则被氧化变色。其防腐能力受 pH 影响，pH 越低效果越好。山梨酸钾为白色或淡黄色鳞片状结晶、晶体颗粒或晶体粉末，无臭或微有臭味，长期暴露在空气中易吸潮并氧化分解变色。易溶于水，且 20℃条件下在乙醇中的溶解度为 2％，高于山梨酸。

山梨酸是使用最多的防腐剂，大多数国家都在使用，它属于酸型防腐剂，在酸性介质中对微生物有良好的抑制作用，适用于 pH 在 5.5 以下的食品防腐，pH 超过 8.0 时则丧失效果。其作用机理是通过与微生物酶系统中的巯基结合，破坏其作用，并干扰机能的传递，如细胞色素 c 传递氧等，以抑制微生物增殖达到防腐的目的。山梨酸钾的毒性虽低于其他防腐剂，不具有杀菌能力，但对霉菌、酵母等好气性菌具有广谱抗菌能力，但对于厌氧菌及乳酸菌无作用。另外，山梨酸在加热时易挥发，故应避免高温条件下使用。

山梨酸对于动物的 MNL 为 500mg/kg，ADI 值为 0～25mg/kg，其中大白鼠经口的 LD_{50} 为 7.36g/kg；白兔及狗的经口 LD_{50} 为 2.00g/kg。一般肉、鱼、蛋、禽类制品中山梨酸的 MNL 值为 0.075g/kg；果蔬类食品、碳酸饮料中为 0.20g/kg；酱油、醋、豆制品、糕点等中为 0.10g/kg；葡萄酒、果酒为 0.60g/kg。

（三）乳酸链球菌素

乳酸链球菌素分子式为 $C_{143}H_{228}O_{37}N_{42}S_7$，相对分子质量为 3348，是一种由乳酸链球菌合成的多肽抗菌类物质，又称为乳酸链球菌肽。其固体为白色易流动的粉末，可在消化道中被水解蛋白酶降解，毒理学实验也已证明其安全性良好，属于天然防腐剂。乳酸链球菌素包括多种物质，最初发现的两种分别是由乳酸乳球菌属细菌产生的抗生素 Nisin 和乳脂乳球菌属细菌产生的抗生素 Diplococcin。

Nisin 是一种五环的羊毛硫抗生素，对热稳定，具有光谱抑菌性，对所有革兰氏阳性细菌几乎均有活性，并对链霉蛋白酶和胰蛋白酶具有抗性，但用 α-胰凝乳蛋白酶处理后，活性会丧失。此外，在低酸性条件下 Nisin 稳定性较好，即使加热也不会影响其活性；但当其水溶液 pH 超过 4，特别是高温加热时会迅速失活。研究表明 Nisin 在 pH 6.5～6.8 时抑菌效果最佳，但性质却最不稳定。而 Diplococcin 不含异常硫氨酸，热稳定性差，α-胰凝乳蛋白酶、链霉蛋白酶及胰蛋白酶都能使其完全失活，且只对其他乳酸乳球菌属的细菌有抑菌活性。

乳酸菌链球素一般在酸性条件下才能保证稳定性，其抑菌范围主要针对革兰氏阳性菌、芽孢杆菌和芽孢梭菌，特别能抑制肉毒杆菌的繁殖和毒素的形成，但对霉菌和酵母的作用较弱。因此仅应用于干酪、奶油制品、罐头、高蛋白产品的防腐。Nisin 对热稳定，故在食品加工过程中可与热处理协同使用，一方面减少加热时间，节省能耗，另一方面降低了营养成分的破坏程度。

三、食品抗氧化剂

食品抗氧化剂是防止或延缓食品氧化、提高食品稳定性和延长食品储藏期的食品添加剂。食品在储藏运输过程中除了由微生物作用发生腐败变质外，氧化也是其导致食品品质变劣的又一重要因素。例如，油脂氧化不仅会导致食品酸败（哈败）变味，严重时甚至产生有毒、致癌、诱发心脑血管疾病等有害物质，引起食物中毒，危害人体健康。

食品在储藏及保鲜过程中一方面会因微生物作用而导致腐败，另一方面也会因空气中氧气的氧化作用而变质。特别是含油脂较多的食品，易被氧气、水、光、热、金属盐类等激活，生成醛、酮等物质，不仅使食品出现哈败气味，还会有一些有毒或致癌的物质，如过氧化物等产生，甚至生成心脑血管疾病的有害诱发因子而导致机体食物中毒。因此对于此类食品应阻止其与空气的接触，如采用抗氧化剂、罐藏、真空包装等。食品中的抗氧化剂有十多种，分为水溶性和脂溶性两种。其中像柠檬酸、酒石酸、抗坏血酸等自身无抗氧化作用，但与其他种类的抗氧化剂协同可显著提高抗氧化效果的添加剂被称为抗氧化促进剂。

常用的食品抗氧化剂包括：2，6-二叔丁基甲酚（butylated hydroxyl toluene，BHT），主要用于食用油脂、干鱼制品；叔丁基对羟基茴香醚，主要用于食用油脂；没食子酸丙酯，主要用于油炸食品、方便面和罐头；维生素 E，主要用于婴儿食品、奶粉；维生素 C 和异维生素 C，主要用于鱼肉制品、冷冻食品等。除此之外，抗坏血酸棕榈酸酯、抗坏血酸钙、硫代二丙酸月桂酯、乙氧喹、卵磷脂、偏亚硫酸酯、抗坏血酸硬脂酸酯、偏亚硫酸钠、亚硫酸钠、氯化亚锡、没食子酸戊酯等也已被美国 FDA 批准作为抗氧化剂使用。茶多酚是从茶叶中提取的一种抗氧化物质，包含 4 种组分，分别为表没食子儿茶素、表没食子儿茶素没食子酸酯、表儿茶素没食子酸酯以及儿茶素。与维生素 E、维生素 C、2，6-二叔丁基甲酚、叔丁基对羟基茴香醚（butylated hydroxyl anisole，BHA）等相比其抗氧化能力高出几倍。目前，日本把其作为新型的抗氧化剂进行商品化生产。此外，虾青素作为抗氧化能力最强的天然添加剂，已广泛用于牛奶、烘焙食品、高档饮料等领域。

抗氧化剂在食品中应用时要严格控制其使用量。例如，叔丁基对羟基茴香醚0.02%的使用量比0.01%的抗氧化效果提高10%，但超过0.02%，效果反而下降。此外，抗氧化剂混合使用时，一般具有协同作用。例如，柠檬酸和BHT共同添加至精炼油时，其储存时间比单加BHT延长近1倍。

（一）异抗坏血酸和异抗坏血酸钠

异抗坏血酸分子式为$C_6H_7NaO_6 \cdot H_2O$，相对分子质量为216.12，是维生素C的一种立体异构体，且化学性质几乎与抗坏血酸相同。固体为白色或略带黄色的结晶或结晶状粉末，无臭，有酸味；遇光可缓慢分解并着色变黑；干燥状态下在空气中相当稳定，但在溶液中暴露于大气时容易变质分解。难溶于甘油，不溶于苯、乙醚，其在水和乙醇中的溶解度分别为40g/100mL、5g/100mL。异抗坏血酸几乎没有抗坏血酸的生理功效，且耐热性差，还原性强，在金属离子存在下易分解，但其抗氧化性却高于抗坏血酸，且价格低廉。其钠盐也是白色或略带黄色结晶或结晶粉末，无臭、微有咸味，干燥状态下相当稳定。极易溶于水，溶解度为55g/100mL，但几乎不溶于乙醇。

异抗坏血酸和异抗坏血酸钠都具有良好的抗氧化作用，目前在肉制品、冷冻和盐藏类水产品及果蔬制品等加工中都有广泛的应用。例如，在肉制品生产中，常与亚硝酸盐共用，既可以防止肉制品氧化变色，又可以提高肉制品的发色效果，还能加强亚硝酸盐抗肉毒杆菌的能力，减少亚硝胺的产生。另外还可用于防止水产品中不饱和脂肪酸的氧化及异味的产生，防止果蔬类罐头制品发生褐变。

异抗坏血酸对大白鼠经口投食的半致死量LD_{50}为5g/kg，异抗坏血酸钠为15.30g/kg。在食品加工过程中，肉制品，如火腿、香肠等中使用量为0.50～0.80g/kg，果实类饮料为10～20mg/L，水果、蔬菜类罐头为75～150mg/kg，冷冻水产品多采用0.10%～0.60%的水溶液浸泡或喷雾添加，而其ADI值无需规定。

（二）二丁基羟基甲苯

二丁基羟基甲苯也称2,6-二叔丁基对甲酚或3,5-二叔丁基-4-羟基甲苯，分子式为$C_{13}H_{24}O$，相对分子质量为220.35。固体为无色或白色结晶粉末，无臭，但略有特殊气味，不溶于水和甘油，易溶于乙醇和各种油脂，其溶解度分别为25%和30%～40%。与其他抗氧化剂相比，BHT化学稳定性良好，对热稳定，抗氧化效果好，与金属反应不着色，具有单酚型特征的升华性，加热时易与水蒸气一起挥发。另外，在与柠檬酸、抗坏血酸、没食子酸等共用时可提高其抗氧化活性。

BHT的抗氧化机理是通过自身氧化以保护油脂，如不饱和脂肪酸中的不饱和键，从而达到抗氧化目的。目前，BHT主要用于食用植物油、黄油、干制水产品、腌制水产品等食品的加工中，多采用乙醇溶解，喷雾添加的方法进行使用，因为它难与食品混合，所以不宜直接添加。

国外已制定其使用标准，并对不同食品中的最高使用限量作出标定。肉制品，如火腿、香肠等中一般用量为 $0.50 \sim 0.80 g/kg$，冷冻水产品为 $0.10\% \sim 0.60\%$，果实类饮料为 $10 \sim 20 mg/L$，水果、蔬菜类罐头为 $75 \sim 150 mg/kg$。

四、食品护色剂

食品护色剂是指添加于果、蔬制品及肉制品等中，使之在食品加工、储藏等过程中不致分解、破坏，呈现良好色泽的品质，又称发色剂或成色剂。一般发色剂本身无色，但加入肉等加工制品后能与其中的色素发生反应生成一种新物质，使色素的稳定性提高。一般情况下新鲜肉色泽不稳定，在加工过程中颜色会发生很大变化，为了使肉制品呈现鲜艳的红色，一般多加入硝酸盐或亚硝酸盐。其主要原因是肉中的血红蛋白、肌红蛋白等被氧化。因为硝酸盐在细菌（亚硝酸菌）的作用下被还原为亚硝酸盐，然后与肌肉中的乳酸作用生成亚硝酸；但亚硝酸不稳定，即使在常温下也可分解产生亚硝基（NO），特别是在加热条件下，分解产生的 NO 会很快与肌红蛋白反应生成鲜艳的、亮红色的亚硝基肌红蛋白。它是一种热稳定较强的红色化合物，能使肉制品保持稳定的鲜红色。此外，在蔬菜，如茄子等加工过程中使用的硫酸亚铁，能与植物中的特有色素稳定结合，使其保持漂亮的青绿色。目前在食品加工中普遍使用的发色剂主要有亚硝酸钠、硝酸钾、硝酸钠、葡萄糖酸亚铁、硫酸亚铁等，在肉制品加工中一般采用多种发色剂复合使用，以保证效果。

（一）硝酸钠和亚硝酸钠

硝酸钠，分子式为 $NaNO_3$，相对分子质量为 84.99。为无色透明结晶或白色结晶，有时为带有浅灰色或浅黄色的粉末，味咸、微苦，易吸湿，常温下溶解度可达 90% 以上，其 10% 的水溶液呈中性，微溶于乙醇。

亚硝酸钠，分子式为 $NaNO_2$，相对分子质量为 69.00。为无色或微带黄色结晶，味咸，易潮解氧化为硝酸钠，其水溶液呈碱性，外观与食盐相似，易混淆。水中溶解性较好，20℃、50℃、100℃条件下，其溶解度分别为 84.50g、104g、163g，微溶于乙醇。

硝酸钠、亚硝酸钠在加工过程中，与肉中的成色物质作用产生红色色素，并形成腌肉的特殊风味，火腿与香肠的色泽就是利用这一原理。此外硝酸盐、亚硝酸盐在肉制品中还可以抑制微生物，如细菌的增殖，但其效果与 pH 密切相关，当其添加量为 $0.10 \sim 0.20 g/kg$，pH 为 6 时，抑菌作用明显；pH 为 6.5 时作用下降；pH 为 7 时，则无任何作用。此外，当其与食盐并用时可明显加强抑菌效果。

在肉制品生产中，使用亚硝酸盐的香肠比不使用者，在风味上有明显的优势。但其添加量要严格控制，在保证护色的条件下将其使用量限制在最低水平。在几次修改的食品卫生法规中，严格限制了其使用范围，并降低其在食品中的含量，或改用其他方法护色。6个月以内的婴儿对硝酸盐类特别敏感，因此，亚硝酸盐不能用于儿童食品。

（二）葡萄糖酸亚铁

葡萄糖酸亚铁，分子式为 $C_{12}H_{22}O_{14}Fe \cdot 2H_2O$，相对分子质量为 48。为黄灰色或绿黄色的粉末状或颗粒状固体，有特殊的焦糖臭味，味涩，易溶于水，5%浓度下即对石蕊显酸性，几乎不溶于乙醇，应在避光条件下密闭保存。

葡萄糖酸亚铁可溶于水，属于生物可利用的亚铁盐。一般情况下，主要作为营养强化剂、缺铁性贫血补充剂或治疗用药品使用，如医学上常用来治疗缺铁性贫血症；食品生产中，作为替代品添加至产妇及哺乳期妇女食用的奶粉中，但使用剂量要有限制，日本规定的限量为 150mg/kg。此外，它还可以作为护色剂用于橄榄等果实颜色的保护。

五、食品漂白剂

食品漂白剂是指能够破坏、抑制食品发色因素，使其褪色或使食品免于褐变的物质。它不同于以吸附方式除去着色物质的脱色剂。从其作用机理来看，可分为还原性漂白剂和氧化性漂白剂两大类，其中前者应用最为广泛。还原性漂白剂具有漂白效果，但一旦全部反应，食品的颜色仍会在氧的作用下部分或全部恢复。除此之外，漂白剂还有防腐剂功效，能显著抑制微生物的生长，而还原类漂白剂还可作为褐变抑制剂和抗氧化剂使用。但漂白剂一般都有毒性，故使用中应严格控制添加量，若食品中存在过量残留将会对人体造成危害。近几年所发生的不法商贩违法使用甲醛或吊白块而造成的食物中毒事件，不仅严重危害了人体健康，还破坏了我国食品在世界市场中的形象，影响了我国的经济利益。

（一）焦亚硫酸钾

焦亚硫酸钾分子式为 $K_2S_2O_5$，相对分子质量为 222，为白色结晶粉末或无色颗粒，带二氧化硫气味，150℃时即可变质（分解）。溶于水，在 1%浓度下 pH 为 3.4～4.5，难溶于乙醇，不溶于乙醚。焦亚硫酸钾具有吸湿性，在空气中能被氧化为亚硫酸氢盐，最终成为硫酸盐。

焦亚硫酸钾具有强还原性，可作为漂白剂、脱色剂、防腐剂及抗氧化剂使用。在食品加工中多用于啤酒、蜜饯、糖（糖果、葡萄糖、饴糖、蔗糖等）、罐头等生产过程中，效果较好。

《食品添加剂使用卫生标准》规定了焦亚硫酸钾在食品中的最大使用量，啤酒中为0.01g/kg；蜜饯、糖类（糖果、葡萄糖、饴糖、蔗糖等）、罐头中为0.45g/kg。以二氧化硫计残留量，按照标准规定，蘑菇等罐头类不得超过0.05g/kg；饼干等不得超过0.10g/kg；液体葡萄糖不得超过0.20g/kg；蜜饯低于0.05g/kg。其 ADI 值（以二氧化硫计）为0～0.70mg/kg。

（二）亚硫酸钠

亚硫酸钠，分子式为 Na_2SO_3，无水及其七水化合物相对分子质量分别为126和252。其中无水亚硫酸钠为白色粉末或小结晶，含水亚硫酸钠为无色单斜晶系结晶。无水晶体易溶于水，对水的溶解度为13.9%（0℃）、28.3%（80℃），微溶于乙醇，在空气中缓慢氧化成硫酸盐，但比含水晶体稳定性好。无臭，具有清凉咸味和亚硫酸味。其水溶液呈碱性，1%浓度下 pH 为8.3～9.3，可与酸反应产生二氧化硫，具有强烈的强还原性。

其用途与焦亚硫酸盐基本相同，《食品添加剂使用卫生标准》规定：亚硫酸钠在糖果、各种糖类（葡萄糖、饴糖、蔗糖等）、蘑菇等罐头中的最大使用量为0.60g/kg；蜜饯中为2.00g/kg；葡萄、黑加仑浓缩汁中为0.60g/kg。以二氧化硫计，其在蘑菇罐头类食品中的残留量不得超过0.05g/kg，食糖等中不得超过0.10g/kg；葡萄、黑加仑浓缩汁中不得超过0.05g/kg。以二氧化硫计，其 ADI 值为0～0.70mg/kg。

（三）亚硫酸氢钠

一般作为商品的亚硫酸氢钠类护色剂是亚硫酸氢钠（$NaHSO_3$）和焦亚硫酸钠（$Na_2S_2O_5$）按不同比例制得的混合物，两者之间可以发生可逆反应，相互转化。其混合物具有类似于亚硫酸氢盐的性质，为白色粒状粉末或无色结晶或黄色结晶状粉末，带 SO_2 气味。易溶于水，且溶液显弱酸性。在酸性条件下生成二氧化硫，有强还原性，暴露在空气中的终产物为硫酸钠。

其用途与焦亚硫酸盐基本相同，但使用时应注意在加工完成前将其全部分解除去，以防影响食品风味。另外在糖腌制品处理过程中，一旦产品发生褐变，可使用亚硫酸氢钠进行二次漂白。

《食品添加剂使用卫生标准》规定：蜜饯、干果、粉丝、糖类（糖果、葡萄糖、饴糖、蔗糖等）、罐头中亚硫酸氢钠的最大用量为0.40g/kg。残留量以二氧化硫计，蘑菇罐头类中的含量不得超过0.05g/kg；食糖、粉丝等不得超过0.10g/kg；液体葡萄糖不得超过0.20g/kg；蜜饯低于0.05g/kg。以二氧化硫计其 ADI 值为0～0.70mg/kg。

六、食品乳化剂

食品乳化剂是指添加于食品后可显著降低油水两相界面张力，使互不相溶的疏水性物质（油）和亲水性物质（水）形成稳定乳浊液的食品添加剂。它能使食品多相体系中各组分相互融合，形成稳定、均匀的形态，以达到改善食品内部组织结构，简化和控制加工过程，提高食品质量，延长货架期目的的一类添加剂。另外它还具有医药功能和营养价值，是具有良好发展前景，值得重视发展的一类食品添加剂。但由于食品添加剂的量和使用方式都可能影响食品安全，因此要严格遵守相关标准法规的规定。

乳化剂种类繁多，使用广泛且消耗量较大，目前世界范围内种类有 60 多种。产量约 40 万 t，而我国消费量仅为 3 万多吨，已批准使用的种类有 30 余种，主要包括吐温类、司盘、硬脂酰乳酸钠-钙、三聚甘油酯、硬脂酰乳酸钠、月桂酸单甘油酯丙二醇脂肪酸酯、大豆磷脂、蔗糖酯等，其中脂肪酸单甘油酯用量最大，其次是大豆磷脂、山梨糖醇酯、蔗糖酯等。因此无论在乳化剂品种还是用量方面，均远远少于国外，且已有的吐温系列产品、具脱色和羟基化功能的大豆磷脂、液体单油酸甘油酯、单辛酸（或辛癸酸）甘油酯等所赋予食品的气味、口感、色泽都不理想。因此，开发新品种多功能乳化剂就成为业界追求的新理念。目前食品乳化剂的发展也呈现出系列化、多功能、高效率的特点，如消泡剂、起泡剂、油脂结晶调整剂等都是乳化剂用途的多元化。

（一）蔗糖脂肪酸酯

蔗糖脂肪酸酯，又名脂肪酸蔗糖酯，简称蔗糖酯，它由蔗糖与食用脂肪酸，如硬脂酸、棕榈酸和油酸等酯化反应制得，分为单酯、二酯和三酯。固体为白色或黄色粉末，或无色至微黄色的黏稠状液体和软固体，无臭或微臭；易溶于乙醇、丙酮，微溶于水。一般单酯含量高，亲水性强，其中单酯可溶于温水；二酯和三酯含量多，亲油性强，如二酯和三酯都难溶于水。乳化剂的软化温度为 50~70℃，120℃以下较稳定，分解温度为 233~238℃。加热时酸、碱条件下均可被皂化。

蔗糖脂肪酸酯水溶液具有黏性和湿润性，且可降低活性张力，是一种表面活性剂。在食品中具有良好的乳化、分散、增溶、润滑、渗透、起泡、黏度调节、防止老化、抗菌等功能。例如，蔗糖脂肪酸酯在肉制品、香肠、乳化香精、鱼糜制品、焙烤制品、糖果、巧克力、饮料、八宝粥、冰淇淋、豆制品等中起乳化作用；在橘子、苹果、鸡蛋等的保鲜中作为保湿膜的成分。此外，还可作为稳定剂添加至食品中。但乳化剂均具有协同作用，一般复配后效果更佳。

蔗糖脂肪酸酯的毒性较小，《食品添加剂使用卫生标准》规定其用于肉制品、乳化香精、冰淇淋、糖果、面包、八宝粥及水果和鸡蛋等的保鲜中的限量为 1.5g/kg；天然色素中为 10.0g/kg。蔗糖脂肪酸酯中单酯、二酯和三酯的含量直接决定其 HLB 值（即亲油或亲水的平衡值），因此可通过调整其配比进行应用，且几乎适用于所有油脂类食品。其中肉制品、鱼糜制品等加入 0.3%~1.0%（HLB 1~16），即可明显改善其内的水分含量及制品口感；焙烤类食品中添加面粉量的 0.2%~0.5%，即可提高面团的韧性，增大制品体积及气孔细密、均匀的程度，以使制品质地柔软，还可以起到淀粉防止老化的作用；油脂中用量为 1.0%。此外还可用于冰淇淋、豆奶、冷冻食品、沙司、饮料、米饭、面条、方便面、饺子等中。

（二）丙二醇脂肪酸酯

丙二醇脂肪酸酯为白色至浅黄褐色的粉末、薄片、颗粒或蜡状块体，或黏稠状液体，无臭，是丙二醇单脂肪酸酯和二酯的混合物。其颜色和形态与结构中脂肪酸的种类有关，如脂肪酸为硬脂肪酸和软脂肪酸时其制品多为白色固体；若由油酸、亚油酸等不饱和酸构成，制品为淡黄色液体；而由月桂酸酯化构成，制品为流动态。纯丙二醇脂肪酸酯是亲油性乳化剂，不溶于水，但与热水激烈搅拌后可乳化，溶于乙醇、乙酸乙酯、氯仿等有机溶剂。

与其他乳化剂相比，丙二醇脂肪酸酯具有结晶特性，可以防止 β 晶形的转换，一般不单独使用，与其他乳化剂合用时有协同效应。

丙二醇脂肪酸酯可用于糕点、起酥油、乳及乳制品、冷冻饮料、复合调味料、油炸食品、乳化脂肪制品等多种食品中。其中添加至糕点及起酥油中可提高保湿性、增大比体积，使制品质地柔软，口感得到改善。《食品添加剂使用卫生标准》规定其最大使用量为 2.0g/kg；而在应用于复合调味料中时，能使固体和粉末状的物质在液体调味料中均匀分散，规定其最大使用量为 20g/kg。

七、食品甜味剂

食品甜味剂是以赋予食品甜味为主要目的的食物添加剂。它是目前在世界各国使用最多的添加剂，在食品加工工业中具有举足轻重的地位。甜味剂种类较多，按来源可分为天然甜味剂和人工合成甜味剂。其中前者包括砂糖、糖浆等甜味调味品中有代表性的物质；后者包括糖精钠、甜蜜素等，是采用淀粉或植物类原料，甚至以石油为原料制得的添加剂。另外还可按营养价值将甜味剂分为营养性甜味剂和非营养性甜味剂；按化学结构和性质分为糖类和非糖类甜味剂。通常所说的甜味剂是指人工合成的非营养甜味剂、糖醇类甜味剂和非糖甜味剂 3 类。糖醇类甜味剂大多由人工合成，甜度与蔗糖相似，但热值较低，与葡萄糖代谢过程相异，因而具有某些特殊的用途。非糖类甜味剂是重要的一种甜味剂，具有甜度高、用量少、热值低等特性，又称为非营养性甜味剂、低热值甜味剂或高甜度甜味剂。

砂糖是一种理想的甜味剂，能作为人体能源使用，已具有约 200 年的使用历史。但一般情况下砂糖价格较高，易受地域性限制且能够引发食品发酵和腐败，因此人工甜味剂，如环乙氨基磺酸盐等作为砂糖的替代品成为目前研究的热点课题，且已有多种人工甜味剂投入使用。

（一）糖 精 钠

糖精钠又称可溶性糖精或水溶性糖精，分子式为 $C_7H_4O_3NSNa \cdot 2H_2O$，相对分子质量为 241。固体为无色至白色针状结晶或粉末，无臭，微有芳香气。糖精钠的分子中一般有两分子结晶水，易溶于水和乙醇，且在水中的溶解度随温度的上升而迅速增加。另外，在其水溶液中加入 HCl 后即能形成游离态糖精，其甜度相当于蔗糖的 300～500 倍，砂糖的 350～900 倍，且甜度会随着使用条件的变化而不同。

糖精是一种人工合成的甜味剂，目前世界各国都在广泛使用，其单独使用的浓度一般为 0.02%～0.03%。不同条件下，糖精的稳定性各异，如在酸性条件下稳定性较差，特别是 pH3.8 时，加热处理立即分解为氨基安息香酸，并最终变成安息香酸，致使甜味丧失；中性条件下，延长加热时间即会发生同样的分解反应；但碱性环境中其稳定性相对较好。糖精在水中的溶解度很低，因此添加剂标准中多规定使用其钠盐，即糖精钠，且不允许用于婴幼儿及绿色食品的生产中。此外本品与其他甜味料一起使用时，会有几何累加的效果。

糖精钠与酸味并用，有爽快的甜味，最初多用于清凉饮料的生产，但目前已用于各种食品的加工过程中。其 LD_{50} 为 17.5g/kg，ADI 暂定为 2.5mg/kg。

（二）阿 斯 巴 甜

阿斯巴甜，即天门冬酰苯丙氨酸甲酯，又称甜味素，分子式为 $C_{14}H_{18}N_2O_5$，相对分子质量为 294。固体为无味的白色结晶粉末，具有清爽的甜味，没有人工甜味剂常具有的苦涩味或金属后味，甜度约为砂糖的 200 倍。微溶于水，常温下溶解度为 1% 且在 pH5.2 时溶解度达到最低，难溶于乙醇，不溶于油脂。阿斯巴甜在水溶液中易受热分解且分解率与 pH 密切相关。研究表明，当浓度为 0.20% 时，80℃加热处理 2h，阿斯巴甜的残存率为 pH3.0、pH4.0 条件下的 97%，而当 pH 为 6.5 时，其残存率会急剧下降到 7.5%。

阿斯巴甜一般作为甜味剂或风味增效剂应用于各种食品或饮料，如糕点、谷物加工品、咖啡、红茶及乳饮料等中，且当其与其他调味剂，如砂糖、葡萄糖、食盐、柠檬酸等共用时，可产生几何累加的效果。目前，阿斯巴甜已在 80 个国家中批准使用，由于其热量仅为 16.75kJ/g，故多适用于低热量食品的加工。但我国规定阿斯巴甜不能用于罐头类食品，在其他产品的加工中可按需适量添加，如酸乳饮料中用量为 50～70mg/100mL，乙醇饮料为 5～10mg/100mL，冰淇淋和果酱为 0.05%～0.10%。另外，如果原料食品需要高温长时间处理或具有较强的酶活力，应在加热处理结束后再添加使用甜味剂。阿斯巴甜在实验动物中的 LD_{50} 为 5000mg/kg，ADI 为 40mg/kg。

（三）D-麦芽糖醇

D-麦芽糖醇是一种多元醇，由麦芽糖氢化而得，固体为白色粉末或颗粒，有爽口的甜味，易溶于水，微溶于乙醇，甜度为蔗糖的 0.6 倍。其在加热时不变色，并有使蛋白质稳定的功能，且不易被微生物、人体小肠等分解利用，也不能被用来进行乙醇发酵。D-麦芽糖醇多存在于天然食品中，其中以植物界最为广泛，特别是海藻中糖醇含量尤其高，如红藻中其含量高达 13%。此外，本品的溶解热为 1.06kg/g，故溶于口中时多有清凉爽口的感觉。

D-麦芽糖醇属于糖醇类物质，储存时要注意干燥。但正因为其具有强吸湿性，使其在脱水食品的复水、保湿、控制结晶、降低水分活性等中均能发挥作用。此外，D-麦芽糖醇属于低甜味、低热量的甜味剂，具有不影响血糖、不产酸、防龋齿等特性，还能抑制脂肪氧化、防止淀粉老化等，故可较广泛地应用于食品加工与储藏中。如可利用其良好的保湿特性，大量应用于食品保鲜处理中，以防止食品干燥及表面干裂；利用其防止蛋白质变性的作用，改善水产品冷冻时的品质；利用其低热量特性，添加至糖尿病及肥胖患者的食品、牙膏、口香糖等产品中；因其渗透压高（约为砂糖的1.88 倍），且不发生美拉德反应的优点，广泛用于糕点加工中。此外，D-麦芽糖醇在香料香气的保留、维生素的稳定、人工甜味料异味的去除、防止有害微生物的增殖等方面也有广泛的应用。但在使用过程中应严格控制其添加量以保证食品安全，如日本规定其 ADI 为 986μg/kg。

除上述食品添加剂外，食品中还会添加其他各种不同特性的添加剂以满足生产及消费的需求。例如，着色剂的使用就是为满足人们的审美观、促进食欲而加入食品中的添加剂，其主要作用是改善因各种原因导致的食品颜色不美观的问题，以增加其美观度、食欲和经济价值。

第六节　辐照食品的安全性

食品加工与保藏主要是以杀死各种导致食品腐败变质及危害人类健康的病原微生物，如细菌、霉菌、酵母菌等为目的，保障食品安全，延长货架期的技术手段。食品辐照技术即是在食品工业发展需求的基础上应运而生的。与其他食品保藏方法，如巴斯德杀菌法等相比，辐照灭菌有其独特的优势，如可以更长期地保持食物的原味及原有口感，因此近年来已开始在食品加工中大量应用。此外食品辐照加工技术还具有杀菌效果显著、产热少、无残留、节约能源等优点，从根本上讲是一种属于"冷杀菌处理"的物理加工方法。但是，随着广岛原子弹爆炸、切尔诺贝利核电站事故及 2011 年日本核电站泄漏事故的发生，辐照食品的安全性及其可能带来的危害性成为人们最关心的话题，甚至导致人们"谈核色变"。

一、概　述

　　食品辐照是指把包装好或未包装好的食品直接放置于辐射场内，利用^{60}Co、^{137}Cs 等放射源产生的 γ 射线，或电子加速器产生的低于 10MeV 高能电子束，直接或间接作用于食品，在能量的传递和转移过程中，产生强大的理化效应和生物效应，从而达到杀虫、灭菌、抑制生理过程、提高食品卫生质量，保持营养品质及风味和延长货架期的目的。其中辐射能量是最重要的物理参数，其单位一般用电子伏特（eV）表示。一般常用照射量和吸收剂量来表示辐照剂量，其中前者是从电离本领的角度阐述 X 射线或 γ 射线在空气中的辐射场性质，用伦琴（R）表示；后者对于任何电离辐射、受照射物质、照射方式都适用，用 D 表示，其单位为 J/kg，专用名戈瑞（Gy）。其中 $D = dE/dm$，即质量为 dm 的物质吸收电离辐射的平均能量，1Gy 的吸收剂量是指 1kg 受照射物质吸收 1J 的辐射能量。

　　食品辐照所用的射线要满足两个方面的要求：一有足够穿透力；二不能导致改变食品分子的原子结构。射线的穿透程度与其自身的特性及受照射物质有关，一般 γ 射线、β 射线和电子等均具有较大的穿透力，能保证食品内部均受到辐照。而中子穿透力也很强，但其能量很大，会导致食品分子中的原子结构发生改变，成为放射性物质，因此不能使用。

　　除此之外，成本及操作简单与否也是必须考虑的因素。目前只有由加速器产生的 X 射线（5MeV）和加速电子（10MeV）、^{60}Co（1.17MeV 和 1.30MeV）和 ^{137}Cs（0.66MeV）产生的 γ 射线适用于食品辐照。其中前两种由机器产生，而后两种来自于放射性元素。X 射线可按需产生，但操作上比放射性元素复杂得多，而电子束在食品中的穿透距离有限，限制了其应用范围。对于放射性元素来讲，放射线一直存在，不管使用与否都要对其进行防护，综上考虑，利用放射线同位素辐照食品不失为一个两全其美的办法。放射性同位素具有衰减特性，其中^{60}Co 的半衰期为 5.27 年，^{137}Cs 为 30 年，我国常用的辐射源是^{60}Co。具体的操作方法是把放射性物质放置在辐照实验室内的升降机上，而受辐照物质放在其周围，需要时将辐照源提升上来，不需要时沉入水底，并可通过调整辐照距离与辐照时间来改变辐照剂量。

　　食品辐照技术发展历史较短，其在食品保藏中的研究始于第二次世界大战后美国陆军制定的针对各种植物、动物、水产品的食品辐照计划，并对辐照食品的生物化学、微生物学、感官及卫生进行了评价。目前，已有 40 多个国家批准使用辐照杀菌，21 个国家正大量使用。我国食品辐照始于 1958 年，其中 1984~1996 年先后批准了 18 种辐照食品的卫生标准；1996 年正式颁布了《辐照食品卫生管理办法》；1997 年颁布了 6 大类辐照食品类别的卫生标准；2001 年发布了 17 个辐照工艺标准；2006 年农业部组织有关专家制定了水产品、茶叶、饲料等辐照工艺规范，建立了 5 种辐照食品的鉴定标准。2011 年统计，全球已有 70 个国家和地区的 548 种食品和调味品被批准使用辐照处理。

食品辐照保藏技术的应用非常广泛，如延缓呼吸、抑制发芽、延长货架期、杀虫、灭菌、检疫处理等方面均可使用。且与传统食品加工方法相比，食品辐照保藏技术还有以下优点：①微生物致死效果显著，辐照剂量按需可控；②穿透力强、均匀、瞬间即逝，可在不打开包装的情况下进行消毒；③产热极少，可最大限度地保持原料食品的特性，如原味、口感等，也可对冷冻状态下的食品进行处理；④无非食品成分残留，可减少环境污染，提高食品卫生质量；⑤可对包装、捆扎好的食品进行批量杀菌处理；⑥节省能源，与其他保藏方法，如热处理、干燥和冷冻等相比，能耗仅为几分之一到十几分之一。

二、食品辐照的主要安全性问题

安全与卫生是辐照作为食品保藏技术的先决条件。辐照食品是否产生有毒物质，是否致癌，是否对遗传有影响，是否破坏营养成分，是否诱导放射性及突变微生物危害产生等是多年来国际上争议最多的热点问题。

大量的实验研究已证实了辐照食品的安全性。1980 年 10 月，FAO、国际原子能机构（International Atomic Energy Agency，IAEA）和 WHO 联合专家委员会在日内瓦召开会议，确认 1kGy 的照射剂量不会导致食品产生毒性物质，也不会发生营养变化；但对于杀菌的辐照处理，在不同条件下，10kGy 的剂量可能会对维生素有影响，但无毒性。

（一）辐照对食品品质的影响

1. 感官质量

早期利用辐照灭菌的过程中，采用高剂量照射的食品无论在风味方面还是在组织结构方面都产生了不良变化。研究表明采用高剂量处理肉制品会导致其风味很快丧失，产生各种感官变化，最常导致的如烧焦、类似金属、干酪样、味苦、羊肉味等，且变化程度随剂量增加而加深，一般 1.5～2.5kGy 的剂量就可引起此类变化。此外牛奶辐照后也会产生苦焦味。

2. 营养价值

食品在受到辐照后，会发生一系列的化学反应，除细菌被杀灭之外，其成分也会有所改变。研究表明，蛋白质、碳水化合物和脂肪等主要营养成分辐照前后营养价值和利用率都没发生显著变化。但其中的某些营养物质还是会受到影响，如维生素 A、维生素 C、维生素 E 和维生素 B 等都会有所流失；蛋白质、不饱和脂肪酸、益生菌等也会被破坏；淀粉和纤维素等碳水化合物会降解成多糖，再裂解为低聚糖；家禽细胞中的核酸结构会被破坏。但是，通过对食品辐照剂量的控制可以在很大程度上避免上述反应。综上所述，在规定的使用剂量下，辐照处理不会使食品营养质量有显著下降。

1）对蛋白质的影响

电离辐射对蛋白质有严重的影响，特别是色、香、味方面。研究表明，一般情况下低剂量辐照多引起特异蛋白质的抗原性变化，而高剂量辐照会导致蛋白质伸直、凝聚、伸展甚至分子断裂分解，并释放氨基酸。辐射效应主要作用于蛋白质的硫键和氢键，其化学键被破坏的顺序是—S—CH$_3$、—SH、咪唑、吲哚、α-氨基、肽键和脯氨酸。辐照后蛋白质或蛋白质的基质可能产生臭味化合物和氨。苯丙氨酸、酪氨酸以及甲硫氨酸对辐照很敏感，在高剂量条件下会裂解形成苯、苯酚和含硫化合物等难闻的物质。

2）对糖类的影响

辐照会造成复杂的糖类，如淀粉等的解聚反应。研究表明，用 0.2～10kGy 的辐照剂量处理小麦可比不处理样品增加 5%～92% 的水溶性还原糖，正是由淀粉降解所导致。

3）对类脂质的影响

高辐照剂量一般会导致类脂质发生过氧化反应，从而间接影响一些不稳定的维生素，如维生素 E 和维生素 K 等，这一现象与加热杀菌类似。另外生成的过氧化物及挥发性化合物会导致食品出现酸败和异味。

4）对微量营养素的影响

食品中的维生素在接受辐照时会遭到破坏且不同种类的维生素对辐照的敏感性各异，其中脂溶性维生素 K 和水溶性维生素 B$_1$ 敏感性最强。维生素随食品种类、辐照温度、暴露程度及辐照量和剂量的不同，损失程度也不同，一般在 3～10kGy 剂量下，维生素 B$_1$ 的损失率为 0～94%。如果以消除害虫的必需剂量照射谷物时能使其损失率达到 0～22%。一般 B 族维生素的其他种类稳定性也不好，如维生素 B$_6$，其在鱼肉中的损失率能达到 25%；维生素 B$_2$，即核黄素在不同条件下也会发生损失。但总体上讲辐照比加热处理对 B 族维生素的损害要小。而对于维生素 C，其是所有维生素中最易被破坏的，它几乎对所有的加工工艺都敏感，包括辐照处理。不同条件下损失率为 1%～95%，如用于抑制发芽和灭菌的低剂量辐照能使其损失 1%～20%。但也有稳定性较好的维生素种类，如存在于小麦和豆科植物中的抗癞皮病维生素，即烟碱酸，即使以高于 2.5kGy 的剂量处理其含量降低程度也不明显。

（二）辐照灭菌产生的问题

食品未经消毒及灭菌处理，很容易被腐败微生物污染。有关研究表明，细菌在食品中可以以惊人的速度进行生长繁殖，如即使在专业消毒防菌操作下获得的鲜牛肉，可繁殖的菌落单位也能达到 10^2 个/g；加工中心的碎牛肉能达到 2.5×10^5 个/g；零售店则达到 5.5×10^7 个/g，濒临腐败边缘。辐照处理可有效地减少或完全杀灭食品中的腐败微生物，如沙门杆菌、金黄色葡萄球菌、致病产毒的真菌和酵母及病毒等，其中包括了抗辐照能力最强的肉毒梭状芽孢杆菌和毒素。因此，在加工过程中必须要选择高辐照剂量杀死产芽孢类病原菌，特别是肉毒梭状芽孢杆菌。但实际生产过程中，较高剂量的辐照处理会导致指示能引起食品腐败的微生物先被消除，而病原菌仍有残留，即食品不表现出腐败状态却能引起食物中毒。因此 FDA 建议应使用足够低的剂量处理食品，以使食品中有足够的腐败微生物残留，使其至少在变得有毒之前的一周产生腐败，以告诫消费者不可食用。在非杀菌剂量条件下处理的食品，很可能使一些病原微生物产生基因突变，存活并引发新的危害，这是目前很多人所担心的关于食品辐照的安全性问题之一。尽管现有的研究并无证据证明这种危险性一定存在，但不能否定其存在的可能性，而且突变的病原菌会有更强的适应性和致病性。未来随着辐照技术的大规模应用，很可能导致又一个新的大规模致突变源的诞生，致使自然界中微生物进化及筛选进程的加速，抗性基因横向转移，通过质粒及转座子等进入其他微生物，为未来化学治疗带来后顾之忧。另外，人体的肠道生态与辐照食品密切相关，其安全性仍需要长期关注，负面影响还需认证评估。诱变导致的微生物抗辐射能力提高是在所难免的，但不可否认辐照杀菌在食品保藏或卫生方面能有效地杀灭食品中有害微生物和病虫害，以便达到延长保藏期的目的，且能达到不经高温处理而保持新鲜状态食品的效果，为饮食生活的合理化，及搞好食品卫生创造有利条件。

（三）关于放射性污染和感生放射性问题

另一个人们一直关心的辐照问题是食品经射线，如 X 射线、γ 射线、加速电子等照射后有关放射性及感生放射性问题的存在性。有关研究表明，只有达到一定辐射阈值的处理剂量才能导致受照射物质，如食品等产生感生放射性，这个阈值一般为 5MeV，而目前广泛应用于食品的 ^{60}Co 的能量仅为 1.17MeV 或 1.33MeV，^{137}Cs 为 0.66MeV，其射线能量远远低于阈值，因此利用 ^{60}Co 或 ^{137}Cs 作为食品的辐射源，其放射性不足以使食品产生感生放射性，不存在放射性污染的问题。美国陆军纳蒂克研究中心曾提交一份关于"10～16MeV 加速电子辐照食品产生感生放射性测定的报告"，指出，以加速电子作为放射源进行食品辐照的阈值能量级为 16MeV，因此其所产生的感生放射性问题几乎可以忽略，即使存在，其寿命也很短，不足以引发安全性问题。FAO/IAEA/WHO 联合咨询小组曾在辐照食品的审议中声明：处理食品的辐照射线能量最高限额为加速电子小于 10MeV；X 射线和 γ 射线小于 5MeV。事实上，所有食品都或多或少存在放射性，且其含量随农业来源的不同而变化。因此加工过程中食品在辐照前后，放射性物质的增加量仅为食物天然放射性含量的二十万分之一，因此完全没有必要担心感生放射性的问题。

（四）其他注意事项

食品在接受电离辐照之前，有以下注意事项。

1. 被辐照食品的选择

必须选择各项质量均合格的食品，禁止辐照腐烂食品。

2. 食品的清洗

清除一切可见的残骸、污渍，减少辐照需要破坏的微生物数量。

3. 包装材料

待辐照的食品必须放在包装容器内，以防引起辐照后的二次污染。选择包装材料时注意选用能耐受辐照不产生有害物质的材料，以防其变形或释放出有毒物质转移到食品中去。例如，塑料容器在辐照后就会产生不良异味，释放聚乙烯的短链碎片污染食品，因此不能选用其作为辐照前的包装容器。

4. 加热杀酶

酶具有较强的抗辐照能力，要使用灭菌所需剂量的 5~10 倍才能使其完全钝化。DE 值是指使酶失活 90％时的剂量，约为 50kGy，而需要 4 个 DE 值，即 200kGy，才能完全破坏酶的活性。但高剂量辐照造成营养流失，影响食品安全，所以一般采用加热的方法使酶灭活。实际上 90℃条件下就可使大部分的酶灭活。例如，肉类或其他食品中的蛋白酶可采用先加热使酶失活，再进行辐照杀菌的方法进行灭菌。

三、食品的放射物质污染与安全

（一）放射性物质的来源

天然食品中一般都含有对人无害或影响很小的微量放射性物质。在特殊条件下，动植物可能通过食物链富集放射性元素，被人体摄入后产生危害。天然放射性核素包括两种：一种是 ^{14}C、^3H 类，由宇宙射线粒子与大气物质相互作用产生；另一种是 ^{238}U、^{235}U、^{232}Th、^{40}K、^{87}Rb 类，由地球存在的核素及其衰变产物而来。天然放射性物质存在于矿石、土壤、天然水、大气和动植物的组织中，分布非常广泛。核素可在环境与生物体间进行转移并参与吸收，所以可通过土壤-植物-生物圈途径，最终成为动植物组织成分。Th 系 U、Th、Ra、Rn 是主要辐射 α 射线的核素，^{40}K、^{14}C 和 ^3H 主要辐射 γ 射线。动植物组织中含量最多的天然放射性元素是 ^{40}K，其他均很低。而从毒理学意义上讲，与人体关系最密切的是 ^{226}Ra。陆地生物中 ^{40}K 的平均含量约为 88.8Bq/kg（$2.4×10^{-9}$ Ci/kg），而 ^{226}Ra 在植物组织中的平均含量为 10^{-12} g/kg（1gRa=37GBq=1Ci），动物组织中为 10^{-13} g/kg。一般食品中天然放射性物质的含量较低，不会影响食品的安全。

核能利用的迅猛发展，也促进了放射性同位素在各部门的广泛应用。但随着核武器实验及核事故等的发生，放射性物质被不断释放到环境中进入人类生活的空间。此外核电站的大量兴建也成为放射性核素污染食品的潜在危险。

核爆炸试验带来的污染具有全球性，其产生的发射性核素中较小粒子能进入对流层，部分还能进入平流层进行绕地运行，随着时间的推移缓慢落到地面，成为放射性环境污染的主要来源之一。

核工业的所有过程包括生产、材料运输、废物储存等各个环节都会向环境中排放放射性物质，特别是核燃料再生处理的装置排放量最多，且其中的 ^3H 和 ^{85}Kr 等进入环境后难以被清除。进入水中的 ^3H 可被广泛稀释，但仍能造成水源污染，存在诱变遗传因子的隐患。^{85}Kr 一般存在于空气中，虽无结合动植物组织的能力，但可通过空气进入人体或在空中形成放射性浴，进行体外辐射。目前全世界共有约 500 座核电站。其直接排放的放射性物质浓度微量，几乎无法检测，但其排放的温水，虽然放射性很低，但水量很大，再经过食物链成千上万倍浓缩，就导致水产品成为放射性产品。

尽管核电站一般都会采取各种各样的措施以保证安全，但还是有核污染事故发生。最为严重的一次便是 1986 年的切尔诺贝利核电站泄露，其危害延续至今，造成的后果仍然让人感到触目惊心。有关报道称事故初期造成大约 6000km² 的土地无法耕种使用，影响了 900 多万白俄罗斯居民的正常生活，40 多万人被迫离开家园。至今为止仍有 200 多万居民生活在核污染区，其中尚有 48 万年龄不满 17 岁的未成年人。这次核事故造成的危害影响深远，给人们的健康带来了灾难性影响，致使俄罗斯儿童甲状腺癌、白血病及新生儿残疾的数量剧增。专家估计事故所造成的危害至少需要 800 年的时间，即 40 代人才能完全消除。此外，2011 年日本发生了由地震导致的核泄漏事件，同样也会给日本及周边国家的居民带来严重的、无法弥补的危害。

除核泄漏外，现代战争无论是核战争还是常规战争都会造成环境中放射性物质的剧增。例如，海湾战争中，英国、美国发射的上百万枚贫铀弹，现今战场上仍有约 320t 遗留。贫铀弹属于纯铀弹头，其中 ^{238}U 占 99％以上，^{235}U 占 0.2％～0.3％。爆炸后有 18％～70％会形成气溶胶，造成空气、水、食物等的大面积污染，其中可吸入粒子达到 50％，进入人体后沉积于肺部，可诱导癌症的发生。而通过食物摄入体内的铀，滞存于肝脏、肾及骨髓中引发疾病。因为放射性铀发射的主要是 α 粒子，能量能达到 400 多万电子伏特，在体内直接作用于细胞内的 DNA，造成损伤病变。报道称，海湾战争发生至今，伊拉克南部居民特别是儿童和青少年受到严重伤害，其中癌症发生率增加了 6 倍，由癌症导致的儿童死亡率由 0.23％增加到了 1.66％。

另外，放射性核素的正常应用，如工农业、医学及科研方面，也会向环境排放放射性物质，如农业上使用的磷肥常含有铀、^{32}P 等放射性元素，经农作物吸收累积后，又通过食物链进入人体，给食品安全带来隐患。

（二）放射性物质对食品的污染途径

放射性物质一般经消化道进入人体，其中食物占 94%～95%，而饮用水仅占 4%～5%。只有在进行核试验或发生核泄漏事件时，才会由消化道、呼吸道和皮肤三条途径进入人体造成危害。

放射性物质进入食品的途径多种多样，如可通过作物、水产品、饲料、牧草等污染食品，最终被人体摄入。20 世纪五六十年代是核试验大规模进行的阶段，该段时间内无论是大气、膳食和牛奶还是人体骨骼中 ^{90}Sr 含量明显增加。放射性物质在植物中的分布与其放射性物质的种类、植物的种类、器官和生长期密切相关。相关实验表明 ^{90}Cs 在植物的叶片中含量最多，果实及种子中较少；在谷类外壳中较多，可食部分较少，且 ^{137}Cs 比 ^{90}Sr 分布更均匀。甲状腺主要对碘有较强的蓄积能力。

环境中放射性物质的存在，最终将通过食物链进入人体。因此放射性污染对食品安全的影响是一个重要课题。

（三）放射性物质对人体的危害

人类主要的食物来源是陆地及海洋生物，它们通过食物链，对放射性元素进行吸收、富集和转移，最终被人体摄入。进入人体的放射性物质会在体内继续发射多种射线，进行内照射，增大患癌症的风险，这部分放射性元素主要分为两部分：一部分不被人体吸收直接排出体外；另一部分则留在体内参与代谢，其中大部分属于前者。例如，^{226}Ra 属于极毒性放射性核素，具有亲骨性，能进行 α 衰变并放射 γ 射线，固定在骨中的镭大约 40 年才能排出一半；^{131}I 是 β、γ 辐照源，半衰期很短，仅为 8.05 天，但具有吸收快、效率高、不易排出等特点，对甲状腺毒性很高，特别是对儿童；^{90}Sr 半衰期为 28 年，生物半衰期为 10.7 年，属于纯 β 辐照源，其化学性质与钙类似，易被吸收沉积于骨骼内；^{3}H 能放射能量很低的纯 β 射线，属于毒性相对较低的放射性核素。

当细胞遭受辐照处理时，会造成难以修复的 DNA 损伤，甚至导致死亡。一般机体可以自身进行代谢更新，替换凋亡的细胞，但永久性变化的 DNA 损伤若具有不断分裂的能力就会造成癌症的产生。一般如果全身遭受的急性辐照超过 100rem[①]，就会引发辐射病，因为机体细胞损失未能得到及时的补充，致使组织功能丧失。主要症状为肠黏膜损伤，不能吸收营养、易受感染，并出现恶心、腹泻等肠胃炎症状，造成身体虚弱。若大于 300rem，将严重破坏免疫系统，使机体丧失抵抗感染的免疫能力。若大于 400rem 又未得到医疗护理，将会在 60 天内有 50% 的概率因感染而死亡。若大于 1000rem，死亡率为 100%，因为高剂量辐照会导致血管破坏，身体机能无法运行。由

---

① 1rem＝10^{-2}Sv，下同。

此可得出结论，即使是小剂量辐照也会对人体健康造成危害，特别是增加患癌症的概率。因此，世界卫生组织、联合国粮食及农业组织和国际原子能机构在切尔诺贝利核电站事故发生后，紧急推荐了国际贸易中食品放射污染的应急干预水平。我国也于1994年针对包括粮食、薯类、蔬菜及水果、肉鱼虾和鲜奶的五大类主要食品制定了相关标准，并发布了《食品中放射性物质限制浓度标准》和《食品中放射性物质检验》两个规定条文，对人工放射性 ^{3}H、^{89}Sr、^{90}Sr、^{131}I、^{137}Cs、^{147}Pm、^{239}Pu 和天然放射性核素（或元素）^{210}Pu、^{221}Ra、^{228}Ra、天然钍和天然铀的限制浓度予以规定。为食品的放射性辐照处理提供了量化指标和检验方法，以保护公众免受伤害。

应当指出，食品中自然存在的放射性非常低，完全没有必要担心安全性问题。有专家认为小剂量辐照对人体存在一定的兴奋效应，不仅无害反而有一些益处，且相关研究证明，小剂量辐照能使人体免疫及代谢功能增强，并降低肿瘤发生率和死亡率。

四、辐照食品的安全法规与监督监测技术

（一）辐照食品安全相关法规

为加强辐照食品安全卫生的监督管理，保障广大消费者健康，辐照食品卫生学安全评价专家小组于1983年由卫生部组织成立，主要是审定相关卫生标准并组织人体试食试验；第一批（七项）辐照食品卫生标准随后于1984年得到批准；《辐照食品卫生暂行管理规定》也于1986年发布，至此辐照食品的管理开始走上了法制管理的轨道。

食品辐照技术在全世界范围内都得到迅猛发展，仅亚洲地区30多个国家就批准了100多个类别，但仅有20多个国家制定了专门的食品辐照管理法规，而且还存在标准之间不相协调的问题，直接影响了东南亚地区辐照食品的自由贸易。为解决这一问题，联合国开发计划署（United Nations Development Programme，UNDP）、联合国粮农组织及国际原子能机构于1994年在澳大利亚召开"亚太地区辐照食品法规管理研讨会"，并起草了《辐照食品模式法规》，以协调亚太地区各国之间的管理法规，使辐照食品出口贸易得到促进发展。

为适应加入WTO后的国际交易环境、增加辐照食品出口量，我国于1996年发布了《辐照食品卫生管理办法》（以下简称《办法》），此《办法》是在参照"辐照食品模式法规"的基础上，结合国内基本国情而制定的。其指导思想和基本原则是：①为保护消费者身体健康，凡经过辐照的食品一律添加标识，增大了消费者选择辐照食品还是非辐照食品的自由度；②参照有关规定中辐照剂量低于10kGy以下的食品对人体无害的结论，从国情出发，规定10kGy以下的辐照食品不需要做任何毒理学试验；③新研制的食品品种，若辐照剂量超过10kGy，必须报卫生部审批，同时提供感官形状、营养、微生物、辐解产物及毒理学的相关资料，未经批准不得销售；④准备进行辐照处理的食品及原料要严格按照良好生产工艺规定进行加工，严禁用辐照手段处理，以

掩盖劣质不合格产品，经辐照处理的食品必须符合相关国家食品卫生标准。卫生部于1997年公布了《辐照食品类别卫生标准》，并制定了六大类辐照食品的相关标准。此外，国务院、卫生部还相继发布了《放射性同位素与射线装置放射防护条例》（1989年）、《γ辐照加工装置卫生防护管理规定》（1991年）、《辐照食品人体试食试验暂行规程》（1986年）等行政法规。其中明确规定了辐照食品的场所、辐照加工设施、食品辐照后的感官性状、卫生质量、平均吸收剂量等。强制性国家标准《预包装食品标签通则》（GB7718—2004）中也明确要求，经辐照处理的食品应标明"辐照食品"。《辐照香辛料类卫生标准》中也列明，若经辐照处理其包装上应注明"辐照香辛料"字样或粘贴辐照食品标志。

由于法规已经明确食品可以采用辐照方法进行处理，并作出了相关规定，表明目前辐照食品在国内外都是被认可的，而且暂时未出现辐照食品损害人体健康的案件。但因为其加工过程采用放射性物质作为加工手段，消费者可能会担心放射物残留等问题，对其安全性心存疑虑。也正因此辐照食品企业对其讳莫如深，担心由此影响销售。

（二）辐照食品监督检测技术

目前全球辐照食品的商业化呈现上升趋势，为了更好地适应国际贸易的需要以及执行相关法规，检测识别辐照食品的分析方法（analytical detection methods for irradiation treatment of foods，ADMIT）也应运而生，成为食品科学的热门课题。

1. 研究意义

检测方法的研究意义重大，主要包括4个方面：①防止无标志食品或劣质食品以辐照灭菌掩盖后进行市场销售；②对辐照食品的加工方法及辐照机构进行检查和监督，以提高消费者信任度；③建立并执行相关法令，有利于促进辐照食品国际贸易的开展；④增加了消费者在辐照与非辐照食品之间选择的自由度。

2. 检测方法的要求

按联合国IAEA规定，理想的检测方法应符合以下标准：①不受食品其他加工方法和储藏方式的影响；②能检测食品中的最小可能剂量；③测定结果准确，重复性良好；④应用范围相对较好；⑤快速且操作简单；⑥可预估计辐照剂量。

实际上，一般很难完全符合上述要求，基于目前已有的大量测试和研究结果，ADMIT方法也逐渐得到发展补充。

3. 食品的分析检测方法分类

ADMIT方法包括物理方法、化学方法、生物方法和间接方法4类。

1）物理方法

物理方法主要是指自由基、热释光、电阻抗和黏度变化、辐照物质的化学发光强度等的测定。

2）化学方法

化学方法主要指对 O-酪氨酸含量、长链碳水化合物、α-烷基环丁酮含量、脂过氧化物以及脱氧核糖核酸等的测定。

3）生物方法

生物方法主要是指微生物群落变化、种子发芽试验，以及酶或其他物质的生理活化等的实验方法。

4）间接方法

间接方法一般用来测定食品包装材料的理化性能变化。

思 考 题

1. 如何控制环境污染物对食品的影响？
2. 什么是农药残留？
3. 简答食品中农药残留的来源。
4. 什么是兽药残留？
5. 兽药残留量超标的原因是什么？
6. 简答动植物中的天然有毒物质的种类。
7. 什么是食品添加剂？
8. 食品添加剂联合专家委员会把食品添加剂分为哪四类？
9. 论述添加剂在食品加工中的使用规范。
10. 论述食品辐照的主要安全性问题。

第二篇　食品安全检测技术

　　在我国人民群众生活水平极大提高的今天，人们对食品已经不再仅仅是满足于果腹，而是要吃得好、吃得营养和健康、吃得安全，吃出令人陶醉的饮食文化。食品安全检查技术则是保障食品卫生安全的重要手段，是食品安全的重要研究内容，是食品从业人员和食品安全监督工作者履行其神圣职责必须掌握的技能，是贯彻执行食品卫生法、提高食品质量必不可少的技术保证。本篇首先介绍食品安全检测方法、食品样品的采样与前处理、现代的食品安全仪器分析方法，然后介绍食品安全生物检测技术，最后介绍食品安全检测技术的应用。

第四章 食品安全检测方法

食品安全检测是食品安全研究中必要的分析技术手段，随着科技水平的不断进步，越来越多的分析技术应用于食品安全检测，包括传统的化学分析、现代仪器分析和不断出现的新的生物分析技术。本章将介绍食品安全检测中常用的几种仪器分析方法和两种广泛应用的生物分析技术，由于分析检测中样品的采集与前处理技术也是决定检测结果准确与否的关键，因此在介绍检测技术之前将首先介绍样品采集与前处理技术。

第一节 样品的采集与前处理技术

食品样品的采集与处理直接影响检验结果的准确性，是食品安全检测的前提条件及重要环节。

一、采 样

（一）样品采集的重要性

由于食品数量较大，而且大多数检测方法具有破坏作用，因此需要对食品进行抽样检测，这就是样品采集，即从大量的分析对象中抽取具有代表性的一部分样品作为分析化验样品。因为食品的种类繁多、成分复杂，同一种类食品的成分及其含量也会因品种、产地、成熟期、加工或保藏条件不同而存在相当大的差异，同一分析对象不同部位的成分和含量也可能有较大差异，因此必须采用正确的采样方法才能从大量的、组成成分不均匀的被检物质中采集到有代表性的分析样品。如果采取的样品不足以代表全部物料的组成成分，即使后续的样品处理和检测等一系列环节非常精密和准确，其检测的结果也毫无价值，甚至得出错误的结论。因此，采样是食品分析工作中非常重要的环节。

（二）采样的步骤与方法

正确采样必须遵循以下两个原则：第一，采集的样品要均匀一致、有代表性，能够反映被分析食品的整体组成、质量和卫生状况；第二，在采样过程中，要设法保持原有的理化指标，防止成分损失或带入杂质。

1. 采样步骤

采样首先要从整批物料各个部分采集少量物料，获得检样，然后将许多份检样合在一起形成原始样品，如果采得的检样不一致，只能把品质相同的检样混在一起，作成若干份原始样品。从原始样品中抽取一部分，可以用四分法直至获得供分析检验、复验及备查用的所需量的样品，称为平均样品；再将平均样品均分为三份，分别作为检验样品（供分析检测使用）、复验样品（供复验使用）和保留样品（供备用或查用），采样应做详细记录，填写采样的单位、地址、日期、样品的批号、采样的条件、采样时的包装情况、采样的数量、要求检验的项目以及采样人等资料。

2. 采样方法

通常有随机抽样和代表性采样两种方法。随机抽样是按照随机的原则，从分析的整批物料中抽取出一部分样品。随机抽样时，要使整批物料的各个部分都有被抽到的机会。代表性取样是用系统抽样法进行采样，就是按照样品随空间和时间变化的规律采样，从而使采集到的样品能代表其相应部分的组成和质量，如对整批物料进行分层取样、在生产过程的各个环节取样等。随机抽样可以避免人为的倾向性，但在有些情况下，如难以混匀的食品（如黏稠液体、蔬菜等）的采样，通常采用随机抽样与代表性取样相结合的方式。具体的取样方法，因分析对象性质的不同而异。

1）均匀固体样品

有完整包装（袋、桶、箱等）的样品可先按总件数的 1/2 确定采样件数，然后从样品堆放的不同部位，按采样件数确定具体采样袋（桶、箱），再用双套回转取样管插入包装容器，回转 180°取出样品，每一包装必须由上、中、下三层取出三份检样，把许多份检样合起来成为原始样品，再用"四分法"将原始样品做成平均样品，即将原始样品充分混合均匀后置于清洁的玻璃板上，压平成厚度在 3cm 以下的形状，并划成对角线或"十"字线，将样品分成 4 份，取对角的两份混合，再按上述方法分为 4 份，取对角的两份，这样操作直至取得所需数量为止，即得到平均样品。

无包装的散堆样品，则先划分若干等体积层，然后在每层的四角和中心点用双套回转取样器各采取少量检样，再按上述方法处理，得到平均样品。

2）半固体样品

较稠的半固体物料（如稀奶油、动物油脂、果酱等）不易充分混匀，可先按总件数的 1/2 确定采样件（桶、罐）数，打开包装，用采样器从各桶（罐）中分上、中、下三层分别取出检样，然后将检样混合均匀，再按上述方法分取缩减，得到所需数量的样品。

3）组成不均匀的固体食品

肉、鱼、果品、蔬菜等因其各部位组成极不均匀，个体大小及成熟程度差异很大，取样更应注意代表性，针对不同的食品采样方法有所不同。例如，肉类样品，可根据分析目的和要求而定。有时从不同部位取得检样，混合后形成原始样品，再分取缩减得到所需数量的代表该只动物的平均样品；有时从很多只动物的同一部位采取检样，混合后形成原始样品，再分取缩减得到所需数量的代表该动物某一部位情况的平均样品。

4）液体样品

液体样品（如植物油、鲜乳等）如果包装体积不太大，先按总件数的 1/2 确定采样件数。开启包装，用混合器充分混合，然后用长形管或特制采样器从每个包装中采取一定量的检样，将检样混合到一起后，充分混匀形成原始样品，再用上述方法分取缩减得到所需数量的平均样品。不易混合均匀的物料，可用虹吸法分层（大池的还应分四角及中心五点）取样，得到多份检样，将检样充分混合得原始样品，然后分取缩减得到所需数量的平均样品。

5）小包装食品

小包装食品（如罐头、听装奶粉、瓶装饮料等）一般按班次或批号采样。如果小包装外还有大包装，可在堆放的不同部位抽取一定量大包装（总件数的 1/2），打开包装，从每箱中抽取小包装作为检样，将检样混合均匀形成原始样品，再缩减得到所需数量的平均样品。

3. 样品的保存

制备好的样品应放在密封洁净的容器内，置于阴暗处保存，并应根据食品种类选择其物理化学结构变化极小的适宜温度保存。对易腐败变质的样品应保存在 0~5℃ 的冰箱里，但保存时间也不宜过长。有些成分，如胡萝卜素、黄曲霉毒素 B_1 和维生素 B_1 等容易发生光解，以这些成分为分析项目的样品，必须在避光条件下保存。特殊情况下，样品中可加入适量的不影响分析结果的防腐剂，或将样品冷冻干燥后保存。此外，样品保存环境要清洁干燥，存放的样品要按日期、批号和编号摆放，以便查找。

4. 采样注意事项

（1）采样工具，如采样器、容器、包装纸等应清洁、干燥、无异味，不应将任何杂质带入样品中。例如，作 3,4-苯并芘测定的样品不可用石蜡封瓶口或用蜡纸包，因为有的石蜡含有 3,4-苯并芘；检测微量和超微量元素时，要对容器进行预处理；作锌测定的样品不能用含锌的橡皮膏封口；作汞测定的样品不能使用橡皮塞；供微生物检验用的样品，应严格遵守无菌操作规程。

（2）感官性质极不相同的样品，不可混在一起，应另行包装并注明其性质。样品采集完后，应在 4h 之内迅速送往检测室进行分析，以免发生变化。设法保持样品原有微生物状况和理化指标，在进行检测之前样品不得被污染，不得发生性质变化。例如，作黄曲霉毒素测定的样品，要避免阳光、紫外灯照射，以免黄曲霉毒素 B_1 发生分解。

（3）应注意采样数量是否得当。确定采样的数量，应考虑分析项目的要求、分析方法的要求和被分析物的均匀程度三个因素。一般平均样品的数量不少于全部检验项目的 4 倍，而且检验样品、复验样品和保留样品一般每份数量不少于 0.5kg。此外，检验掺伪物的样品与一般的成分分析的样品不同，由于分析项目事先不明确，因此取样数量相对要多一些。

二、样品的预处理

样品的预处理是指在测定前破坏样品中各组分之间的作用力，使被测组分游离出来或是在测定前对样品进行富集或浓缩。

食品的化学组成非常复杂，既含有蛋白质、糖、脂肪、维生素以及因污染引入的有机农药等大分子的有机化合物，又含有钾、钠、钙、铁等各种无机元素。这些组分之间往往形成复杂的结合态或络合态形式。当对某种组分进行含量测定时，其他组分的存在常给测定带来干扰，为了保证分析工作的顺利进行，得到准确的分析结果，必须在测定前破坏样品中各组分之间的作用力，使被测组分游离出来，同时排除干扰组分。此外，有些被测微量组分，由于含量很少，很难被检测出来，因此，必须在测定前对样品进行富集或浓缩。上述操作过程统称为样品预处理，它是食品成分分析过程中的一个重要环节，直接关系着分析检验的成败。

食品样品的预处理方法，应根据食品的种类和特点、被测组分的存在形式和理化性质及所选用的分析检测方法等进行选择。下面介绍样品前处理中常用的几种方法，实际样品分析时往往会多种方法结合使用，以达到最佳的分析结果。

1. 有机物破坏法

有机物破坏法主要用于食品中无机元素的测定。食品中的无机元素常与一些有机物质结合在一起，从而失去其原来的特性。因此，测定这些无机成分的含量时，需要在测定前破坏其有机结合体，使被测组分释放出来，以便分析测定。通常采用高温或高温加强氧化剂等方法，使结合体中的有机物质发生分解，呈气态逸散，而被测组分则残留下来。有机物破坏法根据具体操作步骤的不同，又分为干法灰化和湿法消化两大类。

1）干法灰化

干法灰化又称为灼烧法，是用高温灼烧的方式破坏样品中的有机物。样品在灰化炉中（又称马弗炉，一般温度为 500～550℃）被充分氧化。除汞外大多数金属元素和部分非金属元素的测定都可采用这种方法对样品进行预处理。样品置于坩埚内先在电炉上加热，使有机物脱水、炭化、分解、氧化之后，再置于高温的灰化炉中灼烧灰化，使有机成分彻底分解为二氧化碳、水和其他气体而挥发，至残渣为白色或浅灰色为止，所得的残渣即为无机成分，可供测定用。

干法灰化的优点是基本不添加或添加很少量的试剂，故空白值较低。缺点是处理样品所需要的时间较长。由于敞口灰化，温度又高，容易造成某些挥发性元素的损失。盛装样品的坩埚对被测组分有一定的吸留作用，由于高温灼烧使坩埚材料结构改变造成微小孔穴，使某些被测组分吸留于孔穴中很难溶出，致使测定结果和回收率偏低。

根据被测组分的性质，采取适宜的灰化温度。灰化食品样品，应在尽可能低的温度下进行，但温度过低会延长灰化时间，通常选用 500～550℃ 灰化 2h 或 600℃ 灰化 0.5h，一般不要超过 600℃。加入灰化固定剂可防止被测组分的挥发损失和坩埚吸留。在一般的灰化温度下，铅、镉容易挥发损失，加硫酸可使易挥发的氯化铅、氯化镉等转变为难挥发的硫酸盐。

2) 湿法消化

湿法消化简称消化法，即向样品中加入强氧化剂（如浓硫酸、高氯酸、高锰酸钾等）而使样品消化，被测物质呈离子状态保存在溶液中，湿法消化是常用的样品无机化方法。湿法消化通过向样品中加入氧化性强酸并结合加热消煮，使样品中的有机物质被完全分解、氧化，呈气态逸出，而待测成分则转化为离子状态存于消化液中，供测试用。常用的强氧化剂有浓硝酸、浓硫酸、高氯酸、高锰酸钾、过氧化氢等。在实际工作中，经常需要多种试剂结合一起使用。

湿法消化的优点是由于使用强氧化剂，有机物分解速度快，消化时间短。与干法灰化比，金属挥发逸散的损失小，容器的吸留也少。被测物质以离子状态保存在消化液中，便于分别测定其中的各种微量元素。缺点是在消化过程中，有机物快速氧化常产生大量有害气体，因此操作需在通风橱内进行。消化过程中使用大量各种氧化剂等，试剂用量较大，空白值偏高。

在实际工作中，除了单独使用硫酸的消化方法外，经常采取几种不同的氧化性酸类配合使用，利用各种酸的特点，取长补短，以达到安全、快速、完全破坏有机物的目的，如硝酸-高氯酸消化法和硝酸-硫酸消化法等。

消化所用的试剂，应采用高纯的酸和氧化剂，所含杂质要少，并同时按与样品相同的操作做空白试验，以扣除消化试剂对测定数据的影响。如果空白值较高，应提高试剂纯度，并选择质量较好的玻璃器皿进行消化。湿法消化有很多操作细节需要注意，以保证操作人员安全和结果的准确，在此不再详述。

2. 蒸馏与分馏

蒸馏法是利用液体混合物中各组分挥发度不同以进行分离的方法。此法具有分离和净化的双重效果。根据样品中待测定成分性质的不同，可采用不同的蒸馏方式。当被蒸馏的物质受热后不发生分解或沸点不太高时，可在常压下进行蒸馏。当蒸馏物质在常压下蒸馏容易发生分解或其沸点太高时，可以采用减压蒸馏。减压装置通常使用水泵或真空泵。某些物质沸点较高，直接加热蒸馏时，因受热不均易引起局部炭化；或者当加热到沸点时可能发生分解，这时可用水蒸气蒸馏进行提取。水蒸气蒸馏是用水蒸气加热水和与水互不相溶的混合液体，使具有一定挥发度的被测组分与水蒸气按分压成比例地从溶液中一起蒸馏出来。

分馏是蒸馏的一种，是将液体混合物在一个设备内进行多次部分汽化和部分冷凝，将液体混合物分离为各组分的蒸馏过程。当需要分离的两种或两种以上组分互溶而且沸点相差很小时，可采用分馏方法进行分离。

3. 溶剂提取法

在同一溶剂中，不同的物质具有不同的溶解度。利用样品各组分在某一溶剂中溶解度的差异，将各组分完全或部分地分离的方法，称为溶剂提取法或萃取。溶剂提取法很多，常用的方法有浸提法和溶剂萃取法。

浸提法又称液-固萃取法，即用适当的溶剂从固体样品中将某种待测成分提取出来的方法。一般来说，提取溶剂的选择应遵循相似相溶的原则，对极性较弱的成分（如有机氯农药）可用极性小的溶剂（如正己烷、石油醚）提取；对极性强的成分（如黄曲霉毒素 B_1）可用极性大的溶剂（如甲醇与水的混合溶液）提取。要求所用提取剂既能大量溶解被提的物质，又不破坏被提取物的性质。

4. 萃取法

萃取法又称液液萃取，是利用某组分在两种互不相溶的溶剂中分配系数的不同，使其从一种溶剂转移到另一种溶剂中，而与其他组分分离的方法。萃取所用溶剂应与原溶剂互不相溶，对被测组分有最大溶解度，而对杂质有最小溶解度。经萃取后，被测组分进入萃取溶剂中，即与留在原溶剂中的杂质分离开。萃取法操作迅速，分离效果好，应用广泛。但萃取试剂通常易燃、易挥发且有毒性。萃取通常在分液漏斗中进行，一般需经 4～5 次萃取，才能达到完全分离的目的。

5. 磺化法和皂化法

磺化法和皂化法是除去油脂或处理含脂肪样品时常用的方法。

1）硫酸磺化法

油脂遇到浓硫酸发生磺化，形成可溶于硫酸和水的强极性化合物，不再被弱极性的有机溶剂所溶解，从而使脂肪被分离出来，达到分离净化的目的。利用浓硫酸处理过的硅藻土作层析柱，使待净化的样品抽提液通过，以磺化其中的油脂，这是比较常用的净化方法。也可以不使用硅藻土而把浓硫酸直接加在样品溶液里振摇并分层处理，以磺化除去其中的油脂，称为直接磺化法。硫酸磺化法简单、快速，净化效果好，但仅限于在强酸介质中稳定的物质的净化。

2）皂化法

皂化法是用热碱溶液处理样品提取液，以除去脂肪等干扰杂质。其原理是利用氢氧化钾-乙醇溶液将脂肪等杂质皂化除去，以达到净化的目的。此法仅适用于对碱稳定的物质的提取净化，如农药狄氏剂、艾氏剂，测定肉、鱼、熏制品中 3，4-苯并芘时，也可使用皂化法除去样品中的脂肪。

6. 掩蔽法

掩蔽法是利用掩蔽剂与样品溶液中的干扰成分相互作用，使干扰成分转变为不干扰测定的状态，即被掩蔽起来。运用这种方法可以不经过分离操作而消除其他成分的干扰作用，简化分析步骤，常用于金属元素的测定。例如，双硫腙比色法测定铅时，在测定条件（pH9）下，Cu^{2+}、Cd^{2+} 等对测定有干扰，可加入氰化钾和柠檬酸铵进行掩蔽，消除它们的干扰。

7. 固相萃取分离净化

利用色谱分离的原理，将各种色谱填料制成固相萃取柱，用于将待测物从复杂的样品基质中分离净化出来，具有快速、简便、高效等优点。利用固相萃取装置，可以同时进行大量样品的净化，并在一定程度上实现目标物的富集，特别适合微量组分的净化。近年来固相萃取分离净化在食品分析中应用越来越广泛。

根据净化原理不同可分吸附色谱分离法、分配色谱分离法和离子交换色谱分离法。

1）吸附色谱分离法

吸附色谱分离法即利用经活化处理的聚酰胺、硅胶、硅藻土、氧化铝等吸附剂所具有的吸附能力，对被测成分或干扰组分进行选择性吸附而进行的分离方法。例如，聚酰胺对色素有强大的吸附力，而其他组分则难于被其吸附，在测定食品中色素含量时，常用聚酰胺吸附色素，再经过洗涤、适当溶剂解吸，可以得到较纯净的色素溶液用于测试。

2）分配色谱分离法

分配色谱分离法是根据不同物质在色谱流动相和固定相的分配比不同所进行的分离方法。不同的物质在两相中经过反复多次的分配作用，最终实现分离净化。最常用的商品化 C18 固相萃取柱就是利用这种分配分离原理。

3）离子交换色谱分离法

离子交换分离法是利用离子交换剂与溶液中的离子之间所发生的交换反应来进行分离的色谱分离方法。可分为阳离子交换和阴离子交换两种。交换作用可用下列反应式表示。

$$阳离子交换：R—H^+ M^+ X^- \longrightarrow R—M^+ HX$$
$$阴离子交换：R—OH^+ M^+ X^- \longrightarrow R—X^+ MOH$$

式中，R 为离子交换剂的母体；

MX 为溶液中被交换的物质。

当被测离子溶液与离子交换剂一起混合振荡，或样品溶液缓缓通过用离子交换剂制成的离子交换柱时，被测离子或干扰离子即与离子交换剂上的 H^+ 或 OH^- 发生交换，被测离子或干扰离子留在离子交换剂上，被交换出的 H^+ 或 OH^-，以及不发生交换反应的其他物质留在溶液内，从而达到分离的目的。在食品分析中，可用离子交换分离法制备无氨水或无铅水。离子交换分离法还常用于分离较为复杂的样品。

8. 浓缩法

食品样品经提取、净化后，有时净化液的体积较大，在测定前需进行浓缩，以提高被测成分的浓度。常用的浓缩方法有常压浓缩法和减压浓缩法两种。

1）常压浓缩法

常压浓缩法是最常用的方法，主要用于待测组分为非挥发性样品净化液的浓缩。通常采用蒸发皿直接挥发，若要回收溶剂，则可用一般蒸馏装置，或者为防止待测物被空气氧化还常采用氮气吹干法。

2）减压浓缩法

减压浓缩法主要用于待测组分为热不稳定性或易挥发的样品净化液的浓缩，通常采用 K-D 浓缩器或旋转蒸发器。浓缩时，水浴加热并抽气减压。减压浓缩法浓缩温度低、速度快、被测组分损失少，特别适用于农药残留量分析中样品净化液的浓缩。

第二节　食品安全仪器分析方法

目前食品安全仪器分析方法主要有紫外-可见分光光度法、荧光分光光度法、气相色谱法、高效液相色谱法、色谱-质谱联用技术、原子吸收光谱分析法及电感耦合等离子体质谱法等。本节将对以上分析方法逐一进行介绍。

一、紫外-可见分光光度法

（一）概　述

不同物质由于其分子结构不同，对不同波长光的吸收能力也不同，因此，每种物质都具有其特异的吸收光谱。常用的波长范围为：远紫外（又名真空紫外）区（100～200nm），近紫外光区（200～400nm），可见光区（400～760nm），红外光区（2.5～25μm），波长单位采用纳米表示，写作 nm（长度为 10^{-9}m）。

分光光度法是通过测定被测物质在特定波长处或一定波长范围内光的吸收度，对该物质进行定性和定量分析的方法。分光光度法测定波长范围包括紫外光区、可见光区和红外光区。分光光度法所测试液的浓度下限达 10^{-6}～10^{-5}mol/L，具有较高的灵敏度，适用于微量组分的测定。分光光度法测定的相对误差为 2%～5%，可满足微量组分的测定对准确度的要求。

其中，紫外-可见分光光度法是根据物质分子对波长为 100～800nm 范围的电磁波的吸收特性所建立起来的一种定性、定量和结构分析方法。其操作简单、准确度高、重现性好。

（二）基 本 原 理

1. 光的选择性吸收

物质对光具有选择性吸收。分光光度测量是关于物质分子对不同波长和特定波长处的辐射吸收程度的测量。分子、原子或离子具有不连续的量子化能级，通常分子处于基态（最低能态），当它吸收一定能量跃迁到激发态（较高能态）时，则产生吸收光谱。当一束光照射到某物质或其溶液时，组成该物质的分子、原子或离子与光子发生"碰撞"，光子的能量被分子、原子吸收。仅当照射光的光子能量与被照射物质粒子的基态和激发态能量之差相当时才能发生吸收。紫外-可见光的波长范围为 $100\sim800nm$，波长越短，能量越高。

吸收光谱中，不同物质有不同的最大吸收峰 λ_{max}，λ_{max} 是化合物中电子能级跃迁时吸收的特征波长。将不同波长的光透过某一固定浓度和厚度的有色溶液，测量每一波长下有色溶液对光的吸收程度（即吸光度 A），如以波长（λ）为横坐标，吸收强度（A）为纵坐标，就可绘出该物质的吸收光谱曲线。它描述了物质对不同波长光的吸收能力，其中有一个吸收高峰，相应的波长即最大吸收波长 λ_{max}。

不同物质其吸收曲线的形状和最大吸收波长各不相同。根据这个特性可对物质进行初步的定性分析。不同浓度的同一物质，最大吸收波长不变，在吸收峰及附近处的吸光度随浓度增加而增大。根据这一特性可对物质进行定量分析。

2. 朗伯-比尔定律

朗伯定律是指当一束单色光通过单一均匀的、非散射的吸光物质溶液时，由于溶液吸收了一部分光能，光的强度就要减弱。若溶液浓度不变，则溶液的厚度越大（即光在溶液中所经过的途径越长），光的强度降低也越显著。朗伯-比尔（Lambert-Beer）定律即吸光度与溶液的浓度和液层的厚度的乘积成正比。朗伯-比尔定律是紫外-可见定量分析的基础。这个定律是溶液对单色光的吸收程度与溶液浓度及液层厚度间的定量关系，是朗伯定律和比尔定律的结合。

根据朗伯-比尔定律，吸光度 A 与吸光物质的浓度 c 和样品池光程长 b 的乘积成正比。当 c 的单位为 g/L，b 的单位为 cm 时，则 $A=abc$。一定条件下，吸光物质在单位浓度及单位液层厚度时的吸光度，称为这个物质的吸光系数。比例系数 a 称为吸收系数，单位为 L/(g·cm)；当 c 的单位为 mol/L，b 的单位为 cm 时，则 $A=\varepsilon bc$，比例系数 ε 称为摩尔吸收系数，单位为 L/(mol·cm)，数值上 ε 等于 a 与吸光物质的摩尔质量的乘积。ε 值的物理意义是当吸光物质的浓度为 1mol/L，吸收池厚为 1cm，以一定波长的光通过时，所引起的吸光度值 A。ε 值是吸光物质在特定波长和溶剂情况下的特征常数，取决于入射光的波长和吸光物质的吸光特性，也受溶剂和温度的影响。显然，显色反应产物的 ε 值越大，基于该显色反应的光度测定法的灵敏度就越高。当温度和波长等条件一定时，ε 仅与吸收物质本身的性质有关，可作为定性鉴定的参数之一。

（三）分光光度计基本结构

分光光度计的类型很多，最常用的是可见分光光度计和紫外-可见光分光光度计。各种类型的分光光度计的结构和原理基本相同。基本上都由 5 部分组成，即光源、分光系统（单色器）、样品室、检测器、记录系统。

1. 光源

光源在分光光度计中的作用是提供足够的符合要求波长的辐射。光源应在一定光谱区域内发射出连续光谱，并有足够的强度和良好的稳定性，在整个光谱区域内光的强度不应随波长有明显的变化。实际上许多光源的强度都随波长变化而变化。为了解决这一问题，在分光光度计内装有光强度补偿装置，使不同波长下的光强度达到一致。

可见光分光光度计常用光源是钨灯，能发射出 350～2500nm 波长范围的连续光谱，适用波长范围是 360～1000nm。现在常用光源是卤钨灯，其特点是发光效率大大提高，灯的使用寿命也大大延长。钨灯所发出光的强度随温度的增高而增强，而钨灯的温度又取决于电源电压，电源电压的微小波动会引起钨灯光强的很大变化，所以必须使用稳压电源使光源光强度保持不变。紫外光光度计常用氢灯作为光源，其发射波长的范围为 150～400nm。因为玻璃吸收紫外光而石英不吸收紫外光，所以氢灯灯壳用石英制成。

2. 分光系统（单色器）

分光系统是必不可少的核心部件。其单色性能的好坏直接关系到整个仪器性能的优劣。

单色器是指将光源发出的连续光谱分解为单色光的装置，由棱镜或光栅、狭缝和透镜构成。玻璃棱镜色散力强，但只能在可见光区工作，石英棱镜工作波长范围为 185～4000nm，在紫外区有较好的分辨力而且也适用于可见光区和近红外区。棱镜的特点是波长越短色散程度越好，波长越长色散程度越差。所以用棱镜的分光光度计，其波长刻度在紫外区可达到 0.2nm，而在长波段只能达到 5nm。

光栅是分光光度计常用的一种分光装置，即在石英或玻璃的表面上刻划许多平行线，刻线处不透光，于是通过光的干涉和衍射现象，较长的光波偏折的角度大，较短的光波偏折的角度小，因而将复合光分成不同波长的单色光。其特点是波长范围宽，可用于紫外、可见和近红外光区，而且分光能力强，光谱中各谱线的宽度均匀一致。常用的滤光片也起单色器的作用。

狭缝是指由一对隔板在光通路上形成的缝隙，用来调节入射单色光的纯度和强度，也直接影响分辨力。狭缝可在 0～2mm 宽度内调节，由于棱镜色散力随波长不同而变化，较先进的分光光度计的狭缝宽度可随波长一起调节。

3. 样品室

样品室包括池架、样品池（比色杯、吸收池）和其他附件。池架有普通池架和恒温池架，恒温池架有水恒温池架和电恒温池架。

比色杯用来盛溶液，各比色杯壁厚度等规格应尽可能完全相等，否则将产生测定误差。玻璃比色杯只适用于可见光区，在紫外区测定时要用石英比色杯。比色杯的光径 0.1～10cm，一般为 1cm。同一台分光光度计上的比色杯，其透光度应一致，在同一波长和相同溶液下，比色杯间的透光度误差应小于 0.5%，使用时应对比色杯进行校准。不能用手指拿比色杯的光面，不能加热烘烤，用后要及时彻底的洗涤，可用温水或稀盐酸、乙醇甚至铬酸洗液（浓酸中浸泡不要超过 15min），表面只能用柔软的绒布或镜头纸擦净，尽量固定参比和样品比色杯，可以在比色杯的毛玻璃面上标记。

4. 检测器

检测器即光电转换器，是将透过溶液的光信号转换为电信号，并将电信号放大的装置。常用的检测器为光电管、光电倍增管和光电二极管阵列。光电管是由一个阳极和一个光敏阴极组成的真空（或充有少量惰性气体）二极管。当两极间有电位差时，发射出的电子就流向阴极而产生电流。光电倍增管是检测弱光的灵敏光电元件，其灵敏度比光电管高 200 多倍。光电二极管阵列现在越来越多的替代单个检测器，其由一系列的光电二极管一个接一个地排列在一块硅晶片上组成。硅材料的光电二极管检测波长范围是 170～1100nm。

（四）显色反应

如果物质本身具有紫外吸收或可见吸收特性，可直接进行紫外-可见比色测定，如果待测物质本身不具有紫外或可见光特征吸收，或它们的吸光系数值很小，则选取适当的试剂，将待测物质转化为有色化合物，再进行测定。这种将试样中被测组分转变成有色化合物的化学反应，称为显色反应。显色反应可以分为两大类，即配位反应和氧化还原反应，而配位反应是最重要的显色反应。对于显色反应，一般应满足下列标准。

1. 选择性好

一种显色剂最好只与被测组分起显色反应，这样干扰少或干扰容易消除。

2. 灵敏度高

分光光度法一般用于微量组分的测定，故一般选择生成有色化合物且吸光度高的显色反应。摩尔吸收系数的大小是显色反应灵敏度高低的重要标志，因此应当选择生成有色物质的摩尔吸光系数较大的显色反应。一般来说，当摩尔吸光系数为 $10^4 \sim 10^5\,\mathrm{L/(mol \cdot cm)}$ 时，可认为该反应灵敏度较高。但灵敏度高后，反应不一定选择性好，故应全面加以考虑。对于高含量组分的测定，不一定选用最灵敏的显色反应，还应考虑选择性。

3. 化学性质稳定

反应生成的有色化合物的组成要恒定，化学性质稳定。对于形成不同配位比的配位反应，必须注意控制试验条件，生成组成恒定的配合物，以免引起误差。

4. 颜色差别大

有色化合物与显色剂之间的颜色差别要大，这样显色时的颜色变化鲜明，一般要求有色化合物的最大吸收波长与显色剂最大吸收波长之差在 60nm 以上。

5. 条件易于控制

如果显色反应条件过于严格，测定结果的再现性差。选择显色反应后要对显色条件进行优化选择，一般包括显色剂的用量、溶液的酸度、显色时间、温度，测定干扰的消除等，最终建立定量分析方法。

采用标准曲线法定量，即配制一系列浓度的标准溶液，一定条件下测定吸光度，将吸光度对浓度作图，绘制工作曲线，然后根据待测组分溶液的吸光度在工作曲线上查得其浓度或含量。

二、荧光分光光度法

荧光分光光度法又称分子荧光光谱法或分子发光光谱法，是一种利用某一波长的光线照射试样，使试样吸收这一辐射，然后再发射出波长相同或波长较长的光线，利用这种再发射荧光的特性和强度来对荧光物质进行定性和定量分析的方法。荧光分析法的突出优点是灵敏度高，其检测下限比一般分光光度法低 2～4 个数量级。选择性也比分光光度法好，但因为只有有限数量的化合物才能产生荧光，其应用不如分光光度法广泛。

（一）荧光光谱的产生

荧光物质分子吸收了特定频率辐射后，由基态跃迁至第一电子激发态（或更高激发态）的任一振动能级，在溶液中这种激发态分子与溶剂分子发生碰撞，以热的形式损失部分能量后，而回到第一电子激发态的最低振动能级（无辐射跃迁）。然后再以辐射形式去活化跃迁到电子基态的任一振动能级，便产生荧光。荧光属于分子的光致发光现象。由于无辐射跃迁的概率大，因此分子荧光波长常常比激发光长。激发光源的波长通常是在紫外区，荧光也可能在紫外区，但更多是在可见区。相对于基态和激发态两个最低振动能级之间的跃迁所产生的荧光称为共振荧光，此时吸收光谱与荧光光谱重叠。

描述荧光光谱特性的参数有激发波长（有效激发波长、最佳激发波长）、荧光范围、荧光峰值波长、荧光强度、荧光量子产率和荧光寿命等。

1. 激发波长

激发波长是指用来激发荧光物质，使其产生荧光的入射光波长。能产生荧光的激发波长称为有效激发波长，它是一个波段范围。其中，对应产生荧光相对强度最大的激发波长称为最佳激发波长。实际中，最佳激发波长不仅与物质分子结构有关，还与所用仪器等因素有关。

2. 荧光范围

荧光范围是指所产生荧光的波长范围，即荧光光谱展宽。分子荧光光谱通常是一个宽谱峰。

3. 荧光峰值波长

荧光峰值波长是对应荧光相对强度最大值的荧光波长，即荧光峰顶点对应的波长。荧光峰值波长取决于物质的分子结构，实际测量中也与所用仪器有关。发射光子能量小于吸收光子能量，即发射荧光的波长要大于入射激发光的波长，这种波长的"红移"称为 Stokes 位移。

4. 荧光强度

荧光强度表示了发射荧光的强弱。影响荧光强度的因素多而复杂，不仅与物质分子结构、溶液浓度、环境因素（温度、溶剂、酸碱性）有关，还与激发光的波长、强度以及荧光测量设备等有关。因此，实际测得的荧光强度是一个相对值。

5. 荧光量子产率

荧光量子产率是荧光物质分子被激发光激发后所发射的荧光光子数与所吸收的激发光光子数的比值。荧光量子产率除取决于物质的分子结构外，还受到温度、溶剂的酸碱性等环境因素及溶液的猝灭效应的影响。

（二）荧光强度与物质浓度的关系

对于某一荧光物质的稀溶液，在一定波长和一定强度的入射光照射下，当液层的厚度不变时，所发生的荧光强度和该溶液的浓度成正比，这是荧光定量分析的基础。

此关系只限于极稀溶液，对于较浓的溶液，其吸光度超过 0.05 时，荧光强度与浓度不呈线性关系，有时浓度增大，荧光强度反而降低。原因是样品浓度较高时，液池前部的溶液强吸收则发生强的荧光，液池后半部的溶液不易受到进射光的照射，不发生荧光，所以荧光强度反而降低；此外，在浓度较高的溶液中，可能发生荧光物质分子间以及荧光物质分子同溶剂分子之间的碰撞增加，而发生自熄灭，从而造成荧光强度反而降低的现象。

作为一种光致发光现象，荧光的产生取决于物质的分子结构，即必须具有吸收光量子的结构和有一定的荧光量子效率。通常的荧光光谱属于分子光谱，由于分子能级的复杂性，荧光光谱规律也较复杂。经过多年的研究，许多学者认为，荧光的产生及其特性与分子结构的关系具有一些普遍规律。

强荧光物质的分子多具有共轭双键结构，且共轭体系越大，离域 π 电子越容易被激发，越容易产生荧光。大部分能产生荧光的有机物都具有芳环或杂环，芳环越大，荧光峰值波长越红移，荧光强度也较强。而且，相同共轭环数的芳香族化合物，具有线性环状结构的荧光较强且峰值波长长。

强荧光物质的分子大多具有平面结构，且有一定的刚性。分子共平面性越大，即电子的共轭度越大，荧光量子效率越高，故具有平面结构和稠环结构的分子有利于发射荧光。若分子结构具有刚性，就不致发生形变而保持大的平面结构，既保持了大的电子共轭度，刚性的增加还可以降低内转换速率，减少系间跨越及碰撞去活化等无辐射过程的概率，从而增加荧光强度。

基团的性质对荧光特性产生较大影响。据此，取代基可分为 4 种，一是荧光发色基团，如 $=C=O$、$C=N-$、$C=S$ 等，含有不饱和键的基团。二是荧光助色基团，如 $-NHR$、$-OH$、$-OR$、$-CN$ 等给电子基团，可增强荧光。三是荧光减弱基团，各种不同原因使荧光减弱，甚至抑制荧光产生。四是 $-SO_3H$ 及烷基等基团，因其与 π 电子体系作用较小，对荧光影响不明显。而且，取代基的位置不同对荧光的影响也不同，另外，取代基之间形成氢键，将增强荧光强度。

（三）分子荧光光谱技术的特点

分子荧光光谱能客观、准确、全面地反映物质分子的信息。分子荧光光谱技术具有独特的优点。

1. 灵敏度高

灵敏度高是荧光光谱检测分析的最大优点。荧光光谱检测是在相对的暗背景下，在与入射光方向成90°方向检测荧光的发射，而紫外-可见分光光度法是迎着入射光的直线前进方向检测的，因此，一般荧光光谱检测的灵敏度要比分光光度法高2～3个数量级。

2. 选择性强

分光光度法通过测定物质的吸收光谱来分析，而荧光可根据激发光谱和发射光谱来鉴定物质，还可以通过导数荧光光谱、同步荧光光谱等技术来区分荧光光谱相似或重叠的物质，并减小干扰。因此，荧光光谱法具有更强的选择性。

3. 样品用量少

由于灵敏度高，荧光光谱分析所需样品用量很少。特别是在样品数量较为稀少或昂贵时，更能显示出其优越性。

4. 信息量丰富

荧光光谱分析能得到多种包含物质结构信息的物理参数，如激发波长、荧光峰值波长、荧光范围、荧光强度、荧光量子产率、荧光寿命、荧光偏振特性等。这些参数反映了分子的各种特性，通过它们可以得到被研究分子的更多信息。这是传统方法所不及的地方。

5. 方便、快捷、环保

荧光光谱检测，样品一般不需复杂的前期处理，检测过程需时很短，是一种便捷的检测技术。检测过程对环境没有污染，加上检测试样用量很少，试验后的样品不污染环境，是一种绿色环保的检测技术。

（四）荧光分光光度计

1. 光源

激发光源一般要求比吸收测量中的光源有更大的发射强度，适用波长范围宽。荧光光度计中常用高压汞灯和氙弧灯做光源，常用汞蒸气发射365nm、405nm、436nm三条谱线，以365nm的谱线最强。氙弧灯是应用最广泛的一种光源，可发射250～800nm的很强的连续光源。

2. 单色器

目前大多数荧光光度计采用两个光栅单色器，有较高的分辨率，能扫描图谱，既可获得激发光谱，又可获得荧光光谱。第一单色器作用是将光源发出的光，通过激发单色器后分离出所需要的激发光，选择最佳激发波长 λ_{ex}，用此激发光 λ_{ex} 激发液池内的荧光物质。第二单色器作用是将样品激发出的荧光收集后，经单色器滤掉一些杂散光和杂质所发射的干扰光，成单色光，选择测定用的荧光波长 λ_{em}。在选定的 λ_{em} 下测定荧光强度，进行定量分析。

3. 样品池

样品池用于盛放测定溶液，通常是石英材料的方形池，四面都透光，只能用手拿棱或最上边。

4. 检测器

检测器把光信号转成电信号，然后再由电子线路进行放大，送至计算机进行处理，直接转成荧光强度。荧光强度一般较弱，所以要求检测器有较高的灵敏度。荧光分析比吸光光度法具有高得多的灵敏度，是因为荧光强度与激发光强度成正比，提高激发光强度可大大提高荧光强度。

（五）荧光定性和定量分析

荧光定性和定量分析与紫外可见吸收光谱法相似。定性分析时，是将实验测得样品的荧光激发光谱和荧光发射光谱与标准荧光光谱图进行比较来鉴定样品成分。

定量分析时，一般以激发光谱最大峰值波长为激发光波长，以荧光发射光谱最大峰值波长为发射波长。以荧光强度与荧光物质的浓度关系为定量依据。标准曲线法是最常用的定量分析方法。具体是将已知量的标准物质与试样在相同条件下处理，配制一系列标准液，测定它们的相对发光强度。以相对荧光强度为纵坐标，以标准溶液的浓度为横坐标绘制标准曲线。如果试样数量不多，可用比较法进行测量，即配一种标准溶液，浓度为 cs，且与未知液浓度 cx 相近，并在相同条件下测定它们的荧光强度，根据光强与浓度关系公式比较求得未知液浓度。

三、气相色谱法

气相色谱法（gas chromatography，GC）采用气体作为流动相，根据所用的固定相不同又可将气相色谱法分为两种：一种用固体吸附剂作固定相，称为气固色谱；另一种为气液色谱，是用涂有固定液的担体或键合的固定液作固定相。气相色谱法是 20

世纪 50 年代的一项重大科学技术成就，是最早实现仪器商品化的一种色谱分析方法。

（一）检测原理

气相色谱可对气体物质或在一定温度下汽化的物质进行分离分析。当载气带着汽化后的试样进入色谱柱后，试样中的各组分就会在两相之间反复进行多次分配，由于物质的物性不同，各组分在气相与色谱柱固定相之间的分配系数不同，因此不同组分在固定相上的吸附或溶解能力不同，虽然载气流速相同，但各组分在色谱柱中的运行速度不同，经过一定时间后便彼此分离，按顺序离开色谱柱进入检测器，产生信号转换成各组分的色谱峰。根据出峰时间进行定性，根据峰面积或峰高进行定量。

（二）仪器组成

按照功能单元，气相色谱仪包括：载气系统、进样系统、分离系统、检测系统和记录系统。

1. 载气系统

载气系统包括气源和流量控制系统。气源就是为 GC 仪器提供载气、辅助气体的高压钢瓶或气体发生器。GC 对各种气体的纯度要求很高，如作载气的氮气、氢气或氦气的纯度都要求大于 99.99%，这是因为气体中的杂质会使检测器的噪声增大，还有可能影响色谱柱性能。若辅助气体不纯，则会使背景噪声增大，检测器的线性范围缩小，严重的则会污染检测器。因此，实际工作中要在气源与仪器之间连接气体净化装置。目前，仪器大都带有流量控制系统，可通过色谱工作站设定气体流量，并有气体泄漏报警功能。

2. 进样系统

气相色谱分析中，要求液体样品进样量少，并要保证进样的准确、快速，且要有较高的重现性。进样方式的选择需要根据样品中待测组分的含量、样品各组分的沸点和热稳定性、待测组分的性质、进样方式的实用性等进行综合考虑。

液体进样通常有分流进样、不分流进样、柱头进样和程序升温蒸发进样 4 种方式。

1）分流进样

先将液体样品注入气化室中，气化室内的高温使样品瞬间汽化；在大流速载气的吹扫下，样品与载气迅速混合，混合气通过分流口时排出大部分的混合气体，使少量的混合气体进入色谱，进行分析。

采用分流进样的目的之一是减少载气中样品的含量，使进样量符合毛细管色谱进样量的要求；二是可以使样品以较窄的带宽进入色谱柱。但是采用分流进样时只有

1％～5％的样品可以进入色谱柱，故不适合样品中痕量组分的分析。在样针将样品注入气化室时，会损失掉部分挥发性组分，因此这种进样方式的分析重现性不高。热不稳定性物质也不适合采用分流模式进样分析，因为在气化室中常常会发生待测物质的分解反应，尤其是使用玻璃纤维填料的衬管时。虽然分流进样方式有许多弊端，但是由于它操作简便、适应性强，仍然是分析工作中最常使用的进样方式之一。

2）不分流进样

样品注入高温气化室后迅速汽化，这时关闭分流管将样品导入色谱柱中，在20～60s后开启分流阀排出加热衬管中的微量蒸汽，开启分流阀的时间可根据具体样品调节。由于溶剂效应，待测组分在较低的柱温下会在色谱柱顶端再次富集，这样样品则以较窄的带宽进行分离。理想的再富集是溶质组分在色谱柱入口形成一层液膜，可以通过使用弱极性溶剂来实现这种效果。对于极性较强的溶剂只能小体积进样（< 2μL），如甲醇。如果进样体积较大，样品的峰形就会失真。但是由于样品需要在气化室中停留更长的时间，所以不分流进样模式的热分解效应比分流进样更明显。与分流进样模式相比，不分流进样更适于分析痕量组分。

3）柱头进样

柱头进样是在不加热的状态下将液体样品直接注入毛细管色谱柱内，中间不经过蒸发过程。在程序升温的过程中溶质的蒸汽压不断升高，这时开始分析。由于初始温度较溶剂的沸点要低，故避免了热歧视效应。对于挥发性组分，柱头进样方式和不分流进样方式都采用溶剂效应对溶质实现再富集。柱头进样能将分析样品全部导入色谱柱中，分析样品中的痕量组分和热不稳定性物质可以采用这种技术。尽管柱头进样有如此多的优点，但是由于技术和操作的特殊性使这种进样方式还不能广泛应用于日常的分析工作中。

4）程序升温蒸发进样

程序升温蒸发进样（programmed temperature vaporization，PTV）装置是多功能的样品导入装置，结合了传统的分流/不分流进样技术，并增加了温控系统。PTV能实现热分流/不分流进样、冷分流/不分流进样、冷柱头进样。将冷进样和温度控制蒸发技术联用，从而克服了传统的热进样技术的缺点。在冷进样模式中，导入色谱柱的液态样品没有发生热歧视效应。另外，采用PTV方式也使热分解反应发生概率得以减少。除了上述进样方式外，PTV系统还可以实现大体积进样。这种进样方式也称作溶剂排除进样。大体积进样模式是在一定的导入速度下向衬管中注入大体积的样品，溶剂则通过分流管排出，此时溶质被富集和捕集，然后关闭分流阀，加热样品衬管。这种进样方式可以将1mL的样品导入内径为0.32mm的毛细管色谱柱中。大体积进样模式也适用于极性溶剂的进样。由于溶剂在样品进入毛细管色谱柱前被排出，故极性溶剂的进样不会影响分析结果。PTV系统可以分析一些常用的进样技术不适合分析的样品，如待测组分含量较少和使用极性溶剂溶解的样品。

3. 分离系统

色谱柱是分离的核心。最初使用的色谱柱是填充柱，但由于填充柱柱效低，只有在分析某些大体积气体样品时才会使用，目前已被毛细管色谱柱代替。毛细管色谱柱柱效很高，常备三种极性的柱子就能解决大部分样品的分析问题。色谱柱的极性是指固定液的极性，通常分为非极性柱、中等极性柱和极性柱。市场上有很多公司生产色谱柱，尽管商品型号各不相同，但大多分为三种不同极性。对于同一种极性的色谱柱，通常还有不同的固定液。毛细管气相色谱柱的选择可遵循以下规律。

（1）分析样品前，首先要选择色谱柱的极性，一般根据相似相溶的原则，即非极性或弱极性样品可选非极性的色谱柱，比较常见的非极性固定液有 OV-1、SE-30、OV-101、SE-52、SE-54；中极性样品可选中等极性色谱柱，常见固定液有 OV-17、OV-1701、XE-60、OV-225、OV-210；极性样品则选极性色谱柱，常见的固定液为 PEG-20M、FFAP、OV-275、DEGS。

（2）色谱柱的极性确定之后，要根据需要选择适宜的色谱柱柱长。色谱柱的分辨率与柱长的平方根成正比。在其他条件不变的情况下，采用增加 4 倍的柱长的方法来取得加倍的分辨率，所以短的柱子适宜于较简单的样品，尤其是由那些在结构、极性和挥发性上相差较大的组分组成的样品。一般来说，15m 的短柱可以用来快速分离较简单的样品，也可用于扫描分析。最常用的是柱长为 30m 的柱子，此长度的柱子可以完成大多数分析。50～60m 或更长的柱子，可用于分离较复杂的样品。

（3）色谱柱的柱径直接影响柱子的效率、保留特性和样品的容量。小口径柱子的柱效率要高于大口径柱子的柱效率，但是其柱容量较小。0.25mm 的柱径具有较高的柱效，但柱容量低，分离复杂的样品较好；0.32mm 的柱径，其柱效略低于 0.25mm 的色谱柱，但柱容量比 0.25mm 柱子高出约 60%；0.53mm 的柱径，其柱容量与填充柱的柱容量类似，可用于分流进样，也可以用于不分流进样。当柱容量为主要考虑的因素时（如痕量分析、气体分析），选择大口径毛细管柱较为合适。

（4）液膜厚度也会影响色谱柱的保留特性和柱容量。厚度增加，保留值也会增加。0.10～0.20μm 薄液膜厚度的毛细管柱比厚液膜的毛细管柱洗脱组分快，所需柱温低，且高温下柱流失小，适用于分析高沸点化合物。常用的液膜厚度为 0.25～0.50μm，采用厚的液膜对分析低沸点的化合物有利。

4. 检测系统

气相色谱检测器要求通用性强或专用性好；响应范围宽，可用于常量和痕量分析；稳定性好，噪声低；死体积小，响应快；线性范围宽，便于定量；操作简便耐用。气相色谱检测器按其检测特性可分为浓度型检测器和质量型检测器。气相色谱常用的检测器包括热导检测器（thermal conductivity detector，TCD）、氢火焰离子化检测器（flame ionization detector，FID）、电子捕获检测器（electron capture detector，ECD）、氮磷检测器（hitrogen-phosphorus detector，NPD）、火焰光度检测器（flame photometric detector，FPD）等。

1) 热导检测器

热导检测器是一种通用的非破坏性浓度型检测器，理论上可应用于任何组分的检测，但因其灵敏度较低，故一般用于常量分析。其由热导池与电阻组成惠斯顿电桥。热敏电阻消耗电能所产生的热与载气热传导和强制对流等散失的热达到热动平衡，当被测组分与载气一起进入热导池时由于混合气的导热系数与纯载气不同，热平衡被破坏，热敏电阻温度发生变化，其电阻值也随之发生变化，惠斯顿电桥输出电压不平衡的信号，记录该信号从而得到色谱峰。

使用注意事项：在检测器通电之前，一定要确保载气已经通过了检测器，否则会烧断热丝，同理，关机时一定要先关检测器电源，然后关载气。载气中含有氧气时，会缩短热丝寿命，因此使用 TCD 时载气必须将氧去除干净。由于聚四氟乙烯会渗透氧气，故不能使用其作载气输送管。此外，载气种类对 TCD 的灵敏度影响较大。原则上，载气与被测物的传热系数之差越大越好，故氢气或氦气作载气比氮气作载气时的灵敏度要高。

2) 氢火焰离子化检测器

氢火焰离子化检测器是典型的破坏性、质量型检测器。FID 因其对烃类化合物有很高的灵敏度和选择性，故一直作为烃类化合物的专用检测器。FID 由电离室和放大电路组成。金属圆筒作为电离室的外罩，底座中心有喷嘴，喷嘴附近有环状金属圈（极化极，又称发射极），上端有一个金属圆筒（收集极）。通过向两者间加 $90\sim300\,V$ 的直流电压，形成电离电场来加速电离的离子。

FID 的工作原理是以氢气在空气中燃烧为能源，载气（N_2）携带被测组分和可燃气（H_2）从喷嘴进入检测器，助燃气（空气）从四周导入，被测组分在火焰中被解离成正负离子，在极化电压形成的电场中，正负离子向各自相反的电极移动，形成的离子流被收集极收集、输出，经阻抗转化，放大器（放大 $10^7\sim10^{10}$ 倍）便获得可测量的电信号。

使用注意事项：对几乎所有挥发性的有机化合物均有响应，对所有烃类化合物（碳数≥3）的相对响应值几乎相等，一般不用校正因子就可以直接定量，而含不同杂原子的化合物彼此相对响应值相差很大，定量时必须采用校正因子。与 TCD 不同的是，相对响应值与 FID 的结构、操作压力、载气、燃气与辅助气的流速都有关，所以在引用文献数据时一定要注意试验条件是否一致。自己测定相应的校正因子是最可靠的方法。

FID 虽然是准通用型检测器，但有些物质在此检测器上的响应值很小或无响应，包括永久气体、卤代硅烷、H_2O、NH_3、CO、CO_2、CS_2、CCl_4 等。所以，这些物质的检测不能用 FID。检测器温度应该不低于色谱柱实际工作的最高温度，以此来防止检测器被污染。FID 温度不可低于 100℃，以免水蒸气在电离室发生冷凝从而导致电离室内电绝缘下降，引起噪声骤增。所以 FID 停机时必须在 100℃ 以上灭火，通常是先停 H_2，后停 FID 检测器的加热电流。检测器一旦被污染，轻则灵敏度明显下降或噪声增大，重则点不着火。消除污染可采用清洗的方法，主要是清洗喷嘴表面和气路管道。

3）电子捕获检测器

电子捕获检测器是浓度型检测器，具有选择性。对负电性的组分能给出极显著的响应信号。用于分析卤素化合物、多核芳烃、一些金属螯合物和甾族化合物。响应的差别是由化合物的种类决定的，电负性越强的物质，其检测灵敏度越高。

ECD 的检测室内有正负电极与 β 射线源，目前所使用的最佳的放射源是 ^{63}Ni，产生的 β 射线能量低，半衰期长，可用到 400℃。放射源放出 β 射线粒子（初级电子），与通过检测室的载气碰撞产生次级电子和正离子，在电场作用下，分别向与自己极性相反的电极运动，形成检测室本底电流，当具有负电性的组分（即能捕获电子的组分）进入检测室后，捕获了检测室内的电子，产生带负电荷的阴离子，这些阴离子和载气电离生成的正离子结合生成中性化合物，被载气带出检测室外，从而使基流降低，产生负信号，形成倒峰。倒峰大小（高低）与组分浓度成正比，因此，电子捕获检测器是浓度型的检测器。其最小检测浓度可达 10^{-14} g/mL，线性范围为 10^3 左右。

使用注意事项：使用 ECD 检测器时要防止放射性污染。ECD 都有放射源，故一定要用管道将检测器出口连接到室外，最好接到通风出口。未经过特殊培训，不要自行拆开 ECD。ECD 的操作温度一般要高一些，常用温度为 250～300℃。无论色谱柱温度多么低，ECD 的温度均不应低于 250℃。这是因为温度低时，检测器很难平衡。要避免 ECD 与氧气或湿气接触，否则噪声会明显增大。因此，载气一般选用高纯氮气，由于气体中微量氧和微量水造成检测室的污染，必须用净化管将其去除。

4）氮磷检测器

氮磷检测器是在 FID 的基础上发展起来的，它与 FID 的不同之处在于增加了一个热离子源（由铷珠构成），在热离子源通电加热的条件下，大大提高了含氮和含磷化合物的离子化效率，因而可选择性地检测这两类化合物。对于检测的化合物灵敏度非常高，为其他检测器所不及。

使用注意事项：由于使用了氢气，所以 NPD 的安全问题与 FID 相同。检测灵敏度受热离子源的温度影响极大。温度高灵敏度就高，但会缩短铷珠的寿命。增加热离子源的电压、加大氢气流量，均可提高检测灵敏度。而增加空气、载气或尾吹气流量会降低灵敏度。但是过低的空气流量又会导致检测器的平衡时间太长；氢气流量太高，会形成 FID 那样的火焰，使铷珠的使用寿命大大降低，而且破坏对氮和磷的选择性效应。气体流量一般设定为：氢气 3～4mL/min，空气 100～120mL/min，用填充柱和大口径柱，载气流量在 20mL/min 左右时，不用尾吹气，用常规毛细管柱时，尾吹气设定为 30mL/min 左右。在调节和设置热离子源的电压时，一定要关闭检测器电源，以免不小心烧毁铷珠。热离子源的活性元素（铷）容易被污染而减少使用寿命，要延长其使用寿命应避免 SiO_2 进入检测器，色谱柱要很好地老化。关闭载气前，应将热离子源的电压调为 0，否则没有载气通过，铷珠会在几分钟内烧毁。在满足灵敏度要求的条件下，热离子源电压应尽可能低。

5）火焰光度检测器

火焰光度检测器为质量型选择性检测器，主要用于测定含硫、含磷化合物，其信号比碳氢化合物几乎高一万倍。石油产品中微量硫化合物及农药中有机磷化合物的分析通常使用此检测器进行检测。

FPD 由火焰燃烧室和滤光片、光电倍增管等组成。组分在富氢（$H_2 : O_2 > 3$）的火焰中燃烧时不同程度地变为碎片或原子，其外层电子由于互相碰撞而被激发，由激发态返回低能态或基态的电子发射出特征波长的光谱，通过滤光片可测量这种特征光谱。含有磷、硫、硼、氮、卤素等的化合物均能产生这种光谱，如硫在火焰中产生 350～430nm 的光谱，磷产生 480～600nm 的光谱。

使用注意事项：FPD 也用氢火焰，故安全问题与 FID 相同。通入的氢气量必须多于通常燃烧所需要的氢气量，即在富氢情况下燃烧。与 FID 不同，FPD 的氢气一般为 60～80mL/min，FPD 的空气为 100～120mL/min，而 FPD 的尾吹气和柱流量之和为 20～25mL/min。

（三）定 量 方 法

气相色谱常用的定量方法有以下几种。

1. 归一化法

归一化法即峰面积百分率法，是以色谱中所得各种成分的峰面积的总和为 100，按各成分的峰面积与总和之比，求出各成分的组成比率。其计算公式如下：

$$P_i\% = A_i f'_i / (A_1 f'_1 + A_2 f'_2 + \cdots + A_n f'_n) \cdot 100\%$$

式中，$P_i\%$ 为被测组分 i 的百分含量；

A_1、A_2、$\cdots$、A_n 为组分 $1～n$ 的峰面积；

f'_1、f'_2、$\cdots$、f'_n 为组分 $1～n$ 的相对校正因子。

当 f'_i 为质量相对校正因子时，得到质量百分数；当 f'_i 为摩尔相对校正因子时，得到摩尔百分数。

归一化法的优点是简单，操作条件变化时对定量结果影响不大。但要求样品的所有组分必须全部流出，且出峰。某些不需要定量的组分也必须测出其峰面积及 f'_i 值。此外，测量低含量尤其是微量杂质时，误差较大，因此归一化法在实际工作中有一些限制。

2. 内标法

当样品各组分不能全部从色谱柱流出，或有些组分在检测器上无信号，或只需对样品中某几个组分进行定量时可采用内标法。

内标法是将一定量的纯物质作为内标物加入到准确称量的试样中，根据试样和内标物的质量以及被测组分和内标物的峰面积可求出被测组分的含量。以被测成分质量和内标物质量之比，或标准被测成分质量为横坐标，以被测成分的系列峰面积（峰高）和内标物质的峰面积（峰高）的比例为纵坐标，绘制标准曲线。由于被测组分与内标物质量之比等于峰面积之比，即

$$m_i/m_s = A_i f_i'/A_s f_s', \text{所以 } m_i = m_s A_i f_i'/A_s f_s'$$

式中，下标 s 代表内标物，i 代表组分。若试样质量为 m，则

$$P_i \% = (m_i/m) \cdot 100\% = m_s A_i f_i'/A_s f_s' m \cdot 100\%$$

内标法是气相色谱定量分析中首先采用的方法，定量准确，操作简单，特别是多组分检测时分析效率更高。但首要条件是要找到合适的内标物质。内标物的选择原则是：①内标物应是试样中原来不存在的纯物质，性质与被测物相近，能完全溶解于样品中，但不能与样品发生化学反应；②内标物的峰位置应尽量靠近被测组分的峰，或位于几个被测物之峰的中间并与这些色谱峰完全分离；③内标物的质量应与被测物质的质量接近，能保持色谱峰大小差不多。

内标法在定量方面具有很好的优势，因为 m_s/m 值恒定，所以对进样量要求不高；又因为该法是通过测量 A_i/A_s 比值进行计算的，操作条件的变化对结果影响小，因此定量结果比较准确。该法适宜于低含量组分的分析，且不受归一法使用上的局限。

3. 外标法

外标法实际上就是常用的标准曲线法。首先用纯物质配制一系列不同浓度的标准试样，在一定的色谱条件下准确进样，测量峰面积（或峰高），绘制标准曲线。样品测定时，要在与绘制标准曲线完全相同的色谱条件下准确进样，根据所得的峰面积（或峰高），从曲线查出被测组分的含量。

四、高效液相色谱法

高效液相色谱法是以液体作为流动相的一种高压液相色谱法。高效液相色谱法要求样品能制成溶液，不受样品挥发性的限制，流动相可选择的范围宽，固定相的种类繁多，因而热不稳定和非挥发性的、离解的和非离解的以及各种分子质量范围的物质可用此法分离。由于 HPLC 具有高分辨率、高灵敏度、速度快、流出组分易收集等优点，使它能够分离复杂基质中的微量成分，目前被广泛应用到食品分析、生物化学、医药研究、环境分析等各领域中。

（一）检测原理

高压泵将储液器中的流动相泵入系统，样品溶液经进样器进入流动相，流动相载其进入色谱柱（固定相）内，由于样品溶液中的各组分在流动相和固定相中的分配系

数不同，其在两相中做相对运动时，经过反复多次的吸附-解吸的分配过程，各组分在移动速度上产生较大的差别，被分离成单个组分依次从柱内流出，被检测器检测，以色谱图形式记录分离结果。

（二）液相色谱分离方式

常见的液相色谱分离方式有正相色谱、反相色谱、离子交换色谱和空间排阻色谱4种。

1. 正相色谱

正相色谱采用极性固定相和相对非极性流动相。由于极性固定相容易保留极性化合物，故正相液-液色谱系统一般可用于分离极性化合物。正相色谱的流出顺序是极性小的先流出，极性大的后流出。

2. 反相色谱

反相色谱采用相对非极性固定相和极性流动相。一般情况下，非极性或弱极性化合物适于用反相液-液色谱系统分离。反相色谱的流出顺序与正相色谱正好相反，极性大的先流出，极性小的后流出。

3. 离子交换色谱

离子交换色谱主要用于可电离化合物的分离。离子交换色谱中的固定相是一些带电荷的基团，通过静电相互作用，这些带电基团可与带相反电荷的离子结合。如果流动相中存在其他带相反电荷的离子，按照质量作用定律，这些离子将与结合在固定相上的反离子进行交换。固定相基团带正电荷的时候，其可交换离子为阴离子，这种离子交换剂为阴离子交换剂；固定相的带电基团带负电荷，可用来与流动相交换的离子就是阳离子，这种离子交换剂称为阳离子交换剂。阴离子交换柱的功能团主要是—NH_2及—NH_3；阳离子交换剂的功能团主要是—SO_3H及—$COOH$。其中—NH_3离子交换柱及—SO_3H离子交换剂属于强离子交换剂，它们在广泛的 pH 范围内都有离子交换能力；—NH_2及—$COOH$离子交换柱属于弱离子交换剂，只有在一定的 pH 范围内，才有离子交换能力。

4. 空间排阻色谱

空间排阻色谱法又名尺寸排阻色谱法，是按分子大小进行分离的一种色谱方法，广泛应用于分析相对分子质量较大的大分子物质的分布。空间排阻色谱法的固定相为凝胶，起到类似分子筛的作用，但凝胶的孔径与分子筛相比要大得多，一般在数纳米至数百纳米之间。溶质在两相之间不是靠其相互作用力的不同，而是按分子大小进行分离。分离只与凝胶的孔径分布和溶质的流动力学体积或分子大小有关。试样进入色谱柱后，随流动相在凝胶外部间隙及孔穴旁流过。试样中的一些分子由于太大而不能进入胶孔进而受到排阻，因此直接通过柱子，首先出现在色谱图上，一些很小的分子可以进入所有胶孔并渗透到颗粒中，这些组分在柱上的保留值最大，最后出现在色谱图上。

（三）高效液相色谱仪的组成

高效液相色谱仪一般由输液泵、进样器、色谱柱、检测器、数据记录及处理装置等组成。其中，关键部位包括输液泵、色谱柱、检测器。有的仪器还有梯度洗脱装置、在线脱气机、自动进样器、柱温控制器等，制备型 HPLC 仪还备有自动馏分收集装置。

1. 输液泵

输液泵是 HPLC 系统中最重要的部件之一。泵的性能直接影响分析结果的可靠性。输液泵应具备如下性能：流量稳定，其 RSD 应 $<0.5\%$，这对定性定量的准确度至关重要；流量范围宽，分析型应在 $0.1\sim10mL/min$ 范围内连续可调，制备型应能达到 $100mL/min$；输出压力高，一般应能达到 $150\sim300kg/cm^2$；液缸容积小、密封性能好且耐腐蚀。

输液泵的种类很多，按输液性质可分为恒压泵和恒流泵。恒流泵按结构又可分为螺旋注射泵、柱塞往复泵和隔膜往复泵。恒压泵流量不稳定；螺旋泵缸体太大，这两种泵已被淘汰，目前柱塞往复泵应用最多。柱塞往复泵的液缸容积小，可至 $0.1mL$，特别适合于梯度洗脱；通过改变电机转速可方便地调节流量，泵压可达 $400kg/cm^2$。柱塞往复泵的主要缺点是输出的脉冲性较大，现多采用双泵系统来克服。双泵按连接方式可分为并联式和串联式，一般并联泵的流量重现性较好，RSD 为 0.1% 左右，串联泵为 $0.2\%\sim0.3\%$，但出现故障的机会较多。

使用注意事项：防止任何固体微粒进入泵体，因为尘埃或其他任何杂质微粒都会磨损柱塞、密封环、缸体和单向阀，因此应将流动相中的固体微粒去除干净，而目前常用的方法是过滤，可采用 $0.2\mu m$ 或 $0.45\mu m$ 的滤膜。泵的入口都应连接砂滤棒（或片）。应经常清洗或更换输液泵的滤器；流动相不应含有任何腐蚀性物质，柱内不应保留含有缓冲液的流动相，尤其是在停泵过夜或更长时间的情况下。如果泵内留有含缓冲液的流动相，由于蒸发或泄漏，甚至是由于溶液的静置，就可能使盐的微细晶体析出，这些晶体将和上述固体微粒一样使密封环和柱塞等受到损坏。泵工作时要避免溶剂瓶内的流动相用尽，否则空泵运转也会磨损柱塞、缸体或密封环，最终产生漏液；输液泵的工作压力决不要超过规定的最高压力，否则高压密封环会发生变形，产生漏液；流动相应该先脱气，以免在泵内产生气泡，影响流量的稳定性，如果有大量气泡，泵则无法正常工作。

2. 进样器

六通进样阀是 HPLC 分析中常用的进样装置，其关键部件由圆形密封垫子（转子）和固定底座（定子）组成。由于阀接头和连接管死体积的存在，柱效率比隔膜进样低（下降 5%～10%），但耐高压（35～40MPa），进样量准确，重复性好（0.5%），操作方便。

六通进样阀的进样方式分为部分装液法和完全装液法两种。用部分装液法进样时，进样量应不大于定量环体积的 50%（最多 75%），并要保证每次进样体积准确、相同。此法进样的准确度和重复性是由进样针取样的熟练程度决定的，而且易产生由进样引起的峰展宽。用完全装液法进样时，进样量应不小于定量环体积的 5～10 倍（最少 3 倍），这样才能完全置换定量环内的流动相，消除管壁效应，确保进样的准确度及重复性。

使用注意事项：样品溶液进样前必须用 0.45μm 的滤膜过滤，以减少微粒对进样阀的磨损；转动阀芯时不能太慢，更不能停留在中间位置，否则会阻碍流动相，使泵内压力剧增，甚至超过泵的最大压力，过高的压力会损坏柱头；为防止缓冲盐和样品残留在进样阀中，每次分析结束后应冲洗进样阀。通常可用水冲洗，或先用能溶解样品的溶剂冲洗，再用水冲洗。

3. 色谱柱

色谱柱担负着重要的分离工作，成为色谱系统的心脏。对色谱柱的要求是柱效高、选择性好、分析速度快等。

用于 HPLC 的各种微粒填料有多孔硅胶以及以硅胶为基质的键合相、氧化铝、有机聚合物微球（包括离子交换树脂）、多孔碳等，其粒度一般为 3μm、5μm、7μm、10μm 等，柱效理论值可达 5～16 万塔板数/m。对于一般的分析只需 5000 塔板数的柱效；对于同系物分析，只要 500 塔板数即可；对于较难分离的物质可采用高达 2 万塔板数的柱子，因此一般 10～30cm 左右的柱长就能满足复杂混合物分析的需要。

液相色谱的柱子通常分为正相柱和反相柱。正相柱的填料大多为硅胶，或是在硅胶表面键合—CN、—NH$_3$ 等官能团的键合相硅胶柱；反相柱填料主要以硅胶为基质，在其表面键合非极性的十八烷基官能团（ODS）称为 C18 柱。常见的规格有（4.6mm × 250mm）/5μm、（4.6mm × 150mm）/5μm、（3.9mm × 250mm）/5μm、（3.9mm × 150mm）/5μm（前者为柱径和长度，后者为柱填料粒径）。其他常用的反相柱还有 C8、C4、C2 和苯基柱等。另外还有离子交换柱、GPC 柱、聚合物填料柱等。

4. 检测器

目前开发的高效液相色谱检测器有十几种，常用的有几种，如紫外-可见吸收检测器（ultraviolet detector，UVD）、光电二极管阵列检测器（photo-diode array detector，

PAD 或 diode array detector，DAD）、示差折光检测器、蒸发光散射检测器（evaporative light-scattering detector，ELSD）等。

1）紫外-可见吸收检测器

紫外-可见吸收检测器与紫外可见分光光度仪的检测原理相同，以流通池代替比色池，有单紫外检测器，也有紫外-可见全波长检测器。可以检测有紫外和可见光吸收的物质，根据待测组分的紫外吸收特性设定检测波长，得到某一设定波长下的色谱图。

2）光电二极管阵列检测器

光电二极管阵列检测器和普通的紫外-可见分光检测器不同的是进入流动池的光不再是单色光，复色光通过样品池被组分选择性吸收后再进入单色器，照射在二极管阵列装置上，用一组光电二极管同时检测透过样品的所有波长的紫外光，而不是某一个或几个波长，可得任意波长的色谱图，也可同时得任意时间的光谱图，相当于与紫外可见分光检测器联用，可进行光谱图检索，可用于色谱峰纯度鉴定，提供组分的定性信息。但 DAD 检测器的灵敏度比通常的紫外可见分光检测器检测器约低一个数量级。所以单纯用于含量测定或杂质检查时，还是采用紫外可见分光检测器检测器为好。

3）示差折光检测器

示差折光检测器是液相中最先使用且用途最广泛的通用型检测器，可用于检测在紫外光范围内吸光度不高的化合物，如聚合物、糖、有机酸和甘油三酸酯。它是利用物质的折光率进行定量分析的。折射率是所有化合物都拥有的物理性质，从理论上说任一化合物至少可在中等浓度范围进行检测。但因流动相成分等会显示明显的折光响应，因此不能使用 RI 检测器作梯度洗脱。另外痕量分析的灵敏度不够也限制了 RI 检测器的许多日常应用。

4）荧光检测器

荧光检测器（fluorescence detector，FLD）能定量检测产生荧光或者经衍生反应产生荧光的物质，选择性很强，灵敏度很高。

5）蒸发光散射检测器

蒸发光散射检测器是近十几年开发应用的一种通用型检测器。柱洗脱液首先雾化形成气溶胶，然后在加热的漂移管中将溶剂蒸发，最后余下的不挥发性溶质颗粒在光散射检测池中，穿过激光光束，被溶质颗粒散射的光通过光电倍增管进行收集。蒸发光散射检测器采用低温蒸发模式，维持了颗粒的均匀性，对半挥发性物质和热敏性化合物同样具有较好的灵敏度。溶质颗粒在进入光检测池时被辅助载气所包封，避免溶质在检测池内的分散和沉淀在壁上，极大增强了检测灵敏度并极大地降低了检测池表面的污染。

ELSD 的通用检测方法不同于紫外可见分光检测器和荧光检测器，ELSD 的响应不依赖于样品的光学特性，任何挥发性低于流动相的样品均能被检测，不受其官能团的影响。ELSD 的响应值与样品的质量成正比，因而能用于测定样品的纯度或者检测未知物。ELSD 的应用有被测物不挥发和流动相挥发的限制。然而，因为 ELSD 可用于梯度洗脱，在有些方法中，尤其是杂质分析中使用较多。

五、色谱-质谱联用技术

色谱-质谱联用技术就是把色谱的分离能力与质谱的定性功能结合起来，实现对复杂混合物更准确的定量和定性分析的技术。色谱-质谱联用技术简化了样品的前处理过程，使样品分析更简便。色谱-质谱联用包括气相色谱-质谱联用（gas chromatography-mass spectrometry，GC-MS）和液相色谱-质谱联用（liquid chromatography-mass spectrometry，LC-MS），GC-MS 与 LC-MS 互为补充，分析不同性质的化合物，目前在实际检测工作中得到了广泛的应用。

（一）质谱检测的基本知识

色谱-质谱联用仪中的质谱可以看作是色谱的一个检测器，不管是在气质联用还是液质联用仪中，质谱检测的原理基本相同。

1. 基本原理

质谱分析是一种测量离子质荷比（分子质量-电荷比）的分析方法，其基本原理是使试样中各组分在离子源中发生电离，生成不同质荷比的带电荷的离子，经加速电场的作用，形成离子束，进入质量分析器。在质量分析器中，再利用电场和（或）磁场过滤掉绝大部分杂质离子，目标物离子通过质谱分析器，最终由检测器检测得到质谱图，从而确定其质荷比。

例如，对某一个未知有机物进行定性分析，可以采用一定的进样方式（直接进样至质谱或通过色谱仪进样），在质谱仪离子源中，化合物依靠电子轰击等电离技术被电离成分子离子或碎片离子，这些离子在质量分析器经过过滤和筛选，按质荷比大小顺序分开，经电子倍增器检测，即可得到化合物离子的质谱图。

2. 常用术语

质荷比：即离子质量（以相对原子质量单位计）与它所带电荷（以电子电量为单位计）的比值，写作 m/z 峰，质谱图中的离子信号通常称为离子峰或简称峰。

离子丰度：即检测器检测到的离子信号强度。

基峰：即在质谱图中，指定质荷比范围内强度最大的离子峰。

准分子离子：即指与分子存在简单关系的离子，通过它可以确定分子质量。液质中最常见的准分子离子峰是 $[M+H]^+$ 或 $[M-H]^-$，在 ESI 中，往往生成质量大于分子质量的离子，如 M^{+1}、M^{+23}、M^{+39}、M^{+18} 称为准分子离子，表示为 $[M+H]^+$、$[M+Na]^+$ 等。

碎片离子：即准分子离子经过一级或多级裂解生成的产物离子。碎片峰的数目及其丰度则与分子结构有关，数目多表示该分子较容易断裂，丰度高的碎片峰表示分子比较容易断裂生成该离子。

多电荷离子：即带有 2 个或更多电荷的离子，常见于蛋白质或多肽等离子。有机质谱中，绝大多数为单电荷离子，只有那些不容易碎裂的基团或分子结构，如共轭体系结构才会形成多电荷离子。它的存在说明样品是较稳定的。采用电喷雾的离子化技术，可产生带很多电荷的离子，最后经计算机自动换算成单质荷比离子。

质量色谱图：指定某一质量（或质荷比）的离子，以强度对时间所作的图。质谱中任何一个质量的离子都可以得到色谱图，即质量色谱图。质谱中不存在这种离子的化合物，也就不会出现其色谱峰，一个样品只有几个甚至一个化合物出峰。利用这一特点可以识别具有某种特征的化合物，也可以通过选择不同质量的离子做离子质量色谱图，使正常色谱不能分开的两个峰实现分离，以便进行定量分析。由于质量色谱图是采用一个质量的离子作图，因此进行定量分析时，也要使用同一离子得到的质量色谱图进行标定或测定校正因子。

总离子流图：在选定的质量范围内，所有离子强度的总和对时间或扫描次数所作的图，也称 TIC 图。

质谱图：以质荷比为横坐标，以离子的强度为纵坐标所作的图。离子的绝对强度取决于样品量和仪器灵敏度。离子的相对强度和样品分子结构有关，一定的样品在一定的电离条件下得到的质谱图是相同的，这是质谱图进行有机物定性分析的基础。目前，对于进行有机分析的质谱仪，它的数据系统都存有十几万个到几十万个化合物的标准质谱图，得到一个未知物质谱图后，可以通过计算机进行库检索，查到该质谱图所对应的化合物。

3. 质谱仪的组成

质谱仪包括进样系统、离子源、质量分析器、检测接收器、数据及供电系统。对于色谱-质谱联用仪，质谱进样系统相当于气相色谱和液相色谱仪，重要的是联用的接口技术，此技术将分别在气质联用和液质联用里介绍。

质谱仪的质量分析器和检测器必须在高真空状态下工作，以减少本底的干扰，避免发生不必要的离子-分子反应。所以质谱反应属于单分子分解反应。利用这个特点，用液质联用的软电离方式可以得到化合物的准分子离子，从而得到分子质量。

1）真空系统

真空系统由机械真空泵（前极低真空泵）、扩散泵或分子泵（高真空泵）组成，抽取离子源和分析器部分的真空。只有在足够高的真空下，离子才能从离子源到达接收器，真空度不够则灵敏度低。

2）离子源

离子源是使被分析样品的原子或分子离子化为带电粒子（离子）的装置，并对离子进行加速使其进入分析器。不同的离子源有不同的离子化方式。EI 为电子轰击电离-硬电离；CI 为化学电离，核心是质子转移；FD 为场解吸，目前基本被 FAB 取代；FAB 为快原子轰击；ESI 为电喷雾电离，属最软的电离方式，适宜极性分子的分析，能分析小分子及大分子（如蛋白质分子、多肽等）；APCI 为大气压化学电离，更适宜分析弱极性小分子；APPI 为大气压光喷雾电离，更适宜分析非极性分子；MALDI 为基体辅助激光解吸电离，通常用于飞行时间质谱和 FT-MS，特别适合蛋白质、多肽等大分子的分析。其中 ESI、APCI、APPI 统称大气压电离（API）。

通常，小分子得到 $[M+H]^+$、$[M+Na]^+$ 或 $[M-H]^-$ 单电荷离子，生物大分子产生多电荷离子，由于质谱仪测定质荷比，因此质量范围只有几千质量数的质谱仪可测定质量数十几万的生物大分子。电喷雾电离是最软的电离技术，通常产生准分子离子峰，因此可直接测定混合物，并可测定热不稳定的极性化合物。其易形成多电荷离子的特性可分析蛋白质和 DNA 等生物大分子。通过调节离子源电压控制离子的碎裂（源内碰撞诱导解离）测定化合物结构。大气压化学电离也是软电离技术，只产生单电荷峰，适合测定分子质量小于 2000Da 的弱极性的小分子化合物，适应高流量的梯度洗脱/高低水溶液变化的流动相，通过调节离子源电压控制离子的碎裂。

3）质量分析器

质量分析器是质谱仪中将离子按质荷比分开的部分，离子通过分析器后，按不同 m/z 分开，将相同的 m/z 离子聚焦在一起，组成质谱。目前主要有四极杆质谱分析器（quadrupole mass analyzer，Q）、飞行时间分析器（time of flight，TOF）、离子阱分析器、磁质谱和各种串列式多级质谱分析器，如三重四极杆（three quadrupole，QQQ）、四极杆+TOF（Q-TOF）、TOF+TOF 等。

常见的四极质量分析器由 4 根平行圆柱形或共轭双曲面结构的电极组成，电极分为两组，分别加上直流电压和一定频率的射频电压。样品离子沿电极间轴向进入电场后，在极性相反的电极间振荡，只有质荷比在某个范围的离子才能通过四极杆，到达检测器，其余离子因振幅过大与电极碰撞，放电中和后被抽走。因此，改变电压或频率，可使不同质荷比的离子依次到达检测器，被分离检测。

目前的有机质谱和生物质谱仪、大气压电离（atmospheric pressure ionization，API）包括大气压化学电离（atmospheric pressure chemical ionization，APCI）和电喷雾电离（electrospray ionization，ESI），常采用四极杆或离子阱质量分析器，统称大气压电离质谱法（atmospheric pressure ionization-mass spectrometry，API-MS）。基质辅助激光解吸电离常与飞行时间结合，所构成的仪器称为基质辅助激光解吸电离飞行时间质谱仪（matrix assisted laser desorption ionization time of flight mass spectrometry，MALDI-TOF-MS）。API-MS 的特点是可以和液相色谱、毛细管电泳等分离手段联用，扩展了应用范围，包括药物代谢、临床和法医学、环境分析、食品检验、组合化学、有机化学的应用等。MALDI-TOF-MS 的特点是对盐和添加物的耐受能力高，且样品检测速度快、操作简单。

（二）气相色谱-质谱联用技术

1. 气相色谱-质谱法检测原理

气相色谱-质谱检测实质上是气相色谱分离与质谱检测结合的一种检测方法。气相色谱分析是一种以气体为流动相的柱色谱法，其流动相为惰性气体，当多组分的混合样品进入色谱柱后，由于色谱柱固定相对每个组分的吸附力不同，经过一定时间后，各组分在色谱柱中的运行速度也就不同，如此，各组分得以在色谱柱中彼此分离，按顺序进入质谱仪被检测、记录下来。质谱分析法是通过对被测样品离子的质荷比的测定来进行分析的一种分析方法。被分析的样品首先要离子化，然后利用不同离子在电场或磁场的运动行为的不同，把离子按 m/z 分开而得到质谱。质谱扫描一次，得到该时刻的一张质谱图。质谱图上所有峰的绝对丰度之和即为该时间的检测值。时间和检测值构成总离子流上的一个点。不同时间的检测值，构成了一张总离子流图（TIC）。

2. 气相色谱-质谱联用仪

气相色谱-质谱联用仪器（GC-MS）是分析仪器中较早实现联用技术的仪器。自 1975 年霍姆斯（J. C. Hholmes）和莫雷尔（F. A. Morrell）首次实现气相色谱和质谱联用以来，这一技术已得到长足的发展。气相色谱-质谱联用仪包括气相色谱仪和质谱仪两大部分。GC-MS 联用仪的接口是解决气相色谱和质谱联用的关键组件。理想的接口是能除去全部载气，同时把待测物无损失地从气相色谱仪传输到质谱仪。目前常用的各种 GC-MS 接口主要有直接导入型、开口分流型和喷射式分离器等。

在所有联用技术中 GC-MS 发展最完善，应用最广泛。目前从事有机物分析的实验室几乎都把 GC-MS 作为主要的定性确认手段之一，在很多情况下又用 GC-MS 进行定量分析。

1）GC-MS 联用仪的分类

按照质谱技术，GC-MS 通常是指四极杆质谱或磁质谱，GC-ITMS 通常是指气相色谱离子阱质谱，GC-TOFMS 是指气相色谱飞行时间质谱等。按照质谱仪的分辨率，又可以分为高分辨（通常分辨率高于 5000）、中分辨（通常分辨率为 1000~5000）、低分辨（通常分辨率低于 1000）气质联用仪。小型台式四极杆质谱检测器（MSD）的质量范围一般低于 1000。四级杆质谱由于其本身固有的限制，一般 GC-MS 分辨率在 2000 以下。市场占有率较大的，和气相色谱联用的高分辨磁质谱一般最高分辨率可达 60 000 以上。和气相色谱联用的飞行时间质谱（TOF-MS），其分辨率可达 5000 左右。

2）GC-MS 联用仪和气相色谱仪的区别

GC-MS 联用后，气相色谱仪部分的气路系统和质谱仪的真空系统几乎不变，仅增加了接口的气路和接口真空系统；GC-MS 联用后，整机的供电系统变化不大，除了向原有的气相色谱仪、质谱仪和计算机及其外部设备各部件供电以外，还需向接口及其传输线恒温装置和接口真空系统供电。

GC-MS 与气相色谱法相比，其定性参数增加，定性可靠，同时对多种化合物进行测量而不受基质干扰，定量精度较高，灵敏度更高。

气相色谱和质谱的工作压强不同是两者最根本的区别，早期气相色谱使用填充柱，载气流量达到每分钟十几毫升甚至几十毫升以上，大量气体进入质谱的离子源，而质谱真空系统的抽速有限，因此工作气压适配是最突出的问题。在气相色谱-质谱联用技术发展的前期，主要是解决各种接口技术，曾采用各种分流接口装置来限制柱流量，以降低进样的气体压强，满足质谱的真空要求。由于色谱流出的样品组分被载气携带，在分流同时需要浓缩样品，尽量除去载气，保留样品以获得最大的样品利用率，并尽量消除或减少由载气携入的杂质和色谱柱流失造成的质谱背景干扰。20 世纪 80 年代，毛细管气相色谱的广泛使用、真空泵性能的提高和大抽速涡轮分子泵的出现，都保证了质谱仪所需要的真空条件。毛细管柱可直接插入到质谱的离子源，所谓的"接口"实际上只是一根可控温加热的导管。直接插入的连接方式，使样品利用率几乎达到了百分之百，极大地提高了分析灵敏度。此外，低流失交联键合色谱柱的发展，也有利于降低质谱的背景干扰。目前使用大抽速涡轮分子泵，以及差动抽气方式允许进入质谱的载气流量提高至 15mL/min，宽口径弹性石英毛细管柱也可以直接使用。

在 GC-MS 分析中，样品连续进入离子源并被连续电离。分析器每扫描一次（如 1s），检测器就得到一个完整的质谱图并送入计算机存储。由于样品浓度随时间变化，得到的质谱图也随时间变化。一个组分从色谱柱开始流出到完全流出需要 10s 左右。计算机就会得到这个组分不同浓度下的 10 个质谱图。同时，计算机还可以把每个质谱图的所有离子相加得到总离子流强度。这些随时间变化的总离子流强度所描绘的曲线就是样品总离子流色谱图或由质谱重建而成的重建离子色谱图。总离子流色谱图是由一个个质谱得到的，所以它包含了样品所有组分的质谱。它的外形和由一般 GC 得到的色谱图是一样的。只要所用色谱柱相同，样品的出峰顺序就相同，其差别在于，重建离子色谱所用的检测器是质谱仪，而一般色谱仪所用检测器是氢焰、热导等。此外，两种色谱图中各成分的校正因子不同。

3. GC-MS 分析条件的选择

GC-MS 分析条件要根据样品进行选择，在分析样品之前应尽量了解样品的情况，如样品组分的多少、沸点范围、分子质量范围、化合物类型等。这些是选择分析条件的基础。根据样品类型选择不同的色谱柱固定相，如极性、非极性和弱极性等。与气相色谱中的分析一样，气化温度一般要高于样品中最高沸点（20～30℃）。柱温可根据样品的具体情况来设定，如果有必要也可采用程序升温技术，选择合适的升温速率，以使各组分都实现基线分离。GC-MS 分析中的色谱条件与普通的气相色谱条件相同。

质谱条件的选择包括扫描范围、扫描速度、灯丝电流、电子能量、光电倍增器电压等。扫描范围就是可以选择分析器的离子的质荷比范围，该值的设定取决于分析化合物的分子质量，应该使化合物所有的离子都出现在设定的扫描范围之内。扫描速度视色谱峰宽而定，一个色谱峰出峰时间内最好能有七八次质谱扫描，这样得到的重建离子流色谱图比较圆滑，一般扫描速度可设在 0.5～2s，能够扫完一个完整质谱即可。灯丝电流一般设置为 0.02～0.25mA。灯丝电流小，则仪器灵敏度太低；电流太大，则会降低灯丝寿命。电子能量一般为 70eV，标准质谱图都是在 70eV 下得到的。改变电子能量会影响质谱中各种离子间的相对强度。如果质谱中没有分子离子峰或分子离子峰很弱，为了得到分子离子，可以降低电子能量到 15eV 左右，此时分子离子峰的强度会增强，但仪器灵敏度会大大降低，而且得到的不再是标准质谱。电子倍增器电压与灵敏度有直接关系。在仪器灵敏度能够满足要求的情况下，应使用较低的电子倍增器电压，以延长其使用寿命。

GC-MS 分析的关键是设置合适的分析条件，使各组分得到高效的分离，得到很好的重建离子色谱图和质谱图，在此基础上才能得到满意的定性和定量分析结果。GC-MS 分析可得到以下三个主要信息：样品的总离子流图或重建离子色谱图、样品中每一个组分的质谱图、每个质谱图的检索结果。此外，还可以得到质量色谱图、三维色谱质谱图等。对于高分辨率质谱仪，还可以得到化合物的精确分子质量和分子式。

（三）液相色谱-质谱联用技术

在液相色谱分析中，样品是在液相状态下进行分离分析的，这就使得其应用不受沸点的限制，并能对热稳定性差的样品进行分离分析。然而，液相色谱的定性能力较弱，因此液相色谱与质谱的联用比气相色谱与质谱的联用更有实际的价值。

1. LC-MS 检测原理

简单地说，LC-MS 就是利用 HPLC 的分离技术，将混合的组分分离成单一的物质，依次进入质谱，打成碎片，然后从物质的结构分析，可以大体判断键的断裂方式，然后通过质荷比对照相应的对照图库大概判断碎片的分子结构，从而对未知物质做定性分析。

2. LC-MS 接口技术

由于液相色谱的一些特点，在实现联用时所遇到的困难比 GC-MS 大得多。它需要解决的问题主要有以下两个。

1）液相色谱流动相对质谱工作条件的影响

液相色谱流动相流速一般为 1mL/min，如果流动相为甲醇，其气化后换成常压下的气体流速为 560mL/min，这比气相色谱流动相的流速大几十倍，而且一般溶剂还含有较多的杂质。因此，样品在进入质谱前必须要先清除流动相及其杂质对质谱的影响。

2) 质谱离子源温度对液相色谱分析源的影响

液相色谱的分析对象主要是难挥发和热不稳定物质，这与质谱仪中常用的离子源要求样品气化是不相适应的。

为了解决上述两个矛盾以实现联用，实际过程中一般是选用合适的接口。常用于液相色谱-质谱联用技术的接口主要有移动带技术（MB）、热喷雾接口、粒子束接口（PB）、快原子轰击（FAB）、电喷雾接口（ESI）等。电喷雾接口的应用极为广泛，它可用于小分子药物及其各种体液内代谢产物的测定、农药及化工产品的中间体和杂质的鉴定、大分子蛋白质和肽类分子质量的测定、氨基酸测序及结构研究以及分子生物学等许多重要的研究和生产领域。

接口主要由大气压离子化室和离子聚焦透镜组件构成。喷口一般由双层同心管组成，外层通入氮气作为喷雾气体，内层输送流动相及样品溶液。某些接口还增加了"套气"设计，其主要作用为改善喷雾条件以提高离子化效率。离子化室和聚焦单元之间由一根内径为 0.5mm 的，带惰性金属（金或铂）包头的玻璃毛细管相通。它的主要作用为形成离子化室和聚焦单元的真空差，造成聚焦单元对离子化室的负压，传输由离子化室形成的离子进入聚焦单元并隔离加在毛细管入口处的 3～8kV 的高电压。此高电压的极性可通过化学工作站方便地切换以造成不同的离子化模式，从而适应不同分析物的需要。离子聚焦部分一般由两个锥形分离透镜和静电透镜组成，并可以施加不同的调谐电压。

以一定流速进入喷口的样品溶液及液相色谱流动相，经喷雾作用被分散成直径为 1～3μm 的细小液滴。在喷口和毛细管入口之间设置的几千伏特的高电压的作用下，这些液滴由于表面电荷的不均匀分布和静电引力破碎成为更细小的液滴。在加热的干燥氮气的作用下，液滴中的溶剂快速蒸发，直至表面电荷密度增大，库仑排斥力大于表面张力发生爆裂，产生带电的子液滴。子液滴中的溶剂继续蒸发引起再次爆裂。此过程循环往复直至液滴表面形成很强的电场，而将离子由液滴表面排入气相中。进入气相的离子在高电场和真空梯度的作用下进入玻璃毛细管，经聚焦单元聚焦，被送入质谱离子源进行质谱分析。

在没有干燥气体设置的接口中，离子化过程也可进行，但流量必须限制在数微升/分钟，以保证足够的离子化效率。如果接口具备干燥气体设置，则此流量可大到数百微升/分钟乃至 $1000\mu L/min$ 以上，这样的流量可满足常规液相色谱柱良好分离的要求，实现与质谱的在线联机操作。电喷雾接口的主要缺点是它只能接受非常小的液体流量（1～10μL/min），这一缺点可以通过采用最新研制出来的离子喷雾接口（ISP）来克服。

3. LC-MS 与 GC-MS 的区别

GC-MS 是最早商品化的联用仪器，适宜分析小分子、易挥发、热稳定、能气化的化合物，用电子轰击方式（EI）得到的谱图，可与标准谱库对比。LC-MS 主要可用于不挥发性化合物、极性化合物、热不稳定化合物、大分子质量化合物（包括蛋白质、多肽、多聚物等）的分析测定，但 LC-MS 没有商品化的谱库可对比查询，只能自己建库或自己解析谱图。

六、原子吸收光谱分析法

原子吸收光谱分析法（atomic absorption spectroscopy，AAS）是基于气态的基态原子外层电子对紫外光和可见光范围的相对应原子共振辐射线的吸收强度来定量被测元素含量的分析方法，是一种测量特定气态原子对光辐射吸收的方法。原子吸收光谱法是一种元素定量分析方法，可以用于测定 60 多种金属元素和一些非金属元素的含量。AAS 是 20 世纪 50 年代中期出现并在以后逐渐发展起来的一种新型的仪器分析方法，在食品、地质、冶金、机械、化工、农业、轻工、生物医药、环境保护、材料科学等领域都有广泛的应用。

（一）检测原理

当适当波长的光通过原子蒸气时，如果辐射波长相应的能量等于原子由基态跃迁到激发态所需要的能量时，则会引起原子对辐射的吸收，基态原子吸收了能量，最外层的电子产生跃迁，从低能态跃迁到激发态，从而产生原子吸收光谱。可以由辐射特征谱线光被减弱的程度来测定试样中待测元素的含量。这种利用物质的气态原子对特定波长的光的吸收来进行分析的方法即为原子吸收光谱分析法。

（二）原子吸收分光光度计组成

原子吸收分光光度计主要由光源、原子化系统、分光系统及检测系统 4 个部分构成。

1. 光源

光源应满足两个条件：一是能辐射出半宽度比吸收线半宽度还窄的谱线，并且发射线的中心频率应与吸收线的中心频率相同；二是辐射的强度应足够大，辐射光的强度要稳定，且背景小。实现峰值吸收测量的条件是光源发射线的半宽度应小于吸收线的半宽度，且通过原子蒸气发射线的中心频率恰好与吸收线的中心频率相重合（图 4-1）。

若采用连续光源，要达到能分辨半宽度为 10^{-3} nm，波长为 500nm 的谱线，按计算需要有分辨率高达 50 万的单色器，这在目前的技术条件下还十分困难。因此，目前原子吸收仍采用空心阴极灯等特制光源来产生锐线发射。

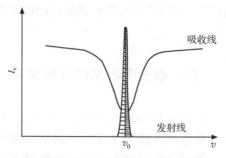

图 4-1　峰值吸收的测量

1）空心阴极灯

空心阴极灯由钨棒构成的阳极和一个圆柱形的空心阴极构成，空心阴极是由待测元素的纯金属或合金构成，或者由空穴内衬有待测元素的其他金属构成。每一种元素有自己的专属空心阴极灯，也有几种元素混合的多元素灯。

2）无极放电灯

无极放电灯由石英玻璃圆管制成。管内装入数毫克待测元素或挥发性盐类，如金属、金属氯化物或碘化物等，抽成真空并充入压力为 $67\sim200Pa$ 的惰性气体氩或氖，制成放电管，将此管装在一个高频发生器的线圈内，并装在一个绝缘的外套里，然后放在一个微波发生器的同步空腔谐振器中。对于 As、Se、Ca、Sn、Tl、Te、Zn、Sb 等饱和蒸气压较高的元素，无极放电灯具有更优良的光谱特性，如强度大、谱线纯度高、谱线锐等。但目前这种灯仅局限于有限的几种元素，因此，使用上还只能起着补充空心阴极灯不足的作用。

2. 原子化系统

原子化系统是将样品中的待测组分转化为基态原子的装置。根据原子化原理不同分为火焰原子化法和非火焰原子化法两类。火焰原子化法是利用气体燃烧形成的火焰来进行原子化的。非火焰原子化法主要有电热高温石墨炉原子化法和氢化物法。

火焰原子化器和石墨炉原子化器最为常见，火焰原子化器由喷雾器、预混合室、燃烧器三部分组成。火焰原子化器的特点是操作简便、重现性好。石墨炉原子化器是一类将试样放置在石墨炉壁、石墨平台上，用电加热至高温实现原子化的系统。其原子化程序为干燥、灰化、原子化、高温净化。

与火焰原子化器相比，石墨炉原子化器的原子化效率高，可达到 90% 以上，而火焰原子化器只有 10% 左右；绝对灵敏度高，可达到 $10^{-14}\sim10^{-12}g$，试样用量少，适合于低含量及痕量组分的测定；同时石墨炉原子化器的温度高，在惰性气体中进行且有还原性碳存在，有利于某些易形成难离解氧化物的元素的离解和原子化。

3. 分光系统

分光系统的主要部件是单色器，它将复合光分解成单色光或有一定宽度的谱带。

单色器由色散元件、入射狭缝、出射狭缝、准直镜和聚焦装置（透镜或凹面反射镜）组成，其中，色散元件为棱镜或衍射光栅。单色器的性能是指色散率、分辨率和集光本领。原子吸收分析法要求采用窄谱带和单色光进行分析，这样才能将彼此非常接近的吸收带分开，才可能在最大吸收波长处测量，使结果更准确。

1）光栅

光栅是单色器的核心，是一系列相距很近、等距、等宽、平行排列的狭缝阵列，聚集在光栅上的光发生色散，光栅的色散率是指对不同波长的光分散的能力。出射光的反射角因波长不同而不同，成为光谱，通过光栅的转动就可实现对该光谱的扫描，在出射狭缝处，可得到某一特定波长的光。

2）入射狭缝和出射狭缝

单色器对两条相邻谱线分开的能力，不仅与光栅的色散率有关，而且与成像大小有关。入射狭缝可限制进入色散元件的光能量，起着光阑的作用，入射狭缝形状的变化也使谱线形状发生改变。因此，设计单色器时，对狭缝机构有严格的技术要求。单色器的狭缝通常由两个具有锐刀口的金属片精密制作而成，两刀口的平行性很好，并处于同一平面。大多数分光光度计的单色器装有狭缝调节机构，通过调节狭缝宽度改变谱带的有效带宽。狭缝过大，谱带单色性变差，不利于定性分析，也影响定量分析的工作曲线线性范围；狭缝过小，光通量减弱，降低了信噪比，影响测量精密度。狭缝宽度一般有两种表示法；一种是以狭缝两刀口间的实际宽度表示；另一种以谱带的有效带宽表示。前者表示的单位为毫米（mm），后者单位为纳米（nm）。

通常在定量分析时，为了达到足够的测量信号，应采用较大的狭缝。在定性分析时则采用较小的狭缝，这样可以提高分辨率。当出射狭缝和入射狭缝的宽度相等时，狭缝宽度引起的误差最小。对原子吸收光谱来说，由于吸收线的数目比发射线少得多，谱线重叠的概率小，因此常采用大的狭缝，以得到较大的光强，从而得到较好的信噪比。当然，如果背景发射太强，则要适当减小狭缝宽度。一般原则是，在不引起吸光度减小的情况下，采用尽可能大的狭缝宽度。

在一般状态下，光谱线的宽度小于 0.001nm，故狭缝宽度减半时，光通量也相应减半（即相应呈线性关系），而在连续辐射过程中，谱带宽度要受狭缝宽度控制。因而在狭缝宽度减半时，能量衰减系数为 4。在有强烈的宽谱带发射光抵达光电倍增管时，如对钡元素进行火焰分析或从石墨炉发出的炽热光，减少狭缝宽度可使发射量减少 4 倍，而光谱能量减半。

原子吸收光谱仪中最常用的狭缝大小是 0.2nm、0.5nm 和 1.0nm，有些高级仪器狭缝宽度 0.2～2.0nm，连续可调，可极好地优化测量条件。如果需要分辨相邻较近的谱线，可使用更窄的狭缝。

3）准直镜和聚焦装置

准直镜和聚焦装置多采用具有消色差特性和聚焦性能好的抛物面反光镜。

（三）原子吸收光谱仪干扰效应及其消除方法

1. 干扰效应

干扰效应按其性质和产生的原因，可分为化学干扰、电离干扰、物理干扰和光谱干扰。

1）化学干扰

化学干扰与被测元素本身的性质和在火焰中引起的化学反应有关。产生化学干扰的主要原因是由于被测元素不能全部从它的化合物中解离出来，使参与锐线吸收的基态原子数目减少，而影响测定结果的准确性。由于产生化学干扰的因素多种多样，消除干扰的方法因具体情况而不同。

对于生成难熔、难解离化合物的干扰，可以通过改变火焰的种类、提高火焰的温度来消除；还可通过加入释放剂消除干扰，释放剂与干扰元素生成更稳定、更难解离的化合物，而将待测元素从与干扰元素生成的化合物中释放出来。例如，测 Mg^{2+} 时，铝盐会与镁生成 $MgAl_2O_4$ 难熔晶体，使镁难以原子化而干扰测定，若在试液中加入释放剂 $SrCl_2$，则可与铝结合成稳定的 $SrAl_2O_4$ 而将镁释放出来；加入络合剂也可消除干扰，络合剂可与待测元素生成稳定的络合物，使待测元素不再与干扰元素生成难解离的化合物而消除干扰。例如，PO_4^{3-} 干扰钙的测定，当加入络合剂 EDTA 后，钙与 EDTA 生成稳定的螯合物，从而消除 PO_4^{3-} 的干扰；还可向试样中加入过量的干扰成分，使干扰趋于稳定状态，此含干扰成分的试剂称为缓冲剂。例如，用氧化二氮-乙炔测定钛时，铝有干扰，难以获得准确结果，向试样中加入铝盐使铝的浓度达到 $200\mu g/mL$ 时，铝对钛的干扰就不再随溶液中铝含量的变化而改变，从而可以准确测定钛。但这种方法会大大降低测定灵敏度。

2）电离干扰

电离干扰是指待测元素在火焰中吸收能量后，除进行原子化外，还使部分原子电离，从而降低了火焰中基态原子的浓度，使待测元素的吸光度降低，造成结果偏低。火焰温度越高，电离干扰越显著。当分析电离电位较低的元素（如 Be、Sr、Ba、Al）时，为抑制电离干扰，除采用降低火焰温度的方法外，还可以向试液中加入消电离剂，如 1％CsCl（或 KCl、RbCl）溶液，因 CsCl 在火焰中极易电离产生高电子云密度，抑制待测元素的电离，因此可以除去待测元素的电离干扰。

3）物理干扰

物理干扰是指试样在转移、蒸发和原子化的过程中，由于物理特性（如黏度、表面张力、密度等）的变化引起吸收强度下降的效应。采用可调式雾化器，通过改变进样量的大小，采用标准加入法，基体匹配（配制与被测样品相似组成的标准样品）或稀释来消除物理干扰。

4）光谱干扰

光谱干扰包括谱线重叠、光谱通带内存在吸收线、原子化池内的直流发射、分子吸收、光散射等。当采用锐性光源和交流调制技术时，前三种因素一般可以不予考虑，主要考虑分子吸收和光散射，它们是形成光谱背景干扰的主要因素。分子吸收是指在原子化过程中生成的分子对辐射的吸收，分子吸收是带状光谱，会在一定波长范围内形成干扰。光散射是在原子化过程中产生的微小固体颗粒使光产生散射，造成透光度减小，吸收度增加。

2. 背景干扰的校正技术

1）背景干扰的产生

背景干扰是一种光谱干扰，形成光谱背景的主要因素是分子吸收与光散射。表现为增加表观吸光度，使测定结果偏高。

2）背景校正的方法

背景校正方法主要有以下四种。

（1）氘灯校正法。连续光源在紫外区采用氘灯，在可见光区采用碘钨灯进行背景校正。锐线光源测定的吸光度值为原子吸收与背景吸收的总吸光度。连续光源所测吸光度为背景吸收，因为在使用连续光源时，被测元素的共振线吸收相对于总入射光强度是可以忽略不计的。因此连续光源的吸光度值即为背景吸收。将锐线光源吸光度值减去连续光源吸光度值，即为校正背景后的被测元素的吸光度值。氘灯校正法灵敏度高，应用广泛，非常适合火焰校正，在火焰和石墨炉共用的机型中，采用氘灯校正法是最折中的方法。缺点是采用两种不同的光源，需较高技术以调整光路平衡。

（2）塞曼效应校正法。当仅使用石墨炉进行原子化时，最理想的是利用塞曼效应进行背景校正。塞曼效应是指光通过加在石墨炉上的强磁场时，引起光谱线发生分裂的现象。塞曼效应分为正常塞曼效应和反常塞曼效应。塞曼效应使用同一光源进行测量，它要求光能集中同方向地通过电磁场中线进行分裂，但在火焰分析中，由于火焰中的固体颗粒对锐性光源产生多种散射、光偏离，燃烧时粒子互相碰撞等因素产生许多不可预见因素，造成光谱线分裂紊乱，在火焰中的应用极不理想。并且，塞曼效应的检测灵敏度低于氘灯校正法。

纵向塞曼效应没有光能量的损失，灵敏度与氘灯法相当，而横向塞曼效应的灵敏度则大大低于氘灯法的灵敏度。

（3）自吸收校正法。当空心阴极灯在高电流下工作时，其阴极发射的锐线光会被灯内产生的原子云基态原子吸收，使发射的锐线光谱变宽，吸收度下降，灵敏度也下降。这种自吸现象无法避免。因此，可首先在空心阴极灯低电流下工作，使锐线光通过原子化器，测得待测元素和背景吸收的总和。然后使它在高电流下工作，通过原子化器，测得相当于背景的吸收。将两次测的吸光度相减，就可扣除背景的影响。自吸收校正法的优点是使用同一光源，缺点是加速空心阴极灯的老化，其寿命只有正常空心阴极灯的 1/3，并且不是所有元素的自吸效应都一致，难以开发统一的方法。因此，现在这种方式已基本不被采用。

（4）邻近非共振线校正法。用分析线测量原子吸收和背景吸收的总吸光度，因非共振线不产生原子吸收，用它来测量背景吸收的吸光度，两次测量值相减即得到背景之后的原子吸收的吸光度。背景吸收随波长而改变，因此，非共振线校正背景法的准确度较差。这种方法只适用于分析线附近背景分布比较均匀的场合。

3. 最佳实验条件的选择

原子吸收光谱分析中影响测量条件的可变因素比较多，在测量同种样品的各种测量条件不同时，对测定结果的准确度和灵敏度影响很大。选择最适的工作条件，能有效地消除干扰因素，可得到最好的测量结果和灵敏度。

1）吸收波长（分析线）的选择

通常选用共振吸收线为分析线，测量高含量元素时，可选用灵敏度较低的非共振线为分析线。例如，测 Zn 时常选用最灵敏的 213.9nm 波长，但当 Zn 的含量高时，为保证工作曲线的线性范围，可改用次灵敏线 307.5nm 波长进行测量。As、Se 等共振吸收线位于 200nm 以下的远紫外区，火焰组分对其明显吸收，故用火焰原子吸收法测定这些元素时，不宜选用共振吸收线为分析线。测 Hg 时由于共振线 184.9nm 会被空气强烈吸收，只能改用次灵敏线 253.7nm 测定。

2）光路准直

在分析之前，必须调整空心阴极灯的发射与检测器的接受位置为最佳状态，保证提供最大的测量能量。

狭缝宽度影响光谱通带宽度与检测器接受的能量。调节不同的狭缝宽度，测定吸光度随狭缝宽度而变化，当有其他谱线或非吸收光进入光谱通带时，吸光度将立即减少。不引起吸光度减少的最大狭缝宽度，即为应选取的适合狭缝宽度。对于谱线简单的元素，如碱金属、碱土金属可采用较宽的狭缝以减少灯电流和光电倍增管高压来提高信噪比，增加稳定性。对谱线复杂的元素，如铁、钴、镍等，需选择较小的狭缝，防止非吸收线进入检测器，来提高灵敏度，改善标准曲线的线性关系。

锐线光源的光束通过火焰的不同部位时对测定的灵敏度和稳定性有一定影响，为保证测定的灵敏度高，应使光源发出的锐线光通过火焰中基态原子密度最大的"中间薄层区"。这个区的火焰比较稳定，干扰也少，位于燃烧器狭缝口上方 20~30mm 附近。可通过实验来选择适当的燃烧器高度，方法是用一固定浓度的溶液喷雾，再缓缓上下移动燃烧器直到吸光度达最大值，此时的位置即为最佳燃烧器高度。此外燃烧器也可以转动，当欲测试样浓度高时，可转动燃烧器至适当角度以减少吸收的长度来降低灵敏度。

3）空心阴极灯工作条件的选择

灯点燃后，由于阴极受热蒸发产生原子蒸气，其辐射的锐线光经过灯内原子蒸气再由石英窗射出。使用时为使发射的共振线稳定，必须对灯进行预热，以使灯内原子蒸气层的分布及蒸气厚度恒定，这样会使灯内原子蒸气产生的自吸收和发射的共振线的强度稳定。通常对于单光束仪器，灯预热时间应在 30min 以上，才能达到辐射的锐性光稳定。对双光束仪器，由于参比光束和测量光束的强度同时变化，其比值恒定，能使基线很快稳定，基本不需要预热。空心阴极灯使用前，若在施加 1/3 工作电流的情况下预热 0.5~1.0h，并定期活化，可增加使用寿命。

元素灯本身质量好坏直接影响测量的灵敏度及标准曲线的线性。有的灯背景过大而不能正常使用。灯在使用过程中会在灯管中释放出微量氢气，而氢气发射的光是连续光谱，称之为灯的背景发射。背景读数不应大于 5%，较好的灯，此值应小于 1%。所以选择灯电流前应检查一下灯的质量。

灯工作电流的大小直接影响灯放电的稳定性和锐性光的输出强度。灯电流小，使能辐射的锐性光谱线窄，测量灵敏度高，但灯电流太小时使透过光太弱，需提高光电倍增管灵敏度的增益，此时会增加噪声、降低信噪比；若灯电流过大，会使辐射的光谱产生热变宽和碰撞变宽，灯内自吸收增大，使辐射锐线光的强度下降，背景增大，使灵敏度下降，还会加快灯内惰性气体的消耗，缩短灯的使用寿命。空心阴极灯上都标有最大使用电流（额定电流为 5~10mA），对大多数元素，日常分析的工作电流保持为额定电流的 40%~60% 较为合适，可保证稳定、合适的锐线光强输出。通常对于高熔点的镍、钴、钛、锆等的空心阴极灯使用电流可大些，对于低熔点易溅射的铋、钾、钠、铷、锗、镓等的空心阴极灯，使用电流以小为宜。

4）光电倍增管或固态检测器（CCD）工作条件的选择

日常分析中光电倍增管的工作电压一定选择为最大工作电压的 1/3~2/3。增加负高压能提高灵敏度，会使噪声增大，稳定性差；降低负高压，会使灵敏度降低，提高信噪比，改善测定的稳定性，并能延长光电倍增管的使用寿命。

与光电倍增管相比，CCD 具有灵敏度高、使用寿命长的特点，而且具有多个像素点，可以同时测量样品光束和参比光束，目前 CCD 已经在高档原子吸收光谱仪中得到了普遍的应用。

5）原子化器操作条件的选择

在火焰原子化法中，选择可调进样量雾化器，可根据样品的黏度选择进样量，提高测量的灵敏度。进样量小，吸收信号弱，不便于测量；进样量过大，对火焰产生冷却效应；在石墨炉原子化法中，则会增加除残的困难。在实际工作中，应根据测定吸光度改变进样量，以达到最满意的吸光度。

（四）定量分析方法

应用原子吸收光谱分析进行定量测定时主要使用工作曲线法和标准加入法。

火焰原子吸收测定中常用标准溶液浓度单位为 $\mu g/mL$，无火焰原子吸收测定中标

准溶液浓度为 μg/L。选用高纯金属（99.99%）或被测元素的盐类溶解后配成1mg/mL的储备溶液（可购买专用储备液），当测定时再将储备液稀释配制成标准溶液系列。配制标准溶液时应使用去离子水，保证玻璃器皿纯净，防止玷污。溶解高纯金属使用的硝酸、盐酸应为优级纯。储备液要保持一定酸度，防止金属离子水解，存放在玻璃或聚乙烯试剂瓶中，有些元素（如银）的储备液应存放在棕色试剂瓶中。在配制标准溶液时，一般避免使用磷酸或硫酸。

1. 工作曲线法

原子吸收光谱分析的工作曲线法和分光光度法相似。以火焰法为例，根据样品的实际情况配制一组浓度适宜的标准溶液，在选定的操作条件下，将标准溶液由低浓度到高浓度依次喷入火焰中，分别测出单个溶液的吸光度，以标准溶液的浓度 C 作横坐标，以吸光度 A 作纵坐标，绘制 A-C 标准工作曲线。然后在相同的实验条件下，喷入待测试液，测其吸光度，再从标准工作曲线上查出该吸光度所对应的浓度，即为试液中待测元素的浓度，通过计算可求出试样中待测元素的含量。

若标准溶液与试样溶液基体差别较大，则在测定中会引入误差。因而，标准溶液与试样溶液所加的试剂应一致，即基体匹配。在测定过程中要吸喷去离子水或空白溶液，以校正基线（零点）的漂移。由于燃气流量的变化或空气流量变化所引起的吸喷速率变化，会引起测定过程中标准曲线斜率发生变化。因而在测定过程中，要用标准溶液检查测试条件有没有发生变化，以保证在测定过程中标准溶液及试样溶液测试条件完全一致。

在实际分析中，当待测元素浓度较高时，常看到工作曲线向浓度坐标轴弯曲，这是由于待测元素含量较高时，吸收线产生热变宽和压力变宽，使锐线光源辐射的共振线的中心波长与共振吸收线的中心波长错位，使吸光度减小而造成的。此外化学干扰和物理干扰的存在也会导致工作曲线弯曲。

工作曲线法适用于样品组成简单或共存元素无干扰的情况，可用于同类大批量样品的分析。为保证测定的准确度，应尽量使标准溶液的组成与待测试液的基体组成相一致，以减少因基体组成的差异而产生的测定误差。

2. 标准加入法

标准加入法是一种用于消除基体干扰的测定方法，适用于少量样品的分析。其具体操作方法是：取 4～5 份相同体积的被测元素试液，从第二份起再分别加入同一浓度不同体积的被测元素的标准溶液，用溶剂稀释至相同体积，于相同实验条件下依次测量各个试液的吸光度，绘制出标准加入法曲线。将此曲线向左外延至与横坐标交点（C_x）即为待测元素的浓度。将试液的标准加入法曲线斜率和待测元素标准工作曲线斜率比较，可说明基体效应是否存在。

标准加入法的不足之处是不能消除背景干扰，因此只有扣除背景之后，才能得到待测元素的真实含量，否则将使测定结果偏高。

七、电感耦合等离子体质谱法

元素分析是化学分析的一个重要组成部分，传统的元素分析方法包括分光光度法、原子吸收法（火焰与石墨炉）、原子荧光光谱法、ICP 发射光谱法等。这些方法都各有其优点，但也有其局限性，或是样品前处理复杂，需萃取、浓缩富集或抑制干扰；或是不能同时进行多组分或多元素的测定，耗时费力；或是仪器的检测限或灵敏度达不到指标要求等。

电感耦合等离子体质谱法（inductively coupled plasma mass spectrometry，ICP-MS）是以独特的接口技术将电感耦合等离子体的高温电离特性与质谱计的灵敏快速扫描的优点相结合而形成一种高灵敏度的分析技术。电感耦合等离子体质谱技术是 20 世纪 80 年代发展起来的一种新型（超）痕量元素分析测试技术。电感耦合等离子体质谱法几乎克服了传统方法的大多数缺点，并在此基础上发展了更加完善的元素分析法，因而被称为当代分析技术的重大发展。它可以同时测量周期表中的大多数元素，具有极好的灵敏度和高效的样品分析能力，测定分析物浓度可低至亚纳克/升水平。ICP-MS 是近年来分析科学领域中发展最快的分析技术之一，目前已被广泛地应用于食品分析、地球科学、环境科学、生命科学、材料科学等领域。

（一）检 测 原 理

ICP-MS 利用雾化器和雾化室将样品进行雾化，在炬管中进行原子化和离子化，通过采样锥和截取锥提取所要分析的元素，然后利用电子透镜的偏转使一部分中性的干扰元素损失掉，进而进入四极质谱分析器，根据质荷比的不同将各种元素分析开来，到达离子探测器，根据探测器的计数与浓度的比例关系，可测出元素的含量。

（二）仪 器 组 成

电感耦合等离子体质谱仪主要包括进样系统、等离子体离子源、接口、离子透镜、四极杆滤质器、检测器及真空系统，附属设备包括循环冷却水系统、供气系统、通风系统等。

1. 进样系统

按样品状态不同可以分为液体进样或固体进样，通常采用液体进样方式。样品引入系统由样品提升部分和雾化部分两个主要部分组成。

1）样品提升部分

样品提升部分一般为蠕动泵，也可使用自提升雾化器。要求蠕动泵转速稳定，泵管弹性良好，使样品溶液匀速地泵入，废液顺畅地排出。

2）雾化部分

雾化部分包括雾化器和雾化室。样品以泵入方式或自提升方式进入雾化器后，在载气作用下形成小雾滴并进入雾化室，大雾滴碰到雾化室壁后被排除，只有小雾滴可进入等离子体源。要求雾化器雾化效率高，雾化稳定性高，记忆效应小，耐腐蚀，常用的溶液型雾化器有同心雾化器、交叉型雾化器等。雾化室应保持稳定的低温环境，并需经常清洗，常见的雾化室有双通路型和旋流型。实际应用中宜根据样品基质（是否含氢氟酸、是否高盐等）、待测元素、灵敏度等选择合适的雾化器和雾化室。

2. 等离子体离子源

在一套形成等离子体的同心石英管中通入氩气（Ar）。炬管安置在射频（torch tube placement in the radio frequency，RF）线圈的中心位置，RF能量在线圈上通过。强射频场使氩原子之间发生碰撞和摩擦，产生一个高能等离子体。样品气溶胶瞬间在高温等离子体中被解离（等离子体温度为6000～10 000K），形成被分析原子，最终被电离。等离子体离子源和许多有机质谱的区别在于，该电离过程属于真空外的电离，需要通过两个接口锥将离子引入到真空系统里。真空由差式抽真空系统维持，通常有两个涡轮分子泵和两个机械泵，第一个机械泵对两个接口锥之间进行抽真空，第二个机械泵对两个涡轮分子泵抽真空。被分析离子通过一对接口（称作采样锥和截取锥）被提取。截取锥应经常清洗，否则重金属基体沉积在上面会再蒸发形成记忆效应。工作中还发现经常较好地清洗截取锥的外表面和采样锥的内表面可以使多原子离子的干扰减到最小。

3. 四极杆滤质器

被分析离子由离子透镜系统对离子进行聚焦进入四极杆滤质器，按其质荷比进行分离。之所以称其为四极杆，是因为其实际上是由四根平行的不锈钢杆组成，其上施加电压，允许分析器只能传输具有特定质荷比的离子。该四极杆和LC-MS、GC-MS的四极杆工作原理是一样的，只是工作的质量数范围不同，对无机元素分析质量数 m/z 上限到270amu（原子质量单位）即可。

离子在四极杆内以一定的初速度向前运动，由于受到负极的吸引，离子在前进的同时也会向上偏移，当离子接近负极的时候会发生放电而被中和，这些被中和的离子就会被真空泵当作废气抽走。由于四极杆的电压随周期在不断地变化，变化的周期对应着特定的质量数，通过不断地变化频率就可把被测离子筛选出来。只有四极杆才能把不同的离子分开，而六极杆和八极杆只能起到离子聚焦的作用，不能过滤离子。

在ICP-MS检测时有些离子会存在干扰现象，如As会受到ArCl的干扰，Cr会受到 ArCl 的干扰，在检测中可通过串接四极杆技术（如碰撞反应池）、离子和特定的气体反应从而消除干扰，同时灵敏度不会下降，之后离子再进入后面的主四极杆，最终进入到检测器。

对于分析器来说，比分辨率更重要的是丰度灵敏度，即相邻单位质量位置的响应对于正确的质量峰的比值，也就是相邻峰上的重叠度。四极杆的峰极少完全对称，因此丰度灵敏度在低质量一边更差。丰度灵敏度的值（丰度灵敏度有时记为这个数的倒数）一般为 1×10^{-5} 和 1×10^{-6}，尽管有时可以得到更好的值，但灵敏度要受到损失。

要得到好的分析性能，四极杆必须保持非常清洁。在 ICP-MS 系统中，离子的密度比有机工作中的密度低得多，几乎没有什么污染物沉积在分析杆上，因此四极杆可以在使用很长一段时间后再清洗。

4. 检测器

采用电子倍增器测量离子。在分析物的浓度低于 1pg/mL 时，进入到 ICP-MS 系统的质量分析器的分析物的离子数目是很小的，正常情况下在分析器的末端得到的离子流小于 1×10^{-13} A。随机涨落或仪器背景也很小，一般每秒几个离子。这个灵敏度的主要优点是背景低，可用于读出单个离子。使用电子倍增检测器可以得到适当的电学增益和快速响应。通常检测器都很耐用，且能承受高达 10^{-5} mbar 的压力，有较长的寿命。

（三）定量分析

定量分析方法中可采用外标法、内标法和标准加入法三种不同的形式。

1. 外标法

使用最广泛的校准方法是采用一组外标。对于溶液分析来说，这组标准可以是含有被分析元素的简单的酸或水介质。要制备几个能覆盖被测物浓度范围的标准样品溶液。对于直接固体样品分析，如激光烧蚀法来说，标准的基体必须与未知样品的基体相匹配。

对于液体样品的校准来说，采用简单的水溶液标准通常都是适宜的。但未知样品必须被稀释到 $<2000 \mu g/mL$ 溶解总固体含量（total dissolved solids，TDS），超过上述 TDS 值，黏度和基体效应将很明显，但可通过将样品和标准匹配的方法在一定程度上予以校正。

校准曲线对测得的数据拟合通常都采用最小二乘法回归分析。在理想条件下，测得的数据是浓度的线性函数，并有很好的线性相关系数。一般在测量中每隔一段时间（如 15min）重新测量一下一定浓度的标准溶液，以检查仪器是否有显著的漂移。

2. 内标法

内标可用于下述目的：监测和校正信号的短期漂移；监测和校正信号的长期漂移；

对其他元素进行校准；校正一般的基体效应。

在分析溶液形式的样品时，可直接向样品中加入内标元素。但由于样品中天然存在某些元素而使内标元素的选择受到限制，因为需要将已知或相同量的内标加入到每个空白样、标准样和样品中，因此，样品中本来就有的元素将不能被用作内标。内标元素不应受同量异位素重叠或多原子离子的干扰或对被测元素的同位素产生这些干扰。对于存在于样品中但在 ICP-MS 分析前已被准确测定过的元素仍可被选作内标元素。在这种情况下，该元素的浓度将随不同样品而改变，在数据处理阶段必须加以考虑。内标元素还必须有一定的浓度，其产生的信号强度不应受到计数统计的限制。

另外，一些研究者曾提出，内标的质量和电离能应与被测元素接近。多元素测量中经常采用的两个内标元素是 In 和 Rh。这是因为两个元素的质量都居质量范围的中间部分（^{115}In、^{113}In 和 ^{103}Rh），它们在多种样品中的浓度都很低，几乎 100% 电离（In=98.5%，Rh=93.8%），都是单同位素（^{103}Rh=100）或具有一个丰度很高的主同位素（^{115}In=95.7%）。

3. 标准加入法

在几个等份样品溶液中各加入一份含有一个或多个被测元素的试剂，加入量逐份递增，递增量通常是相等的，等份数一般不应少于 3 个，多些更好。因此，校准系列由一些已加入不同量被测元素的样品和未加入被测元素的原始样品组成。

所有这些样品都具有几乎相同的基体。分析这组样品并将被测同位素的积分数据对加入的被测元素的浓度作图，校准曲线在 x 轴上的截距（一个负值）即为元素在待测样品中的浓度。标准加入法的理想模型证明，当标准加入的增量近似地等于或大于样品中的预计浓度时，就能获得最佳的精度，在制备标准溶液时应考虑到这一点。虽然这种校准方法能产生高度准确和精确的数据，但使用起来很费时，而且只适用于少数元素的测定。

思 考 题

1. 食品正确采样必须遵循什么原则？
2. 简答几种常见的食品样品前处理技术及其简单原理。
3. 简答朗伯-比尔定律的内容及适用范围。
4. 简答荧光分光光度法的基本原理。
5. 简答气相色谱内标定量法中内标的选择原则是什么？
6. 简答高效液相色谱法中几种色谱分离原理。
7. 简答高效液相色谱柱的使用注意事项。
8. 简答液相色谱-质谱的基本原理。
9. 简答原子吸收光谱分析法中几种干扰效应及其消除方法。
10. 简答电感耦合等离子体质谱法中标准加入定量方法的基本步骤。

第五章　食品安全生物检测技术

食品的生物检验可以用来衡量食品的卫生质量，判定被检食品能否食用，判断食品加工环境及食品卫生环境，对食品被细菌污染的程度作出客观的评价，为各项卫生管理工作提供科学依据，还可为传染病和食物中毒的防治提供措施。因此，掌握食品生物检验技术是食品企业及监督管理部门检测人员必备的技能。目前，除了传统微生物检测技术外，食品安全生物检测技术还包括免疫标记技术、PCR、微量生化反应系统技术、气相色谱技术、电阻抗技术、噬菌体法技术以及核酸杂交技术等。本章中则主要介绍传统微生物检测技术和两个比较重要的现代生物检测技术即免疫学检测技术与 PCR 检测技术。

第一节　传统微生物检测技术

食品微生物检验技术就是应用微生物学的理论与方法，研究外界环境和食品中微生物的种类、数量、性质以及活动规律，对人和动物健康的影响及其检验方法与指标的技术方法。食品微生物检验的指标是根据食品卫生的要求，从微生物学的角度，对各种食品提出的具体指标要求。我国卫生部颁布的食品微生物检验指标主要包括菌落总数、大肠菌群和致病菌三大项。

菌落总数是指食品检样经过一系列的稀释处理后，在一定条件下（如需氧情况、营养条件、pH、培养温度和时间等）培养，1g 固体、1mL 液体或 1cm^2 检样中所含细菌菌落的总数。菌落总数作为判定食品被污染程度的主要标志，可以观察细菌在食品中的繁殖动态，以便对被检样品进行卫生学评价时提供依据，因此菌落总数是判断食品卫生质量的重要依据之一。

大肠菌群是指一群在 37℃下培养 24h，能发酵乳糖产酸、产气，需氧和兼性厌氧的革兰氏阴性无芽孢杆菌。食品中大肠菌群数越多，说明食品受粪便污染的程度越大，反之则说明食品可能被粪便污染的程度较小。故以大肠菌群作为粪便污染食品的卫生指标来评价食品的卫生质量，具有广泛的意义。

致病菌又称为病原微生物，即能引起疾病的微生物。致病菌包括细菌、螺旋体、立克次体、衣原体、支原体、病毒、真菌及放线菌等。一般所说的致病菌指的是病原微生物中的细菌，如沙门菌、李斯特菌、副溶血性弧菌等。食品中不允许有致病菌存在，这是食品卫生质量指标中必不可少的指标之一。致病菌的种类繁多，而且食品的加工及储藏条件等又很不相同，食品被污染的情况也就不同。因此，目前若要检验食品中的致病菌，只有根据不同食品可能污染的情况来做针对性的检查。也就是说，针对不同食品应选择一定的参考菌进行检验。例如，海产品以副溶血性弧菌作为参考菌群，蛋与蛋制品以沙门菌、金黄色葡萄球菌和变形杆菌作为参考菌群，米和面类食品以蜡样芽孢杆菌、变形杆菌和霉菌等作为参考菌群，罐头食品以耐热性芽孢菌作为参考菌群等。

除菌落总数、大肠菌群和致病菌三大项检验指标外，食品微生物检验指标还包括真菌、病毒及寄生虫等。因为有很多霉菌能够产生毒素、引起疾病，故应该对产毒霉菌进行检验，如曲霉属中的黄曲霉、寄生曲霉等，青霉属中的橘青霉、岛青霉等，镰刀霉属中的串珠镰刀霉、禾谷镰刀霉等。病毒（如肝炎病毒、猪瘟病毒、马立克病毒、狂犬病毒等）对人类健康造成很大的威胁，所以还需对病毒微生物进行检验。此外，食源性寄生虫病的危害性也呈上升的趋势，因此，寄生虫也被许多学者列为微生物检验的指标。

一、菌落总数

（一）概　述

菌落是指细菌在固体培养基上生长繁殖而形成的能被肉眼识别的生长物，它由数以万计相同的细菌集合而成。食品中细菌数量有菌落总数和细菌总数两种表示方法。

1. 菌落总数

菌落总数是指一定数量或面积的食物样品，在一定条件下进行细菌培养，使每一个活菌只能形成一个肉眼可见的菌落，然后进行菌落计数所得的菌落数量。需要注意，食品有可能被多种类群的微生物所污染，但每种细菌都有它独特的生理特性，培养时应采用不同的营养条件去满足其要求，才能分别将各种细菌培养出来。但在实际工作中，一般都只用一种常规方法进行菌落总数测定，这样所得的结果就只包括一群能在营养琼脂上发育的嗜中温性需氧菌的菌落数。

在我国的食品卫生标准中，采用测定食品中细菌数量的方法，需在严格规定的培养方法和培养条件（样品处理、培养基种类、pH、培养温度与时间、计数方法等）下进行，从而使适应这些条件的每一个活菌细胞能够生成一个肉眼可见的菌落，所生成的菌落总数即是该食品中的细菌总数。由此测得的结果，常用 cfu（colony forming unit）表示。按国家标准方法规定，即在需氧情况下，37℃培养48h，能在普通培养琼脂平板上生长的细菌菌落总数。所以厌氧或微需氧菌、有特殊营养需求的以及非嗜中温的细菌，由于现有条件下不能满足其生理需求，故难以生长繁殖，因此菌落总数并不表示实际的所有细菌总数，而且菌落总数不能区分其中细菌的种类，所以有时被称为杂菌数或需氧菌数等。

2. 细菌总数

细菌总数是指一定数量或面积的食物样品，经过适当处理后，在显微镜下对细菌进行直接计数，也称细菌直接显微镜数。其中包括各种活菌数和尚未消失的死菌数。细菌总数通常以 1g、1mL 或 $1cm^2$ 被检样品中的细菌总数来表示。

从食品卫生观点看，食品中菌落总数或细菌总数越多，说明食品质量越差，即食品被病原菌污染的可能性越大；当菌落总数或细菌总数仅少量存在时，则病原菌污染的可能性就会降低，或者几乎不存在。食品中菌落总数的多少，直接反映着食品的卫生质量。如果食品中菌落总数多于 10 万个，就足以引起细菌性食物中毒；如果人的感官能觉察食品由于细菌的繁殖而发生变质时，此时细菌数已达到 $10^6 \sim 10^7$ 个/g。

（二）菌落总数测定的意义

菌落总数是食品卫生指标中的重要项目，主要作为判定食品被污染程度的标志。检测食品中的菌落总数，可以了解食品生产过程中，从原料采购、加工到成品包装等受外界污染的情况，从而反映食品的卫生质量。但上述规则也有例外，有些食品中菌落总数并不高，但由于已有细菌繁殖并产生了毒素，而且毒素性状稳定，所以会存留于食品中。还有一些食品，如酸泡菜和酸乳等，本身就是通过微生物的发酵作用而制成的，而且又是活菌制品。此外，菌落总数还可用来预测食品可存放的期限。食品中细菌数量越少，食品存放的时间就越长，相反保质期就短。

菌落总数的测定对于评价食品的新鲜度和卫生质量有着一定的卫生指标的作用，但不能单凭此一项指标来判定食品的卫生质量，还必须配合大肠杆菌和致病菌的检验，才能作出比较全面准确的评价。

（三）菌落总数测定中需要注意的问题

在测定菌落总数时，需要注意以下方面的问题。

（1）所有器具都必须干净和无菌，所有操作都应在无菌条件下进行。

（2）采样要有代表性，符合相应的采样原则。

（3）用作样品稀释的液体，每批都应有空白对照。

（4）检样的稀释液虽用灭菌生理盐水或蒸馏水，但蛋白胨水（1g/L）最为合适。如果对含盐量较高的食品（如酱油等）进行稀释，则宜采用蒸馏水。

（5）在连续梯次稀释时，每个稀释液应充分振荡，同时每变化 1 个稀释倍数应更换 1 支吸管。

（6）为保证培养基的硬度适合细菌的生长，琼脂含量选为 1.5%。

（7）检样与琼脂混合时，可将皿底在平面上先向一个方向旋转，然后再向相反方向旋转，使其充分混匀。

（8）不同稀释度的菌落数与稀释倍数成反比。

（9）如果平皿上出现链状菌落，而且菌落之间没有明显的界限，这是在琼脂与检样混合时，一个细菌块分散造成的，一条链作为一个菌落计。

（10）若所有平皿上都密布菌落，应在样品稀释度最大的平皿上，任意数 $2cm^2$ 的菌落数，除以2，求得每平方厘米内的平均菌落数，乘以皿底面积 $63.6cm^2$，再乘以样品稀释倍数。

（11）如果检样是微生物类制剂，如乳酸、酵母制酸性饮料，则平皿计数中应将相应的有关微生物排除。一般是校正检样的 pH 为 7.6 后，再进行稀释和培养，此时嗜酸性微生物往往不易生长，同时可用革兰氏染色法鉴别。染色鉴别时，要用不校正 pH 的检样做相同样品稀释度培养所生成菌落进行计数，并涂片染色，以此为对照。

（四）菌落总数的国家标准测定方法

1. 原理

菌落总数的测定（平板活菌计数法）是根据微生物在固体培养基上所形成的菌落（即由一个单细胞繁殖而成，且肉眼可见的子细胞群体）的生理及培养特征进行的，一个菌落代表一个单细胞。

测定时，首先将待测样品制成均匀的、一系列不同稀释度的稀释液，并尽量使样品中的微生物细胞分散，使之为单个细胞状态存在，再取一定稀释倍数的一定量稀释液接种到培养基上，使其分布均匀。菌落由单个细胞生长繁殖而成，因此通过统计菌落的数目，可计算出样品中的含菌数。由于所计算出的菌落数是培养基上长出来的菌落数，故不包括死菌，因此菌落总数的测定又称为活菌计数。

实际上，菌落总数仅为检样中总细菌数的一部分，其余细菌因种种原因未能长出。每一种细菌都有其一定的生理特性，欲将各种细菌都培养出来，就必须创造各种不同的培养条件（包括温度、营养、pH、需氧性等），去满足各种细菌的需求。但在实际工作中，不可能也没有必要培养出所有的细菌，因此，通过目前方法所得的结果只是能在肉汁营养琼脂上生长的嗜中温需氧性菌的菌落总数。

2. 实验步骤

1）培养基的制备

2）检样的稀释

在无菌条件下，将 25mL 或 25g 检样剪碎，放入装有 225mL 无菌生理盐水和适量玻璃珠的 500mL 容器中，经充分振摇，形成 10∶1 的均匀稀释液。然后用 1mL 灭菌吸管吸取上述样品稀释液 1mL，沿管壁缓慢注入含有 9mL 灭菌生理盐水的试管内，注意吸管尖端不要触及管内稀释液，振摇试管，混合均匀，做成 1∶100 的样品稀释液。另取用 1mL 灭菌吸管吸取上述样品稀释液 1mL，按上述操作程序，做 10 倍递增样品稀释液。但要注意，每递增一次，都要换一支 1mL 灭菌吸管。

3）检样的分装

根据食品卫生标准要求或对检样污染情况的估计，选择 2～3 个适宜样品稀释度，分别在做 10 倍递增稀释的同时，即以吸取该样品稀释液的吸管移 1mL 样品稀释液于灭菌平皿内，每个样品稀释度做两个平皿。及时将冷却到 46℃左右的营养琼脂培养基注入平皿约 15mL，并转动平皿使之混合均匀。同时，将营养琼脂培养基倾入加有 1mL 稀释液的灭菌平皿内做空白对照实验。

4）检样的培养和计数

待琼脂凝固后，翻转平板，置 37℃温箱内培养 24～48h 后，取出对平板上的菌落数进行计数。

3. 菌落总数的计数方法

1）平皿菌落数的选择

选取菌落数为 30～300 的平皿作为菌落总数测定标准。每个稀释度应采用两个平皿的平均数。

2）稀释度的选择

（1）当只有一个稀释度的平均菌落数为 30～300 时，即以该平皿菌落数乘以稀释倍数报告。

（2）若有 2 个稀释度的平均菌落数均为 30～300 时，应以两者菌落数比值决定，比值不大于 2 则取平均数报告；比值大于 2，则以其中稀释度较低的平皿菌落数报告。

（3）若所有稀释度的平均菌落数均大于 300，则以最高稀释度的平均菌落数乘以稀释倍数报告。

（4）若所有稀释度的平均菌落数均小于 30，则以最低稀释度的平均菌落数乘以稀释倍数报告。

（5）若所有的稀释度均无菌落生长，则应按<1 乘以最低稀释倍数报告，报告数为 1g 或 1mL 小于 10cfu。

（6）若所有稀释度的平均菌落数均不为 30～300，有的大于 300，有的小于 30，则应以最接近 300 或 30 的平均菌落数乘以稀释倍数报告。

3）菌落计数报告方法

菌落数为 1～100 时，按实有数字报告，菌落数大于 100 时，采用两位有效数值，在两位有效数字后面的数值，以四舍五入方法修约。此外，在报告菌落数为"不可计"时，应注明样品的稀释度。

4. 结果

将实验测出的样品数据以报表方式报告结果。同时，对样品菌落总数作出是否符合卫生要求的结论。

二、大肠菌群

（一）概　　述

1. 大肠菌群

大肠菌群主要由肠杆菌科中埃希菌属、柠檬酸杆菌属、肠杆菌属、克雷伯菌属的一部分及沙门菌属的亚属Ⅲ（能发酵乳糖）的细菌所组成。大肠菌群中大肠埃希菌Ⅰ型和Ⅲ型的特点是对靛基质、甲基红、V-P和柠檬酸盐利用4个项目的生化反应结果均为"＋＋－－"，通常称为典型大肠杆菌，而其他类大肠杆菌则被称为非典型大肠杆菌。

2. 理想的粪便污染指标菌的特点

理想的粪便污染指标菌应具有以下四个方面的特点。
（1）存在于肠道中的特有菌。
（2）在肠道内有极高的数量，高度稀释后也能被检出。
（3）在肠道以外的环境中，其抵抗力大于或相似于肠道致病菌，而且进入水中不再繁殖。
（4）检验方法简便，易于检出和计数。

3. 大肠菌群作为粪便污染指标菌的缺点

大肠菌群作为粪便污染指标菌的缺点表现在以下三个方面。
（1）饮用水中含有较少量大肠菌群的情况下，有时仍能引起肠道传染病的流行。
（2）大肠菌群在一定条件下能在水中生长繁殖。
（3）在外界环境中，有的沙门菌等比大肠菌群更有耐受力。例如，在冷冻食品或冷冻状态照射处理过的食品中，大肠杆菌可比其他多种病原菌容易死亡，因此像这类食品，用大肠菌群作为指标菌就不够理想，而粪链球菌对底物抵抗力强，作为这类食品的粪便污染指标菌就比较适宜。

除大肠杆菌外，可以作为粪便指标菌的还有分枝杆菌、拟杆菌、乳酸菌、肠杆菌科中的梭状芽孢杆菌、粪链球菌、克雷伯菌属、变形杆菌和副大肠杆菌等。

4. 大肠菌群作为粪便污染指标菌的意义

粪便污染食品，往往是肠道传染病发生的主要原因，因此检查食品中有无肠道菌，对控制肠道传染病的发生和流行具有十分重要的意义。大肠菌群的检出不仅反映检样受粪便污染的程度，也反映了食品在生产、加工、运输、储存等过程中的卫生状况，具有广泛的卫生学意义。

（二）食品中大肠菌群的测定方法

1. 操作步骤

1）检样稀释

根据食品卫生标准要求或对检样污染情况的估计，选择 3 个稀释度，每个稀释度接种 3 管。

2）乳糖发酵试验

将待检样品接种于乳糖胆盐发酵管内，接种量在 1mL 以上者，用双料乳糖胆盐发酵管；接种量在 1mL 及 1mL 以下者，用单料乳糖胆盐发酵管。每一稀释度接种 3 管，置 37℃温箱内，培养 24h。如果所有乳糖胆盐发酵管都不产气，则可报告为大肠菌群阴性，如果有产气者，则按下列程序进行。

3）分离培养

将产气的发酵管分别转种在伊红美蓝琼脂平板上，倒置于 37℃温箱内，培养 18～24h，然后取出观察菌落形态，并做革兰氏染色等证实试验。

4）证实试验

在上述平板上，挑取可疑大肠菌群菌落 1～2 个进行革兰氏染色，同时接种乳糖发酵管，置 37℃温箱内，培养 24h，观察产气情况。凡乳糖管产气、革兰氏染色为阴性的无芽孢杆菌，即可报告为大肠菌群阳性。

5）报告

根据证实为大肠菌群阳性的管数，查最可能数（most probable number，MPN）检索表，报告每 100mL 大肠菌群的 MPN 值。

2. 注意事项

1）检样步序

大肠菌群的检样步序采用三步法（乳糖发酵试验、分离培养和证实试验）。因为第一步乳糖发酵试验是样品的发酵结果（可能含有其他杂菌），不是纯菌的发酵试验，所以初发酵阳性管，经过平板分离和证实试验后，有时可能为阴性。大量检验数据表明，食品中大肠菌群检验步序的符合率，初发酵与证实试验相差较大，而且不同食品三步序的符合情况也不一致，所以在大肠菌群检验步序方面，应结合食品类别、污染情况及样品中菌相的差异分别予以考虑。在食品检验上，除个别情况外，一般而言，如果平板上有较多典型大肠菌群菌落，革兰氏染色为阴性杆菌，即可作出判定。如果平板上典型菌落甚少或均不够典型，则应多挑菌落做证实试验，以免出现假阴性。

2）抑菌剂

大肠菌群检验中经常使用的抑菌剂有胆盐、洗衣粉、十二烷基硫酸钠、煌绿、龙胆紫及孔雀绿等。抑菌剂虽可抑制样品中的一些杂菌，而有利于大肠菌群的生长和挑选，但抑菌剂有时对大肠菌群中的某些菌株也产生抑制作用。此外，有些抑菌剂的用量甚微，称量时稍有误差，即可对抑菌作用产生影响。而且当有些抑菌剂批号、规格改变时，也可影响抑菌效果，因此需重新测定抑菌的有效剂量。

3）挑选菌落

大肠菌群是一群肠道杆菌的总称，大肠菌群菌落的色泽、形态等方面较大肠杆菌更为复杂和多样，而且与大肠菌群的检出率密切相关。在检验方法中选用伊红美蓝平板为分离培养基，大肠菌群菌落在该平板上呈黑紫色有光泽或乌光泽，检出率为最高，而红色、粉色菌落检出率较低。菌落形态的其他方面，如菌落大小、光滑或粗糙、边缘完整情况、隆起情况、湿润或干燥等虽应注意，但不如色泽方面重要。菌落的挑取数与大肠菌群的检出率有密切关系，在实际工作中，由于工作量较大，通常只挑取一个菌落。但是，因为影响大肠菌群检出率的因素很多，如食品种类、菌落色泽和形态、细菌种类等，所以只挑一个菌落，由于概率问题，很难避免假阴性的出现，尤其当菌落不典型时更容易出现假阴性。因此，挑菌落一定要挑取典型菌落，如果没有典型菌落则应多挑几个，以免出现假阴性。

4）产气量

在糖发酵试验中，经常可以看到在发酵管中存有极微小的气泡，类似这种情况能否算作产气阳性，这是许多食品检验工作者经常遇到的问题。根据大量工作实践来看，对这种情况应慎重考虑。在日常工作中，经常可以遇到在初发酵时产酸无气，但复发酵却证实为大肠菌群阳性的情况。

5）MPN 检索表

MPN 是表示样品中活菌密度的估测。MPN 检索表是采用 3 个稀释度 9 管法，稀释度的选择是基于对样品中菌数的估测，较理想的结果应是最低稀释度为阳性，而最高稀释度 3 管为阴性。如果无法估计样品中的菌数，则应对样品做一定范围的稀释。

三、致 病 菌

致病菌的检验是食品卫生标准中要求提供的微生物指标之一。从食品卫生的要求来讲，食品中不允许有致病菌的存在。由于致病菌的种类繁多，通常在污染的食品中所存在的致病菌数量并不多，而且某些致病菌的检测方法还存在着一定的局限性，所以无法对所有的致病菌进行逐一检验。在实际检测中，往往根据不同食品的理化性质和加工、储藏条件等情况的不同，选定较有代表性的致病菌进行检验，并以此来判断某种食品中有无致病菌的存在。

本节仅以食品中沙门菌的检验为例加以介绍。

（一）检 验 程 序

目前检验食品中沙门菌是以统计学取样方案为基础，以 25g 食品为标准分析单位，可以用已知的沙门菌作对照。检验程序一般包括以下 5 个主要步骤。

（1）前增菌是利用非选择性的培养基使处于濒死状态的沙门菌恢复其活力。

（2）选择性增菌使沙门菌得以繁殖，而大多数的其他细菌受到抑制。

（3）选择性平板分离沙门菌。

（4）生化试验鉴定到属。

（5）血清学分型鉴定。

（二）操　作　步　骤

1. 前增菌和增菌

冻肉、蛋品、乳品及其他加工食品均应经过前增菌。首先称取检样 25g，加在装有 225mL 缓冲蛋白胨水的 500mL 广口瓶中。固体食品可先应用均质器，以 8000～10 000r/min打碎 1min 或磨碎等。于 37℃ 培养 4h（干蛋品需培养 18～24h），移取 10mL，转种于 100mL 氯化镁孔雀绿增菌液或四硫酸钠煌绿增菌液内，于 42℃ 培养 18～24h。同时，另取 10mL 加入 100mL 亚硒酸盐胱氨酸增菌液内，于 37℃ 培养 18～24h。

2. 分离

取上述增菌液各一环，分别划线接种于亚硫酸铋琼脂（bismuth sulfite，BS）平板、DHL 琼脂平板、HE 琼脂平板或 SS 琼脂平板。两种增菌液也可同时划线接种在同一个平板上。于 37℃ 分别培养 40～48h（BS）或 18～24h（DHL、HE、SS）。观察各平板上生长的菌落。

3. 生化试验

从上述选择性平板上挑取可疑菌落，接种三糖铁高层琼脂，先斜面，然后穿刺，37℃培养 18～24h，做初步鉴定。一般情况下，应多挑几个菌落，以防遗漏。如果在三糖铁琼脂内只有斜面产酸并且硫化氢阴性的菌株可以判断为沙门菌阴性，而其他的反应结果说明该食品中含有沙门菌的可能，同时也有不含沙门菌的可能。因此，还需做蛋白胨水（沙门菌为阴性）、尿素琼脂（pH7.2）（沙门菌为阴性）、氰化钾培养基（沙门菌为阴性）和赖氨酸脱羧酶试验（沙门菌为阳性）。同时，涂片染色镜检做革兰氏染色试验（沙门菌为阴性），必要时还需做氧化酶试验（沙门菌，为阴性）。

4. 血清学鉴定

用 1.5％琼脂斜面培养物作为玻片凝集试验用的抗原，然后进行 O 抗原、H 抗原及 Vi 因子的鉴定，最后结合上述生化试验的结果，将血清学的分型结果按照有关沙门菌属抗原表判定菌型，并报告结果。

（三）注 意 事 项

1. 前增菌

细菌受冷冻、加热、干燥、高渗、酸碱、辐射等影响，可导致亚致死性损伤，如给予适当的营养和温度，很快即能恢复，故经过冷冻和加工的食品，一般要经过非选择性前增菌。经过前增菌再进行选择性的增菌一般比直接增菌有更高的阳性检出率。目前常用于前增菌的培养基有缓冲蛋白胨水和乳糖肉汤，这两种培养基的效果没有显著差异。

2. 选择性增菌

未经加工的生食品或污染严重的食品，有时可以省略前增菌这一步，直接选用选择性增菌。选择性增菌培养基，目前仍以亚硒酸盐肉汤、四硫酸盐肉汤和氯化镁孔雀绿肉汤为好。胱氨酸是很好的硫源，故在美国被推荐加入增菌肉汤中。氯化镁孔雀绿肉汤也是很好的沙门菌增菌培养基，但对伤寒沙门菌不利，近年来在原有配方基础上又有所改进。此外，选择性培养的温度，一般认为 42℃可增加沙门菌的检出率，但需注意 42℃不利于伤寒沙门菌和雏沙门菌的生长。

3. 分离培养基

目前认为亚硫酸铋琼脂是最好的选择性琼脂平板，其次是木糖赖氨酸琼脂（XLD）、Hektoen 琼脂（HE）、煌绿琼脂（BG），而以 SS 琼脂最差。

第二节　免疫学检测技术

随着科学技术的高速发展，各种新型检测技术不断涌现，免疫学检测技术凭借其操作程序的规范化、简单化、检测的时效性和高灵敏性，表现出其独特的优势，并在食品安全检测领域中发挥了重要作用。

一、概　　述

免疫分析是利用抗原与抗体的特异性结合作用来选择性识别和测定抗体或抗原的一种分析方法。该分析方法具有特异性强、灵敏度高、操作简单、分析容量大、检测成本低等优点，一般不需要贵重仪器，可简化或省去前处理步骤，并且可以提供系列商业化的技术产品，具有常规理化分析技术无可比拟的选择性和很高的灵敏度，适用于复杂基质中痕量组分的分析。

（一）基础知识

1. 抗原

抗原是能够引起机体免疫反应的物质。抗原进入机体后，可被 T 淋巴细胞、B 淋巴细胞识别，能够刺激机体免疫系统诱导免疫应答。在免疫测定中，抗原是指能与抗体特异结合的物质。能引起机体产生抗体的抗原多为相对分子质量大于 5000 的蛋白质。只有免疫反应性而无免疫原性的物质称为半抗原或不完全抗原，如某些激素、药物等。抗原的反应性取决于抗原决定簇，或称为表位，一个抗原分子可带有不同的决定簇。

2. 抗体

抗体是由机体分泌的一类能与抗原特异性结合的免疫球蛋白（immunoglobulin, Ig）。根据血清型的不同，Ig 可分为 5 类，即 IgG、IgA、IgM、IgD 和 IgE，在免疫测定中常见的 Ig 主要是 IgG 和 IgM。

抗体在食品安全检测中发挥着重要的作用。人工制备抗体是获得大量抗体的重要途径。有采用常规动物免疫的方法获得多克隆抗体，也有用杂交瘤技术制备单克隆抗体的方法。多个 B 细胞增殖，产生多种不同抗原表位的抗体为多克隆抗体。由一个 B 细胞分化增殖针对某一抗原决定簇的抗体为单克隆抗体。含有抗体的血清称为抗血清。多克隆抗体是免疫原免疫动物制备的抗血清，免疫测定中所用的抗血清一般通过抗原免疫兔、羊或马制得。单克隆抗体通常采用抗原免疫小鼠制备。将免疫动物的脾细胞（含有产生抗体的 B 细胞）与小鼠肿瘤细胞融合，分离杂交瘤细胞，接种于小鼠腹腔，产生的腹水中含有浓度很高的单克隆抗体。

（二）免疫分析方法简介

免疫分析方法的基础是抗原与相应抗体之间的特异性结合反应。

抗原抗体的反应是免疫球蛋白分子上的抗原结合互补位与抗原分子上的抗原决定簇相互吸引以及多种分子间的引力参与下发生的反应。抗原与抗体能够特异性结合是基于两个分子间的结构互补性和亲和性，这两种特性是由抗原与抗体分子的一级结构决定的。抗原抗体的结合完全依靠非共价键的相互作用，包括氢键结合力、静电引力、疏水相互作用力和范德华力等。其中疏水相互作用力和静电引力是主要的作用力。以上几种作用力均比共价键作用弱得多，因此抗原抗体结合反应的最重要的先决条件是抗原与抗体间的特定部位的空间结构必须相互吻合，具有互补性；其次，抗原决定簇与抗体超变区必须紧密接触，才能有足够的结合力，使抗原抗体分子结合在一起。这反映了抗原抗体作用高度特异性的特征。免疫抗原和抗体的质量是免疫分析实验是否成功的关键因素。要求所用抗原纯度高，抗体效价高、亲和力强。免疫分析方法的特异性和有效性就取决于抗原-抗体的特异性反应。

根据抗原抗体的性质、结合反应的现象、参与反应的成分等因素，可将抗原-抗体反应的检测方法分为凝集反应、沉淀反应、补体参与的反应、溶血反应以及各种标记的抗原-抗体的反应。所有的免疫分析方法都是基于测定识别位点的结合率，即直接或间接测定未结合位点数或测定结合位点数。目前，利用不同的标记物和标记方法开发出了多种免疫分析方法，如采用同位素、荧光素、酶、胶体金等示踪物质标记抗体（或抗原）进行抗原-抗体反应。通过对免疫复合物中的标记物的测定，分别创立了荧光免疫分析技术、化学发光免疫分析、酶联免疫分析技术等，标记物的引入使得测定的灵敏度极大提高，同时也逐渐衍生出很多不同的检测形式。

1. 化学发光免疫分析

化学发光分析法是借助于化学发光现象，基于化学发光强度和被测物含量之间的关系建立起来的分析方法，它不需光源和色散装置等复杂的设备，因而避免了光面不稳定性和光学分析中常见的散射光、杂散光等的干扰，具有灵敏度高、设备简单、检测背景低、分析快速等优点。

2. 荧光免疫分析

荧光免疫技术的基本原理是将抗原抗体反应的特异性和敏感性与显微示踪的精确性相结合。以荧光素作为标记物，与已知的抗体或抗原相结合，但不影响其免疫学特性，将荧光素标记的抗体作为标准试剂，用于检测和鉴定未知的抗原。50多年来，经过几代研究学者不断地改进，此项技术已经成为免疫学、微生物学、病理学及免疫组织化学中常用的一种实验方法。

3. 酶联免疫分析技术

酶联免疫分析技术是将酶的高效催化作用和抗原抗体反应的特异性相结合，建立的一种非放射性标记免疫检测方法。其原理和操作程序都与荧光抗体技术很相似，不同的是用酶代替荧光素作为标记物，并以底物被酶分解后的显色反应对抗原或抗体进行示踪。酶联免疫技术融汇了免疫荧光和放射免疫测定方法的优点，又弥补了两者的不足。它避免了使用同位素对环境和动物造成的危害，并且酶标记物具有较长的有效期。所以，它虽出现较晚，但发展十分迅速。

二、酶联免疫吸附分析方法

酶联免疫吸附分析方法（enzyme-linked immunosorbent assay，ELISA）的提出及发展是 20 世纪以来在生物分析化学领域所取得的最伟大的成就之一。最初，ELISA 主要用于病毒和细菌的检测，20世纪70年代后期开始广泛应用于抗原、抗体的测定，范围涉及一些药物、激素、毒素等半抗原分子的定性、定量检测。从建立到现在，ELISA技术已经日趋成熟，发展非常迅速，目前被广泛应用于医学、生物、食品等诸多领域。

（一）基本原理

ELISA将抗原-抗体的免疫反应与酶的高效催化反应有机结合起来，利用酶标记物同抗原抗体复合物的免疫反应与酶的催化放大作用相结合，既灵敏又特异。ELISA的基础是抗原或抗体的固相化及抗原或抗体的酶标记，以酶为标记物作为检测结果的指示物。酶标记的抗原或抗体既保留其免疫学活性，又保留酶的活性。在测定时，样品中的抗体或抗原与固相载体表面的抗原或抗体起反应。用洗涤的方法使固相载体上形成的抗原-抗体复合物与液体中的其他物质分开。再加入酶标记的抗原或抗体，也通过抗原-抗体反应而结合在固相载体上。此时固相上酶的量与标本中待测物质的量呈一定的比例关系。加入酶促反应的底物后，底物被酶催化成有色产物，产物的量与标本中受检物质的量直接相关，故可根据呈色的深浅进行定性或定量分析。由于酶的催化效率很高，间接地放大了免疫反应的信号，使测定方法达到很高的灵敏度。

（二）ELISA的常见类型

免疫分析可用于测定抗原，也可用于测定抗体。免疫分析的种类较多，根据分析原理的不同可分为均相免疫分析和非均相免疫分析。均相免疫分析是指抗原抗体在同一介质中进行的免疫反应，不需要磁性微球等固相载体。在均相免疫分析中，常见的有双抗体夹心法、间接法、竞争法、捕获法等类型。

1. 双抗体夹心法

双抗体夹心法适用于二价或二价以上较大分子抗原的检出和定量分析，而不能用于半抗原等小分子的测定。它是利用待测抗原上的两个抗原决定簇A和B分别与固相载体上的抗体A和体系中的标记抗体B结合，形成"抗体A-待测抗原-标记抗体B"复合物，复合物的量与待测抗原的含量成正比。该法的灵敏度高，特异性强，但提纯免疫球蛋白和制备酶标记物要求技术性强，成本较高。

2. 间接法

间接法是检测抗体最常用的方法，其原理为利用酶标记的抗抗体检测已与固相抗原结合的受检抗体。它是将已知抗原连接在固相载体上，待测抗体与抗原结合后再与标记二抗结合，形成"抗原-待测抗体-标记二抗"复合物，复合物的量与待测抗体的量成正比。本法只要更换不同的固相抗原，可以用一种酶标抗抗体检测各种与抗原相应的抗体。

3. 竞争法

竞争法可用于检测抗原，也可用于检测抗体，以测定抗原为例，受检抗原与酶标抗原竞争与固相抗体结合，因此结合于固相的酶标抗原量与受检抗原的量成反比。

4. 捕获法

捕获法用于测定 IgM 类抗体，固相载体上连接的是 IgM 抗抗体，先将标本中的 IgM 类抗体捕获，防止 IgG 类抗体对 IgM 测定的干扰，此步骤也是其称为捕获法的原因所在，然后再加入特异抗原和标记抗体，形成"IgM 抗抗体-IgM 抗体-特异抗原-标记抗体"的复合物，复合物含量与待测 IgM 成正比。在目前的生物学研究以及临床诊断等领域，双抗体夹心法及竞争法占免疫分析的 85% 以上。

（三）ELISA 中常用酶及底物

ELISA 中对酶的要求是纯度高、转化率高、特异性强、稳定、易得、价格低廉、制备成的酶标抗体或抗原性质稳定，继续保留着它的活性部分和催化能力。最好在受检标本中不存在与标记酶相同的酶。另外它的相应底物应易得，稳定安全，价廉，有色产物易于测定，光吸收值高。ELISA 测定中常用的酶有辣根过氧化物酶（horseradish peroxidase，HRP）、从牛肠黏膜或大肠杆菌中提取的碱性磷酸酶（alkaline phosphatase，AP）、β-D-半乳糖苷酶等。

1. 辣根过氧化物酶

HRP 是一种复合酶，是由主酶（酶蛋白）和辅基（亚铁血红素）结合而成的一种卟啉蛋白质。主酶为无色糖蛋白，在 275nm 波长处有最高吸收峰；辅基是深棕色的含铁卟啉环，在 403nm 波长处有最高吸收峰。HRP 含糖量约 18%，是一种糖蛋白，分子质量为 44kDa，蔬菜作物辣根中含量很高，纯化方法简单。

以 HRP 作标记酶时，ELISA 法常见的底物有邻苯二胺（OPI）、四甲基联苯胺（tetramethylbenzidine，TMB）和 ABTS [2, 2-azinobis（3-ehtylbenzothiazolin-6-sulfnic Acid）diammonium salt]。OPD 氧化后的产物呈橙红色，用酸终止酶反应后，在 492nm 处有最高吸收峰、灵敏度高、比色方便，是 HRP 结合物最常用的底物。OPD 本身难溶于水，见光易变质，与过氧化氢混合成底物应用液后更不稳定，必须现配现用。TMB 经 HRP 作用后共产物显蓝色，目视对比鲜明。TMB 性质较稳定，可配成溶液试剂，与 H_2O_2 溶液混合即成应用液直接使用。另外，TMB 又有无致癌性等优点，因此在 ELISA 中应用日趋广泛。酶反应用 HCl 或 H_2SO_4 终止后，TMB 产物由蓝色变成黄色，可在比色计中测量，最适吸收波长为 405nm。ABTS 虽不如 OPD 和 TMB 敏感，但空白值极低，也为一些试剂盒所采用。

2. 碱性磷酸酶

AP 作标记酶时，一般采用对硝基苯磷酸酯（P-nitrophenyl phosphate，P-NPP）作为底物，水解的产物为黄色的对硝基酚，可在 405nm 处检测其吸光度的变化，该底物的转化效率高，线性关系好。用 NaOH 终止酶反应后，黄色可稳定一段时间。AP 也有发荧光底物（磷酸-4-甲基伞酮），可用于 ELISA 荧光测定中，敏感度高于用显色底物的比色法。在 ELISA 中应用 AP 系统，其敏感性一般高于应用 HRP 系统，空白值也较低。但由于 AP 较难得到高纯度制剂、稳定性较 HRP 低、价格较 HRP 高、制备酶结合物时得率较 HRP 低等原因，国内在 ELISA 中一般采用 HRP。

（四）ELISA 方法的建立

1. 人工免疫原的制备

ELISA 方法的建立中抗体是核心，而免疫原直接影响抗体的好坏，大分子物质可以直接作为免疫原刺激动物机体产生抗体；小分子物质，如农药、兽药等，本身没有免疫原性，不能刺激机体产生免疫应答。当制备针对小分子物质的抗体时，首先需要设计合成路线，将小分子物质与载体连接，合成完全抗原后再与佐剂混合免疫动物制备抗体。通常选择蛋白质作为载体，常用的蛋白质有牛血清蛋白、卵白蛋白、钥孔血蓝蛋白等。根据半抗原的不同结构，选择不同的偶联剂和偶联方法进行人工免疫原的制备。完全抗原应最大限度地保留半抗原的特异性结构，尤其是其特异的立体结构，因此应采用不明显改变半抗原结构的偶联方法。为更好地暴露抗原决定簇，以诱导抗体的产生，必要时可以在半抗原与蛋白质载体间引入桥结构。在设计人工抗原结合物时，应选择远离半抗原特征结构的基团偶联蛋白，以保证抗体的特异性是针对半抗原的分子中远离偶联键的结构。半抗原的结构设计是小分子物质免疫分析非常关键的步骤。

1）半抗原的设计

半抗原包括多肽、药物、脂肪胺、核苷酸、激素等小分子物质。一般由待测物特征结构、用于连接特征结构和载体的间隔分子和末端的活性基团构成。间隔臂的位置、结构和性质最能体现半抗原的设计意图，可以直接利用待测物中非特征性的结构部分作为间隔臂或自行构建间隔臂。间隔臂一般应为非极性，除偶联的活性基团外不应含有其他高免疫活性的结构，如苯环、杂环、杂原子等，避免抗体对间隔臂的识别和间隔臂对待测物特征结构的影响。间隔臂一般为饱和链烃，长度以 4～6 个碳为宜。

2）半抗原与载体的连接

半抗原与载体交联应遵从以下基本原则，即带有游离氨基或游离羧基，或两者都有；带有羟基、羰基的半抗原，它们不能跟载体直接连接，但可以通过化学方法在半抗原上引入羧基与载体连接；芳香族半抗原环上带有羧基，邻位上的氢很活泼，极易被取代。

常用的结合方法有物理法和化学法。根据半抗原分子上功能基团结构的不同选择不同的偶联方法。多肽类半抗原常用的偶联方法有戊二醛法、碳二亚胺法、琥珀酰亚胺吡啶二硫酚丙酸法、活化酯法、亚胺酸酯法和卤代硝基苯法。这些偶联方法使半抗原与载体的—COOH、—NH$_2$、—SH 等基团结合。含羧基的半抗原，如喹诺酮类抗生素、聚醚类药物，则可应用缩合剂使羧基首先被活化，生成不稳定的亲电性中间体，再与蛋白质游离氨基发生缩合反应。常用的方法有混合酸酐法（mixed anhydride method，MA）、碳二亚胺法（catodiimide method，CDI）、N-羟基琥珀酰亚胺活性酯法（N-hydroxy succinimide ester method，NHS）等。含氨基的半抗原，如磺胺类和甲状腺等，其氨基可与蛋白质的氨基、羧基或酚羟基（邻位偶联）连接生成结合抗原。常用的方法有戊二醛法、二异氰酸酯法、卤代硝基苯法、重氮-偶合反应和硫代光气法等。

2. 抗体的制备

人工制备抗体是获取大量抗体的重要途径。通过免疫动物获得多克隆抗体时，实验动物、免疫剂量、时间和免疫途径等都将影响抗体的制备。选择合适的动物是制备抗血清的首要条件。尽量选择与种属差异大的免疫动物，亲缘性太近不易产生免疫应答，同时也要考虑抗血清的需求量和要求、抗原的情况等。合适的免疫剂量、时间间隔和免疫途径有利于持续的刺激机体产生高效价的抗体。在免疫动物时需用佐剂，佐剂的作用是与溶解在生理盐水中的免疫原形成油包水型均匀的乳浊液，以使免疫原在实验动物体内缓慢的释放，这样就能够不断地刺激机体产生免疫反应，进而产生高效价、高特异性的抗体。抗体的纯化方法有中性盐沉淀、离子交换层析和亲和层析等。制备的抗体一般需要进行特异性和亲和力的鉴定。抗体具有严密的三维结构，使之能够抵御轻度变性的环境，长期存放较为容易。一般将甘油或其他稳定剂加入储存的抗体中。为防止细菌或真菌污染抗体，可根据需要在抗体中加入抗微生物制剂。

通过杂交瘤技术制备单克隆抗体时，免疫过程和方法与多克隆抗血清制备基本相同，免疫动物通常采用小鼠，一般来说被免疫动物的血清抗体效价越高，融合后细胞产生高效价特异抗体的可能性越大。选择合适的瘤细胞可以提高融合效果，在选择瘤细胞时最重要的一点是与待融合的 B 细胞同源。在体外培养条件下，细胞的生长依赖适当的细胞密度，因而，在培养融合细胞或细胞克隆化培养时，还需加入其他饲养细胞。细胞融合是杂交瘤技术的中心环节，基本步骤是将两种细胞混合后加入聚乙二醇使细胞彼此融合。融合后的细胞经过筛选、克隆化，选择出高分泌特异性细胞株进行抗体制备。抗体制备有两种方法：一种是增量培养法，即将杂交瘤细胞在体外培养；另一种最普遍采用的是小鼠腹腔接种法。单克隆抗体的纯化方法同多克隆抗体的纯化，制备的抗体需要经过特异性鉴定，抗体需要妥善保存，保存方法同多克隆抗体。

3. 反应条件的优化

在抗体制备基础上，需要优化各种分析参数，如抗体（抗原）的包被量，特异性抗体（一抗）、酶标记物、酶标记抗体（二抗）的稀释度，封闭液、样品稀释溶液的选择优化等，最终建立待测物的标准曲线，对于小分子物质，如农兽药残留等的ELISA，标准曲线通常是首先测得不同浓度待测物对应的吸光度值，根据吸光度值计算抑制率，以抑制率对浓度的对数绘制标准曲线，标准曲线是典型的S形。

4. 基质影响及其消除

食品样品组成复杂，样品中非待测组分对ELISA结果将会产生不同程度的影响，即基质影响，如提取时待测物的共提物、油脂、蛋白质、多酚、色素等；同时样品中的某些离子也会影响ELISA测定的灵敏度。例如，叠氮化合物能通过结合酶基团上的亚铁血红素基团抑制过氧化物酶，离子可能会抑制酶标记物或通过与缓冲液中的物质反应产生沉淀，从而干扰分析物与抗体的特异性结合，产生假阳性反应。因此在方法开发中，通常会采用一定的基质掩蔽方法来减少或消除样品基质对测定结果的干扰，保证检测结果的准确性。

5. ELISA方法的性能评价

ELISA方法的分析参数包括灵敏度和检测限、准确度、精密度、特异性等几个方面。

1）灵敏度和检测限

酶联免疫吸附检测方法的灵敏度通常以 IC_{50}（抑制颜色反应50%时的待测物浓度）表示。方法的检测限（LOD）则多定义为 IC_{15} 或 IC_{10}。

2）特异性

检测的特异性是指该方法在一个多元混合体系中检测出特定分析物的能力。在酶联免疫检测分析中的特异性主要取决于抗体的特异性，即抗体能否区别干扰成分与特定分析物结构上的细微差别。特异性可具体体现在抗体对除目标物以外的其他物质的交叉反应中。

3）精密度

精密度又称可重复性，是指在相同条件下对一个样品进行的多次重复分析，所有测定结果的相互接近程度，反映了测量方法中存在的偶然误差的大小。在ELISA测定中通常用变异系数（CV）来表达，CV有板内、板间变异之分，一般要求变异系数为5%～10%。

4）准确性

准确性是指测定值与真实值的符合程度，是一种反映测定系统中存在的系统误差及偶然误差的综合性指标。通常对于ELISA方法，准确性是通过添加回收率来评价，一般认为回收率为 80%～120% 时结果准确，或将 ELISA 结果与仪器分析测定结果进行比较，结果的一致性越高说明准确度越高。

三、试纸条免疫分析方法

随着免疫学的发展，免疫分析已经成为一个多学科交叉的新型分析技术，与其他的分析方法相结合，形成了许多新的分析方法。试纸条技术属于定性检测技术，具有更加易于携带、检测更加迅速等优势。在实际检测过程中，特别是现场快速检测，对于只需要几分钟或十几分钟就要获得结果的快速检测，试纸条是最为合适的检测工具。试纸条技术的特点是以微孔膜作为固相载体。标记物可用酶或各种有色微粒子，如彩色乳胶、胶体金、胶体硒等，以酶或胶体金最为常用。固相膜的特点在于其类似滤纸的多孔性，液体可穿过固相膜流出，也可以通过毛细管作用在膜上向前移行。常用的固相载体膜为硝酸纤维素膜、尼龙膜等。

胶体金标记免疫检测技术以胶体金作为示踪标记物，是应用于抗原抗体反应的一种新型免疫标记技术。胶体金具有胶体特性，可以与蛋白质等各种大分子物质相结合，形成金探针的复合物，用于免疫测定。

（一）胶体金标记免疫检测技术

胶体金为标记物应用于免疫分析是 20 世纪 70 年代由 Faulk 等发明的，最早用于免疫电镜技术。将胶体金与膜载体相配合，形成特定的测定模式，是目前应用广泛的一种方法。胶体金是由金盐被还原成原子金后形成的金颗粒悬液，其制备是通过氯金酸在还原剂，如白磷、抗坏血酸、枸橼酸钠和鞣酸等作用下，聚合成特定大小的金颗粒，其中柠檬酸三钠还原法应用较为普遍，随着还原剂量的增加，所得到胶体金溶液的颜色由蓝色到红色变化。

胶体金与蛋白质的结合一般认为是由于静电引力作用的结果，在一定条件下，胶体金颗粒带有一层表面负电荷，蛋白质表面带正电荷，两者通过静电引力的作用而结合。胶体金颗粒的粗糙表面也是有利于形成吸附的重要条件。由于结合过程主要是物理吸附作用，并不影响蛋白质的生物活性（如抗体与抗原的特异性结合）。胶体金对蛋白质的吸附主要取决于 pH，在接近蛋白质的等电点或略偏碱性的 pH 条件下，两者容易形成牢固的结合物。如果胶体金的 pH 低于蛋白质的等电点，则会聚集而失去结合能力。

胶体金标记抗体的制备方法如下：首先根据待标记抗体蛋白的性质，将胶体金溶液 pH 调节至蛋白质等电点附近；再经过实验优化确定标记时最适合的抗体蛋白量；标记后，低温离心纯化金标抗体，弃上清液，4℃保存；使用前用金标稀释液将金标抗体溶液适当稀释。

　　胶体金试纸条应用领域很广，可分为临床应用和非临床应用。近几年，随着对食品安全的广泛关注，快速便携的试纸条在食品安全小分子检测上的应用越来越多，如瘦肉精、氯霉素的检测。国内外已经有 20 余种商品化胶体金试纸条出售。

（二）层析式胶体金标记免疫吸附分析试纸条

　　层析式胶体金标记免疫吸附分析试纸是最常见的一种胶体金标记检测试纸条的检测形式。其基本原理如图 5-1 所示，试纸条由衬板、硝酸纤维素膜、样品垫、金标垫、吸水垫组成。完全抗原（测试线）和二抗（质控线）固定在 NC 膜上，一端与样品垫和金标垫相连，金标垫上预先固定金标抗体，另一端与吸水垫相连，待测样品加到样品垫上，样品使金标抗体重新水化并与样品相互反应，至测试线时，若样品中不含待测物，金标抗体就会与完全抗原反应而被部分截获，金颗粒富集而出现明显直观的红色条带，至质控线时，金标抗体与二抗反应同样会出现红色条带；若样品中含有足够量的待测物，金标抗体上的有限位点被待测物占据，不再与测试线上的完全抗原反应，此时测试线不出现红色条带，仅在质控线出现红色条带。测试线颜色越浅代表待测物的浓度越高。若质控线无颜色，则表示该实验无效。

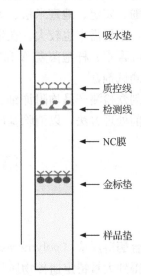

图 5-1　胶体金免疫层析装置结构图

四、免疫分析技术在食品安全检测中的应用

　　危害食品安全的物质大多是小分子物质，如农药、兽药、生物毒素等。随着对小分子物质半抗原研究的深入，免疫分析技术应用于食品安全检测成为新热点，使免疫分析技术得到了迅速发展。世界粮食及农业组织已经向许多国家推荐此项技术，美国化学学会将免疫分析技术、色谱分析技术（气相色谱和液相色谱）共同列为农兽药残留分析的主要技术，其检测的结果具有法律效力。

　　ELISA 方法具有高度的特异性和灵敏性，几乎所有的可溶性抗原-抗体系统均可用其检测，它的最小可测值达纳克甚至皮克水平。ELISA 还具有标记试剂比较稳定且无放射性危害的特点，其结果比免疫荧光法客观。目前，ELISA 快速检测试剂盒、试纸条已得到广泛应用。我国这方面的研究起步比较晚，但近几年，随着我国食品安全监管力度的加大，各检测机构对于相关检测产品的需求也日益增加，我国有很多高等院校、科研机构在从事免疫检测产品的研发，国内也有几家生物技术公司针对市场需求将我国自主研发的快速检测产品商品化，相继有农药、兽药、生物毒素试剂盒问世。

农药检测方面，试剂盒的产品相对较少，我国已有的专利及文献报道的农药检测试剂盒有硫丹、西维因、速灭威、拟除虫菊酯类、敌草隆、伏草隆、扑草净、阿特拉津、亚胺硫磷、甲胺磷、莎稗磷等，试剂盒产品可有效用于农产品，如水果、蔬菜及水、土壤等环境样品的快速检测。兽药免疫检测试剂盒方面，市场上有盐酸克伦特罗、莱克多巴胺、氯霉素、磺胺二甲嘧啶、磺胺嘧啶、利尿磺胺、己烯雌酚、己二烯雌酚、己烷雌酚、安定、地塞米松、β-米松、二氟美松、氟哌啶、链霉素、氯丙嗪、抗生素等试剂盒，市场需求也较大。在生物毒素快速检测方面，市场上已有黄曲霉毒素、T-2 毒素、呕吐毒素、杆孢菌素 A 和玉米赤霉烯酮、赭曲霉毒素 A、伏马毒素 B_1 等生物毒素快速检测试剂盒。

试剂盒检测产品均附详细的操作说明，针对基质影响问题，对于不同样品通常有不同的前处理方法，以消除基质影响，实现样品的准确检测。

第三节　PCR 检测技术

一、PCR 技术简介

聚合酶链反应（polymerase chain reaction，PCR）是一种能够从微量的生物材料中快速得到大量特定遗传物质的实验手段。这一技术最早由 Khorana 于 1971 年提出设想，美国科学家 Kary Mullis 等在 1985 年实现了这个设想，发明了具有划时代意义的 PCR 技术。这一技术能够在短时间内对特定 DNA 进行大量扩增，解决了一些实验技术由于受限于 DNA 的量而无法顺利完成的问题。这种体外核酸扩增技术具有特异、灵敏、产率高、快速、简便、重复性好、易自动化等突出优点，得到了生命科学界的普遍认可。

PCR 技术是分子生物学领域中一项最具有革命性的技术突破，从诞生之日起非常迅速地形成常规的标准程序，在生物、医学、食品等许多领域得到了广泛的应用，对分子杂交、序列分析、基因克隆、基因突变、基因敲除等技术的发展与应用起到了重要的推动作用。Kary Mullis 也因这项重要的发明获得了 1993 年的诺贝尔化学奖。

二、PCR 技术基本原理

1985 年，美国 Cetus 公司人类遗传部的 Kary Mullis 等针对解决识别核酸序列的灵敏度和专一性问题，从另一角度采取对策，将被测的核酸序列本身在体外进行酶促扩增，建立了 PCR 技术。非常有效地利用专一性的寡聚核苷酸引物和 DNA 聚合酶，把含量仅在纳克水平的 DNA 样品在短短的两三小时内将特定序列的拷贝扩增上百万倍，不仅足以通过传统的载体（如质粒等）进行克隆和生物扩增，而且这些扩增的特定 DNA 片段能够直接用于限制性片段长度多态性（restriction fragment length polymorphism，RFLP）分析、分子杂交、序列测定以及其他诸多方面的研究。

（一）PCR 技术原理

PCR 技术的基本原理是以欲扩增的 DNA 为模板，以一对能够与模板互补的寡核苷酸片段为引物，在 DNA 聚合酶（DNA polymerase）的作用下，按照半保留复制的方式沿着模板链延伸，直至完成新的 DNA 互补链的合成。一个 PCR 循环反应一般由变性、退火和延伸三个基本反应步骤构成，具体过程如图 5-2 所示。

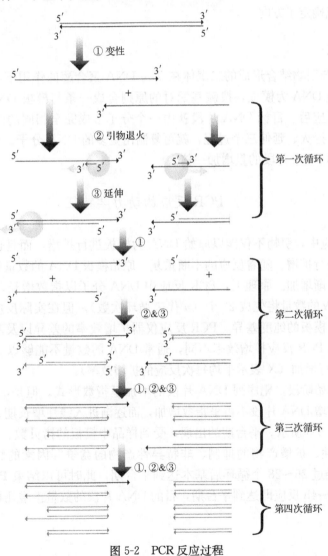

图 5-2　PCR 反应过程

1. 变性

经加热至 94℃ 左右一定时间后，双链 DNA 模板解离形成单链形式，单链形式的 DNA 能够与寡聚核苷酸引物结合，为下一轮反应作准备。

2. 退火

模板 DNA 经加热变性成单链后，温度降至一定温度（与引物长度有关）时，引物能够与单链 DNA 模板的互补序列配对结合，这个过程被称为引物退火，又称为做复性。PCR 反应中所用的两条引物能够分别与 DNA 双链的一条进行互补结合，在这个过程中，引物相当于半保留复制中的冈崎片段，引物与模板链的结合为下一步互补核苷酸序列的合成确定了方向。

3. 延伸

DNA 模板与引物结合形成的二聚体在 *Taq* DNA 聚合酶的作用下，以 dNTP 为反应原料，以单链 DNA 为模板，按碱基配对的原则合成一条与模板 DNA 互补的新链。经过这样一轮反应后，目标 DNA 片段就由一个分子形成完全相同的两个 DNA 分子。重复循环变性、退火、延伸三个过程，就可复制出更多的 DNA 分子。原理上，每经过一次循环，目标 DNA 片段的量增加一倍。

（二）PCR 反应的动力学特征

在 PCR 反应中，引物不仅能以原始 DNA 为模板进行扩增，而且也能以新合成的复制链为模板进行扩增。随着反应的不断重复，原始模板 DNA 的数量保持不变而新合成的复制链则逐渐增加。原理上，PCR 反应中 DNA 分子以指数增长，即每一个 PCR 反应结束，DNA 的数量将变成 2^n 个（n 代表循环次数）。但在实际反应中，由于聚合酶的活性不同、模板的纯度差异、PCR 反应仪器扩增效率的差异以及基质成分的影响等因素，不同的 PCR 反应扩增效率不同，通常 DNA 的数量不能够以 2^n 增加，而是以 $(1+X)^n$ 模式进行增加（X 表示平均每次反应的扩增效率）。

在反应的初始阶段，靶序列 DNA 片段的增加呈指数形式。但是，随着 PCR 产物的逐渐积累，扩增 DNA 片段不再呈指数增加，而逐渐进入线性增长期、静止期，即出现平台期，如图 5-3 所示。平台期的出现，受到样品中模板的拷贝数、PCR 扩增效率、DNA 聚合酶活性、扩增产物的抑制、非特异性产物的竞争等因素的影响。通常情况下，PCR 反应经过 26～28 个循环后基本达到平台期，此时可以结束 PCR 反应。通常情况下，经过 2～4h 反应即达到平台期，目的 DNA 片段的数量扩增几百万倍。

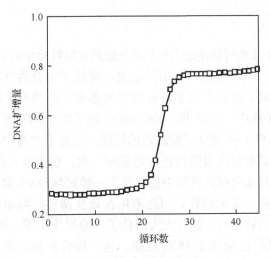

图 5-3　PCR 扩增动力学曲线

（三）PCR 反应的成分

引物、酶、dNTP、模板和 Mg^{2+} 是进行 PCR 反应的 5 种主要成分。

1. 引物

引物是一段类似于半保留复制中冈崎片段的寡核苷酸序列。理论上，只要知道任何一段模板 DNA 序列，就能根据这一序列设计出互补的寡核苷酸引物，利用 PCR 就可将模板 DNA 在体外大量扩增。在 PCR 反应中，温度降至退火温度的过程中引物将会与模板 DNA 结合，在 DNA 聚合酶的作用下，引物将从 3′ 端开始增加碱基，从而在体外合成单链模板的互补链。引物的常用浓度为 $0.1\sim0.5mol/L$，浓度过高易导致模板与引物的错误退火，产生非特异性的扩增，另外还会增加引物之间形成二聚体的可能性。随着反应的进行，由于引物不断与模板 DNA 结合、起始互补链的合成，体系中引物的量会不断减少。

引物设计一般遵循如下原则。

（1）引物与非扩增区无同源序列，通常位于高度保守区；

（2）引物长度通常为 $15\sim40bp$；

（3）碱基尽可能随机分布，GC 含量一般控制为 $50\%\sim60\%$；

（4）引物内部避免形成二级结构；

（5）两引物间避免有互补碱基（一般少于 4 个）；

（6）引物 3′ 端的碱基一般不要终止于密码子的第 3 位碱基。

2. 酶

Mullis 建立 PCR 技术时使用的 DNA 聚合酶是大肠杆菌中的 DNA 聚合酶 I，这一聚合酶不耐高温，每次循环都要重新加一次酶，降低了实验的可操作性；另外这一聚合酶的扩增特异性不高，容易产生非特异性扩增条带，这些不足都在一定程度上阻碍了 PCR 技术的进一步推广。1988 年，Keohanog 选了用 T4 DNA 聚合酶代替 DNA 聚合酶 I，这样解决了 PCR 产物特异性较差的问题，提高了扩增产物的真实性，但是由于这一聚合酶仍然不具有耐高温的特征，每循环一次，仍需加入新酶。同年，Saiki 等在从温泉中分离的一株水生嗜热杆菌中提取到了一种耐热 DNA 聚合酶。由于该酶在较高的温度下仍能够保持一定的活性，因此不用在每次循环后再加入新的酶，同时这一聚合酶具有较高的扩增特异性，这就大大简化了试验操作步骤、提高了 PCR 反应的特异性和效率，因此被广泛应用于 PCR 反应。这一聚合酶被命名为 *Taq* DNA 聚合酶（Taq DNA polymerase），这一聚合酶的发现对于 PCR 技术的广泛应用起到了重要的推动作用。

DNA 聚合酶的用量一般为 $0.25 \sim 0.5 U/50 \mu L$，酶量过高往往会增加 PCR 扩增的非特异性，酶量过少则会降低 PCR 扩增的效率。

3. dNTP（脱氧核糖核苷酸）

DNA 互补链的合成是通过不断加入脱氧核糖核苷酸来实现的，因此 PCR 反应中需要加入 dATP、dTTP、dGTP 与 dCTP 4 种脱氧核糖核苷酸等比例的混合物，这一混合物通常称为 dNTP。4 种脱氧核糖核苷酸浓度应相等，如果浓度不一致，往往会引起错配。dNTP 浓度过高容易导致扩增过程中错误碱基的掺入，浓度过低则会降低扩增的效率。dNTP 能够与 Mg^{2+} 结合，从而使游离的 Mg^{2+} 浓度下降，因此，过高浓度的 dNTP 会对 DNA 聚合酶的活性产生影响。随着反应的进行，游离的 dNTP 不断形成新的 DNA 链，体系中 dNTP 的量不断减少。

4. 模板

通常情况下，PCR 反应都是以 DNA 作为模板（靶基因）进行扩增反应，模板的浓度与纯度是影响 PCR 扩增的关键因素之一。单链 DNA 和双链 DNA 均可作为模板，模板中如果混有蛋白酶、核酸酶、组蛋白、DNA 结合蛋白、DNA 聚合酶抑制剂等物质，将会对扩增效率产生较大的影响。DNA 模板的用量通常为 $100 ng/100 \mu L$。模板浓度过高会增加 PCR 扩增的非特异性。

5. Mg^{2+}

DNA 聚合酶需要在一定的离子环境才能发挥作用，其中 Mg^{2+} 是 DNA 聚合酶的激活剂，因此 Mg^{2+} 的浓度将会对 PCR 扩增的效率和特异性产生显著的影响。通常情况下，Mg^{2+} 浓度过高会降低反应的特异性，浓度过低时会降低 *Taq* DNA 聚合酶的活性，影响扩增效率。由于 Mg^{2+} 能够与负离子结合，因此反应体系中 dNTP、EDTA 等成分的浓度会影响 Mg^{2+} 浓度。Mg^{2+} 在反应体系中的终浓度一般为 $0.5\sim2.5\text{mmol/L}$。

三、PCR 的类型

自从 1985 年建立 PCR 技术以来，这项技术不断被创新，其应用领域也越来越广泛，目前 PCR 技术已经成为分子生物学研究领域中使用频率最高的技术之一。根据不同的研究目的或应用领域，PCR 技术发展出了不同的形式。

（一）未知 DNA 序列的扩增

1. 反向 PCR 技术

根据已知 DNA 序列设计引物向两侧进行 PCR 扩增的技术称反向 PCR（inverse PCR，IPCR）技术。首先需要对已知 DNA 序列的限制性酶切位点进行分析，选择片段内部没有切点的限制性酶对 DNA 进行酶切，利用连接酶连接形成环状 DNA 分子。以环状 DNA 分子为模板，在已知 DNA 片段的两端设计向外扩增的引物，经 PCR 后即可以得到已知 DNA 片段两侧的未知序列。IPCR 主要用于已知序列两翼未知 DNA 序列的扩增。

2. 锚定 PCR 技术

利用连接酶在通用引物反转录 cDNA $3'$ 端加上一段 DNA 接头，然后以接头序列为引物结合位点对该 cDNA 进行扩增，这样的技术称为锚定 PCR（anchored PCR，APCR）技术。锚定 PCR 技术常用于未知 cDNA 的制备及低丰度 cDNA 文库的构建。

（二）特殊 DNA 的制备

1. 不对称 PCR 技术

反应体系中两种引物的浓度相差较大的 PCR 技术称不对称 PCR。不对称 PCR 中引物的比例通常为 $(50:1)\sim(100:1)$。在最初的 $10\sim15$ 个循环中主要产物为双链 DNA，但是随着反应的进行，低浓度引物会被逐渐耗尽，此时只有高浓度引物发挥作用，结果就会产生大量单链 DNA。不对称 PCR 技术所制备的单链 DNA 片段可用于序列分析或作为探针用于核酸杂交。

2. 反转录 PCR 技术

将 RNA 反转录为 cDNA，再以 cDNA 为模板进行 PCR 扩增的技术称为反转录

PCR 技术。反转录 PCR 在分子生物学与临床检验方面都具有广泛的应用，常用于基因克隆、基因表达分析、cDNA 文库构建等。

3. 修饰引物 PCR 技术

在引物设计时，可在引物的 5′端人为加上酶切位点、突变序列、转录启动子、序列分析结合位点等修饰序列，这样在扩增片段的末端可以加上修饰序列，这样的 PCR 技术称为修饰引物 PCR 技术，常用于定向克隆、定点突变、体外转录、序列分析等。

4. 重组 PCR 技术

利用重叠延伸将两个不同 DNA 片段串联连接在一起的技术称为重组 PCR 技术。在两个片段的 PCR 扩增体系中，分别在第一个片段后引物的 5′端及第二个片段前引物的 5′端加上一段互补的序列，将两种 PCR 扩增产物混合，再经过变性、复性后，两组 PCR 产物即可以通过互补序列发生粘连，在 DNA 聚合酶的作用下，两个片段可以通过重叠区互为引物进行延伸，产生一个包含两个不同基因片段的融合基因。

5. 巢式 PCR 技术

先用一对外引物进行扩增，以扩增产物为模板，再用一对内引物进行扩增以得到特异的 PCR 带，这种方法称为巢式 PCR（nest PCR）。如果用一条外引物作内引物进行扩增，则称为半巢式 PCR。为减少巢式 PCR 的操作步骤，可以将外引物设计得比较长，并且用量较少，在第一次 PCR 时采用较高的退火温度，而在第二次 PCR 时采用较低的退火温度，这样在第一次 PCR 时，由于较高退火温度使内引物不能与模板结合而无法发挥作用，因而只有外引物能够扩增出产物，随着反应的进行，外引物逐渐耗尽，在这种情况下不需要取出第一次 PCR 产物，只需降低退火温度即可进行内引物 PCR 扩增。这样不仅减少操作步骤，同时也减少了交叉污染的机会。

6. 长片段 PCR 技术

长片段 PCR 首先需要高质量的模板 DNA 以保证扩增片段的完整性，所用引物较长（21～34bp），使用高保真的扩增酶在较高的退火温度下进行扩增，通常将无 $3'{\rightarrow}5'$ 外切酶活性的 DNA 聚合酶和低浓度的具有 $3'{\rightarrow}5'$ 外切酶活性的 DNA 聚合酶混合使用，缓冲体系通过提高 Tris 的浓度或改用 Tricine 缓冲液以增强缓冲能力。PCR 程序中的延伸时间较长，一般按照 1kb/min 进行设定，同时采用热启动以提高扩增的特异性。

（三）分子检测 PCR 技术

1. 等位基因特异性 PCR 技术

等位基因特异性 PCR（allele specific PCR，ASPCR）技术依赖于引物 3′端的一个碱基错配，这样不仅降低了多聚酶的延伸效率，同时能够降低引物-模板复合物的热稳定性。在这种情况下，有点突变的模板将不能经过 PCR 扩增得到产物，这种 PCR 技术可用于检测基因的点突变。

2. 单链构型多态性 PCR 技术

根据不同构象的等长 DNA 单链在中性聚丙烯酰胺凝胶中的电泳迁移率变化来检测基因变异，这种 PCR 技术称为单链构型多态性 PCR（single strand conformation poly-morphism PCR，SSCP-PCR）技术。在不含变性剂的中性聚丙烯酰胺凝胶中，单链 DNA 迁移率除与 DNA 长度有关外，更主要取决于单链 DNA 的空间构象，相同长度的单链 DNA 因碱基顺序不同或单个碱基差异将会形成不同的构象，PCR 产物经变性后进行单链 DNA 凝胶电泳时，靶 DNA 中若发生碱基缺失、插入或单个碱基置换时，就会出现电泳位置的变化，从而提示该片段有基因变异存在。

3. 多重 PCR 技术

在同一反应中同时使用多组引物进行几种基因片段的扩增，如果基因的某一区段有缺失，则相应的电泳谱上这一区带就会发生变化。复合 PCR 可以用于同一病原体的分型、多种病原体的同时检测、多个点突变的分子病的诊断等。

4. 随机引物扩增技术

随机引物扩增技术（arbitrarily primed PCR，AP-PCR）通过设计随机引物，或选择一个非特异性引物，在 PCR 反应时，首先在不严格条件下使引物与模板中许多序列产生错配。在两条单链上相距一定距离有反向复性引物存在时，将会发生 DNA 片段的扩增。经几轮不严格条件下的 PCR 循环后，再于严格条件下进行扩增。扩增的产物可以通过 DNA 测序凝胶电泳分离，利用放射性自显影或荧光显示得到 DNA 指纹图谱。AP-PCR 可以用于菌种、菌株的鉴定，遗传作图，不同状态下基因表达差异等方面的研究。

5. 原位 PCR 技术

原位 PCR 将 PCR 和原位杂交（in situ hybridization，ISH）的优点进行综合，在组织切片或细胞涂片上原位对特定的 DNA 或 RNA 进行扩增，再用特异性的探针进行原位杂交检测。原位 PCR 标本一般需先经化学固定，以保持组织细胞的良好形态结构。细胞膜和核膜需要具有一定的通透性，使 PCR 扩增所需的各种成分可以进入细胞内或细胞核内，在原位对特定的 DNA 或 RNA 进行扩增。扩增产物由于分子质量较大或互相交织，不易透过细胞膜向外弥散，这样就很容易应用 ISH 将其检出，同时，还可对组织细胞进行形态学分析。

6. 免疫 PCR 技术

免疫 PCR 是将抗原-抗体反应与 PCR 技术结合而产生的一项技术，是目前为止最为灵敏的检测方法之一，理论上可测到一个目标分子。通过用一个具有对 DNA 和抗体双重结合活性的连接分子，使 DNA 分子特异地结合到抗原-抗体复合物上，形成抗原-抗体-DNA 复合物，其中的 DNA 可用合适的引物进行 PCR 扩增。特异性 PCR 产物的存在证明 DNA 标记物分子特异地附着于抗原-抗体复合物上，从而证明有抗原的存在。

（四）定量 PCR 技术

1. 差示 PCR 技术

差示 PCR（d-PCR）技术可以定量检测靶基因的拷贝数。将目的基因和一个单拷贝的参照基因置于一个管中进行 PCR 扩增。电泳分离后呈两条区带，比较两条区带的丰度，或在引物 5′ 端进行放射性标记，通过比较两条区带放射性强度即可推算出目的基因的拷贝数。

2. 竞争性 PCR 技术

竞争性 PCR（c-PCR）技术是对竞争 cDNA 模板与目的 cDNA 同时进行扩增，通过使用酶切技术将不同的 cDNA 进行区分。这一技术通常使用突变性竞争 cDNA 模板，其序列与目的 cDNA 序列基本相同，但是模板中仅有一个新内切位点或缺少内切位点，突变性的 cDNA 模板可以用相应的内切酶进行水解，并用分光计进行浓度测定。cDNA 目的序列和竞争模板相对应的含量，可以通过溴化乙锭染色、电泳胶直接扫描进行测定，也可以利用掺入放射性同位素标记的方法进行测定。竞争模板的起始浓度已知，则 cDNA 目的序列的起始浓度将能够测定。这种方法能够用来精确测定 mRNA 中的特定靶序列，可精确到几个到 10 个细胞中 mRNA 的定量。

3. 半定量 PCR 技术

利用反转录酶将样品和对照 RNA 分别经反转录为 cDNA，以 cDNA 为模板，分别扩增样品组与对照组中目标基因和内参基因，将目标基因与内参基因的表达量进行对比，即可以推断出不同条件下目标基因表达量的变化。这一技术常用于不同样本中目标基因表达量的相对定量。

4. 实时定量 PCR 技术

实时定量 PCR（real-time quantitative PCR，RT-qPCR）技术是通过对 PCR 扩增反应中每一个循环产物荧光信号的实时检测，实现对起始模板的定量分析。1996 年美国 Applied Biosystems 公司推出了成熟的实时荧光定量 PCR 技术，由此，实时定量

PCR 得以广泛应用。在荧光定量 PCR 技术中，Ct 值是一个很重要的参数，其中 C 代表循环数（cycle），t 代表阈值（threshold），Ct 值的含义是：每个反应管内的荧光信号到达设定的阈值时所经历的循环数。在实时荧光定量 PCR 反应中，引入了荧光化学物质，荧光化学物质所产生的荧光量与 PCR 反应产物存在着正相关的关系。每经过一个循环，收集一个荧光强度信号，这样就可以通过荧光强度变化监测产物量的变化，从而得到一条荧光扩增曲线图。通常情况下，荧光扩增曲线由荧光背景信号阶段、荧光信号指数扩增阶段和平台期 3 个阶段构成。PCR 反应前 15 个循环的荧光信号作为荧光本底信号，荧光域值的缺省设置为 3~15 个循环的荧光信号标准偏差的 10 倍。每个模板的 Ct 值与该模板的起始拷贝数的对数存在线性关系，起始拷贝数越多，Ct 值越小。将已知起始拷贝数的标准品绘制标准曲线，将未知样品的 Ct 值代入标准曲线，即可从标准曲线上计算出该样品的起始拷贝数，如图 5-4 所示。

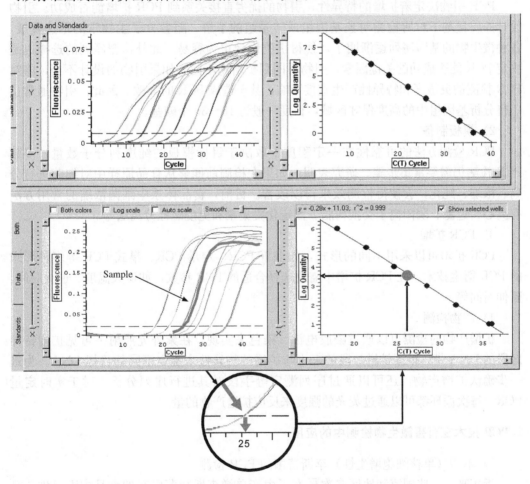

图 5-4 实时定量 PCR 原理

RT-qPCR 根据荧光产生的不同可分为探针类和非探针类两种。探针类是利用与靶序列特异性结合的探针来指示扩增产物的增加，非探针类则是利用荧光染料或特殊设计的引物来指示扩增产物的增加。探针类方法的特异性更高，非探针类方法更容易操作。

四、PCR 技术在食品安全检测中的应用

（一）PCR 技术在食品微生物检测中的应用

1. 检测流程

1）引物设计

PCR 引物决定着扩增的特异性，引物的优劣直接关系到 PCR 扩增能否成功。引物设计的质量基于对所检测对象基因组或转录组的了解。随着分子生物学的迅速发展，各种微生物的基因序列逐渐明了，使得引物设计更为容易。此外，靶序列的选择也是决定 PCR 能否成功的关键因素，引物不同则扩增物不同，如果引物的设计不当，将对 PCR 检测的灵敏度和特异性产生直接影响，甚至造成 PCR 的失败。因此，引物通常位于待分析基因组中的高度保守区域，长度一般为 18～30 个碱基。

2）模板制备

PCR 检测方法的可靠性在一定程度上取决于目标模板的纯度和分子数量，多数 PCR 检测仍需要富集步骤。研究表明，如果在检测前能够从食品原样中对细菌进行分离、浓缩、纯化，会使得检测效果得以改善。目前，食品体系中细菌浓缩的常用方法有离心、过滤、阴阳离子交换树脂、固定化凝集素和免疫磁性分离法等。

3）PCR 扩增

PCR 扩增可以采用不同的形式，如多重 PCR、定量 PCR、巢式 PCR 等多种形式的 PCR 衍生技术。在 PCR 扩增中需要选择合适的 PCR 参数，如退火温度、退火时间、延伸时间等。

4）产物检测

扩增产物的检测可以通过凝胶电泳、染色来实现，在紫外光照射下可见扩增特异区段的 DNA 带，根据扩增片段的大小与扩增的特异性来鉴定不同的目标 DNA。为进一步确认扩增产物，还可以通过序列测定等手段对其进行序列分析。对于实时定量 PCR，每次循环都可以通过荧光的强度来反应扩增产物的量。

2. PCR 技术在有害微生物检测中的应用

1）单增（单核细胞增生性）李斯特菌的 PCR 检测

近年来，一些国家和地区多次暴发了由产单增李斯特菌引起的食品中毒事件，已经引起了研究部门、食品安全管理部分与生产管理部门的重视。单增李斯特菌能引起人畜共患疾病，常存在于奶酪、蔬菜、肉类等一些未经烹煮的食品当中，主要感染老

年人、小孩和免疫缺陷个体。单增李斯特菌具有能够在低温下（4℃）生长的特点，因此在普通冰箱中该菌仍能繁殖，并且其对防腐剂具有较强的抗性，因此很难从食品中彻底消除。WHO将其列为20世纪90年代食品中四大致病菌之一。随着我国冷藏、速冻食品消费量的迅速增多，食品中单增李斯特菌的潜在危险性也越来越大。采用传统方法检测费时费力，已经表现出与食品产业要求的矛盾，而酶联免疫等一些以抗体为基础的生物检测方法又往往存在假阳性或假阴性较多的情况。而PCR检测具有高度特异性、快速、灵敏的优点，而且可以直接采用食物样品进行检测而不用从样品中取样进行细菌培养，已经在牛奶、肉类和奶制品的检测上有了成功的例子。

Jaradat等通过PCR方法扩增出了被李斯特菌感染的肉类产品中的毒性基因。巢国祥等通过扩增 *hly* 基因的PCR法对模拟污染的生猪肉、水和牛奶样品，建立了快速检测单增李斯特菌方法，检测限达10cfu/5g（mL）。孙焕冬等通过半套式聚合酶链反应的方法检测模拟阳性牛奶的致病菌，在有10个活菌存在时即可扩增出特异性产物，灵敏度比常规PCR提高了10倍，建立了一套快速检测食物中李斯特菌的方法。Almeida则以单增李斯特菌的 *inl* 作为靶基因进行PCR扩增，发现该基因是单增李斯特菌所特有的基因片段，其他的李斯特菌则没有这个基因片段，同时选取了金黄色葡萄球菌、大肠杆菌和沙门菌做对照实验，结果均为阴性。这为单增李斯特菌的PCR检测提供了更为准确的方法。王芳等采用ERICPCR方法与国标鉴定方法进行对比来鉴定单增李氏菌，以确定ERICPCR方法的可靠性。试验结果表明，ERICPCR方法可以扩增获得1600 bp的DNA片段，两种鉴定方法获得的结果完全一致。

2）大肠杆菌的PCR检测

自1982年在美国首次暴发出血性肠炎以来，肠出血性大肠杆菌已经成为世界性的重要的公共卫生和食品安全问题，曾在日本、美国、加拿大等国造成了暴发流行和大规模食物中毒事件。O_{157}：H_7大肠杆菌可引起出血性腹泻，严重的可引起溶血性尿毒综合征（heomlytic uremic syndrome，HUS）、血栓形成性血小板减小性紫癜（idiopathic thrombocytopenic purpura，TIP），其中并发HMS和TIP者死亡率高达80％左右，危害十分严重。

目前应用多重PCR的方法检测肠出血性大肠杆菌已有不少成功的报道。薄清如等建立了五重和四重PCR方法，同时检测大肠杆菌O_{157}：H_7的O抗原、H抗原和4种毒素基因，可在较短的时间内检测、鉴定大肠杆菌O_{157}：H_7，并有较高的特异性，解决了传统细菌检测方法耗时长、灵敏度低、并有交叉反应等问题。金慧英等选择O_{157}：H_7的O抗原、H鞭毛抗原及SLT1和SLT2毒素基因特异的4对引物，分别或共同进行PCR扩增，检测40株O_{157}：H_7和非O_{157}：H_7菌株，将细菌按$10\sim10^6$稀释后比较PCR的检测灵敏度。结果表明，在经过增菌后，多重PCR比传统细菌检测方法更特异、快速、灵敏和简便。Ellingsona等通过PCR的方法从375g牛肉中有效检测出O_{157}：H_7，交叉反应表明，其他的14种食品中的常见细菌则为阴性，而其他携带有 *eae* 基因的大肠杆菌均可通过该方法检测出来，该方法比免疫磁性分离（immunomagnetic separation，IMS）缩短了12h。张险朋等尝试应用荧光 PCR 方法检测冻肉产品中的 O_{157}：H_7，结果与生化鉴定检测一致，而且从增菌到出结果可以在 10h 内完成，操作简便，在检测过程中可以进行实时监控，比传统的细菌分离和生化鉴定节约了 62h。

除了肠出血性大肠杆菌外，肠毒素大肠杆菌（enterotoxigenic *Escherichia coli*，ETEC）也是一类对公共卫生有极大危害的细菌。目前，也有一些采取 PCR 成功检测出大肠杆菌肠毒素基因的成功报道。

3）沙门菌的 PCR 检测

沙门菌是一类对人和动物具有极大危害的革兰氏阴性肠道致病菌，蛋、家禽和肉类产品是其主要传播媒介。由于沙门菌的含量水平在污染食品中比感染沙门菌患者的病灶中要低很多，加上食品本身性质的干扰和食品加工过程的机械损伤，使得检测沙门菌存在较大的困难。传统方法虽然比较可靠，但却很费力、耗时，一般需要 4～7 天才能完成，因此，无法满足现代快速检查食品安全的需要。PCR 技术以已广泛应用于沙门菌的检测，并发展了许多改进的方法。

卢强等参考 Rahn 设计的引物，扩增了 *invA* 基因 284bp 的特异片段。Song 等利用 PCR 技术成功地检测到血液中的伤寒沙门菌 DNA。近年来，用 PCR 技术检测沙门菌得到了迅速发展，产生了许多种 PCR 法，如常规 PCR、套式 PCR、多重 PCR，也可将几种方法结合使用。例如，杨爱萍等对单抗酶联试剂盒与 PCR 方法快速检测沙门菌进行了比较，将沙门菌与大肠杆菌以不同比例混合后，分别用 ELISA 和 PCR 法检测鲜牛奶、龙虾、虾仁、熟食制品等样品，结果表明 PCR 法明显优于直接 ELISA 法。李君文等将常规 PCR 与半套式 PCR 相结合，以沙门菌中保守的 16S rRNA 基因为模板设计了一对引物，扩增的片段为 555bp。经过优化设计反应条件，PCR 只对沙门菌产生特异性扩增，敏感性达 30cfu。为了对扩增结果进行鉴定，研究人员又在这两条引物之间设计一条半套式引物。经半套式 PCR 检测证明第一次的产物是正确的，且灵敏度提高至 3cfu。随着实时定量 PCR 的产生，近年来，采用实时 PCR 的报道也越来越多，应用实时 PCR 对沙门菌进行检测也有不少报道。Hein 等则采用实时 PCR 的方法更有效、更灵敏地检测出食品中的沙门菌，只需样品中存在相当于 0.95 个基因组大小的 DNA 量就可将其检测出来，而他们采用增菌的方法只要 18h 就可以从 25g 鲑鱼和碎肉得到 2.5 个菌落（2.5cfμ/25g），鸡肉和生牛奶分别为 5cfμ/25g 和 5cfμ/25mL。Patel 等将实时 PCR 的方法与传统的检测方法比较，对感染沙门菌的鸡肉进行检测，发现使用传统方法检测需要 3～8 天，而实时 PCR 仅需 18h，且灵敏度更高。Samantha 等将荧光核酸探针应用到实时 PCR，成功检测出了被污染的水果和蔬菜中的沙门菌。此外，还可将 PCR 与微孔板检测、ELISA 技术、探针杂交有机结合起来。

4）金黄色葡萄球菌的 PCR 检测

金黄色葡萄球菌是引起食物中毒的一种重要细菌。肠毒素是引起金黄色葡萄球菌食物中毒的主要因子，国外已有采用 PCR 方法检测新发现的肠毒素基因的报道。由于其相关基因发现得较晚，所以 PCR 在检测食品中的金黄色葡萄球菌应用也较少。

Scherrer 等用 PCR 的方法分别从罐装牛奶，羊肉当中检测出了金黄色葡萄球菌的存在。Ramesh 采用多重 PCR 通过扩增金黄色葡萄球菌的 nuc 和 ail 基因，可以将其从牛奶中检测出来。Hein 等用实时 PCR 的方法从牛奶中检测到了金黄色葡萄球菌，为检测食品中的金黄色葡萄球菌及进行风险评估都提供了一个比较好的方法。但是，PCR 方法检测金黄色葡萄球菌致病因子的研究仍不成熟，目前的研究资料多限于对 PCR 方法的探讨及 PCR 扩增反应最佳条件的选择及致病因子的鉴定。

5）空肠弯曲菌的 PCR 检测

空肠弯曲菌是 1973 年 Butzler 等自腹泻患者粪便中分离出来的，目前已认识其为人类腹泻的主要致病菌之一。接触畜禽类，或食入受到污染的禽制品、水源和牛奶是该菌感染人体的主要媒介。近年来，采用 PCR 的方法对食品中空肠弯曲菌的检测逐渐引起了人们的重视，也取得了一些进展。

6）耶尔森菌的 PCR 检测

耶尔森菌是一类危害人类健康的病菌，其中假结核耶尔森菌和小肠结肠炎耶尔森菌在食品中较为常见。因此，在食品中加强对这两类细菌的检测也极其必要。马宏伟等建立了一种 PCR 反应体系，能快速准确地检测水产品、肉制品和奶制品是否被致病性小肠耶尔森菌（YE）所感染。

7）肉毒梭状芽孢杆菌的 PCR 检测

肉毒梭状芽孢杆菌产生的肉毒神经毒素，在天然物质中毒力最强。据报道，Nooki 根据毒素 A 基因的非重复区段设计了两对特异性引物（NK1-NK2 和 NK3-NK2）分别用于扩增长度为 546bp 和 252bp 的特异片段。同时又根据毒素 A 基因的重复区段序列，设计了另外一对引物 NK11-NK9，用于扩增长度为 1266bp 的特异片段。此三对引物都能快速、特异地从肉制品的样品中检测出肉毒梭状芽孢杆菌。

（二）PCR 技术在转基因成分检测中的应用

1. 转基因食品的定性 PCR 检测

转基因食品的 PCR 检测包括取样、DNA 提取、DNA 扩增和扩增产物的鉴定几个必要的步骤。

1）取样

取样目的是通过合理的取样方法得到能够真实反映被检物的最少样品。取样虽然简单，但是在很大程度上决定着检测结果的准确性。因为取样存在一定的偶然性，样品不可能与检测物百分之百的一致，因此利用统计学原理进行合理取样点设置显得尤为重要。对于转基因食品的取样需要考虑到原料类型（未加工原料及其含有物或深加工食品）、可接受的检测底限以及便于贸易等因素。

2）DNA 提取

DNA 的总量和纯度决定着扩增的效率，在很大程度上影响着着转基因食品 PCR

检测的准确性。转基因食品中 DNA 总量受到食品类型、食品加工程度的影响，另外还受到 DNA 提取过程中一些因素的影响，如 pH、温度的变化、核酸酶是否存在等。脱嘌呤作用和 DNA 分子大小会影响靶序列的扩增，另外食品中的某些成分、DNA 提取所用到的试剂也可能抑制 DNA 聚合酶的活性。目前 DNA 提取的方法较多，比较常用的是十六烷基三甲基溴化胺（hexadecyl trimethyl ammonium bromide，CTAB）和酚提取 DNA 的方法，对于转基因植物 DNA 的提取应特别注意多糖的影响。在检测食品样品时，应考虑食品的类型（成分）和 DNA 的状态等因素，采用最为合理的提取方法。

3）非特异性靶序列的检测

非特异性靶序列指的是转基因操作中用到的共同外源 DNA 序列，可以用作转基因食品的检测靶标，也是目前常用的转基因食品检测靶标。这些共同序列包括最先批准商业化生产的转基因作物中普遍使用的启动子和终止子，如来自花椰菜花叶病毒的 35S 启动子、农杆菌的 nos 3′端终止子。另外，一些能够用来改善种植作物性状的基因也可以用作检测的目标。例如，苏云金芽孢杆菌晶体蛋白编码基因 *cry IA* 被用于抗玉米螟的几种转基因玉米的检测、*npt II* 基因用于检测新霉素抗性。多重 PCR 技术可以用以提高非特异性靶序列检测的效率。

非特异性靶序列检测方法可以用来检测大部分的转基因食品，但是对于不含有共同靶序列的转基因食品却不能够检测。另外，利用非特异性靶序列进行检测容易产生假阳性结果，这是由于非转基因生物自然条件下获得了靶序列。例如，花椰菜花叶病毒的转染使非转基因作物也具有了 35S 启动子。尽管该种方法存在不足，但是仍然是一种用于检测不了解背景的转基因作物的高效筛选方法。

4）特异性靶序列的检测

两个毗邻基因连接处的序列称为连接片段，连接片段通常是启动子与结构基因或终止子与结构基因结合处的序列。虽然连接片段的序列比较复杂，但对于一个外源基因具有特异性，是转基因食品较理想的特异性检测靶序列。

当一个外源基因能引起几种不同插入情况时，特异检测该转基因产品的最可靠的方法就是扩增它的边缘片段。边缘片段是外源基因和插入位点处基因组序列的结合部分，因此边缘片段是一种检测转基因产品的较为理想的特异性靶标。

5）多重 PCR（MPCR）检测

转基因生物数量的激增给食品中转基因成分的检测带来巨大的困难。FDA 统计数据显示，仅美国目前经过批准投入商业化生产的转基因作物品种已经达到 53 个，再加上处于研究阶段的新的作物品种，其数量将远远超过 53 个。为了解决这个问题，许多实验室都在研发能够同时检测多个转基因产品的 MPCR 检测技术。虽然 MPCR 原理简单，但是要使多对引物同时满足合适的扩增条件存在一定困难，所以寻找合适的扩增条件对于 MPCR 技术的应用至关重要。

目前，MPCR 技术已用于多种转基因作物的检测，对于 MPCR 技术在多实验室之间的重现性问题，现在也得到了较好的解决。随着技术的进步及对定量检测的需求，MPCR 技术不但可以对多个靶序列进行定性检测，而且能够实现多个靶序列的定量检测。另外，超分支滚环扩增技术（hyper-branched rolling circle amplification，HRCA）也被应用于转基因食品的检测。与 MPCR 比较，多重 HRCA 只需要一对引物即可完成多个目标基因的检测，有效地避免了对引物之间的干扰，更加方便、高效。

6）PCR 产物的检测

对于 PCR 产物的检测，常用的方法是琼脂糖和丙烯酰胺胶凝电泳、溴化乙锭染色法。这些方法的主要优点是操作简便、成本低，因此几乎在所有分子生物学实验室得到应用。但其缺点是准确性和分辨率不高，并且较难实现定量和自动化。另外，高效液相色谱、毛细管电泳法也是检测 PCR 产物的有效方法。例如，以烷基化聚苯乙烯作填料并利用紫外光吸收率来检测结果的反向离子高效液相层析技术；毛细管电泳法由于与计算机系统结合而具有较高的自动化程度，同时可以有效降低样品和试剂的用量。

2. 转基因食品的定量 PCR 检测

随着转基因生物的商品化、贸易的国际化，越来越需要发展能够对转基因食品进行精确定量的检测技术。在 PCR 反应后期，随着 DNA 聚合酶活性的不断减弱，引物与靶序列的结合概率变小，使 PCR 产物的终止拷贝数与样品中的起始靶序列浓度之间很难建立线性关系。近年来出现的定量 PCR 技术有效地解决了这些问题。目前，在转基因食品检测中最常用的定量检测技术有竞争定量 PCR（quantitative competitive PCR，QC-PCR）和实时定量 PCR 技术。

1）竞争定量 PCR 检测

QC-PCR 的定量是通过比较靶序列和已知浓度的竞争序列对引物竞争结合的信号来实现的。在这项技术中，只有靶序列和竞争物能够以完全相同的效率扩增时才能获得准确的定量结果，所以竞争物的设计是 QC-PCR 的关键。理想的竞争物通常具有以下特征：能够利用相同的引物与靶序列共同扩增；具有特殊的性质以便与靶序列进行区分。竞争物一般通过对靶序列进行 DNA 重组改造来获得。在改变片段大小时应该尽量避免对扩增效率的影响。

对于 QC-PCR 产物的检测，也多使用琼脂糖电泳、溴化乙锭染色。近年诱导荧光检测系统（laser-induced fluorescence，LIF）与毛细管凝胶电泳（capillary gel electrophoresis，CGE）的结合应用已经能够进行非常微量的检测，并且能够增加 QC-PCR 的灵敏性和准确性。另外，持续变性毛细管电泳技术（costant denaturant capillary electrophoresis，CDCE）允许靶序列和竞争物之间存在很小的尺寸差异，有效促进了 QC-PCR 的发展。

2）实时定量 PCR 检测

实时定量 PCR 技术在一个离心管中同时完成了靶序列扩增和产物的实时检测，因此具有交叉污染少、可靠性高、操作时间短的优势。这些优势促使 RT-PCR 技术得到广泛应用。但是成本较高是这一方法的一大缺陷，这在很大程度上制约了它的普及。近年来有许多利用实时定量 PCR 技术检测转基因作物的文献报道，如对于转基因玉米、烟草和大豆的检测等，检测灵敏度通常小于 0.01%，比目前国际上设定的转基因限量高 100 倍以上，完全能够满足转基因产品检测的需要。

（三）PCR 技术在食品溯源及鉴伪中的应用

1. 常规 PCR 对食品的鉴定

近年来 PCR 技术越来越多地用于食品、药品、饲料等成分的溯源检测，这对有效地识别伪劣产品、防止传染病的扩散有着重要的作用。

曹际娟等建立了从肉骨粉中提取 DNA 的 PCR 方法，根据牛线粒体 DNA 特异性片段设计引物，建立了 PCR 技术检测肉骨粉中牛源性成分的方法，同时根据 18S rRNA 基因序列，设计通用引物来扩增所有真核生物的同源性基因片段，以此作为内源参照基因来检查从肉骨粉中提取模板的质量，避免假阴性结果，肉骨粉中牛源性成分经 PCR 扩增出 271bp 特异性基因片段，从而可以快速检测出肉骨粉中的牛源性成分。郑光明等用常规 PCR 技术对马肉进行了鉴定。首先根据马的卫星 DNA 序列设计引物，可以特异扩增出马的 186bp DNA 片段，而对牛、绵羊、山羊、猪、骆驼等 12 种动物的 DNA 扩增则呈阴性，用该法对 54 种生、熟马肉的样品进行鉴定，正确率为 100%，且鉴定时间不超过 6h。陈茹和林志雄等在 PCR 检测条件方面做了一些改进，有效地提高了检测特异性，并自行设计引物，建立了绵羊和山羊组织种间特异的 PCR 检测技术，通过对几种常见的动物组织进行 PCR 检测及限制性内切酶分析和核酸序列分析，表明所建立的检测方法特异且可靠。张国利等依据猪小卫星 DNA 序列设计了一对引物，建立了 PCR 鉴定生、熟猪肉的方法。

2. 多重 PCR 的应用

常规 PCR 技术一次只能扩增一个目的片段。在肉制品检测中，混合肉的成分比较复杂，通常需要对不同成分的动物源性食品同时进行检测。另外还要检测真核生物的内源 18S rDNA 片段以确保提取到的 DNA 不会抑制 PCR 反应。若是用单一 PCR 分开检测这几个项目，就存在操作繁琐、耗时费事以及试剂消耗大等缺点。与单一 PCR 相比，多重 PCR 能够避免空白对照出现 18S rDNA 假阳性片段，反应体系中多对引物存在竞争，能有效抑制假阳性的出现，从而提高准确性。由于各检验检疫部门采用的检测方法力求快速、准确、高通量，而多重 PCR 方法在这些方面具有一定的优势，对动物产品中各动物源性成分检测有十分重要的意义。

Matsμnaga 等建立多重 PCR 技术，通过 7 种按适当比例混合的引物，用一次 PCR 同时对食品中 6 种肉（牛肉、猪肉、鸡肉、山羊肉、绵羊肉和马肉）中的限制性 DNA 片段进行检测，7 种引物包括一种用线粒体色素细胞 b 基因设计的正链引物和 6 种各物种的特异性 DNA 引物，反应采用 35 个循环进行 PCR 扩增，从山羊肉、鸡肉、牛肉、绵羊肉、猪肉和马肉的扩增产物中分离出长度分别为 157bp、227bp、274bp、331bp、398bp 和 439bp 的 DNA 片段，从而实现了根据 DNA 片段的长度来鉴别混合肉制品的动物源性。绍碧英和陈文炳等也尝试采用多重 PCR 对动物产品中的牛、羊源性进行检测，他们分别对牛源性成分和羊源性成分的 18SrDNA 片段进行多重 PCR 分析，取得了理想的预期效果。

3. 实时荧光定量 PCR 的应用

实时荧光定量 PCR 是在封闭的体系中进行扩增和实时检测，反应完以后不需要进行电泳就可以对结果进行分析，避免了电泳时 PCR 产物的污染和 EB 带来的污染危害，缩短了检测时间，非常适用于大批量样品的检测，最近实时定量 PCR 技术在各个领域的应用越来越多。

李林等利用 Real-time PCR 中的 TaqMan 技术建立了快速鉴定牛源性成分的方法，使用 Chelex-100 提取肉骨粉中的 DNA，过程简单、可靠，仅需要 20min 左右。常规 PCR 能够检测到的最低含量是 0.001%，而 Real-time PCR 对相同的样品进行检测所得到的灵敏度更高，最高可达到 0.0001%。Lopez 利用 6 种 TaqMan 实时定量 PCR 系统对含有牛肉、猪肉、羊肉、鸡肉、火鸡肉和鸵鸟肉 DNA 的混合样品进行定量检测，用一个含有 10 个碱基对的引物，结合两个荧光探针对混合样品中的 DNA 进行扩增，此方法所允许的目标 DNA 的范围要为 0.03~0.80pg，实验混合物中允许含有 4 种以上不同的 DNA，该方法对猪肉定量的精确度可达到 90%，并对 DNA 的 PCR 扩增提供了一个内在的控制。

4. 定量竞争 PCR 的应用

定量竞争 PCR 技术在食品溯源、鉴伪方面也得到较多的应用。定量竞争 PCR 技术存在一个竞争性的基因位点，可以监测食品中抑制 PCR 反应的物质，从而保证 PCR 反应的顺利进行。在此基础上，可以建立一个更广泛的定量竞争 PCR 体系，实现对食品中常见的几种肉类进行快速测定。

Wolf 用定量竞争 PCR 技术对动物产品的动物源性进行检测，该技术采用一种以生长激素基因为基础的新型猪特异性 PCR 系统。构建一个与猪的目标序列在长度上仅差 30bp 的 DNA 竞争物，与目标序列一起用于 PCR 扩增。用来自牛、羊、肉鸡和火鸡的 DNA 对这个新引物的特异性进行了评价。通过含有猪 DNA 和相应数量牛 DNA 混合物的共同扩增使产生一个 225bp 目的序列和一个 255bp 的竞争 PCR 目的序列，从而可以定量分析肉制品中猪肉的含量。这项技术可以作为一种快速的检测技术，可对混合食物成分进行检测，并可对样品中各种成分的比例进行定性和定量分析。

5. RAPD-PCR 技术的应用

随机扩增多态性 DNA 聚合酶链反应技术（RAPD-PCR 或 RAPD），是 1990 年开展起来的一项 DNA 分子水平上的大分子多态性检测技术，能有效检测种及种以下水平 DNA 的多态性。通常用普通引物来进行扩增的 PCR 技术会受种内的多态性影响，并且通常要求和序列测定、杂交等分析技术联合使用，这样对肉制品的鉴定就会产生一定程度的限制，而 RAPD-PCR 技术不需要目标引物，可以作为一种很简便的方法应用于食品动物源性的鉴定。

Saez 等利用以 RAPD-PCR 为基础的 PCR 指纹图谱技术，来对 5 种不同的肉类进行鉴定，用 RAPD-PCR 技术通过 OPL-4 和 OPL-5 引物进行扩增可以鉴定猪肉、牛肉、羊肉、鸡肉和火鸡肉 5 种常见的肉类，操作简便、快速。Martinez 等利用该技术评价了 26 个肉制品（包括新鲜、冷藏、冻藏）的样品，该技术可在不知道被检测 DNA 序列的情况下，采用随机引物对模板 DNA 进行 PCR 扩增，根据扩增产物的特异 RAPD 指纹，可以用来鉴定肉的种类。

思 考 题

1. 简答我国卫生部颁布的食品微生物检验指标。
2. 菌落总数测定中需要注意哪些问题？
3. 简答酶联免疫吸附分析方法的基本原理。
4. 简答 PCR 检测技术的基本原理。
5. 简答引物设计遵循的原则。

第六章　食品安全检测技术的应用

针对食品安全存在的严重问题，对影响食品安全质量的农药、兽药、生物毒素、重金属等有害物质进行检测越来越重要。加强食品的检验检疫，监督检测，质量控制，通过检验来控制食品中有害物质的含量，以保障食品安全，保证消费者健康是食品分析工作的一项重要而艰巨的任务。本章对农药和兽药残留、生物毒素和重金属等应采取哪些检测技术和方法作一概述。

第一节　食品中农药和兽药残留的检测

一、农药残留的检测

农药以直接或以土壤、水、大气等间接途径，通过食物链和生物富集作用污染食品。人类处于食物链的最顶端，因此农药残留通过生物富集对人类的危害也最严重。例如，人长期摄入有机磷农药会引起肝功能下降、血糖升高、白细胞吞噬功能减退等一系列病理变化，中毒后表现为血液中胆碱酯酶活性受到抑制，丧失分解乙酰胆碱的能力，并引起一系列的中毒症状，严重者可导致中枢神经系统功能异常，此外，有机磷对人还有致畸、致癌和致突变作用。再如，有机氯农药主要在人体脂肪含量高的组织和脏器中蓄积，损害肝、肾和中枢神经。DDT 代谢产物 PP-DDT 具有类雌性激素的作用，可导致雄性生殖系统发育异常（如精子总数和正常数量减少、运动力降低等）以及致癌作用。由此可见，农药残留对人体健康危害极大，故研究农药残留的检测技术，尤其是快速和高效的检测方法，对保证食品安全和加强食品中农药残留量监督管理具有重要意义。

（一）农药残留的常规检测

农药残留分析建立在现代色谱分析技术基础之上，尽管有机合成农药活性成分归属的不同化合物有近千种，但是，通过适当的样品前处理，借助有高效分离能力的各种气相色谱毛细柱和液相色谱反相柱以及多种选择性检测器，还是能够对绝大部分实际使用的农药残留进行定性定量检测。目前应用较多的色谱法主要有毛细管气相色谱、固相萃取气相色谱、固相萃取高效液相色谱、气相色谱-质谱联用技术、高效液相色谱-质谱联用技术、基质固相分散萃取色谱、超临界流体萃取色谱、薄层色谱等。另外，各种新检测器的应用（如荧光检测器等）、前处理及进样技术的改进（如顶空进样技术、进样口程序升温技术等）为快速、准确的农药残留定性、定量分析提供了有力的技术支撑。

（二）农药残留的快速检测

国际上用于农药残留快速检测的方法种类繁多，究其原理主要有生化检测法和色谱快速检测法两大类。生化检测法是利用生物体内提取出的某种生化物质进行的生化反应来判断农药残留是否存在及农药污染的程度等情况，在测定时，样本不需经过净化或净化比较简单，检测速度快。目前生化检测法中应用最为广泛的是酶抑制法和酶联免疫法。色谱快速检测是通过尽可能的简化样品净化步骤、直接提取、进样等通过色谱技术测定农药残留的方法。上述快速检测方法在具体应用中可以根据实际情况和方法的各自适用范围及优缺点来选择使用。

快速测定多种农药残留而非一种农药残留的简单分析方法已经开发出来，所应用的农药残留有两组：一是涉及不同种类农药残留的多种类农药残留；二是涉及多种化学性质相关的农药（如 N-甲基氨基甲酸盐、羧酸和苯酚等）检测的选择性农药残留。

1. 酶抑制速测法

目前，酶抑制速测法是我国控制高毒农药残留的一种有效方法，也是国内应用最为广泛的农药残毒快速检测方法。酶抑制速测法检测原理为胆碱酯酶可催化靛酚乙酸酯（红色）水解为乙酸与靛酚（蓝色），有机磷和氨基甲酸酯类农药对胆碱酯酶有抑制作用，使催化水解变色的过程发生改变，由此来检测上述两类农药残留。由于果蔬类鲜食农产品保存时间相对短，因此急需对有机磷和氨基甲酸酯类农药残留进行快速检测的方法。同时该方法还具有短时间能够检测大量样本、检测成本低、对于检测人员技术水平要求低，易于在蔬菜、水果生产基地和批发市场等基层推广使用等特点。但是，酶抑制速测法也有其自身的局限性，如检测农药种类只限于有机磷和氨基甲酸酯类，不能给出定性和定量检测结果，检测限普遍高于国际和国内规定的残留限量标准值，因此不能作为法律仲裁依据。尽管酶抑制速测法还存在一定缺陷，但是在东南亚一些国家，如韩国、泰国、越南及我国的台湾、香港地区仍然广泛使用，特别是在台湾地区从 1985 年开始应用以来，经过多年的持续发展改进，已经形成了一整套完整的管理制度。

2. 酶联免疫法

酶联免疫法是以抗原与抗体的特异性、可逆性结合反应为基础的农药残留检测方法，主要检测方式是采用试剂盒。酶联免疫法具有专一性强、灵敏度高、快速、操作简单等优点。由于受到农药种类繁多、抗体制备难度大、在不能肯定样本中存在农药残留种类时检测有一定的盲目性及抗体依赖国外进口等因素的影响，酶联免疫法的应用范围受到了较大限制。

3. 气相色谱快速检测法

气相色谱快速检测法通过尽可能的简化净化步骤，提取后直接分析蔬菜和水果中的有机磷类农药，大大提高了检测速度。该方法的最大优点是能给出蔬菜和水果中有机磷类农药的定性和定量结果，提供仲裁依据。目前，气相色谱快速检测法方法几乎涵盖了包括所有在我国登记注册的有机磷类农药品种，可用于有机磷类农药在水果或蔬菜中的残留检测。

二、兽药残留的检测

兽药是保障畜牧业发展必不可少的重要手段。据统计，美国大约有 80％的食源性动物在其一生中或多或少地服用过药物，而在我国几乎所有的食源性动物都使用过药物或饲料添加剂。作为药物添加剂，兽药在饲料中广泛应用，对促进动物生长、提高饲料转化率、控制动物生殖周期及繁殖性能、改善饲料的适口性、提高动物性食品的风味等起到了十分重要的作用。但由于科学知识的缺乏和经济利益的驱使，不合理地使用和滥用兽药及饲料添加剂的情况普遍存在，尤其当今"动物速成班"存在加重这种情况的现象，导致兽药在食源性动物组织中的大量残留、超过国家规定的相关限量标准，并通过食物链进入人体，对人类健康构成威胁，目前已引起了人们的高度重视。

（一）兽药残留的常规检测

目前，兽药残留的常规检测方法主要有理化检测法、微生物检测法、酶联免疫吸附测定及放射免疫测定法等。

1. 理化检测法

兽药残留理化检测方法是利用抗生素分子中的基团所具有的特殊反应或性质来测定其含量，如高效液相色谱法、气相色谱法、比色法、荧光分光光度法等。其优点是能进行定性定量和药剂鉴定，敏感性较高，但缺点是有的检测程序较复杂，有的检测费用较高。以磺胺药物残留为例，GC 和 GC-MS 对肉或奶中磺胺类药物残留的测定灵敏度高而且专属性强，但需要繁冗的净化和衍生步骤，因此不适合于大量样品的分析。大多数物质的紫外吸收特性使紫外检测器成为多残留分析最常用的通用型 HPLC 检测器，多用于快速筛选多种兽药的检测中，具有专利梯形狭缝池设计的双通道紫外检测器充分吸收氘灯的能量，因此可获得高灵敏度的检测结果，但是有些分析方法基质干扰严重。

美国农业部食品安全检查局（Food Safety Inspection Bureau of the Ministry of

Agriculture, FSIS)采用荧光胺衍生的薄层色谱（thin layer chromatography，TLC）筛选方法，这种方法灵敏度高，选择性较好，但重复性不够好。近年来经过改进后，用荧光胺柱前衍生或柱后衍生，进行磺胺测定的液相色谱荧光检测法已成为测定动物组织中多种磺胺的快速分析方法，这种方法灵敏度高，选择性较好。液相色谱与大气压化学离子或热喷雾质谱联用技术已成为确证生物组织中磺胺兽药残留的方法，但一般实验室或检验机构很难配置这样的检测设备。

高效液相色谱和电喷雾多级质谱（LC/MSn）联用是一种十分有用的测定痕量兽药残留的方法。利用 LC/MSn 方法可测定蜂蜜或王浆中氯霉素残留。前处理方法包括乙酸乙酯提取蜂蜜或王浆中的氯霉素、C18 固相萃取，固相萃取平均回收率达到 96% 以上。加标样品平均回收率达到 70%～80%，定量下限（limit of quantitation，LOQ）可以达到 0～1μg/kg，检测下限（lower limit of detection，LOD）可以达到 0～0.5μg/kg。

2. 微生物检测法

微生物检测法是应用较广泛的方法而且方法也比较多，如杯碟法、纸片法、琼脂扩散法、氯化三苯四氮唑（2，3，5-triphenyltetrazolium chloride，TTC）法等。微生物检测法的测定原理是基于抗生素对微生物的生理机能和代谢的抑制作用，因而与临床应用的要求一致，但其测定时间长且结果误差较大，使其不适于快速检测。农业部于 2003 年 1 月 22 日发布第 236 号公告，发布 12 种动物性食品中兽药残留检测方法。

(1) 动物性食品中卡巴氧标示残留物检测方法——高效液相色谱法。

(2) 动物性食品中硝基咪唑类药物残留检测方法——高效液相色谱法。

(3) 动物性食品中磺胺二甲嘧啶残留检测方法——高效液相色谱法。

(4) 动物性食品中拉沙洛西钠残留检测方法——高效液相色谱法。

(5) 动物性食品中恩诺沙星和环丙沙星残留检测方法——高效液相色谱法。

(6) 动物性食品中喹酸和氟甲喹残留检测方法（鸡）——高效液相色谱法。

(7) 动物性食品中喹酸和氟甲喹残留检测方法（鱼）——高效液相色谱法。

(8) 动物性食品中苯唑西林残留检测方法（鸡）——高效液相色谱法。

(9) 动物性食品中青霉素类抗生素残留检测方法（鸡）——高效液相色谱法。

(10) 动物性食品中苯唑西林残留检测方法（牛奶）——高效液相色谱法。

(11) 动物性食品中氯霉素残留检测方法（牛奶）——高效液相色谱法。

(12) 动物性食品中青霉素类抗生素残留检测方法（牛奶）——微生物法。

（二）兽药残留的快速检测技术

由 Yalow 和 Berson（1959）提出的放射性同位素标记技术来检测抗原抗体的高灵敏度方法，称为放射免疫测定法。实际上，RIA 测定就是应用放射性物质代替 ELISA 中的标记酶作为抗体的偶联物，在食品安全快速检测中最常见的同位素是 ^{3}H 和 ^{14}C。

1978 年，Charm 在 RIA 技术的基础上发展了放射免疫受体检测技术（radio receptor assay，RRA）。现有的放射性免疫检测方法中在快速检测方面最成功的例子是 Charm Ⅱ 6600/7600 抗生素快速检测系统，该检测系统就是利用专一性受体来识别结合同一类抗生素族中的母环以便以最快的速度同时检测同一抗生素族在样品中的残留情况。它可以检测动物和鱼类的肌肉组织、蛋类、饲料、蜂蜜、水、水果、蔬菜、谷物等样品。目前，Charm Ⅱ 7600 检测系统就 β-内酰胺类、氯霉素类、四环素类、磺胺类、氯唑西林及碱性磷酸酶这 6 项检测已被 FDA 认可。

张子群等（2003）应用酶联免疫技术检测动物源性食品中四环素类抗生素残留，测定的基础是竞争性酶联免疫反应。四环素标准品或样品中游离的四环素与微孔板中的固相四环素（包被结合到蛋白质上的四环素）竞争数量有限的四环素抗体，洗去没有连接的四环素抗体，加入酶标记物，酶标记物与四环素抗体结合的数量反比于游离的四环素的数量，以 TMB-H_2O_2 为底物，测量 450nm 处波长的吸光值，按标准曲线计算样品中四环素的含量。此方法测定的下限线为 150ng/kg。试验证明特异性、精密度及添加回收率符合目前国际上四环素类抗生素残留量检测的要求。

目前，ELISA 试剂盒已得到广泛宣传，市面上有许多针对抗生素残留检测的商品化 ELISA 试剂盒，如英国 Randox 公司、德国 r-BioPharm 公司、意大利 Tecna 及美国 Idexx 公司的产品。其中，英国 Randox 公司的安普生化科技公司的 SNAP β-内酰胺检测盒是利用竞争 ELISA 法来检测牛奶中 β-内酰胺类抗生素的残留。其灵敏度（检出值小于或等于以下水平）为：青霉素（penicillin）G 5×10^{-9} g/L、阿莫西林（amoxicillin）10×10^{-9} g/L、氨苄西林（ampicillin）10×10^{-9} g/L、头孢匹林（cephapirin）8×10^{-9} g/L。

第二节　食品中生物毒素的检测

生物毒素是一大类具有生物活性物质的总称，包括动物毒素、植物毒素和微生物毒素等。生物毒素与人工合成的有毒化合物不同，主要是由生物体产生的，故有时也被称作天然毒素。然而，不适当的人为活动也影响生物毒素的产生，近年来频繁发生的赤潮，特别是有毒赤潮就说明了这一点。在食品和饲料中主要的生物毒素有真菌毒素和藻类毒素两大类。生物毒素已经对食品安全和人类健康构成了严重威胁，因此对生物毒素的检测也愈发重要。

一、真菌毒素的检测

真菌毒素是某些丝状真菌产生的具有生物毒性的次级代谢产物，这些真菌包括曲霉、青霉、镰刀霉、链格孢霉、棒孢霉和毛壳菌等。残留于动植物性食品或饲料中的真菌毒素主要有黄曲霉毒素 G_1、G_2、B_1、B_2、M_1 和 M_2 等，赭曲霉毒素 A、展青霉毒素、玉米烯酮、单端孢霉烯族化合、橘霉素和青霉酸等。最先被分离纯化的真菌毒素为麦角生物碱和青霉酸,其他真菌毒素也相继于 20 世纪 30 年代和 40 年代得以分离纯化。实际上,对真菌毒素的真正研究起源于 1962 年黄曲霉毒素的发现。目前,中国、美国、西班牙、德国、瑞士、芬兰、英国、法国、匈牙利、波兰、捷克、加拿大、欧盟、联合国环境规划署(UNEP)等国家或组织对上述有关真菌毒素在动植物性食品或饲料中的残留都作出了限量规定。

(一)分 析 程 序

真菌毒素的分析检测程序包括采样、萃取、净化、分离和检测 5 个步骤。

1. 采样

采样在任何分析方法中都是最关键的步骤,尤其对真菌毒素的分析。经过大量研究工作,目前建立了复杂样品采样的一般原则,详见第四章第一节。

2. 萃取

所有的真菌毒素检测方法都要求选用合适的溶剂进行初步萃取。萃取通常是在高速混合器中进行或机械振荡一段时间。但是要注意,这并不可能将样品中的毒素提取完全。萃取时要对不同溶剂进行比较,但这也只是对其萃取能力的相对比较。最近对玉米中伏马毒素的筛选工作表明乙腈/水(1:1)的萃取率要高于甲醇/水(8:2)40%。对玉米饼的分析表明,甲醇/乙腈/水(1:1:2)的回收率比甲醇/水(8:2)高 6 倍。这些研究表明对萃取溶剂的组分要严格评估,加标回收是评价萃取有效性的最好措施。

3. 净化

净化步骤包括将真菌毒素从其他共萃物中分离的初级分离步骤以及浓缩过程,测定方法的灵敏性和特异性决定着净化的程度。如果应用非常灵敏和高特异性的筛选方法可以不必进行净化步骤,但是像薄层色谱(TLC)这样分离能力较低的方法,则需要净化过程。检测方法的特异性越小,就越要求净化步骤。

4. 分离

多数仪器分析方法要求在分析之前,要将真菌毒素和所有干扰物质进行分离,通常 TLC、GC 或 LC 都有这样的要求。

5. 检测

针对不同的生物毒素采用合适的检测分析方法。实际上,任何分析程序的应用都是该方法中每一步骤之间的相对平衡。

（二）真菌毒素的研究方法

研究方法在这里是指那些处于分析科学前沿的方法。在真菌毒素领域，这些方法最初常常用于新毒素的鉴定和结构分析，包括薄层色谱、气相色谱、液相色谱等在内的色谱法一直是最重要的真菌毒素的化学分析方法。最早用于真菌毒素检测的是薄层色谱法，但由于方法灵敏度和分离效率等问题，1985年以后便很少用了。然而，在发现确证新毒素、快速监测方法建立、毒素分析方法研究等方面，尤其是当实验条件有限时，薄层色谱还是有其优越性的；气相色谱，包括气相色谱-质谱联用技术，更多的是用在单端孢霉烯族毒素的分析上；当今比较普遍的真菌毒素的分析方法还是液相色谱法，包括液相色谱-质谱联用技术，在方法适用性、分离效率和灵敏度方面，液相色谱法及液相色谱-质谱联用技术都是其他方法无法替代的。

此外，毛细管电泳及毛细管电泳-质谱联用技术以其高分离效率也开始应用在真菌毒素分析领域并引起了广泛关注。目前，毛细管电泳-质谱联用（LC/MS）是其最重要的分析工具。这方面的工作以伏马菌素 B_1 的毛细管电泳分析以及 LC/MS 分析，黄曲霉毒素 B_1、B_2 和 G_1 的毛细管电泳色谱分析为代表。

（三）真菌毒素的官方分析方法

官方分析方法即是被各个实验室证明有效的方法，方法的可重复性（r）、重现性（R）和检测限等已建立。这些方法通常由官方，如分析化学家协会（Association of Official Analytical Chemists，AOAC）国际性组织、欧洲标准化委员会（Comité Européen de Normalisation，CEN）或欧洲代理认可，并被作为评定或参考方法使用。官方方法来自于研究方法，并以传统的实验室设备和仪器为基础。曾被认为非常复杂的仪器，如 LC/MS 等现在已被多数实验室普遍使用，并且开始成为官方分析方法的特征。

AOAC 国际组织官方方法中对以下生物毒素的检测方法均有规定：花生、花生油、玉米、棉籽、阿月浑子果实和大豆中的黄曲霉毒素 B_1、B_2、G_1 和 G_2；牛奶和奶制品中的黄曲霉毒素 M_1；玉米、大麦和绿咖啡中的赭曲霉素；大麦和小麦中的柄曲霉素；苹果汁中的棒曲霉素；玉米中的玉米烯酮；玉米中的伏马毒素 B_1。这些方法中有许多使用 HPLC，一些仍然使用 TLC，只有很少的方法应用最近开发的抗体技术。

（四）真菌毒素的筛选方法

筛选方法的代表即快速检测方法，尽管它们也能进行定量或半定量，通常这些方法仅仅是定性分析，即在限量值之上给出是与不是的回答。在真菌毒素检测领域有大量的筛选方法，从低成本的 Romer 微型柱到基于抗原-抗体技术的 ELISA、检测卡片以及 dipstick。在现有筛选方法的基础上，真菌毒素的检测已有了极大进展。用检测试剂盒可在几分钟内得到结果。试剂盒操作简单，可在野外工作而无需实验室环境。免疫亲和柱的使用极大地促进了基于免疫学方法的检测试剂盒的发展，亲和柱不仅可用于快速检测，还可代替传统的样品净化方法以结合仪器分析。

此外，需要开发能同时进行多种真菌毒素检测的方法，用以证实某种商品可能污染多种真菌毒素。例如，对玉米中的黄曲霉毒素和伏马毒素的检测，或者对经常共存的一些真菌毒素，如单端孢菌素和玉米烯酮的检测。目前，一种 dipstick 酶免疫检测方法已用于同时检测甲醇/水萃取相中的黄曲霉毒素 B_1、T-2 毒素、脱氧雪腐镰刀菌烯醇、杆孢菌素 A 和玉米烯酮，显示蓝点代表阴性，没有颜色则表明存在真菌毒素。

二、海洋藻类毒素

海洋藻类毒素是由海洋中的微藻或者海洋细菌产生的一类生物活性物质的总称。由于这些毒素通常是通过海洋贝类或鱼类等生物媒介导致人类中毒，因此这些毒素常被称为贝毒或鱼毒。

（一）常见海洋藻类毒素

常见的海洋藻类毒素有麻痹性贝毒、腹泻性贝毒素、记忆缺失性贝毒、神经性贝毒及西加鱼毒素等。

1. 麻痹性贝毒

麻痹性贝毒是由甲藻产生的一类四氢嘌呤毒素的总称。麻痹性贝毒是目前已知海洋藻类毒素中分布最广、危害最大的一类毒素。现在已知的麻痹性贝毒毒素有约 20 种，还不断有一些新的毒素被发现。根据毒素的结构，麻痹性贝毒毒素可分为氨基甲酸酯类毒素、N-磺酰氨甲酰基类毒素和脱氨甲酰基类毒素三类。麻痹性贝毒中毒的主要症状表现为面部、肢端麻木，严重时会因呼吸肌麻痹而导致死亡。麻痹性贝毒的活性成分石房蛤毒素及其衍生物在作用机制上与河豚毒素类似，都是通过选择性阻断电压门控钠离子通道，使动作电位无法导致中毒。

2. 腹泻性贝毒素

腹泻性贝毒毒素主要来自甲藻中的鳍藻属和原甲藻属，其分布不如麻痹性贝毒广泛，在 20 世纪 70 年代由日本科学家 Yasumoto 发现。根据毒素的结构，腹泻性贝毒毒素可分成聚醚类毒素——大田软海绵酸和鳍藻毒素、大环聚醚内酯毒素——扇贝毒素和融合聚醚毒素——虾夷扇贝毒素三类。主要的中毒症状表现为呕吐和腹泻,尽管腹泻性贝毒没有强烈的急性毒性,但大田软海绵酸是强烈的致癌因子,其长期毒性效应应当引起足够重视。腹泻性贝毒作用机制在于其活性成分大田软海绵酸能够抑制细胞质中磷酸酶的活性,导致蛋白质过磷酸化,从而对生物的多种生理功能造成影响。大田软海绵酸作为致癌因子,其原因可能就是由于它对磷酸酶的抑制,进而影响 DNA 复制和修复过程中酶的活性,最终发生致畸效应。

3. 记忆缺失性贝毒

1987 年,记忆缺失性贝毒首次在加拿大引起中毒事件,并导致 3 人死亡,原因是中毒者食用了有毒的贻贝,表现肠道症状和神经紊乱,严重的还表现为短暂的记忆丧失。事后研究表明引起中毒的活性成分为软骨藻酸,是一种氨基酸类物质,曾在红藻中分离得到过。这也是首次发现由硅藻赤潮引起的中毒事件。这些有毒藻最初在北美洲发现,然而很快在欧洲、新西兰等地区和国家也发现了这种藻以及能够产生软骨藻酸的其他有毒藻,而且在贝类中检出了累积的软骨藻酸。与作为神经递质的谷氨酸一样,软骨藻酸具有引起神经细胞兴奋的功能,但其强度是谷氨酸的 100 倍。软骨藻酸的存在可引起中枢神经系统海马区和丘脑区与记忆有关区域的损伤,从而导致记忆的丧失。

4. 神经性贝毒

神经性贝毒是到目前为止危害范围较小的一类毒素,主要分布在美国墨西哥湾一带,但近年来在欧洲、新西兰也发现了在有毒藻 *Gymnodinium breve* 中存在。神经性贝毒活性成分包括短裸甲藻毒素 A、短裸甲藻毒素 B 和半短裸甲藻毒素 B 等。这些毒素主要由短裸甲藻产生。神经性贝毒引起中毒的途径有两条:一是经由贝类作为传递媒介,人食用后表现出神经中毒的症状;二是在短裸甲藻赤潮发生时,波浪运动形成的有毒气溶胶可能进入人的呼吸系统引起类似气喘的症状。除对人类的影响之外,短裸甲藻毒素还曾引起大量的鱼类死亡事件。与麻痹性贝毒阻断钠离子内流相反,短裸甲藻毒素可诱导钠离子内流,从而导致肌肉和神经细胞的去极化。但其效应能够被作用于钠离子通道位点的毒素,如石房蛤毒素完全消除。

5. 西加鱼毒素

西加鱼毒素又称雪卡鱼毒,通常是由生活在热带地区的甲藻产生的一类毒素,一般通过鱼引起人类中毒。由西加鱼毒素引起的中毒事件多发生在加勒比海和太平洋地区,每年中毒人数有 1 万多人。与神经性贝毒活性成分短裸甲藻毒素类似,西加鱼毒素也是聚醚结构,是热稳定性物质。中毒后能引起一系列胃肠道和神经系统症状。与神经性贝毒的作用机制相似,西加鱼毒素能够作用于钠离子通道位点 2,导致静息状态下钠离子通道打开,造成钠离子内流。研究发现,对神经性贝毒建立起来的免疫试剂能和西加鱼毒发生交叉反应，表明两种毒素之间存在相似的表位。

6. 刺尾鱼毒素

刺尾鱼毒素是经常与西加鱼毒素共存的另一种毒素，能够作用于细胞膜，致使钙离子内流，其机制可能是通过作用于部分膜蛋白，使之形成一个类似于钙离子通道的孔。

（二）海藻毒素的检测

在海洋藻类毒素的化学分析方法中，高效液相色谱（HPLC）及液相色谱-质谱（HPLC-MS）联用技术最为常用，自 20 世纪 80 年代初以来，已经建立起了多种用于海洋藻类毒素监测的 HPLC 分析法，比较有代表性的是 Sullivan（1985）、Oshima（1989）、Thielert（1993）、Lawrence（1991）和于仁诚（1998）等建立的麻痹性贝毒液相色谱分析方法；腹泻性贝毒的分析主要采用荧光化合物 ADAM（9-anthryl-diazomehtane)标记-反相高效液相色谱分析的方法；记忆缺失性贝毒通常采用反相高效液相色谱-紫外检测分析方法或者荧光化合物，如 FMOC（fluorenylmethoxy-carbonyl)衍生-荧光检测分析方法以及柱切换液相色谱分析法等；神经性贝毒常采用高效液相色谱-荧光检测法和液相色谱-质谱法；西加鱼毒素也有类似的液相色谱-质谱分析方法等。近年来，毛细管电泳及毛细管电泳-质谱联用技术也开始应用在海藻毒素分析领域，并成为海藻毒素液相色谱分析法的重要补充。

三、其他病原微生物及所产毒素的快速检测

进入 21 世纪，感染性疾病仍然是危害人类健康的重要疾患。近 30 年来，新发现了 29 种新病原体。朊病毒被确定为疯牛病和人类 C-J 等病的病原体，肯定了蛋白质颗粒可成为病原体，致使感染人类的微生物日趋复杂。常见致病微生物的威胁不但没有消除，同时又出现了严重的耐药性问题，给临床治疗带来很大的麻烦。严峻的现实向微生物检验提出了更高的要求——更准确、更快速地检出与监测病原体及其毒素。人类与病原微生物进行着不断的斗争，通过应用现代的生物科学技术及时诊断和检测病原微生物，可以降低其对人畜的危害。目前，病原微生物的快速检测方法主要有快速酶触反应、应用单克隆抗体、核酸探针和聚合酶链反应等。

（一）快速酶触反应

快速酶触反应是根据细菌在其生长繁殖过程中可合成和释放某些特异性的酶，按酶的特性，选用相应的底物和指示剂，并将它们配制在相关的培养基中，根据细菌反

应后出现的明显颜色变化，确定待分离的可疑菌株，反应的测定结果可用于细菌的快速诊断。该技术将传统的细菌分离与生化反应有机结合起来，检测结果直观，正成为今后微生物检测发展的一个主要方向。例如，检测大肠杆菌的麦康凯培养基，可将其与乳糖发酵菌株区别开来。现已发现某些具有特征性的酶，应用适当的底物可迅速完成细菌鉴定。例如，沙门菌具有辛酸酯酶，以 4MU-辛酸酯酶为底物，经沙门菌酶解，在紫外灯下观察游离 4MU 的荧光，目前在国内已有应用。再如，大肠埃希菌具有 β-葡萄糖醛酸酶，但以 O_{157} 为代表的肠出血性大肠埃希菌（EHEC）却不含此酶，故 β-葡萄糖醛酸酶阴性已成为初步筛查 EHEC 的重要特征。

（二）单克隆抗体

结合各种形式的放射免疫分析、酶免疫分析、荧光免疫分析、化学发光免疫分析、生物发光免疫分析等，足以检出标本中痕量的微生物抗原，免去繁琐的细菌培养过程，直接完成微生物污染的诊断，也是今后微生物检测的一个发展方向。

（三）核酸探针和聚合酶链反应

随着分子生物学和分子化学的飞速发展，对病原微生物的鉴定已不再仅仅局限于对微生物外部形态结构及生理特性的一般检验上，而是从分子生物学水平上研究生物大分子，特别是核酸结构及其组成部分。在此基础上建立的众多检测技术中，核酸探针和聚合酶链反应以其敏感、特异、简便、快速的特点成为举世瞩目的生物技术革命的新产物，并已应用于微生物的检测中。

将已知核苷酸序列 DNA 片段用同位素或其他方法标记，加入已变性的被检 DNA 样品中，在一定条件下即可与该样品中有同源序列的 DNA 区段形成杂交双链，从而达到鉴定样品中 DNA 的目的，这种能认识到特异性核苷酸序列有标记的单链成为 DNA 分子核酸探针或基因探针。根据核酸探针中核苷酸成分的不同，可将其分成 DNA 探针和 RNA 探针，一般多选用 DNA 探针；根据选用基因的不同分成两种：一种探针能同微生物中全部 DNA 分子中的一部分发生反应，它对一些菌属、菌种、菌株具有特异性；另一种探针只能限制性同微生物中某一基因组 DNA 发生杂交反应，如编码致病性的基因组，它对某种微生物中的一种菌株或仅对微生物中某一菌属有特异性。

此外，PCR 技术自 1985 年建立以来，发展迅速、应用广泛，表明其具有强大的生命力。近些年来，基于 PCR 的基本原理，许多学者充分发挥创造性思维，对 PCR 技术进行研究和改进，使之得到了进一步的完善，并在此基础上派生出了许多新的用途。例如，原位 PCR 技术、连接酶链反应依赖核酸序列的扩增、转录依赖的扩增系统、标记 PCR、彩色 PCR、反向 PCR、不对称 PCR、重组 PCR、多重 PCR 和免疫-PCR 等。应用 PCR 技术对病原微生物的快速检测详见第五章第三节。

第三节 重金属及其他有害物质的检测

重金属是相对密度在 5 以上金属的统称,广泛分布于自然界。由于人们的生产和生活造成的重金属对大气、水体、土壤、生物等的环境污染称为重金属污染。重金属随废水排出时,即使浓度很小,但是由于生物富集作用等,其也可通过食物链的方式对人体造成很大的危害。正因如此,对环境、动植物性食品和饲料中重金属的检测则更为重要。

一、重金属的检测

(一)重金属及其危害

自然界中的重金属有 60 多种,如金、银、铜、铅、锌、镍、钴、镉、铬和汞等。从环境污染和食品安全角度而言的重金属,实际上主要是指生物毒性显著的重金属,如汞、镉、铅、铬及类金属砷等,也包括具有一定毒性的一般重金属,如锌、铜、钴、镍、锡等。当前,人们关注最多的是汞、镉、铬等重金属对食品的污染。常见限量残留于动植物性食品或饲料中的元素有:砷(As)、汞(Hg)、铅(Pb)、镉(Cd)、镍(Ni)、铬(Cr)、锑(Sb)、钼(Mo)、氟(F)、硒(Se)、锡(Sn)、铜(Cu)、锌(Zn)、钡(Ba)、镁(Mg)等。目前中国、美国、英国、法国、瑞典、日本、加拿大、澳大利亚、德国、新西兰、南非、俄罗斯、捷克、荷兰、波兰、匈牙利、联合国 UNEP 等国家或组织对上述重金属在动植物性食品或饲料中的残留量均作出了明确的规定。

重金属污染的特点表现在以下四个方面:①水体中的某些重金属可在微生物作用下转化为毒性更强的金属化合物,如汞的甲基化作用就是典型例子;②生物从环境中摄取重金属可以经过食物链的生物放大作用,在较高级生物体内成千万倍地富集起来,然后通过食物进入人体,在人体的某些器官中积蓄起来,如果超过人体所能耐受的限度,便可造成人体急性中毒、亚急性中毒和慢性中毒等,危害人体健康,甚至导致死亡;③在天然水体中只要有微量重金属即可产生毒性效应,一般重金属产生毒性的范围为 $1\sim10mg/L$,毒性较强的金属,如汞、镉等产生毒性的质量浓度范围为 $0.001\sim0.01g/mL$;④重金属污染与其他有机化合物的污染不同。不少有机化合物可以通过自然界本身物理的、化学的或生物的净化,降低或解除其有害性。但是,重金属即使浓度很低,也极难分解净化,降低或消除其有害性。

重金属毒性强,对人体危害大,是当前人们最为关注的问题之一。重金属对人体的危害表现为以下三个特点:①饮用水含微量重金属即可对人体产生毒性效应,一般重金属产生毒性的浓度是 $1\sim10mg/L$,毒性强的汞、镉产生的毒性浓度为 $0.01\sim0.1mg/L$;②重金属多数是通过食物链对人体健康造成威胁;③重金属进入人体后会蓄积在某些组织或器官，不容易排泄，往往造成慢性累积性中毒。例如，日本的"水俣病"是典型的甲基汞中毒引起的公害病，是通过鱼、贝类等食物摄入人体的；日本的"骨痛病"则是由于镉中毒，镉是最常见的污染食品和饮料的重金属元素，在1973年FAO/WHO所确定的17种最优先研究的食品污染物中，镉列在第三位，仅次于黄曲霉毒素和砷。镉中毒表现为肾功能失调，骨质中钙被镉取代，使骨骼软化，极易骨折，这也是重金属污染给人体健康带来损害的又一典型案例。砷与铬毒性相近，但砷更强一些，三氧化二砷（砒霜）毒性最大，是剧毒物质。正因为重金属的危害性，所以，应严格防止重金属污染，同时对环境、食品和饲料中重金属的检测也愈发重要。

（二）重金属的检测

目前，测定重金属含量的方法主要有原子吸收分光光度法、离子色谱和极谱分析法等。此外，微分电位溶出法、微分脉冲阳极溶出伏安法、氢化物-原子荧光光谱法等方法在重金属的分离鉴定中也有应用。

原子吸收法的优点是干扰少、专属性强，缺点是需要使用原子吸收等昂贵设备，因此不易普及应用。例如，采用石墨炉原子吸收法可快速测定大豆异黄酮胶囊中的微量铅，吸收线为283.3nm，基体改进剂为磷酸二氢铵，原子化温度为1700℃，检出限为5μg/mL，检测范围为5～100ng/mL，回收率达到95%～100%。

无机离子测定以往常采用化学法，但操作繁琐且受到共存离子的干扰，影响检测的灵敏度和准确性。离子色谱的开发及应用能较好地解决化学法存在的不足，又比原子吸收法经济适用，更易推广。离子色谱是1975年后发展的一种新的液相色谱分离技术，离子色谱分析测定痕量金属是被广泛承认的技术，近些年来得到了快速的发展，尤其是具有螯合柱的离子色谱。此外，离子色谱柱后衍生光度检测分析方法已逐步用于无机离子的检测，具有能同时分析多种共存离子，选择性强、灵敏、准确等优点。在含有阴离子、阳离子双功能基的离子色谱柱上，选用草酸和氯化钠的梯度洗脱体系同时将Cu^{2+}、Ni^{2+}、Zn^{2+}、Cd^{2+}、Co^{2+}、Mn^{2+}和Pb^{2+} 7种金属离子完全分离。柱后采用新的衍生试剂2-［（5-溴-2-吡啶）-偶氮］-5-二乙氨基苯酚（5-Br-PADAP）进行衍生反应，检测波长为560nm，方法的检出限达到微克/升级。该法应用于茶叶样品中多种金属离子的测定，结果令人满意。

极谱分析法具有快速、简便并能测定多种金属的特点，经典极谱法可测量10^{-6}mol/L的金属离子浓度，而示波极谱的灵敏度可达10^{-7}～10^{-6}，催化波极谱的灵敏度比经典极谱法提高了1～2个数量级。在镉离子的分离测定中，样品经处理后，在氨性介质中，其波高与镉的浓度成正比。氨性底液中铜离子对镉的测定有影响，其他金属无干扰，在铜含量高，而镉含量低的情况下，微量镉的测定，可选用催化示波极谱法。该法灵敏度高、选择性好，在测定时，氨性底液中加入亚硫酸钠作为除氧剂，以消除氧波对测定的干扰。

测定生物和环境样品中的重金属及其化学形态，可以更准确地评价其对人体健康的潜在危害，监测重金属从环境基质到人体的迁移过程。首先，利用微波辅助萃取进行样品预处理，能够将重金属的不同无机和有机形态从样品基质中有效分离，分离过程中金属形态不发生变化。然后，利用离子色谱分离重金属不同化学形态、电感耦合等离子体质谱进行生物和环境样品中重金属的分离检测，将离子色谱和电感耦合等离子体质谱在线联用，辅以稳定性同位素标记，可以准确测定生物和环境样品中的金属（铅、铬和汞）形态。该方法大大提高了生物和环境样品中重金属检测的灵敏度。

二、其他有害化学物质的检测

二噁英是近年来讨论最多的一种有害物质。二噁英本身不是农药，它只是某些农药的杂质，这些杂质是在生产该农药的过程中产生的。例如，用于森林除草的苯氧乙酸除草剂 2，4-D 和 2，4，5-T 中就含有最毒的二噁英异构体。氯酚生产、苯酚直接氯化或是氯苯碱解，都会产生副产物二噁英。当前，农药被广泛大量的使用，导致二噁英无处不在。此外，城市垃圾含有数量可观的塑料废料，在垃圾焚烧过程中，也会产生一定量的二噁英。日本科学家曾观测到，垃圾焚烧厂附近的牧场草地被二噁英污染，吃此牧草的母牛产的牛奶含有较高浓度的二噁英，而喝此奶厂牛奶的附近居民血液中所含二噁英的平均浓度高出正常值 20 倍以上。二噁英排放源—大气—草地—奶牛—牛奶—奶制品—人，此为人类对二噁英的主要暴露途径。

目前适用于二噁英检测的方法是高分辨气相色谱与高分辨质谱联用技术（HRGC-HRMS），但由于所使用仪器价格昂贵，试样需多步分离、净化，步骤十分繁琐，这一工作在大多数实验室很难开展，显然更不能适合食品卫生监督和监测工作的日常需要。

国际上有些实验室试图建立一种以利用生物传感器为原理的快速检测方法。因为芳香烃受体（aryl hydrocarbon receptor，Ah）是氯代二苯并二噁英（polychlorinated dibenzo-p-dioxins，PCDD）和氯代二苯并呋喃（polychlorinated dibenzofuran，PCDF）发挥毒性作用机制的基础物质，它的活化程度与 PCDD/Fs 毒性相一致，而 PCDD/Fs 活化 Ah 受体能力与其二噁英类毒性当量（toxic equivalent quantity，TEQ）有关，目前所建立的生物学筛选方法均据此进行。PCDD/Fs 进入细胞质与 Ah 受体结合活化后，被 Ah 受体核转位因子（aryl hydrocarbon receptor nuclear translocator，ARNT）转移到细胞核，活化的核内基因是特异性 DNA 片段——二噁英响应因子，启动发挥毒性作用的基因增加其转录，如细胞色素 P4501A 亚型，激活芳香烃羟化酶（aryl hydrocarbon hydroxylase，AHH）和 9-乙氧基-3-异吩唑酮-O-脱乙基酶（9-ethoxy-3-thiophene trazodone-O-deethylase，EROD）。以前已经有实验室用细胞培养通过 EROD 活性的测定来反映 PCDD/Fs 激活 Ah 受体的能力，得到 PCDD/Fs 的 TEQ。为了增加生物学方法的灵敏度，从 P4501A1 基因 5′端分离二噁英反应元件（dioxin responsive element，DRE），并将萤火虫荧光素酶作为报告基因结合到控制转录的 DRE 上，制备成质粒载体。将这一质粒载体转染 H4IIE 大鼠肝癌细胞系（含 Ah 受体传导途径的各个部件），以此构成的 CALUX（chemically activated luciferase expression）系统荧光素酶诱导活性与 PCDD/Fs 有关，CALUX 相对活性与 PCDD/Fs 的 TEF 相一致，所测的结果就是 TEQ。该方法与 HRGC-HRMS 化学方法对比发现结果相当一致。然而，采用细胞培养方法仍需要一定条件，同时培养时间需 24h，整个测定多达几天，不能进行快速检验，不适用于食品安全监督检验要求，因此有必要对 Ah 受体活化程度进行更直接的测定。在此基础上进一步改进，以 Ah 受体、ARNT 和 DRE 为生物传感器的主要部件，测定转化的 Ah 受体。由于 Ah 受体与 ARNT 为 1∶1 结合的同源二聚体，这一同源二聚体可以结合在生物素-亲和素系统的 DRE 上，采用酶标双抗方法测定 ARNT，避免了抗体不能区别 Ah 受体的难点。因为该方法不再需要细胞内的诱导活化过程，体外活化时间由 24h 减少到 2h，加上 ELISA 检测，整个分析在 1 个工作日内便可完成。以 Ah 受体为生物传感器建立的免疫生物学方法一次可完成多个样品的检测，提取方法相对简单，所得结果就是 TEQ，方法完成后可以满足卫生监督的大量筛选需要。

由于化学方法是对单个同系物进行测定，结果判定要用每个同系物的 TEF 乘以含量才能得到 TEQ，所以 CAC 指出，利用 DNA 重组技术建立的 PCDD/Fs 免疫分析和生物分析方法，可以灵敏、特异地检测出 TEQ，适合于大量样品的筛选。但这种方法只能得到一个 PCDD/Fs 总量（同样以 TEQ 表示），而不能了解样品中 PCDD/Fs 的具体组成。因此一般认为这类方法可以用作筛选和用于特定条件下的监督管理。

在筛选出阳性样品后，可以有选择地用质谱方法检测。WHO 正在关注这类方法的开发进展，因为对于广大发展中国家来说，这类方法十分适用。

用 DNA 重组技术建立的以 Ah 受体为基础的生物分析方法在二噁英总 TEQ 水平测定可达到特异性、选择性和灵敏度的要求，且所测结果与 HRGC-HRMS 方法相当，可作为大量样品筛选手段。

比奥公司引进的"二噁英"实时在线检测系统则是根据在垃圾焚烧炉排出气体中存在大量的二噁英中间体——氯苯酚，而有机化合物氯苯酚在二噁英类物质形成过程中扮演着重要角色，气体中二噁英类物质含量与氯苯酚含量密切相关的特性，将氯酚选为测定指标，开发出来的实时测定氯苯酚的含量，从而可间接测出二噁英浓度的系统。这种新装置可即时采集气体样本，对其施加高电压，使氯苯酚在高压下变成离子，采用三次元四重极质谱分析法，可在 1min 内测定出氯苯酚离子的浓度，从而可推算出二噁英的浓度。

思 考 题

1. 如何对食品中的农药和兽药残留进行检测？
2. 如何对食品中的生物毒素进行检测？
3. 如何对食品中的重金属进行检测？

第三篇　食品安全评价及控制管理

　　面对严峻的食品安全形势，我国于 2008 年 4 月 20 日公布了《中华人民共和国食品安全法》，加强对食品安全的控制管理。食品安全控制管理及评价是食品安全研究的重要组成部分。食品安全的过程控制、食品中各种危害因子系统检查分析技术的建立与应用、食品安全性的科学评价方法的建立是保障食品安全的基础。食品安全法规条例的建立与完善、政府部门的严格监管是保证食品安全的关键。本篇首先介绍食品安全性评价，然后介绍食品安全的过程控制，最后介绍食品安全管理的主要内容。

第七章　食品安全性评价

食品安全性评价就是研究食品中有毒有害物质的性质和作用，检测其在食品中的含量水平，控制食品安全质量，确保食品对食用者健康无害。现代食品安全性评价除了必须进行传统的毒理学评价外，还需要进行人群流行病学研究、受控的临床病理研究、残留量和暴露量研究、膳食结构和摄入风险性评价等。食品安全性评价是一个新兴的领域，对其评价方法依然在不断研究、不断完善，在实际应用中可能会存在一些不同的观点。

第一节　食品安全性评价方法

食品毒理学是研究存在于食品中的有毒化学物的种类、性状、含量、来源、形成、分布范围、毒性及其毒性反应机理，并确定这些有毒化学物的安全限量和评定食品安全性的科学。现代食品毒理学着重通过生物学、生理学、化学或物理学领域的理论知识找寻毒性反应的详细机理，并研究由特定物质产生的特定的生物学反应机制，为食品安全性评价和监控提供详细和确凿的理论依据。

一、概　　述

（一）食品安全性评价

食品毒理学安全性评价是通过动物实验和对人群的观察，阐明食品中某种物质的毒性及潜在的危害，对该食品能否投放市场作出取舍的决定，或提出人类安全的接触条件。化合物的安全性是指一种外来化合物在规定的使用方式和用量条件下，对人体健康不致产生任何损害，即不引起急性、慢性中毒，也不至于对接触者（包括老、弱、病、幼和孕妇）及其后代产生潜在危害。

毒物是指在一定条件下，较小剂量就可干扰或破坏生物体的动态平衡，甚至导致生物体死亡的化学物质。有毒物质主要通过化学损伤使生物体遭受损害。毒性是指外源化学物质与机体接触或进入体内的易感部位后，能引起损害作用的相对能力，包括损害正在发育的胎儿（致畸胎）、改变遗传密码（致突变）或引发癌症（致癌）的能力等。简言之，毒性即外源化学物在一定条件下损伤生物体的能力。毒性较高的物质，只要使用相对较小的剂量，即可对机体造成一定的毒害，而毒性较小的物质，需要较大的剂量才呈现毒害作用。物质毒性是一个相对的概念。在一定意义上，只要达到一定的数量，任何物质对机体都具有毒性；如果低于一定数量，任何物质都不具有毒性。与机体接触的量是影响物质毒性的关键因素。除此之外，还需考虑与机体接触的途径（胃肠道、呼吸道、皮肤或其他途径）、接触的方式（一次接触或多次接触以及每次接触时间的长短与间隔）、物质本身的化学性质及物理性质等。按照毒性的强弱，可将毒物分为剧毒、高毒、中毒、低毒、微毒等。

有毒外源化学物质在机体内可引起一定的毒性作用，可表现为机体功能紊乱、损伤、疾病或死亡的生物学效应。外源化学物质对机体的毒性作用具体表现为以下五个方面。

1. 速发作用和迟发毒性作用

速发毒性作用是指某些外源化学物质在一次接触后的短时间内所引起的即刻毒性作用，如氰化钾引起的急性中毒。迟发毒性作用是指在一次或多次接触外源化学物质后，经一定时间间隔才出现的毒性作用。例如，某些有机磷类化合物具有迟发性神经毒害作用；致癌性外源化学物质，一般要在人类初次接触10~20年后才能出现肿瘤。

2. 局部作用和全身毒性作用

局部毒性作用是指某些外源化学物质在机体接触部位直接造成的损害作用，如接触具有腐蚀性酸碱所造成的皮肤损伤；吸入刺激性气体所引起的呼吸道损伤。全身毒性作用是指某些外源化学物质在机体吸收并扩散至全身后所产生的损害作用，如一氧化碳引起的全身性缺氧。

3. 可逆作用和不可逆毒性作用

可逆毒性作用是指某些外源化学物质在停止接触后可逐渐消失的毒性作用。通常，机体接触外源化学物质的浓度越低、时间越短、造成的损伤越轻，则脱离接触后毒性作用消失的越快。不可逆毒性作用是指停止接触某些外源化学物质后，毒性作用依然存在，甚至可进一步加重对机体造成的损害，如外源化学物质引起的肝硬化、肿瘤等。

4. 过敏反应

过敏反应也称为变态反应，是指机体对外源化学物质产生的一种病理性免疫反应。引起这种免疫反应的外源化学物质称为过敏原，过敏原可以是完全抗原，也可以是半抗原。许多外源化学物质作为一种半抗原进入机体后，首先与机体内源性蛋白质结合形成抗原，然后再进一步激发抗体的产生，当再次与这类外源化学物质接触后，即可产生抗原抗体反应，产生典型的过敏反应症状。过敏反应是机体不需要的一种有害反应，从毒性学角度可将其视为一种毒害作用。

5. 特异体质反应

特异体质反应是指机体对外源化学物质的一种遗传性异常反应。例如，肌肉松弛剂琥珀酰胆碱因为能迅速被血清胆碱酯酶分解，所引起的肌肉松弛时间通常较短，但有些患者由于缺乏这种酶，所以当接受标准治疗剂量的琥珀酰胆碱后，可出现较长时间的肌肉松弛，甚至呼吸暂停。

（二）制定毒理学安全性评价程序的意义

对某种外来化合物进行安全性评价时，必须掌握该化合物的成分、理化性质等基本资料，动物实验资料及对人群的直接观察资料，最后进行综合评定。在掌握上述三个方面资料的基础上，进行最终评价时，还应全面权衡其利弊和实际的可能性，从确保发挥该物质的最大效益以及对人体健康和环境造成最小危害的前提下作出结论。实际上，不存在绝对的安全。

20 世纪以来，随着现代工业特别是化学工业的迅猛发展，人类在日常生活和生产中接触及使用的新化学品与日俱增。但是，在目前已知的人类可能接触或销售的 500 多万种化合物质中，进行化学品毒性登记的只有十多万种，而其中人类经常使用或接触的化学品种类已逾 7 万种。此外，许多新化学品正以每年 1000 种的速度不断涌现。人类长期直接或间接地接触这些化合物质所引起的毒性及致畸、致突变和致癌作用，越来越受到社会的关注。因此，为防止外来化学物质对人体可能带来的有害影响，对各种已投入或即将投入生产和使用的这些物质进行毒性试验研究，据此对其作出安全性评价并提供毒理学方面的科学依据，已成为一项极为重要的任务。为了便于彼此的试验结果在进行评价比较时有共同的基础，推动食品安全性评价工作的开展，按照安全性评价毒理学试验的最基本要求和目前已掌握的技术能力，制订一个相对统一的食品安全性方面的毒理学评价程序是非常必要的。

1994 年我国颁布和实施了《食品安全性毒理学评价程序和方法》，并在 2003 年进行了修订。该标准适用于食品生产、加工、保藏和销售过程中所涉及的可能对食用者健康造成危害的化学、生物、物理因素的安全性评价，评价对象包括食品添加剂（含营养强化剂）、食品新资源及其成分、辐照食品、食品容器与包装材料、食品工具及设备、洗涤剂、消毒剂、农药残留、兽药残留及食品工业用微生物等。

（三）毒理学的基本概念

1. 非损害作用与损害作用

外来化合物在机体内可引起一定的生物学效应，包括非损害作用和损害作用，毒理学主要研究的是外来化合物的损害作用。通常，非损害作用所致机体发生的一切生物学变化都是暂时的和可逆的，并在机体代偿能力范围之内，不造成机体机能、形态、生长发育和寿命的改变，不降低机体维持内稳态的能力，不引起机体某种功能容量（如进食量、劳动负荷能力等）的降低，也不引起机体对额外应激状态代偿能力的损伤。与非损害作用相反，损害作用是外来化合物毒性的具体表现。具有下列特点：机体的正常形态和生长发育过程受到严重的影响，寿命也将缩短；机体功能容量或对额外应激状态代偿能力降低；机体维持内稳态能力下降；机体对其他某些因素的不利影响的易感性增高。

2. 剂量

剂量是决定外来化合物对机体损害作用的重要因素。它既可指给予机体的数量或与机体接触的外来化合物的数量，也可指外来化合物吸收进入机体的数量，外来化合物在关键组织、器官或体液中的浓度或含量。因为后者的测定不易准确进行，所以剂量的概念一般都是指给予机体的外来化合物的数量或与机体接触的数量。剂量的单位是每单位体重接触的外来化合物的数量，如每千克体重毫克。不同剂量的外来化合物对机体可能造成不同性质或不同程度的损害作用。换言之，造成不同性质或程度损害作用的剂量可能并不一样，因此提及剂量，还必须与损害作用的性质或程度相联系。

1）致死量

致死量是指可以造成机体死亡的剂量。但在某一群体中，死亡个体数目的多少有很大程度的差别，所需的剂量也不一致。

2）绝对致死量

绝对致死量（LD_{100}）是指能造成一群机体全部死亡的最低剂量。由于在一个群体中，不同个体之间对外来化合物的耐受性存在差异，可能有个别或少数个体耐受性过高或过低，并因此造成 LD_{100} 过多的增加或减少。所以表示一种化合物的毒性高低或对不同外来化合物的毒性进行比较，一般不用 LD_{100} 而采用半数致死量。

3）半数致死量

半数致死量（LD_{50}）是指能引起一群个体 50％ 死亡所需的剂量。LD_{50} 数值越小，表示外来化合物的毒性越强；反之 LD_{50} 数值越大，则外来化合物的毒性越低。由于动物物种、品系、外来化合物与机体接触的途径和方式都可影响外来化合物的 LD_{50}，所以表示 LD_{50} 时，必须注明试验动物的种类和接触途径。例如，对硫磷大鼠、经口 LD_{50} 为每千克体重 13mg。此外，还应注明 95％ 可信限，一般以 $LD_{50} \pm 1.96$ 标准差表示其误差范围。例如，某种化合物质 LD_{50} 为每千克体重 1300mg，其 95％ 可信限为每千克体重 1200～1492mg。

与 LD_{50} 概念相同的剂量单位，还有半数致死浓度（LC_{50}），即能引起一群个体死亡 50％ 所需的浓度，一般以毫克/升表示水中外来化合物的浓度，或以毫克/立方米表示空气中外来化合物的浓度。

4）最大无作用剂量

最大无作用剂量（no observed adverse effect level，NOAEL）是指化学物质在一定时间内，按一定方式与机体接触，用现代的检测方法和最灵敏的观察指标不能发现任何损害作用的最高剂量。与阈剂量一样，最大无作用剂量也不能通过试验获得。最大无作用剂量的确定是根据亚慢性毒性试验或慢性毒性试验的结果而确定的，是评定外来化合物对机体损害作用的主要依据。

5）最高允许浓度、日容许摄入量及安全系数

最高允许浓度（maximal allowable concentration，MAC）是指某一外来化合物可以在环境中存在而不致对人体造成任何损害作用的浓度。

日容许摄入量（acceptable daily intake，ADI）是指人类终生每日摄入某外来化合物不致引起任何损害作用的剂量。

安全系数是根据最大未观察到有害作用剂量计算 ADI 时所用的系数，即将 NOAEL 除以一定的系数可得出 ADI。所用的值取决于受试毒物作用的性质、应用的范围和用量、适用人群以及毒理学数据的质量等因素。

6）最小有作用剂量

最小有作用剂量也称为中毒阈剂量或中毒阈值，是指在一定时间内，一种毒物按一定方式或途径与机体接触，能使某项灵敏的观察指标开始出现异常变化或使机体开始出现损害作用所需的最低剂量。在理论上，最大无作用剂量和最小有作用剂量应该相差极微，但由于对损害作用的观察指标受指标观测方法灵敏度的限制，所以实际上最大无作用剂量与最小有作用剂量之间仍然有一定的差距。

3. 效应和剂量-效应关系

效应是指一定剂量外来化合物与机体接触后所引起的生物学变化。此种变化的程度用计量单位来表示，如某指标变化了若干个、毫克、单位等。剂量-效应关系是指外来化合物的剂量与个体或群体中发生的量效应强度之间的关系。

4. 反应和剂量-反应关系

反应是指一定剂量的外来化合物与机体接触后，呈现某种效应并达到一定程度的个体数在某一群体中所占的比率，一般以百分数或比值表示。剂量-反应关系为外来化合物的剂量与某一群体质效应的发生率之间的关系。

剂量-效应关系或剂量-反应关系是毒理学的重要概念。机体内出现的某种损害作用，如果肯定是某种外来化合物所引起，则必须存在明确的剂量-效应或剂量-反应关系，否则不能肯定。

5. 靶器官

靶器官是指外源化学物质进入机体后可以直接发挥毒性作用的器官或组织。外源化学物质对体内各器官的毒性作用并不一样，具有选择性毒害作用。例如，脑是甲基汞的靶器官，肾是镉的靶器官。通常，毒性作用的强弱主要取决于该物质在靶器官中的浓度。但靶器官不一定是该物质浓度最高的场所，是否为靶器官主要取决于该器官对相应毒物的敏感性。例如，铅浓集于骨组织中，但其毒性作用是通过铅对造血系统、

神经系统等组织的作用而体现出来的。

二、食品毒理学安全性评价内容

（一）毒理学安全性评价程序的运用原则

在实际工作中，对一种外来化合物进行毒性试验时，必须对各种毒性试验方法按一定顺序进行，才能在最短的时间内，以最经济的办法，取得最可靠的结果。因此，在实际工作中采取分阶段进行的原则，即先安排试验周期短、费用低、预测价值高的试验。不同的评价程序对毒性试验划分的阶段性有不同的要求，有些程序还要求进行人体或人群试验。例如，《食品毒理学安全性评价程序》明确指出毒性试验仅分 4 个阶段；《农药毒理学安全性评价程序》根据一般毒性试验和特殊毒性试验也是划分为 4 个阶段；《化妆品安全性评价程序和方法》对毒理学试验则要求进行人体激发斑贴试验和试用试验等 5 个阶段。

（二）毒理学安全性评价的基本内容

1. 试验前的准备

对一种外来化合物进行毒性试验前，必须掌握下列基本情况。

1）掌握该化合物的基本数据

化合物的基本数据包括化学结构式、组成成分和杂质、理化常数以及定量测定方法等。有时可根据化合物结构对其毒性作出初步估计，如西方和我国学者运用量子力学原理，提出几种致癌活性与化学结构关系的理论，据此可推算多环芳烃等化合物的致癌活性。化合物中的杂质，特别对于低毒化合物，在动物实验中可因其中含有杂质而增加其毒性。理化常数包括密度、沸点、熔点、水溶性或脂溶性、蒸汽压等。

2）了解生产过程中所用的原料和中间体的应用情况及用量

3）了解化合物应用情况及用量

这包括人体接触化合物的途径，化合物所产生的社会效益、经济效益及人群健康效益等，这些将为毒性试验的设计和对试验结果进行综合评价及采取生产使用的安全措施提供参考。例如，对食品添加剂则应掌握其加入食品中的数量；对农药则应掌握施用剂量和在农作物的可能残留量；对环境污染物则应掌握其在水体、空气或土壤中的含量；对工业毒物则应考虑其在空气中的最大浓度。总之，对各种外来化合物都应尽量估计人体通过各种途径实际可能接触的最大剂量。

4）样品应为实际生产并使用的产品

作为毒性试验的样品，应是实际生产使用的或人类实际接触的产品。要求生产工艺流程和产品成分规格必须稳定，必要时可用紫外或红外分光光度法、气相色谱法或薄层层析等方法对受试样品进行分类，取得吸收光谱或色谱测试资料，以控制样品的纯度一致性。通常，应采用工业品或市售商品，而不是纯品。如需确定毒性作用是来自该化合物本身还是来自其所含杂质，则可采用纯品和工业品分别试验进行比较。

5）选择实验动物的要求

根据微生物的控制程度，我国将试验动物分为无菌动物（以无菌技术获得，用现有的方法检不出任何微生物的动物）、无特定病原体动物即 SPF 动物（不带有指定性的致病性微生物和寄生虫的动物）、清洁级动物（原种群为屏蔽系统中的 SPF 动物，饲养在屏蔽系统或温湿度恒定的普通设施中，其体内不带有人畜共患的传染病病原体的动物）和普通级动物（不明确是否带有微生物或寄生虫，但确定不能带有人畜共患的和致动物烈性传染病的病原体的动物）。毒理学试验中使用的动物，国家颁布了规范化的管理标准，规定必须使用经权威部门认证合格的试验动物。一般而言，至少应选择清洁级动物。

（1）实验动物的种属。不同种属的动物对化合物的反应可能有很大的差别，最好用两种种属的动物，包括啮齿类和非啮齿类。选择的动物对受试化合物的代谢方式应尽可能与人类相近。进行毒理学评价时，优先考虑哺乳类的杂食动物。例如，大鼠是杂食动物，食性和代谢过程与人类较为接近，对许多化合物质的毒性作用比较敏感，而且体形小，自然寿命不太长，价格便宜，易于饲养等，故在毒理学试验中，一般多采用大鼠（除特殊情况外）。此外，小鼠、仓鼠（地鼠）、豚鼠、家兔、狗或猴也可供使用。对种属相同但品系不同的动物，同一种化合物质有时可以引发程度不同甚至性质完全不同的反应，因此，为了减少同种动物不同品系造成的差异，最好采用纯系动物，即来自同一祖先、经同窝近亲交配繁殖至少 20 代以上的动物，或第一代杂交动物，即两种纯品系动物杂交后所得的第一代杂交动物进行实验，这些动物具有稳定的遗传特性，动物生理常数、营养需要和应激反应都比较稳定，所以对外来化合物的反应较为一致，而且个体差异小、重复性好。

（2）实验动物的性别、年龄与数量。除特殊要求外，一般对动物性别要求为雌雄各半，实验动物的年龄依试验的要求而各不相同，如急性毒性试验需选用成年动物，而亚慢性毒性实验则需选择幼年动物。此外，实验动物的数量应满足统计学的要求。

2. 不同阶段安全性评价的毒理学项目

安全性评价首先是对化合物质进行毒性鉴定，通过一系列的毒理学试验测试该化合物对实验动物的毒性作用及其他特殊毒性作用，从而评价和预测化合物对人体可能造成的危害。我国对农药、食品、化妆品、消毒产品等与人体健康相关产品的毒理学安全性评价一般要求分阶段进行，各类物质依照的法规不同，因而各阶段的试验名称有所不同。归纳起来，结合人群资料、完整的毒理学评价通常可划分为以下 4 个阶段的实验研究。

1) 第一阶段（急性毒性试验）

了解受试化合物的急性毒性作用强度、性质和可能的靶器官，为急性毒性定级、下一步试验的剂量设计和毒性判定指标的选择提供依据。该阶段主要包括以下三个试验。

（1）急性毒性试验。测定经口、皮肤、呼吸道的急性毒性参数，即 LD_{50}。对化合物的毒性作出初步的估计，染毒途径的选择取决于化合物的理化性质和生产、使用过程与人体的接触途径。

（2）动物皮肤和黏膜试验。包括皮肤刺激试验、眼刺激试验和皮肤变态反应试验，化妆品毒性评价还应增加皮肤光毒和光变态反应试验。凡是有可能与皮肤或眼接触的化合物质都应进行这些项目的实验。

（3）吸入刺激阈浓度试验。对呼吸道有刺激作用的外来化合物还应进行吸入刺激阈浓度试验。

2) 第二阶段（亚急性毒性试验和致突变试验）

了解多次重复接触化合物对机体健康可能造成的潜在危害，提供靶器官和蓄积毒性等资料，为亚慢性毒性试验设计提供依据，并且初步评价受试化合物是否存在致突变性或潜在的致癌性。

（1）30 天亚急性毒性试验或 20 天蓄积试验。可以选 30 天亚急性毒性试验或选 20 天蓄积试验，目的都是了解受试化合物在体内的蓄积情况。选择何种染毒途径（口、皮肤、呼吸道）取决于化合物的理化特性和人体的实际接触途径，同时还应注意受损靶器官的病理组织学检查。

（2）致突变试验。致突变试验包括原核细胞基因突变实验，如 Ames 试验、大肠杆菌试验或枯草杆菌试验；还包括真核细胞染色体畸变实验，如微核试验或骨髓细胞染色体畸变分析。若实验结果为阳性，可在下列测试项目中再选两项进行最后的综合评价，DNA 修复合成试验、显性致死试验、果蝇伴性隐性致死试验和体外细胞转化试验。在我国食品和农药等安全性评价程序中，致癌危险性短期生物学筛选试验一般首选有三个实验，即 Ames 试验、小鼠骨髓嗜多染红细胞微核试验（或骨髓细胞染色体畸变分析）和显性致死试验（或睾丸生殖细胞染色体畸变分析）。当三项试验呈阳性时，除非该化合物质具有十分重要的价值，一般应放弃继续试验；如一项阳性，再加两项补充试验仍呈阳性者，一般也应放弃。

3) 第三阶段（亚慢性毒性试验和代谢试验）

了解较长期反复接触受试化合物后对动物的毒性作用和靶器官，评估对人体健康可能引起的潜在危害，确定最大无作用剂量的估计值，并为慢性毒性试验和致癌性试验设计提供参考依据。

（1）亚慢性毒性试验。亚慢性毒性是指人或实验动物较长时间连续接触较大剂量的外来化合物所出现的中毒效应。包括 90 天亚慢性毒性试验、致畸试验和繁殖试验，可采用同批染毒分批观察，也可根据受试化合物的性质，进行其中某一项试验。

（2）代谢试验（毒物动力学实验）。代谢试验是利用数学方法研究外来化合物进入机体的生物转运和生物转化随时间变化的规律和过程。目的是了解化合物在体内的吸收、分布和排泄速度，有无蓄积性及在主要器官和组织中的分布情况。

4）第四阶段（慢性毒性试验和致癌试验）

慢性毒性是指人或实验动物长期反复接触低剂量的外来化合物所出现的中毒效应。第四阶段试验包括慢性毒性试验和致癌试验，目的是预测长期接触可能出现的毒性作用，尤其是进行性或不可逆性毒性作用及致癌作用，同时为确定最大无作用剂量和判断化合物能否应用于实际提供依据。这些试验所需时间周期长，可以考虑两者结合进行。

5）人群接触资料

人群接触资料是受试化合物对人体毒性作用和致癌危险性最直接、最可靠的证据，在化合物安全性评价中具有决定性作用。安全性评价时应将上述实验数据与人群接触资料因素分析综合起来进行。人群接触资料来源方式不同，皮肤刺激试验的数据来自于志愿者，人体中毒剂量和效应的材料来自于中毒事故的调查与记载，另外一些资料来自于人群流行病学调查。

3. 安全性评价需注意的问题

影响毒性鉴定和安全性评价的因素很多，进行安全性评价时需要考虑多方面因素并消除相应的干扰，尽可能科学、公正地作出评价结论。

1）实验设计的科学性

化合物质安全性评价将毒理学知识应用于卫生科学，是科学性很强的工作，也是一项创造性的劳动，因此不能以模式化对待，必须根据受试化合物的具体情况，充分利用国内外现有的相关资料，讲求实效地进行科学的实验设计。

2）试验方法的标准化

毒理学试验方法和操作技术的标准化是实现国际规范和实验室间数据比较的基础。化合物安全性评价结果是否可靠，取决于毒理学实验的科学性，它决定着对实验数据的科学分析和判断。毒理学科学的测试与研究，则要求有严格的规范操作与评价标准。这些规范与基准必须既符合毒理学的原理，又是良好的毒理与卫生科学研究实践的总结。因此毒理学评价中各项试验方法力求标准化、规范化，并应有质量控制。目前，代表性的实验设计与操作规程是良好实验室规范和标准操作程序。

3）明确毒理学试验方法的特点

对毒理学试验不仅要明确每项试验的目的，还应该清楚试验的局限性或难以说明的问题，以便对安全性评价作出一个比较恰当的结论。

4）评价结论的高度综合性

在考虑安全性评价结论时，对受试化合物的取舍或是否同意使用，不仅要根据毒理学试验的数据和结果，而且还应同时进行社会效益和经济效益的分析，并考虑其对环境质量和自然资源的影响，充分权衡利弊，作出合理的评价，提出禁用、限用或安全接触和使用条件以及预防对策的建议，为政府管理部门的最后决策提供科学依据。

在进行毒理学安全性评价时，需根据受试物质的种类来选择相应的程序，不同的化合物质所选择的程序不同。一般根据化合物质的种类和用途来选择国家标准、部委和各级政府发布的法规、规定和行业规范中相应的程序。

三、食品毒理学安全性评价程序

食品毒理学安全性评价是根据一定的程序对食品所含有的某种外来化合物进行毒性实验和人群调查，确定其卫生标准，并依此标准对含有这些外来化合物的食品作出能否商业化的判断过程。

（一）食品毒理学安全性评价程序对受试物的要求

（1）必须明确受试物的物理、化学性质（包括化学结构、纯度及稳定性等），必要时包括杂质的理化性质。

（2）受试物必须是符合既定的生产工艺和配方的规格化产品，其纯度应与实际应用的相同，在需要检测高纯度受试物及其可能存在的杂质的毒性或进行特殊试验时可选用纯品；或分别对纯品和杂质进行毒性检测。

（3）受试物与机体接触主要有经口、皮肤和呼吸道三种途径，在食品毒理学试验中，如无特殊说明，一般是指经口途径，即灌胃或喂饲。

（二）食品毒理学安全性评价程序选择受试物的原则

（1）凡属我国首创的物质一般要求进行全部 4 个阶段的试验，特别是对其中化学结构提示有慢性毒性、遗传毒性或致癌性可能者或产量大、使用范围广、摄入机会多者。必须进行全部 4 个阶段的毒性试验。

（2）凡属与已知物质（指经过安全性评价并允许使用的物质）的化学结构基本相同的衍生物或类似物，则根据第一、第二和第三阶段毒性试验结果判断是否需进行第四阶段的毒性试验。

（3）凡属已知的化合物质，世界卫生组织已公布 ADI 者，同时申请单位又有资料证明我国产品的质量规格与国外产品一致，则可先进行第一、第二阶段毒性试验，如果试验结果与国外产品的结果一致，一般不要求进行进一步的毒性试验，否则应进行第三阶段毒性实验。

（4）农药、食品添加剂、食品新资源和新资源食品、辐照食品、食品工具及设备用清洁消毒剂的毒理学评价试验需执行以下的选择原则。

1) 农药

对农药的毒理学安全性评价应按卫生部和农业部颁发的《农药毒理学安全性评价程序》进行。对于由一种原药配制的各种商品，其中未加入其他未允许的成分时，一般不要求对各种商品进行毒性试验。凡将两种或两种以上已经国家批准使用的原药混合配制的农药或农药商品的制剂中添加了未经批准的其他具有较大毒性的化合物质作为重要成分，则应先进行急性联合毒性试验，如结果表明无协同作用，则按已颁布的个别农药的标准进行管理，并对所用的未经批准的化合物质进行安全性评价；如有协同作用，则需完成混合制品的第一、第二和第三阶段的毒性试验。

2) 食品添加剂

(1) 香料。食品中使用的香料品种很多，化学结构又各不相同，而且用量很少，在评价时可参考国际组织和国外的资料和规定，分别决定需要进行的试验。凡属 WHO 已建议批准使用或已制定 ADI 者，或者经香料生产者协会 (Flavor and Extract Manufacturers' Association，FEMA)、欧洲理事会 (Council of Europe，COE) 和国际香料工业组织 (International Organization of the Flavor Industry，IOFI) 几个国际组织中的两个或两个以上允许使用的，在进行急性毒性试验后，可参照国外资料或规定进行评价；凡属资料不全或只有一个国际组织批准的，则需先进行急性毒性试验和本程序所规定的致突变试验中的一项，经初步评价后，再决定是否需要进行进一步试验；凡属尚无资料可查、国际组织未允许使用的先进行第一和第二阶段毒性试验，经初步评价后，决定是否需进行进一步试验；从食用动植物可食部分提取的单一组分、高纯度天然香料，如其化学结构及有关资料并未提示具有不安全性的，一般不要求进行毒性试验。

(2) 其他食品添加剂。凡属毒理学资料比较完整，WHO 已公布 ADI 者或不需规定 ADI 者，要求进行急性毒性试验和一项致突变试验，首选 Ames 试验或小鼠骨髓微核试验；凡属有一个国际组织或国家批准使用，但世界卫生组织未公布每日容许摄入量，或资料不完整者，在进行第一和第二阶段毒性试验后作初步评价，以决定是否需进行进一步的毒性试验；对于由天然植物制取的单一组分、高纯度的添加剂，凡属新品种需先进行第一、第二和第三阶段毒性试验，凡属国外已批准使用的则需进行第一和第二阶段毒性试验。

(3) 进口食品添加剂。要求进口单位提供毒理学资料及出口国批准使用的资料，由省、自治区或直辖市一级食品卫生监督检验机构提出意见，报卫生部食品卫生监督检验所审查后决定是否需要进行毒性试验。

3) 食品新资源和新资源食品

食品新资源及其食品原则上应进行第一、第二和第三阶段毒性试验，以及必要的人群流行病学调查，必要时应进行第四阶段试验。若根据有关文献资料及成分分析，未发现有毒或虽有毒但用量甚少，不至构成对健康有害的物质，以及较大数量人群有长期食用历史而未发现有害作用的天然动植物（包括作为调料的天然动植物的粗提制品）可以先进行第一和第二阶段毒性试验，经初步评价后，决定是否需要进行下一步的毒性试验。

4）辐照食品

辐照食品按《辐照食品卫生管理办法》要求提供毒理学试验资料。

5）清洗消毒剂

食品工具设备所用清洗消毒剂需按卫生部颁发的《消毒管理办法》进行。

四、食品毒理学安全性评价试验

（一）急性毒性试验

急性毒性是指机体（人或实验动物）一次接触或 24h 内多次接触外来化合物后在短期（最长到 14 天）内所发生的毒性效应，包括一般行为、外观改变、大体形态变化以及死亡效应。

1. 目的

（1）测试并求出外来化合物对一种或几种实验动物的半数致死量以及其他的急性毒性参数，了解急性毒性作用强度。在实际工作中，采用统一的急性毒性参数作为衡量和比较不同外来化合物急性毒性的尺度。最常用的参数是半数致死量（LD_{50}），它是比较不同外来化合物急性毒性大小的重要依据。急性毒性试验的主要目的之一就是求出外来化合物的 LD_{50}。

（2）通过观察动物中毒表现和死亡的情况，了解急性毒性作用性质、可能的靶器官和致死原因，提供外来化合物的急性中毒资料，初步评价对人体产生损害的危险性。

（3）探求外来化合物急性毒性的剂量-反应关系，为进一步毒理学试验的染毒剂量设计提供参考依据。

（4）所得结果可作为外来化合物分级基础。

2. 急性毒性试验设计

1）实验动物

一般分别用雌雄两种性别的成年小鼠和大鼠，小鼠体重为 18～22g，大鼠体重为 180～220g。一批实验动物体重变异范围不应超过该批动物平均体重的 20％。当对一种受试物的毒性已有一定的了解时，应选择敏感动物进行试验。例如，黄曲霉毒素的毒性试验应选择鸭雏，而氰化物应选择鸟类。此外，如果在预试验时发现外来化合物对雌雄动物毒性效应的敏感性有明显差异，则应分别求出雌性与雄性动物各自的 LD_{50}。

2）动物分组和剂量设计

常用的计算 LD_{50} 的方法有霍恩氏（Horn）法、寇氏（Karber）法和概率单位法。

要注意不同的方法对动物分组和剂量设计的要求不同。在设计剂量时有以下两种预试方式。

(1) 有相关毒性资料可供参考者。先查阅文献,找出与受试物结构与理化性质近似的化合物的毒性资料,并以文献资料中相同的动物种系和相同接触途径所测得的 LD_{50}(LC_{50})值作为受试化合物的预期毒性中值。将此预期值设定为待测化合物的中间剂量组,并在其上下各设计 $1\sim2$ 个剂量组作为预试验剂量。为了便于找出受试物的致死剂量范围,每个剂量组间的组距可以大些,每组剂量间一般呈等比数级。

(2) 没有毒性资料可供查阅者。在完全没有毒性资料可参考的情况下,一般采用的方法是进行最大耐受量试验。食品、日用化学品等一些被认为毒性很低化合物质的毒性鉴定多用此方法。食品的急性毒性分级规定经口途径最大耐受量为 $15g/kg$。如果外来化合物经最大耐受量试验没有发现任何动物死亡和中毒症状,认为该物质实际无毒,则不必做进一步的毒性试验;如果外来化合物最大耐受量试验发现动物死亡和中毒症状,则必须继续寻找该化合物的致死剂量范围。通过以上预试方法找出受试物的大致致死范围后(即死亡率为 $0\sim10\%$ 至 $90\%\sim100\%$),即可设计正式试验的剂量和分组。将动物进行随机分组,每组按设计剂量灌胃染毒。染毒前禁食,以免胃内残留食物对外来化合物毒性产生干扰,染毒后继续禁食 $3\sim4h$,可自由饮水。

3)症状观察

观察实验动物的中毒症状是了解外来化合物急性毒性的十分重要的一环,是补充 LD_{50} 这个参数不足的重要方面,所以应进行详细的观察。观察指标主要有中毒症状及症状出现时间、死亡数及死亡时间、非死亡动物的症状恢复时间,可对死亡动物做大体解剖进行观察。

3. 急性毒性评价

为了评价外来化合物急性毒性的强弱及其对人类的潜在危害程度,当前各国依据 LD_{50} 参照相应的急性毒性分级标准来评价外来化合物的急性毒性。我国 1994 年颁布实施的《食品毒理学安全性评价程序和方法》中提出了急性毒性分级的六级标准(表 7-1)。

表 7-1 急性病毒(LD_{50})剂量分级

级别	大鼠口服 $LD_{50}/$(mg/kg)	人的致死量/($g/$人)
极毒	<1	0.05
剧毒	$1\sim50$	0.5
中等毒	$51\sim500$	5
低毒	$501\sim5\,000$	50
实际无毒	$5\,001\sim15\,000$	500
无毒	$>15\,000$	2 500

（二）急性联合毒性试验

当两种或两种以上的受试物同时存在时，可能发生作用之间的拮抗、相加或协同三种不同的联合方式。拮抗作用是指各种化合物质在体内交互作用的总效应低于各个化合成分单独效应的总和。相加作用是指交互作用的各种化合物质对机体产生的总效应等于各个化合成分单独效应的总和。协同作用是指各种化合物质交互作用对机体产生得到总效应大于各个化合成分单独效应的总和，即联合作用所发生的结果引起毒性增强。测定急性联合毒性时，先分别测定单个受试物的 LD_{50}，再按各受试物的 LD_{50} 值的比例配制等毒性的混合受试物，测定混合物的 LD_{50}，最后按比值判断作用方式。

（三）小鼠精子畸形试验

1. 目的

许多常染色体及 X、Y 性染色体基因直接或间接地决定精子的形态，小鼠精子畸形受基因控制，具有高度遗传性。精子的畸形主要是指形态的异常，精子形成的基因发生突变的结果导致精子的畸形，因此形态的改变提示相关基因及其蛋白质产物的改变。小鼠精子畸形试验对已知的生殖细胞致突变物有高度敏感性，故本试验可用来检测受试物在体内对生殖细胞的致突变作用。

2. 试验方法

1）试验动物

常用试验动物为 6～8 周龄（体重 25～35g）雄性小鼠。

2）动物分组和剂量设计

设一个阴性对照（溶剂）组、一个阳性对照组及三个试验组，每组至少有 5 只动物。阳性物可采用环磷酰胺 40～60mg/（kg·d），最高剂量可取最大耐受量，或分别取 1/2 LD_{50}、1/4 LD_{50} 和 1/8 LD_{50} 作为剂量组。经口给予，给受试物后的第 35 天用颈椎脱白法处死小鼠。

3）制片

取出两侧副睾制成精子涂片，经固定、染色后进行镜检，观察并记数精子畸形率。

3. 结果判断

试验组的精子畸形率与对照组精子畸形率进行统计学分析，差异具有统计学意义者即为阳性致突变物。

（四）致 畸 试 验

1. 目的

致畸试验是通过在致畸敏感期（器官形成期）对妊娠动物染毒，在妊娠末期观察胎仔有无发育障碍与畸形来评价受试物，包括在我国生产和销售的一切食品原料及食品用产品的致畸性评价。

2. 试验方法

1）试验动物

常用试验动物为大鼠、小鼠和家兔。传统致畸应选健康性成熟（90~100 天）雌雄大鼠，雌性（应为未交配过的）大鼠 80~90 只，雄性 40~50 只。

2）动物分组和剂量设计

设一个空白对照、3 个试验组、一个阳性对照组，每组至少 12 只孕鼠。试验组剂量可采用 1/4 LD_{50}、1/16 LD_{50}、1/64 LD_{50}。常用阳性对照物为维生素 A（25 000~40 000IU/只动物），通过观察阴栓在确认动物受孕后，在受孕的第 7~16 天，孕鼠每天经口给予受试物。

3）孕鼠处死和检查

大鼠于妊娠的第 20 天，小鼠则于妊娠的第 18 天处死，剖腹取出子宫，称重，记录并检查黄体数，胚胎着床数，早期吸收胎、迟死胎及活胎数。

4）观察指标

测量活胎鼠身长和尾长，检查外观、内脏和骨骼有无畸形。

3. 结果判断

通过计算致畸指数来比较不同有害物质的致畸强度。致畸指数等于雌鼠 LD_{50} 除以最小致畸剂量。致畸指数 10 以下为不致畸，10~100 为致畸，100 以上为强致畸。

（五）30 天和 90 天喂养试验

1. 目的

在了解受试物的纯度、溶解特性、稳定性等理化性质的前提下，并通过急性毒性试验及上述遗传毒性试验取得有关毒性的初步资料之后，可进行 30 天或 90 天喂养试验。目的是提出较长期喂饲不同剂量的受试物对动物引起有害效应的剂量、毒性作用性质和靶器官，估计亚慢性摄入的危险性。90 天喂养试验所确定的最大无作用剂量可为慢性毒性试验的剂量选择和观察指标提供依据。当最大无作用剂量达到人可能摄入量的一定倍数时，则可以此为依据外推到人，为确定人食用的安全剂量提供依据。此试验方法适用于食品添加剂、食品包装材料、饮料、微量元素、新食品资源等的安全性评价。

2. 试验方法

1）动物的选择

选择急性毒性试验已证明为对受试物敏感的动物种属和品系，一般多选用雌雄两种性别的断乳大鼠。

2）动物分组和剂量设计

至少应设三个剂量组和一个对照组。每个剂量组至少 20 只动物，雌雄各 10 只。剂量的选择原则上高剂量组的动物在喂饲受试物期间应当出现明显中毒症状但不造成死亡（可为 $1/10 \sim 1/4$ LD$_{50}$）。低剂量组不引起毒性作用（至少是人可能摄入量的 3 倍），确定出最大无作用剂量。在此二剂量间再设一至几个剂量组，以期获得比较明确的剂量-反应关系。给予受试物的方式一般采用将受试物混于饲料中喂养，时间为 30 天或 90 天。

3）观察指标

观察指标包括动物体重、食欲等一般状况的观察，血液学检查，病理组织学检查等。

3. 结果判断

对各项指标进行统计学处理。

（六）繁 殖 试 验

1. 目的

繁殖试验的目的是评价受试物对亲代生殖和后代的发育与生殖的影响。依据是生殖细胞、孕体以及幼年动物对外来化合物往往比较敏感。繁殖试验可用于检测那些人类长期或多世代与之接触的外来化合物，如食品添加剂、食品和饮水污染物等。繁殖试验包括两代繁殖试验和三代繁殖试验。

2. 试验方法

1）动物和观察代数

一般采用大鼠，每组雌鼠为 20 只、雄鼠 10 只（或 20 只）。观察代数因受检目的而异，可作一代、二代、三代或多代观察。

2）动物处理

设对照组、低剂量组（可按最大无作用剂量的 1/30 或可能摄入量的 100 倍）、高剂量组（为最大耐受量或有胚胎毒性的阈剂量）。受试物加入饲料或饮水中，亲代和子代雌雄鼠均在断乳后 3 个月接受相同剂量的饲料和饮水。3 个月后雌雄交配，受孕后孕鼠继续接触受试物至分娩。一部分孕鼠在受孕 20 天后处死以观察有无畸形，一部分孕鼠自然分娩。

3）观察指标

主要观察一般健康状况（包括体重、进食量、死亡情况、产仔总数、宫重及平均仔重等）、受孕率、妊娠率、哺乳存活率（4 天和 21 天观察）及胎儿是否出现畸形。

受孕率(%) = 怀孕动物数 / 交配雌性动物数 × 100%

妊娠率(%) = 分娩活体的动物数 / 怀孕动物数 × 100 出生

存活率(%) = 产后 4 天仔鼠存活数 / 出生时活仔数 × 100%

哺乳存活率(%) = 21 天断乳时仔鼠存活数 / 出生 4 天后仔鼠存活数 × 100%

3. 结果判断

对各项指标进行统计学处理。

（七）代 谢 实 验

1. 目的

代谢实验的目的是对受试物在体内的生物转运和生物转化过程作出正确评价，为阐明受试物的毒性作用性质与程度提供科学依据。受试物在体内可发生一系列复杂的生化变化。受试物经胃肠道吸收后通过血液转运到全身各组织器官，再经过生物转化生成代谢产物，原形物由各种途径排出体外。因此，受试物原形物在体内逐渐被代谢降解而其代谢产物不断生成。代谢试验通过测定灌胃后不同时间内受试物原形物或其代谢物在血液、组织或排泄物中的含量，以了解该受试物在动物体内的毒物代谢动力学特征，包括吸收、分布、消除的特点，组织蓄积及可能作用的靶器官等；根据数学模型，求出各项毒物的代谢动力学参数；同时采用分离纯化方法确定主要代谢产物的化学结构，测试其毒性并推测受试物在体内的具体代谢途径。

2. 试验方法

1）动物

一般选用两种性别、体重为 22～28g 成年小鼠或 170～200g 大鼠，灌胃给药。

2）剂量

选用低于最大无作用剂量，需要时可用高、低两种剂量，可单次或多次给药。

3）试验项目

进行代谢试验前，需建立测定生物样品中受试物含量的微量化学分析方法或标记受试物的同位素示踪方法。测试血浆、胃肠道、主要器官和组织、尿、粪排泄物、胆汁排泄物中受试物含量或放射性水平，并采用有关分析手段，如色谱、质谱及红外光谱等分析受试物在体内的生物转化产物。

3. 结果判断

（1）根据吸收速率、组织分布及排泄情况，估计受试物在体内的代谢速率及蓄积性。

（2）根据主要代谢产物的结构及性质，推断受试物在体内的可能代谢途径以及有无毒性代谢物的产生情况。

（八）慢性毒性和致癌试验

1. 目的

慢性毒性是指人或实验动物长期（甚至终生）反复接触低剂量的外来化合物所产生的毒性效应，尤其是进行性和不可逆毒性作用及肿瘤疾患。慢性毒性试验的目的是了解经长期接触受试物后出现的毒性作用（包括致癌作用），阐明外来化合物慢性毒性作用的性质、靶器官和中毒机制，最后确定最大无作用剂量，为制定化合物质的人类接触安全限量标准，如最高容许浓度和 ADI 及进行危险度评定提供毒理学依据，为受试物能否应用于食品的最终评价提供依据。

2. 试验方法

1）实验动物

一般用雌雄两性断乳大鼠或小鼠，对于活性不明的受试物，则采用两种性别的啮齿类和非啮齿类动物，最大限度地控制实验动物的自然肿瘤发生率。

2）动物分组和剂量设计

一般实验组可分为 3～5 组，要求最高剂量组的剂量能引起最小毒性但不影响其正常生长、发育和寿命，试验组的剂量可按几何级数或其他规律划分，对照组除不给予受试物外其他条件均与实验组相同。每组至少 50 只动物，雌雄各半，以喂饲方式接触受试物，严格控制饲料中其他因素的干扰。一般情况下，致癌试验试验期小鼠为 18 个月，大鼠为 24 个月。

3）观察与检测

包括一般观察、血液学检查、病理检查。

3. 结果判断

对各项指标进行统计学分析。

五、食品毒理学安全性评价试验结果的判定

（一）各项毒理学试验结果的判定

1. 急性毒性试验

如 LD_{50} 小于人的可能摄入量的 10 倍，则放弃该受试物用于食品，不再继续其他毒理学试验；大于 10 倍者，可进入下一阶段毒理学试验；凡 LD_{50} 在人的可能摄入量的 10 倍左右时，应进行重复试验，或用另一种方法进行验证。

2. 遗传毒性

试验根据受试物的化学结构、理化性质以及对遗传物质作用终点的不同，并兼顾体外和体内试验以及体细胞和生殖细胞的原则，在上述所列的遗传毒性试验中选择 4 项试验，根据以下原则对结果进行判断。

（1）如果其中三项试验为阳性，则表示该受试物很可能具有遗传毒性作用和致癌作用。一般应放弃该受试物应用于食品，不需再进行其他项目的毒理学试验。

（2）如果其中两项试验为阳性，而且短期喂养试验显示该受试物具有显著的毒性作用，一般应放弃该受试物用于食品；如果短期喂养试验显示有可疑的毒性作用，则经初步评价后，根据受试物的重要性和可能摄入量等综合权衡利弊再作出决定。

（3）如果其中一项试验为阳性，则再从上述其他备选遗传毒性试验中选两项遗传毒性试验，如果再选的两项为阳性，则无论喂养试验和传统致畸试验是否显示有毒性与致畸作用均应放弃该受试物用于食品；如果只有一项试验为阳性，而在短期喂养试验和传统致畸试验中未见有明显毒性与致畸作用，则可进入第三阶段毒性试验。

（4）如果四项试验均为阴性，则可进入第三阶段毒性试验。

3. 短期喂养试验

在只要求进行两阶段毒性试验时，若短期喂养试验未发现有明显毒性作用，综合其他各项试验即可作出初步评价；若试验中发现有明显毒性作用尤其是有剂量-反应关系时，则考虑进一步的毒性试验。

4. 90 天喂养试验、繁殖试验和传统致畸试验

根据 90 天喂养试验、繁殖试验和传统致畸试验这三项试验中所采用的最敏感指标所得的最大无作用剂量进行评价。最大无作用剂量小于或等于人的可能摄入量的 100 倍者表示毒性较强，应放弃该受试物用于食品；最大无作用剂量大于 100 倍而小于 300 倍者，应进行慢性毒性试验；最大无作用剂量大于或等于 300 倍者，则不必进行慢性毒性试验，可进行安全性评价。

5. 慢性毒性试验（包括致癌试验）

根据慢性毒性试验所得的最大无作用剂量进行评价。如果最大无作用剂量小于或等于人的可能摄入量的 50 倍者，表示该受试物毒性很强，应放弃用于食品；最大无作用剂量大于 50 倍而小于 100 倍者，经安全性评价后，决定该受试物可否用于食品；最大无作用剂量大于或等于 100 倍者，则可考虑其用于食品。

此外，对新资源食品、复合配方的饮料等安全评价时，当试样的最大加入量（一般不超过饲料的 5%）或液体试样最大可能的浓缩物加入量仍不能达到最大无作用剂量为人的可能摄入量的规定倍数时，则可以综合其他的毒性试验结果和实际食用或饮用量进行安全性评价。

（二）食品毒理学安全性评价时需要考虑的因素

1. 人的可能摄入量

除一般人群的摄入量外，还应考虑儿童、孕妇及高摄入量的特殊和敏感人群。

2. 人体资料

因为动物与人之间存在着物种差异，在将动物试验结果推论到人时，应尽可能收集人群接触受试物后反应的资料，如职业性接触和意外事故接触等。志愿受试者体内的代谢资料对于将动物试验结果推论到人具有重要意义，在确保安全的条件下，可以考虑按照有关规定进行必要的人体试食试验。

3. 动物毒性试验和体外试验资料

本程序所列的各项动物毒性试验和体外试验系统虽然仍有待完善，却是目前条件下所得到的最重要的资料，也是进行评价的主要依据。在试验得到阳性结果，而且结果的判定涉及受试物能否应用于食品时，需要考虑结果的重复性和剂量-反应关系。

4. 安全系数

由动物毒性试验结果推论到人时，鉴于动物、人的种属和个体之间的生物特性差异，一般采用安全系数的方法，以确保对人的安全性。通常安全系数为 100 倍，但可根据受试物的理化性质、毒性大小、代谢特点、接触的人群范围、食品中的使用及使用范围等因素，综合考虑增大或减小安全系数。

5. 代谢试验的资料

代谢研究是对化学物质进行毒理学评价的一个重要方面，因为不同化学物质剂量大小，在代谢方面的差别往往对毒性作用影响很大。在毒性试验中，原则上应尽量使用与人具有相同代谢途径和模式的动物种系来进行试验。研究受试物在实验动物及人体内吸收、分布、排泄和生物转化方面的差别，对于将动物试验结果比较正确地外推到人具有重要意义。

6. 综合评价

在进行最后评价时，必须在受试物可能对人体健康造成的危害以及其可能的有益作用之间进行权衡。评价的依据不仅是科学试验资料，而且与当时的科学水平、技术条件以及社会因素有关。因此，随着时间的推移，很可能结论也不同。随着情况的不断改变、科学技术的进步和研究工作的不断进展，对已通过评价的化学物质还需重新评价并作出新的结论。

对于已在食品中应用了相当长时间的物质进行接触人群的流行病学调查具有重大意义，但往往难以获得剂量-反应关系方面的可靠资料，特别是对于新的受试物质，只能依靠动物试验和其他试验的研究资料。但要注意，即使具备一部分人类接触者流行病学的研究资料和完整、详尽的动物试验资料，由于人类种族和个体的差异，也很难作出能保证每个人都安全的评价，实际上所谓绝对的安全是不存在的。因此，在进行最终评价时，应全面考虑和权衡实际的可能性，在确保发挥受试物最大效益的同时，以对人体健康和环境造成最小危害为前提而作出结论。

第二节　遗传毒理学试验

遗传毒理学试验旨在评定外源化学物对生殖细胞及体细胞的致突变性，对遗传危害性作出初步评价，预测其致癌可能性，也可用于环境遗传毒物污染的监测及评价。目前已建立了 200 多种遗传毒理学试验，所用的指示生物涉及病毒、细菌、霉菌、昆虫、植物、培养的哺乳动物细胞和哺乳动物等。这些指示生物在对外源化学物的代谢、DNA 损伤修复及其他影响突变发生的生理过程方面存在差异，但作为遗传物质的DNA 其基本特性具有普遍性，这是用非人类检测系统预测对人类的遗传危害性的基础。

一、常用的遗传毒理学试验

依据检测的遗传学终点不同，可将遗传毒理学试验分为四大类，即用遗传学的方法，基于表型改变检测基因突变及小缺失；通过细胞学的方法观察大的染色体损伤；直接检测 DNA 损伤（如 DNA 加合物测定、DNA 链断裂测定等）；间接反映 DNA 损伤（如 DNA 损伤修复发生的检测等）的试验方法。

（一）细菌回复突变试验

细菌回复突变试验是以营养缺陷型的突变体菌株为指示生物来检测基因突变的体外试验。常用的菌株有组氨酸营养缺陷型鼠伤寒沙门菌及色氨酸营养缺陷型的大肠杆菌（如 *E. coli* wp2）。鼠伤寒沙门菌回复突变试验是由美国加利福尼亚大学的 Ames 教授在 20 世纪 70 年代建立并完善的，所以又称 Ames 试验。Ames 试验的方法可分为点试验法、平板掺入法及预培养平板掺入法。点试验法一般用于预试验，平板掺入法是 Ames 试验的标准试验法，对于某些受试物通过预培养可提高测试的灵敏度。

鼠伤寒沙门菌的组氨酸营养缺陷型菌株在某个调控组氨酸合成的基因发生了点突变，丧失了合成组氨酸的能力。突变型菌株可被各种诱变因素诱导，回复突变为原养型，即恢复合成组氨酸的能力，原养型菌株可在不含组氨酸的选择培养基上生长成可见的菌落。如果选择培养基上回变菌落数显著地超过了自发回变数，即可判定受试物为鼠伤寒沙门菌的致突变物。点突变可以发生于不同的组氨酸合成调控基因。另外，为增强对诱变物的敏感性还有一些附加突变，这样构成了多种的试验菌株。附加突变主要有脂多糖（rfa）突变、切除修复突变（△uvrB）、有些菌株带有 R 因子（pKM101）及 PAQ1 质粒。各种菌株组氨酸突变部位或方式不同，附加的基因型改变也不同，所以不同菌株对不同化学致突变物的检出能力不同。在用 Ames 试验进行致突变性检测时应使用一组菌株进行测试，在我国，普遍使用 Maron 和 Ames 于 1983 年推荐的 TA97、TA98、TA100 和 TA102 作为标准试验菌株。国际协调会（International Conference on Harmonization，ICH）建议，在应用细菌回复突变试验进行常规检测时，应使用以下的试验菌株：TA98、TA100、TA1535、TA1537、TA97、TA97a、TA102、*E. coli* wp2uvrA 或 *E. coli* wp2uvrA（pKM101）。

此外，因为鼠伤寒沙门菌缺乏哺乳动物的代谢酶，为了检测直接及间接诱变剂，在进行 Ames 试验时，应分别进行不加及加代谢活化系统的检测，最常用的活化系统是 S9 混合物。

（二）哺乳动物细胞基因突变试验

哺乳动物细胞基因突变试验是体外培养细胞的基因正向突变试验。常用的试验方法有小鼠淋巴瘤（L5178Y）细胞苷激酶位点（*tk*）突变检测、中国仓鼠卵巢（CHO）细胞及中国仓鼠肺（V79）细胞次黄嘌呤鸟嘌呤转磷酸核糖基酶位点（*hgprt*）突变检测、中国仓鼠卵巢细胞的 AS52 细胞株黄嘌呤鸟嘌呤转磷酸核糖基酶位点（*gpt*）突变检测。

tk、*hgprt* 及 *gpt* 编码的产物可催化相应核苷的磷酸化反应，生成相应的核苷单磷酸。核苷类似物（如 5-溴脱氧尿嘧啶核苷、三氟胸苷及 6-硫代鸟嘌呤等）也可作为其

底物被磷酸化，这些磷酸化产物可掺入 DNA 中，导致细胞死亡。可通过观察对核苷类似物的抗性，即观察在含核苷类似物的选择培养液中细胞菌落数量的增加，检测受试物的致突变性。

tk 基因位于常染色体上。*tk* 基因位点的突变可反映包括基因突变、基因缺失、基因转变、易位及有丝分裂重组等遗传改变，与其他位点的突变试验相比，所检测的遗传毒物更为广泛。美国联邦政府环境保护署（Environmental Protection Agency，EPA）农药规划处和人用药物注册技术要求 ICH 都把 L5178Y/tk 试验作为哺乳动物细胞基因突变试验的优先选择。此外，tk 试验可检测出诱发染色体结构和数目改变的化学物，对于在细菌回复突变试验中呈阴性的可疑的遗传毒性物质，在进行了体外染色体损伤试验和比试验后大多数得到了一致的结果。所以，ICH 认为在药物的安全性评价中比试验作为体外染色体分析试验的替代是可以接受的。

hgprt 基因位于 X 染色体上，为半合子状态。因为它可能与必需的基因相接，大范围的缺失、同源有丝分裂重组及染色体断裂、数目改变一般不能表现出突变克隆的增加，所以 *hgprt* 试验不能用于检测引起这些效应的化学物。但若与体外染色体试验结合使用，还是可以接受的。

CHO AS52/gpt 试验作为标准的 CHO/hgprt 试验的改进，可检测出某些 CHO/hgprt 试验不能检测出的诱变物。

（三）染色体畸变试验

制备细胞分裂中期相染色体标本，在光镜下可直接观察染色体的数目和形态的改变。染色体畸变试验也称为细胞遗传学试验。染色体畸变试验包括对体细胞和生殖细胞的分析，可为体外试验，也可为体内试验。

体外染色体畸变试验常用的分析细胞为中国仓鼠卵巢（Chinese hamster ovary，CHO）细胞、中国仓鼠肺（Chinese hamster lung，CHL、V79）细胞及外周血淋巴细胞等。染色体结构异常主要可观察到裂隙、断裂、断片、缺失、微小体、着丝点环、无着丝点环及各种辐射体等。染色体数目异常包括多倍体及非整倍体。在染色体标本制备过程中，由于受各种因素影响可人为地导致少数中期分裂相出现染色体数目的变化，往往很难判断由受试物引起的非整倍体。但如果有丝分裂指数升高，多倍体细胞比例增加则提示有可能产生了非整倍体，此时应进行进一步的研究。

体内染色体畸变试验主要有啮齿类动物睾丸细胞染色体畸变试验及啮齿类动物骨髓细胞染色体畸变试验。在啮齿类动物睾丸细胞染色体畸变试验中，常用的有精原细胞及初级精母细胞染色体畸变试验。观察精原细胞的染色体畸变同骨髓细胞一样是在染毒后经过一次有丝分裂的细胞中进行，一般在末次染毒后一天取样测定。初级精母细胞的染色体畸变试验，一般是在染毒后 12～14 天取样，观察受试物作用于前细线期引起的损伤在终变期的表现。大多数外源化学物引起 DNA 的单链断裂，必须经过 S 期复制才能表现出染色单体畸变。精子发生于有丝分裂进入减数分裂过程中，DNA合成在前减数分裂期已完成，以后的减数分裂过程不再有DNA复制。所以，诱变物只有作用于仅占少数的处于前细线期的细胞才可能在初级精母细胞观察到畸变，因此该方法检测断裂剂的敏感性低于精原细胞试验。对于初级精母细胞的染色体畸变分析除了如前面体细胞染色体畸变试验中分析的内容外，还应分析染色体相互易位、X-Y和常染色体的单价体。

（四）微核试验

微核是染色体的断片或迟滞的染色体在细胞有丝分裂后期，不能进入子代细胞细胞核中，而在间期的子代细胞胞质内形成的游离团块物质，大小相当于细胞直径的$1/20 \sim 1/5$，呈圆形或杏仁状，与细胞主核着色一致。也就是说，微核是细胞内染色体断裂或纺锤丝受影响而在细胞有丝分裂后期滞留在细胞核外的遗传物质。所以，微核试验能检测外来化合物或物理因素诱导产生的染色体完整性改变和染色体分离改变这两种遗传学终点。微核试验主要是观察有微核的细胞率（‰），用于检测断裂剂及非整倍体诱发剂。可用于微核检测的细胞很多，如植物细胞（如紫露草花粉母细胞、蚕豆根尖等）、哺乳类动物细胞（如骨髓细胞、肝细胞、脾细胞、肺细胞、淋巴细胞、红细胞、精子、鼻及胃黏膜上皮细胞、皮肤细胞等）、非哺乳类动物细胞（如鱼红细胞、蟾蜍红细胞等）等。

目前，在常规检测中应用最多的是啮齿类动物骨髓多染红细胞微核试验。当成红细胞发展为红细胞时，主核排出，成为多染红细胞，这些细胞保持其嗜碱性约24h，然后成为正染红细胞，并进入外周血。在主核排出时，微核可留在胞质中。

诱变物作用于靶细胞导致微核的形成需要经过一次细胞分裂，为了排除细胞分裂速率不同对微核形成的影响，提高灵敏度，发展了胞质分裂阻断法微核试验，即在体细胞培养系统中加入细胞松弛素B，以使细胞胞质分裂受阻，但不影响核的分裂，形成双核细胞，仅选择双核细胞进行微核计数。最常用的是淋巴细胞，但也可用其他哺乳动物细胞。

在检测断裂剂方面，微核试验和染色体畸变试验的结果有很好的相关性，不仅在质（是否为断裂剂）上，而且在量上（可检测的最小致突变作用剂量）也是如此，所以，在断裂剂检测时两者都可使用。

（五）显性致死试验

显性致死是指发育中的精子或卵子细胞发生遗传学损伤，此种损伤不影响受精，但导致受精卵或发育中的胚胎死亡。显性致死主要是染色体损伤（包括结构及数目改变）的结果。显性致死试验以胚胎死亡为观察终点，用于检测受试物对动物性细胞的染色体损伤作用。

由于卵子对诱变物的敏感性相对较低，而且受试物可能作用于母体动物，产生不利于胚胎发育的种种干扰因素，影响实验结果的准确性。因此，一般采用仅对雄性动物染毒，然后与未处理的雌性动物交配，观察胚胎死亡情况。但也有研究发现，有些化学物，如阿霉素、博莱霉素、海甘宋等在雄性显性致死实验中呈阴性，但在雌性生殖细胞可诱发显性致死。

常用动物为大鼠、小鼠，应选用成年性成熟的动物。不同化学物可于精子发育的不同时期发挥其毒性作用。为检测化学物对精子发育全过程的影响，并检出精子受遗传毒物作用时的发育阶段，在试验时，每周更换一批新的雌鼠与染毒雄鼠交配，小鼠持续 6～8 周，大鼠持续 8～10 周。

（六）程序外 DNA 合成试验

正常细胞在有丝分裂过程中，仅在 S 期进行 DNA 复制合成。当 DNA 受损后，DNA 的修复合成可发生在正常复制合成期（S 期）以外的其他时期，称为程序外 DNA 合成。用同步培养将细胞阻断于 G_1 期，并将正常的 DNA 半保留复制阻断，然后用受试物处理细胞，并在加有 3H-胸腺嘧啶核苷的培养液中进行培养。如果受试物引起 DNA 损伤，并启动 DNA 损伤修复机制，培养液中的 3H-胸腺嘧啶核苷就会掺入到 DNA 链中。利用放射自显影法或液闪计数法测定掺入 DNA 的放射活性，检测 DNA 修复合成，从而间接反映 DNA 的损伤程度。许多哺乳动物及人类细胞可用于程序外 DNA 合成试验（program DNA synthesis test，UDS）的检测，常用的有大鼠原代培养肝细胞、外周血淋巴细胞、人成纤维细胞、Hela 细胞及人羊膜细胞 FL 株等。

（七）姐妹染色单体交换试验

在 DNA 合成期，所有染色体均进行复制，复制后形成两条姐妹染色单体。姐妹染色单体交换（sister chromatid exchange，SCE）可能与 DNA 的断裂和重接有关，故可间接反映 DNA 损伤。同染色体畸变试验一样，SCE 试验可进行体外试验，也可进行体内试验。体外试验可用细胞株或人外周血淋巴细胞，体内试验可用骨髓细胞或睾丸生殖细胞进行。

姐妹染色单体交换试验的观察方法是采用姐妹染色单体的差别染色。在细胞培养液中加入 5-溴脱氧尿嘧啶核苷（5-BrdU），5-BrdU 是嘧啶类似物，在 DNA 合成期可与胸苷竞争掺入 DNA 中。DNA 复制是半保留复制，经过一次有丝分裂后，仅在新合成的互补链中有 BrdU 的掺入，这时，两条染色单体的掺入情况是一样的。再经过一次有丝分裂，两条染色单体就会出现 BrdU 掺入的不同，一条单体中两条 DNA 链均有 BrdU 的掺入，而另一条则仅一条 DNA 链中有 BrdU 的掺入。BrdU 掺入后，对染料的亲和力下降，染色后会出现一深一浅两条姐妹染色单体。如果有交换发生就可在光镜下计数 SCE。

（八）转基因动物致突变试验

为检测环境因素的致突变作用已建立了许多种的测试系统，然而在这些检测方法中，离体的体外试验系统不能精确模拟化学物在活体内的生物转运和生物转化过程及其他与突变发生有关的生理过程。而且高等动物体内突变率很低，还缺乏高效识别和分离突变基因的技术，虽然已有少数基因位点的识别与分离取得了成功，但不适用于大规模的基因突变分析。近年来，建立的转基因动物致突变检测模型为研究哺乳动物体内基因突变提供了有效的方法，可以在动物个体水平研究突变的器官、组织特异性，包括生殖细胞。并可比较容易地从动物基因组中重新回收导入的基因，进行下一步的序列分析。

转基因动物是指用实验方法将外源 DNA（包括完整的基因和不完整的 DNA 片段）导入到动物基因组中，并能遗传给后代的一类动物。目前，用于致突变作用研究的转基因动物主要有商品化的 BigBlue 小鼠和 MutaMouse 小鼠。BigBlue 以大肠杆菌 *LacI* 为靶基因，Muta-Mouse 以大肠杆菌 *LacZ* 为靶基因。

在进行转基因动物致突变试验时，在染毒后先抽提不同器官或组织的基因组 DNA，然后把纯化的基因组 DNA 与噬菌体体外包装抽提物混合，而将导入的基因载体包装进噬菌体中，用这些噬菌体感染大肠杆菌，可形成噬菌斑，通过噬菌斑颜色变化进行突变的判断并获得突变子。

但仍需注意，虽然已有研究表明，外源靶基因的反应同内源基因一致，但仍需进一步证实。另外，方法的标准化及降低费用等也是将转基因动物致突变试验应用于常规检测需要解决的问题。

二、遗传毒理学试验中应注意的问题

遗传毒理学试验中应注意以下三个方面的问题。

（一）代谢活化系统

在体外试验中细菌及细胞对外源化学物的代谢能力有限，为了检测直接及间接诱变剂，一般应分别在加及不加代谢活化系统的条件下进行试验。在试验中加入的代谢活化系统一般是 S9 混合液。S9 是经多氯联苯诱导的大鼠肝匀浆，经 $9000g$ 离心得到的上清液。在 S9 中再加入一些辅助因子，如辅酶 II（NADP）、葡萄糖-6-磷酸，K^+/Mg^{2+} 及缓冲液等组成 S9 混合液（S9mix），构成 NADPH 再生系统。

（二）阳性对照及阴性对照

在遗传毒理学试验的设计中一般要有阳性对照及阴性对照（包括空白对照和溶剂对照）。在体外试验时，阳性对照应在加及不加代谢活化系统的条件下进行；在体内试验中，除了可遗传易位试验、显性致死试验及小鼠点试验与它们近期的历史性对照可接受外，其他的试验都应同时有阳性对照组。

（三）试验结果的判定

对于遗传毒理学试验结果的判定，应综合分析试验组的效应比阴性对照组是否明显增加、是否具有剂量-反应关系、对于弱的或可疑的效应结果是否具有可重复性等。另外，还应对试验的条件进行分析。例如，对体外试验阳性结果的判断还应考虑：阳性结果是否为体外特有的活性代谢物引起；效应是否由于在体内并不存在的某些因素引起，如过高或过低的 pH、渗透压和严重的沉淀等；对于细胞的试验，阳性是否仅在细胞生存率很低的情况下发生等。对体外试验的阴性结果则应特别注意提供的代谢活化系统对于受试物的活化是否适合和充足。体内试验中致突变作用的发生直接与受试物到达靶组织的剂量有关，在判定体内试验的阴性结果时，特别是当体外试验已显示有遗传毒性时，应考虑受试物是否未能到达靶部位，毒代动力学资料、靶组织的其他毒性反应情况等可提供这方面的有用信息。

三、遗传毒理学试验在预测致癌性及遗传危害性中的价值

遗传毒理学试验的主要目的是研究外源化学物引起人类生殖细胞的突变并传递给后代的可能性；基于体细胞突变与肿瘤有关的认识，也可用于外源化学物潜在致癌性的预测。

（一）预测对哺乳动物性细胞的致突变性

预测遗传学危害即预测对哺乳动物性细胞的致突变性。判断哺乳动物性细胞致突变物的标准体内试验有小鼠特异座位试验和小鼠可遗传易位试验。

小鼠特异座位试验用于检测哺乳动物性细胞的基因突变。形态学方法是将受试物染毒处理的 C57BL（或 3H1）小鼠与 T 系小鼠杂交，T 系小鼠带有 7 个与毛色、眼色及耳形有关的隐性基因座（a、b、c、p、d、se 和 s）。C57BL（或 3H1）小鼠则有相应的显性基因。杂交后所产子代为隐性标志基因与野生型等位基因的杂合子，隐性基因不能表达（如 AA×aa→4Aa）。受试物若引起 C57BL（3H1）小鼠生殖细胞等位基因的

突变（如 AA→Aa），则在子代中就会出现隐性基因标志能表达的情况（如 Aa×aa→2Aa+2aa）。生物化学方法（如蛋白质电泳）用于检测由于遗传性改变所产生的变异蛋白质，称为生化法特异座位试验。

小鼠可遗传易位试验用于检测受试物引起雄性小鼠生殖细胞染色体相互易位的作用。给雄性小鼠染毒后，让其与雌鼠交配，当引起易位时，会产生易位复合体的子一代。由于易位导致平衡性染色体改变，可引起胚胎早期死亡，或导致生精过程障碍，表现不育或半不育。在 F_1 代雄鼠中发现不育或半不育者，再检查其精子染色体以证实易位的存在。

哺乳动物性细胞致突变物的标准体内试验需较大的动物数量，且费时、费钱，不可能广泛使用。可利用短期遗传毒理学试验对哺乳动物性细胞致突变性及遗传危害性进行预测。生殖细胞的遗传毒理学试验在预测遗传危害性中具有重要的意义。但通常情况下，体细胞遗传毒理学试验阴性的化学物，在生殖细胞试验中一般也为阴性。所以，一般都是先进行体细胞的诱变性检测，发现部分试验结果阳性或有生殖细胞接触证据时，再进行生殖细胞的诱变性检测。

哺乳动物性细胞致突变性与对人的遗传危害性之间还缺乏直接相关的证据。为评价外源化学物对人类的遗传危害性，遗传流行病学研究是最直接、最可靠的方法。但由于遗传性疾病发生率低，缺乏适宜的检测指标，而且潜伏期长，有的要在隔代或隔数代才表现，化学物接触的水平又很难确定，所以流行病学调查的难度很大。目前，评价遗传危害主要还是依据遗传毒理学试验的结果，特别是体内生殖细胞的致突变试验结果。如果一种化学物在多项遗传毒理学试验中证明有致突变性，一般也假定其对人也可能具有遗传危害性。美国 EPA 在其制定的致突变作用危险性评价指导中，将对人类生殖细胞潜在诱变性的证据分为 8 级，按证据权重大小顺序分别为：①人类生殖细胞研究获得阳性资料。②哺乳类生殖细胞可遗传的突变效应研究中得到肯定的阳性结果。③哺乳类生殖细胞染色体畸变研究中得到不涉及从一代传递到下一代的肯定的阳性结果。④有化学物与生殖细胞相互作用的充分证据，并且在两项致突变试验（其中至少一项为体内或体外的哺乳动物试验）中得到肯定的阳性结果。得到阳性结果的两项试验可以都是检测基因突变或是检测染色体畸变的试验，如果一项是基因突变试验，另一项是染色体畸变试验，则两者都必须为哺乳动物系统。⑤有化学物与生殖细胞相互作用的提示证据，并且如以上④中一样在两项致突变试验中得到肯定的阳性结果。或者在两项致突变试验中得到的阳性结果不如以上④中的充分，但有化学物与生殖细胞相互作用的充分证据。⑥致突变试验中得到的阶性结果不如以上④中的充分，同时有化学物与生殖细胞相互作用的提示证据。⑦如果化学物在所有的终点都得到阴性结果，此时，虽然不能将其确定为不具有诱变活性，但在实际上，可将其作为人类生殖细胞的非诱变剂。⑧化学物致突变性及其与生殖细胞相互作用的证据都不足。

在用遗传毒理学试验预测对人类的危害时，一般认为体内试验的权重大于体外试验，真核生物的试验大于原核生物，哺乳动物的试验大于非哺乳动物。对于预测可遗传的效应，生殖细胞大于体细胞。

（二）预测外源化学物致癌性

遗传毒理学预测试验应能灵敏地预测出受试物的致癌性，也能特异地预测出受试物的非致癌性，即要有较高的灵敏性和特异性。灵敏性是指受试致癌物中，在遗传毒理学试验中呈致突变性阳性结果的比例；特异性则指受试非致癌物中，在遗传毒理学试验中呈阴性结果的比例。显然遗传毒理学试验在预测致癌性中可靠性的高低不仅与试验本身的特点有关，而且也受所选用的致癌物和非致癌物比例的影响。

虽然遗传毒理学试验可用于外源化学物致癌性的筛选，但也存在不足。外源化学物按其致突变性和致癌性可分为遗传毒性致癌物、遗传毒性非致癌物、非遗传毒性致癌物及非遗传毒性非致癌物 4 类。在致癌性预测时遗传毒理学试验适用于遗传毒性致癌物和非遗传毒性非致癌物。对于遗传毒性非致癌物会出现假阳性，对于非遗传毒性致癌物则会出现假阴性。

此外，环境因素对人类致癌性及遗传危害性的直接证据来自人群的流行病学资料，应加强这方面的研究。体内的外源化学物原型及其代谢产物含量、DNA 加合物、蛋白质加合物等可作为诱变剂的接触标志；DNA 损伤，染色体畸变、微核、SCE 等细胞遗传学指标，细胞基因突变等遗传毒理学试验指标可作为致突变作用的效应标志；外源化学物代谢酶的多态性及 DNA 损伤修复酶的多态性则可作为易感性标志在人群流行病学研究中应用。

四、遗传毒理学试验的组合应用

（一）遗传毒理学试验组合应用的必要性

环境致突变物的种类和结构多种多样，遗传毒理学试验利用不同的指示生物、遗传学终点，靶细胞也不同，具有遗传毒性的化学物不可能在所有的遗传毒理学试验中呈阳性。为了尽可能防止在预测外源化学物致癌性及遗传危害性中的假阴性结果，需要成组应用遗传毒理学试验。需要注意，组合试验应用的越多，假阴性率会下降，但是假阳性会增加，方法过多还会增加费用，拖延时间等。另外，不加选择地增加试验项目并不一定对提高预测可靠性起多大作用。有研究表明，各种遗传毒理学试验之间的结果，有时可互相补充，但在通常情况下是一致的。

对于外源化学物致突变性的初步判断可通过检测其致基因突变及染色体损伤的能力来检测。对于这些终点的检测需要分别的遗传毒理学试验，所以至少需要 2 个试验。通常是细菌回复突变试验和培养细胞的染色体畸变试验。细菌回复突变试验和体外染色体畸变试验结合可检出大多数的潜在致突变物和遗传毒性致癌物。也有学者及组织倾向于应用更多的试验来进行初筛，除了选用这两个试验外，还可选用哺乳动物细胞基因突变试验，酵母基因突变试验，细菌、酵母或哺乳动物细胞的 DNA 损伤试验等，有时也包括体内染色体损伤试验（包括染色体畸变及微核试验）。根据初筛试验结果、化学物的种类及人体接触情况需进行进一步的试验，以确定在体外试验具有致突变作用的化学物是否在体内对体细胞和（或）生殖细胞也具有活性。常用的体内试验有啮齿类骨髓细胞染色体损伤试验、小鼠斑点试验、啮齿类生殖细胞染色体损伤试验、显性致死试验等。有时也可选用体内 UDS 及 SCE 检测。

（二）试验组合的原则

通常是根据受试物特性、分布、用途及使用范围，其他毒理学试验及毒代动力学资料，技术水平，管理部门的要求等来确定应在致癌性及遗传危害性评价时具体应选哪些试验。尽管人们也试图对致突变性评价时最合适的试验选择进行协调，但尚无公认的最合理的组合方案。

遗传毒理学试验成组应用试验组合应遵循以下四个原则：①应包括多个遗传学终点。现在还没有一种试验能同时测出基因突变、染色体畸变、非整倍体和 DNA 损伤等。②试验指示生物包括若干进化阶段的物种，包括原核生物和真核生物。③应包括体外试验和体内试验。一般认为，体外试验检测受试物本身是否具有遗传毒性，体内试验可确定受试物能否在体内显示其遗传毒性。④应充分利用预测可靠性研究的结果。

（三）检测试验的组合

大多数的遗传毒理学评价程序是选择进行若干遗传毒理学试验对受试物的遗传毒性及致突变性进行评价。人用药品注册技术要求国际协调会议（ICH）（1997 年）对于药品的遗传毒性评价建议的检测试验组合为：①细菌基因突变试验；②体外哺乳动物细胞染色体畸变试验或体外小鼠淋巴瘤细胞 tk 试验；③体内啮齿类造血细胞染色体损伤试验（骨髓细胞染色体畸变试验或骨髓或外周血多染红细胞微核试验）。在对经标准试验组合得到的致突变作用结果进行进一步研究时，其他试验，如 DNA 加合物测定、DNA 链断裂检测、DNA 修复和重组试验等都可作为供选择的试验。

对于在三项标准试验中为阴性的化学物，通常可认为其无遗传毒性作用。对于构效关系显示有可能具致癌性或致突变性，但在三项标准试验中为阴性的化学物，还需要改进试验方法或再增加试验项目。对于在三项标准试验中为阴性，但致癌试验显示有致癌效应，又无明确的证据说明该化学物是通过非遗传毒性机制发挥作用时，为了了解其作用方式，可再进行改变代谢活化系统的体外试验或应用肿瘤发生的靶器官进行遗传损伤试验，如肝脏 UDS 试验、DNA 加合物检测、转基因突变检测、肿瘤相关基因的遗传改变检测等。

对于在标准组合试验中呈现阳性反应的化学物则需根据其临床用途再进行更多的试验。在不适宜以细菌回复突变试验进行遗传毒性评价时，如对细菌毒性太大（如某些抗生素）或已知化学物可干扰哺乳动物细胞的复制功能（如拓扑异构酶的抑制剂、核苷类似物及 DNA 代谢抑制剂）时，通常应选用两种不同类型的哺乳动物细胞进行两种不同遗传学终点（基因突变或染色体损伤）的体外试验。对于毒代动力学及药代动力学资料提示不能被机体吸收或不易到达靶器官的化学物，如放射性造影剂、铝抗酸剂及某些皮肤用药等，可仅基于体外试验进行评价。

（四）组合试验的要求

我国卫生部在《食品安全性毒理学评价程序》（1994 年）中对遗传毒理学试验的要求为：根据受试物的化学结构、理化性质以及对遗传物质作用终点的不同，并兼顾体外和体内试验以及体细胞和生殖细胞的原则，在 Ames 试验、小鼠骨髓微核试验或骨髓细胞染色体畸变试验、小鼠精子畸形试验和睾丸染色体畸变试验中选择 4 项，如其中一项试验为阳性，还应在其他备选试验（V79 细胞 HGPRT 基因突变试验、显性致死试验、果蝇伴性隐性致死试验、UDS 试验）中再选择两项试验进行。

我国《农药安全性毒理学评价程序》（1991 年）中对遗传毒理学试验的要求为：Ames 试验和大肠杆菌回复突变试验、骨髓细胞微核试验或骨髓细胞染色体畸变试验、睾丸细胞染色体畸变试验或显性致死试验为必做项目，若有一项出现阳性，还需从精子畸形试验、体外培养细胞染色体畸变试验、UDS、果蝇伴性隐性致死试验等试验中再选择两项进行。

思　考　题

1. 什么是 LD_{50}？
2. 什么是 ADI？
3. 简答毒理学评价的 4 个实验研究阶段。
4. 简答常用遗传毒理学实验有哪些？

第八章　食品生产安全控制

食品加工过程是影响食品安全性的一个极其重要的环节，如果在食品加工过程中不能严格按照食品加工工艺及卫生标准等进行操作，很容易导致食品在加工过程中受到污染或产生有毒有害物质，从而影响食品的安全性。正确掌握各种食品加工技术方法及清楚食品加工中可能产生的有害物质及控制措施对保证食品的安全具有非常重要的作用，同时还需明确各种来源食品的卫生安全检测内容。因此，本章主要介绍对食品加工的生产环境、加工原料、加工保藏技术、食品包装以及加工过程中可能产生的有毒有害物质等的控制管理。

第一节　食品加工环境与安全控制

食品加工与经营企业在设计厂房和设施时必须符合卫生要求，同时必须做好食品卫生管理工作，保持食品加工环境的卫生，防止食品污染，保证产品的卫生质量，确保消费者食用安全，既是法律赋予企业的职责，也是企业自身发展的需要。

一、食品企业的建筑和卫生设施

食品企业在新建、改建或扩建时应该有计划地按照卫生操作规范（sanitation standard operation procedure，SSOP）和良好的操作规范（good manufacturing practices，GMP）进行选址和设计。设备和厂房在设计时通常都以其功能性为主，但为了确保卫生操作规范的实施，必须重视有关卫生设计和建筑方面的一些基本要求。

（一）食品工厂的设计

1. 食品加工企业厂址的选择

食品加工企业厂址的选择对其能够顺利实施卫生操作规范具有至关重要的作用。除了必须考虑城乡规划发展、交通运输、动力电源和地质构造外，从食品安全卫生角度看，食品企业要避免外部环境中的有害有毒因素可能对食品的污染，同时又要避免生产过程中产生的废气、废水、噪声对环境和周围居民的影响。因此，食品企业厂址的选择还应遵循以下原则。

首先，食品企业厂区周围不得有粉尘、烟雾、灰砂、有毒气体、放射性物质和其他扩散性污染源；不得有垃圾场、废渣场、粪场及其他有昆虫大量孳生的潜在场所，防止病原菌污染食品。

其次，食品企业厂区要远离有害场所。不能靠近化工厂，因为化工厂通常排放有毒气体；不能靠近捕捞厂或水处理系统和医院等，因为脂肪含量相对较高的食品容易吸收并贮积有害气体和不良气味，如果生产车间的空气入口处没有特设的过滤系统，那么，这些地方的病原菌将会被风吹到食品上，并在食品中繁殖造成食品腐败变质。但是还要注意，厂址虽然远离有害场所，而在一定范围内又存在污染源，那么其还可能影响食品工厂，所以食品厂必须在该污染源的上风向（地区的主导风向），位于生活区的下风向。

最后，所选地点的排水性也很重要。如果厂房靠近排水较差的积水区，那么，单核细胞李斯特杆菌很可能污染其设施和产品等。积水体积较大，还可能吸引携带沙门菌的食腐性鸟类。死水为昆虫、啮齿动物以及其他害虫提供了适宜的生存环境。建厂时还应考虑如何提高水的利用率，要配备足够的废弃物处理设施。车间旁不得种植能为鸟类提供食宿的树木或簇叶植物，已有的这类植物必须移走。同时停车场应该用防尘材料铺砌，并具备良好的排水系统，保证能及时排出雨水。此外，选择的地点必须具有发展余地，否则，随着生产规模的扩大，过分拥挤的厂区不但降低生产效率，而且还会增加卫生管理工作的困难。

总之，为了使产品达到卫生要求，应该充分考虑食品加工企业周围的环境，并采取相应的预防措施。

2. 厂址的预处理

必须将已定厂址上所有的有毒物质处理掉，消除潜在的污染源，同时还要平整地表，修筑可排暴雨的排水沟以保证厂区内不存在积水，这主要是因为积水是昆虫，特别是蚊子的栖息地。食品加工企业的规划和设计有时可能要求符合审美观，但要注意：灌木丛与车间之间要有一定的距离，一般不能小于10m，以保证鸟类、啮齿类动物以及昆虫等没有活动场所；草地与墙之间的距离至少为1m，其间最好铺设有聚乙烯层，厚度为 7.5～10cm 的鹅卵石路面，以防止啮齿类动物进入生产区域。

3. 车间设计中应注意的问题

1）地面

地面的种类较多，食品企业可铺设普通的致密水泥地面，也可在高压、高温、高化学腐蚀区域内铺设耐酸砖地面。但应注意，食品加工车间的地面应具有防水、防裂、防滑、防化学腐蚀和无毒的性能；同时为了清扫和消毒方便，地面要平整、无裂缝，车间地坪应有 1/100～1/50 的坡度。

2）屋顶

平顶房屋顶通常用防腐涂料进行粉刷，而尖顶房在生产车间常用三合板或铝扣板等材料做天花板。要保证屋面不积水、不渗漏、隔热。天花板的表面要光洁，需用不吸水、耐腐蚀、耐温、浅色材料覆涂或装修，而且要适当有些坡度，以防止凝结水滴落，防止虫害和霉菌孳生，防止积尘，便于清扫、冲洗、消毒，保持清洁。在水蒸气、油烟及热量较集中的车间，为了通风排气，屋顶要根据需要开天窗。需要进行空气处理或具有其他用途的屋顶通道应该用屏风遮住或者用防护层覆盖或密封起来，以防止昆虫、污水、灰尘等进入造成污染。此外，因为外露的绝热材料除了清洗困难外，还是昆虫的寄生场所，所以屋顶通道的柱头和装配好的空气处理系统应该采用夹层绝热隔板，而不应采用直接外露的绝热材料。

3）墙壁

要用浅色、不吸水、不渗水、耐清洗和消毒的无毒材料对生产车间、原材料和成品库等厂房的墙壁进行覆涂。一般采用水泥，干燥的车间可用石灰粉刷，在离地面1.5~2m高的墙壁，应用白色瓷砖或其他防腐蚀、耐热、不透水的材料设置墙裙。在水蒸气、油污比较集中的车间或厂房，最好用白色瓷砖将整个墙面贴上。墙壁、墙裙的表面应平整光滑，无缝隙，不脱落、散发或吸附尘粒，其四壁和地面交界面要呈漫弯形，圆半径一般不小于5cm，以便于洗刷和吸尘机作业，防止污垢积存。此外，通常墙壁又是食品厂霉菌、螨虫的主要来源，故应采用防霉、表面光滑平整的材料。

4）门窗

门、窗、天窗要严密不变形，防护门能两面开、自动关闭。门窗位置不能与邻近车间的排气口直对或毗邻，不能面对垃圾堆或厕所。食品车间对外开启的门一般分为经常性通道用门和备用门，而且在数量上要适当控制。只有在设备进出、维修时才开启备用门。为防止昆虫随作业人员进入车间。生产车间经常开启的门必须装纱门、挂尼龙帘子、气帘、风幕、金属网气浴等。为防止老鼠进入车间，直接对外的门不能留缝隙，而且在门的下方与地面交接处钉上橡皮。生产车间之间的门多用半透明塑料门，便于开启和叉车、推车通行。窗台要设于地面1m以上，防止车辆碰撞和室外飞溅的水以及地面灰尘等进入室内。窗台内侧和外侧一律下斜45°角，便于洗刷，不积尘，窗台上不能放杂物。门、窗应安装有防蝇防尘设施，安装的纱门和纱窗等必须便于拆下洗刷。靠近炉灶、油炸锅的地方应装金属网来防蝇。

5）防害虫设施

老鼠、飞鸟及昆虫等的主要危害是破坏或污染食品，传播病原体。鼠类又有很强的环境适应能力，因而要彻底根除鼠害比较困难。食品厂主要采取以下措施进行防鼠：毁灭鼠穴、切断通路、断绝鼠饵、毒饵灭鼠。在建筑时，地基下方要建一条60cm深、外伸30cm宽的防鼠缘，防止老鼠从水泥地板下打洞、咬破较松的接合面进入车间或者从排水道中进入车间。墙内应没有洞，避免为老鼠和昆虫提供巢穴。所有的架子、灰坑和电梯坑等都应该便于清洗。电线、缆绳、导管和电机的安装应尽量避免存在隐蔽处。特别是电动机的壳子通常是老鼠的理想巢穴，所以要特别注意。在污水沟、排水沟、除尘口、门口、通气口、烟筒、门扉、窗隙等处设置防护网，门窗缝隙处钉橡皮等防止鼠类及其他害虫进入车间。

4. 工艺设计中应注意的问题

成品在整个生产流程中不能接触原料或任何中间产品。理想的生产流程是在接收点附近，原料和辅料便开始处理，然后依次进入预处理区、加工区、包装区，最后进入成品库。有的工厂采用空气压力系统，这种情况下，用于人员流通的门只允许工人从"洁净区"走向"低洁净区"，如果要返回更干净的区域，就必须按照规定的路线和消毒步骤，经过消毒室和加压式走廊才能返回。以空气为媒介的污染主要是病原菌污染。因此，空气流向的设计对卫生也非常重要。在设计空气处理系统时，必须考虑到外门的开启会使车间内产生空气流，如果车间处于负压状态，开门时携带外界污染物的微风将吹进车间，随着这些没有过滤的空气的持续侵入，整个生产区域、设备、空中管道以及其他设施的卫生状况将会变差。在产品外露区域，如果空气没有经过过滤，且处于负压状态，这种情况能加重微生物污染。因此，产品外露等待包装的地方应该是空气压力最高的区域。在设备布局时，为了便于维修和清洗，生产设备周围一般应留有 1m 的空间，设备与设备之间的间隔不应该小于 0.5m。生产设备应固定在方便维修、消毒和检查的地方，便于进行彻底清洗。

（二）食品工厂的卫生设施

1. 洗手、消毒设施

健康人的鼻腔中分布有较多的金黄色葡萄球菌，手指接触鼻部或擤鼻涕时受到污染。在污染的手指中则会分布有金黄色葡萄球菌，此外还有肠道菌等。通常，食品从业人员皮肤受金黄色葡萄球菌污染的概率为 30%～40%。痢疾、伤寒、沙门菌等肠道病原菌对手指的污染主要是大便时所用卫生纸张数较少。调查发现，在食品从业人员的手指大肠菌群检出率高达 50% 以上。因此，食品工厂设置洗手消毒设施十分重要。我国在食品企业卫生规范中对洗手、消毒设施的设置地点、数量、配备等均有明确的规定。

2. 更衣室

食品从业人员平时所穿的衣服因与外界环境有广泛的接触，而使其上附着有尘埃以及大量的细菌，因此在进入生产车间前必须在更衣室换上清洁的隔离服，同时为了避免头发上的灰尘及脱落的头发污染食品，所以还必须戴上帽子。更衣间应设置在便于操作人员进入各生产车间的位置。更衣室应设储衣柜或衣架、鞋箱（架），衣柜之间要保持一定距离，离地面 20cm 以上，如采用衣架应另设个人物品存放柜。更衣室还应备有穿衣镜，供工作人员自检。更衣室要有较好的通风和采光，应安装紫外线灯等。

3. 淋浴室

为保证从业人员个人卫生，食品工厂还需设置淋浴设施。淋浴室可分散或集中设置，一般设置在卫生通过室的男、女更衣室旁边，并用小门相通。对应每班工作人员，至少每 20～25 人应该设置一个淋浴器龙头。淋浴室应设置在通风、采光较好的位置，装备通风排气设施，也可设置天窗。此外，应有采暖设备，以便于冬季使用。

4. 厕所

工厂厕所的位置和卫生条件直接影响食品安全卫生，这是因为厕所是蚊蝇的孳生场所，厕所的地面常被带大肠菌群和杂菌的脏水污染，工作人员进出不使用专门的鞋子或穿工作服去厕所以及苍蝇穿梭于食品车间与厕所之间，都可能污染食品。厕所的设置地点应根据工厂的大小等具体情况确定。厂区公厕应设置在生产车间的下风侧。车间的厕所应设置在车间外，其出入口不宜正对车间门，可将厕所设置在淋浴室旁边的专用房内。厕所的数量和便池坑位应根据生产需要和人员情况适当设置。便池坑应用不透水的陶瓷卫生器具，也可贴瓷砖。地面用防滑的地砖铺设，有排水明沟和地漏，厕所内还应设洗污池，要便于清扫和保洁。便池应为水冲式。厕所的排水管不得位于操作台或设备的上方以防滴漏，同时要与车间排水管道分开以防污水溢出或倒流造成车间污染。厕所要安装防蚊防蝇设施，并采取消杀措施，指定专人每天对厕所进行清洗消毒。

二、食品企业的卫生管理

对于一个食品生产经营企业来说，加强其自身卫生管理是保障食品卫生质量的关键。按照《食品企业通用卫生规范》等 GMP 法规的要求，食品企业的卫生管理主要包括以下内容。

（一）建立卫生管理机构

食品生产企业必须建立健全卫生管理机构。食品生产工厂（公司）的卫生管理机构的负责人应该是厂长（经理）或副厂长，并配有经专业培训的专职或兼职的食品卫生管理人员。将食品卫生工作列入生产和工作计划，全面开展食品卫生管理工作，卫生管理机构的主要职责表现为以下几个方面。

1. 贯彻执行食品卫生法规

认真贯彻执行《食品卫生法》和有关卫生法规、生产卫生规范和食品卫生标准，切实落实 GMP，运用 SSOP 和 HACCP 系统进行管理，制止违反食品卫生法律、法规和规章的行为，并及时向食品卫生监督部门报告卫生管理情况。

2. 制（修）定并落实各项卫生管理制度

制度并及时修订各项卫生管理制度，主要包括：定期体格检查制度，每年至少进行一次健康检查，及时调离"六病"患者及带菌者；个人卫生制度，使从业人员保持良好的个人卫生状态；器具清洁和消毒制度，保证食品生产的工具和容器等的卫生；建立健全不同岗位的卫生制度、环境卫生制度和卫生检查制度。卫生管理制度是让员工在生产实践中付诸实施的具体要求，因此，卫生要求既要严格，也要切实可行及行之有效，并要加强检查落实。

3. 开展健康教育

按照卫生部《食品生产经营人员食品卫生知识培训管理办法》的规定，对全体食品生产经营人员进行《食品卫生法》、食品生产卫生规范和食品卫生知识的宣传培训，并对培训效果进行考核。

此外，对于食品污染或食物中毒事件应立即控制事态发展，如实向食品卫生监督机构报告，并积极协助调查处理工作。

（二）设施的维修和保养

建筑物和各种机械设备、装置、给排水系统等设施均应保持良好状态，确保正常运行和整齐洁净，不污染食品。设备的表面应便于清洁和消毒操作，同时还要方便拆卸。设备与原料接触的表面材质要好，还要光滑，因为凹凸不平的地方不仅不利于清洁，还会孳生大量的细菌。

应有专人定期检查、维修和保养设备和设施，以保证食品生产符合卫生要求。应经常全面检查设备装置等是否适当使用，并注意有无使用不当的情况。特别是防尘防蝇等各种设施应完好无损。必须及时修理生锈的设备和损坏的设备，防止污染情况的发生。每年要对主要生产设备进行一次大的维修和保养，如冷饮、啤酒等季节性生产的产品应在每年生产淡季做好设备的维修和保养。维修保养情况应进行书面记录，内容包括：所在部门、机器名称和代号；经批准的清洁规程，完成时的检查；所加工产品批号、日期和批加工结束时间；保养、维修记录；操作人员签名和日期等。

（三）工具设备的清洗和消毒

清洗和消毒是食品加工中为保证卫生质量的重要措施。工厂应制定有效的清洗、消毒方法和制度。对生产工具设备可使用清洗剂进行清洗，使用消毒剂进行消毒。

清洗剂专用于清洗食品工具、设备上各种有机污染、无机污染和有害物质。清洗剂的种类很多，食品工厂使用较多的有酸、碱清洗剂和以十二烷基磺酸钠为主要成分的合成洗涤剂。用清洗剂彻底湿润被清洗物的表面，清除表面的污染物，使清除的污物处于悬浮状态以便于冲洗。

消毒剂是为杀灭食品工具、设备上的微生物而使用的杀菌剂。通常所用的是兼有洗涤作用的洗涤消毒剂。消毒剂需满足以下三点基本要求：①消毒剂本身无毒或低毒，安全无害；②使用对食品质量没有影响或影响较小；③使用后不遗留或尽可能少遗留使人不悦的气味。卫生部规定消毒剂的残留量，游离性余氯不得超过 0.3mg/L，食品工具表面的十二烷基磺酸钠残留量不超过 0.1mg/100cm^2。食品行业常用的消毒剂有含氯消毒剂（如漂白粉、次氯酸钠、二氯异氰尿酸钠等）及二氧化氯、含碘消毒剂、过氧乙酸（又名过醋酸）。

清洗消毒食品工具、设备的程序：先在常温或 60℃ 以下温水加清洗剂洗涤 3～5min，然后用消毒剂配成一定的比例，对工具、设备杀菌 10～20min，最后用净水清洗 3～5min。对油污较多的工具、设备可增加使用 1‰～2‰硝酸溶液和 1‰～3‰氢氧化钠溶液。但需注意，化学消毒剂的稀释液应每天或需要时在干净、干燥的容器内配制，并应现用现配。

（四）防 虫 灭 害

老鼠、苍蝇、蟑螂对食品生产的危害很大，食品被它们爬过或者啃咬后，易沾染病菌、病毒、寄生虫，甚至有难闻的气味，失去固有的色、香、味、形（体）等，造成食品的污染和损失。因此，加强防虫灭害的工作是提高食品安全质量的重要方面。

1. 灭鼠

1）环境防治

可采用毁灭巢穴、堵塞通路、断绝鼠饵三种办法，减少和消除鼠类栖息的各种环境条件等，从而控制食品生产场所的鼠害。例如，毁灭巢穴，就要搞好车间、厂房、仓库、食堂内外的清洁卫生，使老鼠没有藏身之地。食品生产工厂的建筑物还要有防鼠设施。

2）灭鼠措施与方法

在食品生产场所一般可采用鼠夹、鼠笼、黏鼠胶和药物灭鼠的措施。在采用鼠夹、鼠笼捕杀时，要考虑鼠类的生态习性。小家鼠对鼠夹、鼠笼没有新物反应，因此捕杀率高。布夹、布笼要寻找鼠类生活场所以确定布放点，选用的饵料要新鲜，可采用含有水分的瓜果类或油条、花生米、瓜子、饼糕、油渣、肉皮等，饵料要常换。在食品生产场所使用黏鼠胶比较安全有效，可见到死鼠，因此便于处理，但只能黏住小家鼠和幼年体的黄胸鼠、褐家鼠。在食品生产厂利用药物灭鼠是迅速降低鼠密度，达到基本无鼠的有效手段。可采用抗凝血杀鼠剂进行灭鼠，经实验证明是安全可靠的。常用的抗凝血杀鼠剂有敌鼠钠盐、氯鼠酮、杀鼠醚、溴敌隆、大隆、杀他仗等。禁止使用急性杀鼠剂，控制使用磷化锌。

2. 灭蝇

1) 防范措施

食品生产厂应设置纱窗、纱门和防蝇风帘，有条件的应安装灯光诱蝇装置及电动捕蝇装置。食品原料、食品下脚、垃圾要有盛器并加盖，盛器外壁清洁，做到工完场清，保存好各类食品原料与成品。清除生活垃圾，进行无害化处理，消除蝇类的孳生地。

2) 灭蝇方法

灭蝇的方法有机械拍打、黏蝇纸黏及药物喷洒等。外环境、绿化场所可设毒蝇点毒杀成蝇。毒蝇点用1%敌百虫拌鱼头鱼脚、甜面酱、乙醇。如果毒杀家蝇，则可选用糖醋加1‰三甲基胺或顺九二二十三碳烯作拌饵，具有较强的诱杀效果。毒蝇点应保持湿润，不宜设在阳光直射的地方。食品生产场所选用灭蝇的药物有二氯苯醚菊酯、溴氰菊酯、氯氰菊酯等，拟除虫菊酯对人畜较安全。多蝇场所可选用以"二氯"加胺菊酯的市售灭害酒乙醇来快速灭蝇。

3. 灭蟑螂

1) 防范措施

改善食品生产、加工、储存条件，在车间、食堂等场所的下水道口安置丝网，防止蟑螂自下水道侵入。建立严格的物品清扫洗刷消毒制度，分类保管好食品和垃圾，不给蟑螂提供生活栖息地和觅食场所。

2) 灭蟑螂方法

药物处理是迅速降低虫口密度的主要手段。常采用毒饵和喷洒的方法。毒饵最好选用粉剂或细小颗粒剂，以少量多堆原则投在各类缝隙外。常用的毒饵有1%乙酰甲胺磷。当蟑螂密度较高时，采用3‰二氯苯醚菊酯乙醇液、1.5‰氯氰菊酯、1.5%残杀威、0.3‰溴氰菊酯溶液直接喷洒于蟑螂隐匿处，喷洒后蟑螂迅速驱出击倒死亡，一次处理后密度会减少90%左右。第一次喷洒后可能会遗留，隔周重复一次，此后辅以毒饵。处理周期一般2～3个月。

（五）有害有毒物的管理

杀虫剂、清洗剂、消毒剂等化学物品均应包装完好，瓶口应密闭，不得有泄漏，特别是杀虫剂类有毒产品应在明显处标示"有毒品"字样，避免操作人员混用，防止食品在加工过程中受到污染。杀虫剂、清洗剂和消毒剂应储存在专用的柜橱或场所，由专人负责保管，并建立管理制度。杀虫剂、清洗剂和消毒剂的使用要特别小心，严格按照说明进行处理和稀释，应指定专人使用杀虫剂、消毒剂，使用前应经过短期培训，了解和掌握物品的化学性质、质量情况、使用量和操作方法，误食或误用的解救办法以及意外污染食品的处理方法等。

食品生产过程涉及的洗涤剂、消毒剂、杀虫剂等药剂，必须经省（自治区）或直辖市卫生行政部门批准，不得使用未经批准的药剂。除卫生和生产工艺需要外，食品生产车间不得使用和存放可能污染食品的任何种类的药剂，这是食品生产防止污染的基本要求。生产者必须防止将化学药品混入食品生产过程，污染食品，同时还要防止其对食品设备和工具的污染。

（六）饲养动物的管理

除供实验的动物和待加工的禽畜外，食品厂内一律不得饲养家禽和家畜，这是因为家禽和家畜身上携带的病原体可通过土壤、空气和水，对食品造成污染。从动物饲料以及动物胃肠道中经常可分离出沙门菌，其进而可能污染食品。有的狗或猫感染狂犬病毒，不但可能污染食品，而且直接威胁职工的安全。因此，应加强对待加工禽畜的管理，防止其污染食品。

肉联厂等食品企业应当设有猪的待宰圈，待宰圈应有牢固的水泥地面和水泥墙，便于清理和冲洗，待宰圈应经常进行消毒，同时待宰圈还要与加工场所间隔一定的距离。如果猪群来自不同的地区则应分别设置待宰圈，一旦发生疫情便于控制和追查。还要加强对禽畜的宰前检验，如在屠畜到达宰场休息24h后所进行的健康检查，其方法为外观检查、触诊、叩诊。

家禽加工厂等食品企业应设立候宰棚。家畜屠宰前要经过一次清水"淋浴"，冲洗皮毛上的污秽，防止污染宰后的肉品。家禽宰前检验要注意鸡（鸭）群健康状态，如体温检查等，经检验确为健康鸡（鸭）群方可进行宰杀。患病的鸡（鸭）群应在急宰间单独宰杀，并严格实施消毒。

（七）污水和污物的处理

食品企业在生产加工食品的过程中产生的污水和有害污染物，会对环境造成污染。食品工厂污水和污物的排放应符合国家关于"三废"排放的有关规定。积极采用行之有效的先进技术，减少污水、污物的产生，同时设计、同时施工、同时投产，将治理的设施与生产的主体工程同时建设。对于那些还不能完全消除的污水污物应积极改进工艺，建立必要的处理和排放系统。针对污水中所含污染物采取合适的处理措施，减少对厂区和厂外环境的污染。厂区内应设置密闭或带盖的污物收集设施，其容积与污物的产出量相适应。车间内可放置垃圾桶或箱，并防止污物外溢，避免有害气体逸出，预防有害动物集聚孳生。收集的污物应及时清洗，日产日清，在24h内运出厂区，送到规定的集散地，保持厂区的整齐与清洁。

（八）副产品的管理

副产品是指生产加工过程中产品的下脚料和不可利用再加工成产品的废弃物。副产品应收集后及时运出车间，储存于副产品专用仓库，然后分别处理，防止污染环境。运输和存放副产品的工具容器应经常清洗消毒，保持清洁卫生。此外，有利用价值的副产品应尽量综合利用，如酒厂的副产品二氧化碳，便可收集纯化后灌瓶，作为饮料的添加剂。

（九）卫生设施和工作服的管理

工厂应根据生产特点、卫生要求和使用方便的原则，配备洗手、消毒池，靴、鞋消毒池，更衣室，淋浴室，厕所，洗刷车辆、容器和工具的洗消室等卫生设施。并建立管理制度，有专人管理，责任到人，保证这些卫生设施处于良好状态。还要分别设男、女更衣室并与生产车间连接，更衣室配置橱（柜）以便存放衣物。

食品生产加工人员在食品制作场所应当穿工作服并戴帽，以防止操作人员对食品的污染。因为加工人员常常通过呼吸、衣物将微生物带至车间，故成为加工食品的污染源之一。工作服、帽可以将人体和食品隔开，从而防止加工人员对食品的污染。工作服、帽最好选用易洗不易脏的材料制成，应为淡色或白色，并应提供2～3套。建立工作服清洗保洁制度，工作服应定期清洗和更换，并进行灭菌处理。设置专人管理，负责监督从业人员穿工作服并戴帽，保证对工作服、帽定期清洗、更换和消毒，保持清洁。此外，冷饮包装车间及裱花蛋糕加工场所的操作人员还应戴口罩，一些特殊加工岗位还须使用围裙、套袖等卫生防护用品。

第二节　食品生产原料与安全控制

食品产品的质量和安全性在很大程度上取决于所用食品原材料的质量和安全性。现代的食品生产加工无论采用多么先进的工艺流程及生产设备，也不管其产品类型多么千变万化，大多数的生产原料都来自于广大的农牧水产等基础产业，也就是说来源于农产品、水产品和畜产品等，辅助原料多是香辛料、调味料和食品添加剂等。这些原料多数是动植物体生产出来的，其在种植或饲养、收获、运输和储藏等过程中都能受到环境及意外的微生物和寄生虫的污染。在收获、解体、储存等操作过程中，还可能使原来动植物体内所附着产地的微生物和寄生虫扩大污染。因此，食品生产必须高度重视原料的安全性，除了在其生产源头，即农业生产的环境、种养技术等加强安全性的管理外，食品企业还必须在原材料的选择采购、运输、储存方面做好原料安全性的管理工作。

一、食品生产原料的选择和采购

（一）选择和采购符合卫生标准的原料

我国主要的食品原料和辅料，如粮食、面粉、食用油、鲜肉、乳品、蛋及蛋制品、水产品、蔗糖、调味品和食品添加剂，以及食品包装材料等，多数有国家卫生标准、行业标准或地方标准，少数有企业标准或无标准。在选择和采购食品原料、辅料和包装材料时，应尽量按国家卫生标准执行。若无国家卫生标准，依次执行行业标准、地方标准和企业标准，若无标准原材料可参照类似食品的标准及卫生要求。执行标准时在内容上应项目齐全，应包括营养、卫生和质量指标，不得以某几项指标来代替该原料的全部指标内容，即不得以某几项指标检验合格来判定该批原材料全部指标均为合格。原料包装上应有品名、产地、生产日期、保质期、验收标准代号等。对于合格的、不合格的和待验的原辅材料和包装材料应严格分开，按批次存放，并有明显标记。

（二）原料安全性的判断和检验

用作食品原料的各种农副产品必须是新鲜的而且是不受污染的，不得使用质次或已变质的食品原材料。肉类、水产品和乳制品的原辅材料以及果蔬类等，其卫生标准不同就有不同的质量等级，通常是以其新鲜度来划分质量等级。采购各种原材料时，主要通过对其色、香、味、形等感官性状检查来判定食品的新鲜程度，必要时辅助理化或细菌学方法来判定和检验其安全性。

1. 新鲜度检查

1）感官检查

感官检查简单易行，结果可靠。例如，果蔬类，新鲜时有生理功能，随着鲜度下降，其功能下降，伴随着水分、色、香、味的变化，当水分减少 5％时，鲜度明显下降，出现萎凋、收缩、减重、变色或褪色、特有香味丧失甚至出现异臭；肉类原料新鲜度下降时，由鲜红色变为褐色或灰色，失去光泽，表面由干燥变得发黏，香气丧失而产生异臭味；鱼、贝类等水产品，新鲜时体表光泽，保持自然色调，不失水分，体形有张力，眼球充血、眼房鼓起透明，腮鲜红，肉体有弹性，鲜度下降时失去光泽，腹部鼓起，肛门有分泌物流出，体表发黏，有异臭味等。不同的食品原料其感官性状都有各自固有的特征，检查时应抽取有代表性的样品，在充足的自然光下，对该原料的感官指标进行逐一检查。

2）物理检查

一般对食品原辅料表面的检查常用物理检查方法。例如，水产品表面的弹力测定、农产品的色调测定、用导电特性方法对电阻和电容量的测定等，从而来判定其新鲜度等。

3）化学检查

果蔬类原料可测定叶绿素、抗坏血酸和可溶性氮等指标；对于动物性食品的原料可测定 pH、氨氮、挥发性盐基氮、组胺、挥发性还原物质和 K 值等指标来判定其新鲜度。

4）细菌学检查

以蛋白质为主的食品，因细菌污染而使原料的新鲜度下降甚至变质，主要表现为细菌总数、大肠菌群的增多，有时甚至检出致病菌。通过对原辅料的微生物指标的检测可以判断其新鲜度。

2. 有毒有害物质的检验

食品原料在种植、养殖、收获、采集、加工、运输、销售、储存等环节上，往往受到不同程度的工业有害污染物、化学农药、兽药、致病菌、霉菌毒素等的污染。所以，在选择、采购食品原料时，必须清楚该原料是否已受有毒有害物的污染，对可疑的要做进一步调查，必要时需抽样进行检验。已受污染的食品原料不得采购使用，保证食品原料是无毒无害。

（三）原料安全的保护性处理

农副产品在采收时难免携带着来自产地的各种污染物，如附着有害的微生物、寄生虫、农药、工业污染物、放射性尘埃等，所以对采收后的农副产品要进行洗涤等保护性处理。

1. 常用的洗涤剂

1）水

洗涤用水必须符合生活饮用水卫生标准，为提高水的去污能力，可借助于热能、搅拌产生的滚动摩擦、加压喷射等物理能量来帮助洗涤。洗涤时要经常换水或使用流水，防止加重污染。搅拌、摩擦及高压水冲要适度，避免损伤果蔬的表皮及组织。

2）表面活性剂水溶液

水中加入少量的表面活性剂，如肥皂、合成洗涤剂等，能有效地去污。活性剂本身无多大毒性，但易吸附、残留在清洗体上，长期在人体内蓄积，可能会影响健康。洗涤剂要求无毒、不使食品变质，不破坏食品的营养，不影响食品原料的色、香、味，无色透明，对食品的浸透、吸附、残留量少，使用量小，去污效果好。

3）碱水溶液

多用碳酸氢钠溶液，因其价廉、毒性小，有脱脂洗涤力，一般多用于设备、工具和容器的洗涤，但不能用于清洗食品原料。

4）含氯消毒液

污染较重的果蔬原料在洗涤后，一般多选用对人体毒性小、无异味、刺激性小的二氧化氯溶液进行浸泡，这样可有效地降低微生物的污染程度。

2. 洗涤方法

各种洗涤剂必须新鲜，不能反复使用。如果使用脂肪酸类（如肥皂）洗涤剂，浓度应控制在 0.5% 以下，如果使用其他中性洗涤剂，浓度应控制在 0.1% 以下。果蔬在洗涤剂溶液中浸泡不得超过 5min。凡使用过洗涤剂的原料，必须用符合饮用水标准的饮用水冲刷。如果用流水冲洗则不少于 30s，如果用池水冲洗应换水 2 次以上。洗涤新鲜果蔬不能用高温的水，特别是当水温在 25～60℃ 的范围时能促使微生物的生长繁殖。

3. 安全保护措施

农副产品原材料采购后，必须分类、分批按质量等级进行筛选，分开堆放，及时剔除已变质及质次的原料。同时可根据食品原料的种类、加工及储存的需要，选择合适的方法进行保护性处理，如鱼、肉、禽、果蔬在冻结前的盐水处理，冻结后的挂冰衣处理；禽、肉、果蔬、调味食品在冻结前的抗氧化剂处理；果蔬冷却、冷藏或冻结前的杀菌洗涤、熏蒸、热烫、加糖、辐射处理等。

动物食肉要清除甲状腺、肾上腺及病变的淋巴结，患有囊虫病的食肉不得作食品原料。水产品要避免河豚等有毒鱼的混入，不新鲜的青皮红肉鱼会产生大量的组胺，引起人的过敏反应，不能用作食品原料等。

（四）原料采购的管理

原料采购的管理要符合以下 5 点要求：①原料采购人员要熟悉本企业所用各种食品原料、食品添加剂、食品包装材料的品种及卫生标准和卫生管理办法，了解各种原辅材料可能存在的安全卫生问题；②采购食品原辅材料时，应对其进行初步的感官检查，对卫生质量可疑的应随机抽样进行质量检查，合格方可采购；③采购的食品原辅材料，应向供货方索取同批产品的检验合格证或化验单，采购食品添加剂时，还必须同时索取定点生产证明材料；④采购的原辅材料必须验收合格后才能入库，按品种分批存放；⑤食品原辅材料的采购应根据企业食品加工和储存能力有计划地进行，一次采购不宜过多，防止短期内用不完而造成积压变质。

二、食品原料的运输和储存

（一）运输工具要符合安全卫生要求

1. 运输工具的选择

　　食品原料在运输过程中严禁与农药、化肥、化工产品及其他有毒化学物质混载，必须使用专用的车、船等运输工具，不得使用运载过上述有害化学物品的运输工具。如果运输工具不能专用，在运载食品原料前必须彻底清洗干净，从而保证食品没有异味、不被有害物质污染。为防止运输途中雨淋，使食品原料及食品包装受潮，车、船应设置顶篷，最好采用封闭式的车厢和船舱，防雨的同时还可以防止灰尘污染，不具备上述条件的运输工具应用油布覆盖。选择运输工具时，要根据原材料特点和卫生需要，选择合适的运输工具。例如，大米、面粉、油料等原料，运输时采用普通常温车（车厢）和船便可；运载家畜、家禽等动物的车、船应通风透气，分层设置铁笼，这既便于运输途中供给足够的饲料和饮水，还可防止挤压；果蔬类食品应装入箱子或篓中运输，避免挤压撞伤而导致腐烂，特别是在夏季长途运输时应选择冷藏车，车厢温度保持在 5～10℃，可达到防腐保鲜的目的；水产品、食肉及其冰冻食品原料应采用低温冷藏车储运，使运输过程中温度保持在 −18℃ 以下，这可有效地抑制微生物生长，防止腐败变质，延长储存期。

2. 低温冷藏运输

　　低温冷藏运输食品原料时，应检查待装食品原料的温度，使食品原料温度低于车厢中的温度，这是因为如果食品原料温度较高，装车后随着食品原料温度的下降则会使车厢温度升高。为控制温度只是在最小范围的上升，装卸工作要迅速，最好将食品原料先集中到托盘上，用叉式升降机装卸。为避免食品原料温度升高，也可用苫布来隔断外界空气。低温冷藏运输过程中，尽量减少厢门开闭次数，特别是冷藏车厢比较小时。为防止冷气流出，可在厢门开口处挂上帘子，或在厢大门上安装个小窗，最好从窗口取货物。而且在途中还应经常检查食品原料和车厢内温度，防止升温。

3. 运输工具的清洗消毒

　　对运输工具要定期地进行清洗消毒，保证洁净卫生。车或船等食品运输工具的清洗消毒等保洁工作要以岗位责任制的形式，落实到人。有严格的奖惩措施，保证运输工具每次使用完之后都要进行打扫和冲洗。运载过其他非食品原料的运输工具应彻底进行清洗消毒处理等，保证食品不要受到有毒有害物的污染。对于污垢多的车或船，则需用高压水冲刷，或用碱水刷洗，定期用漂白粉上清液或过氧乙酸消毒液喷洒消毒。运输工具平时不用时，也应用清洁布盖好，当用时再检查一次，确保车或船等运输工具的干燥及洁净。

（二）运输作业要防止原料污染和受到损伤

运输食品原料的车或船不得与非食品、有特殊气味的物品及其他有毒有害物质或可能受到其污染的物品混装。为避免将上述有毒有害等物品混入，在装运食品原料时，应逐一的检查商品标签。装卸作业时，还应看清包装上标明的注意字样，如果食品原料为液态，其容器盖口应向上。此外，不要用脚踏易碎食品，不要用力抛放，避免造成破损而引起污染。

（三）原料储存的安全性

食品原料储存的目的是为了保障食品企业正常生产对各种原辅材料数量和质量的需求。因此，食品企业必须创造一定的条件，采用合理的方法储存食品原料，确保储存原料的安全。

1. 原料储存与品质变化

根据食品原辅料的品质，储存时多采用常温储存、低温冷藏和冷冻储存三种方式。储存条件的好坏、储存方法是否恰当，都直接影响食品原辅料的安全质量。

1）水分蒸发

在常温或低温条件下，食品原料储存一段时间后，因其表面水分蒸发，则会减少食品重量，并出现干燥现象。例如，果蔬类食品就会失去新鲜饱满的外观，当减少重量达 5％时，其表面出现明显凋萎现象；肉类食品出现表面收缩及硬化现象。

2）冷害

对果蔬低温冷藏时，当冷藏温度低于一定界限时，会影响果蔬的正常生理机能，导致心部变色以及表皮出现软化斑点等现象发生。

3）串味

当有强烈气味（香味或臭味）的食品与易吸味的其他食品一起存放时，香味或臭味就会串给易吸味的其他食品，使其失去正常的风味。

4）生理作用

果蔬收获后仍有生命呼吸作用，这使原料所含成分不断发生变化。例如，糖和酸的比例变化，维生素 C 的减少，硬度、颜色和香味的变化等。

5）成熟作用

动物屠宰后其肉品内部仍然还会进行生物化学和物理化学变化，促使肉品成熟。适当的成熟可改善肉品品质，但若过分成熟，则会导致肉品发生变质。

6）脂类氧化

动植物性脂肪如果存放时间较长，则会发生水解、脂肪酸氧化而引起酸败。

7）淀粉老化

食品原料中的淀粉以 α-淀粉的形式存在，但当储存温度接近 0℃时，淀粉出现 β 化（即老化）。含水量在 30％～50％时，淀粉最易发生老化，含水量低于 10％时则不易老化。老化淀粉因为不易被淀粉酶作用，所以不易被人体消化吸收。

8）微生物增殖

食品原料储存过程中，在温度、湿度适宜的情况下，极易使细菌、酵母及霉菌等微生物迅速繁殖，使原料发生腐败变质。

2. 原料储存应有堆放场地和仓库

食品原料的性质决定着生产食品的种类，不同性质的原料决定其预处理及储存应具备的设施条件。例如，以新鲜果蔬为原料的食品企业，要具有原料的接收场地、清洗设施及场所以及保鲜仓库等；以食肉或水产品为原料的食品企业，应设置一定容量的低温冷库；糕点加工厂应有防潮的面粉仓库。原料堆放场地及仓库的大小应根据生产量来确定，对于季节性产出的原料，还要考虑非原料产出季节对原料的需求，故要增加库容来储存足够的原料。

（四）原料储存的安全卫生管理

设置专人负责管理原料场地和仓库，并明确管理人员的工作职责。制定原料入库前卫生质量检查验收制度，只有符合卫生质量标准的原料才能允许入库。建立原料出入库登记制度，清楚的记录每批原料的数量、入库时间、保质期或保存期等，为防止食品原料过期变质，要做到原料先入先出。建立定期检查库存食品原料的卫生质量的制度，必要时可采样做质量鉴定。完善仓库定期清扫、消毒、通风换气制度。对于冷冻和冷藏的食品原料，应根据原料储存对温度、湿度的要求，定期测定调整冷库的温度和湿度。上述各项制度必须以岗位责任制的形式落实到人，严格执行，并定期或不定期地检查执行情况。

第三节　食品加工过程与安全控制

食品原料根据其性质和成品要求的不同，要经过各种不同的加工工艺，采用各种不同的技术，如清洗、去皮、冷冻、干燥、加热、脱水、发酵、煎炸、烘烤、盐渍、罐藏等，最终形成成品直到消费。这期间需要经过多个环节，这些环节可能会对食品造成污染，影响食品的安全性。而且，如果加工工艺处理不当就可能会产生一些有毒有害的物质，如在油炸过程中会产生反式脂肪酸等有害物质。因此，必须了解不同食品生产加工过程中可能造成食品污染的物质来源和性质，根据不同食品的特点，制定严格的生产工艺和卫生管理制度，采取合理的控制措施，才可能更好地避免食品污染，保证食品安全。

一、食品加工过程的卫生安全控制

（一）食品加工过程中的污染

食品加工过程中常见的污染来源有如下三个方面。

1. 生物性污染

生物性污染是指食品在加工过程中被多种生物污染，包括细菌、病毒、霉菌及其毒素、昆虫、寄生虫和虫卵等，是食品加工过程中最常见的污染现象。食品加工中生物性污染的主要途径除原料被污染外，还可能来自不洁的容器、从业人员不洁的手等、空气中尘埃、未经消毒或消毒不彻底的设备、未消毒或未彻底消毒的包装材料、地面及其他不洁物品等。

2. 重金属污染

在食品加工过程中造成食品铅、砷、汞等重金属污染的途径主要有：加工用水有重金属污染，错误使用工业级添加剂，加工所用的金属机械、容器、管道等设备中有重金属的迁移，使用不符合卫生要求的包装材料中有重金属和有害物质的溶出和迁移，不合理使用化学消毒剂等。

3. 其他化学性污染

食品加工中温度过高或方法不当时，往往会通过食物成分的热反应产生一些对人体有害的物质，常见的有食品蛋白质中的谷氨酸、色氨酸等发生热分解产生对黏膜有强烈刺激作用的杂环胺类物质；高温使油脂发生或促进自身氧化而产生过氧化物和低分子分解产物，同时高温油脂所产生的二聚体、三聚体、羧基、环氧基及其他有害物质等，这些物质除能使油脂颜色变深外，对人体有不同程度的急慢性毒性；食物直接与明火接触或与灼热的金属表面接触烹调（如火烤、煎、炸）时会产生一类具有致突变性和致癌性的化学物质等。此外，食品在发酵、腌制等过程中如果工艺处理不当都有可能产生有毒有害物质，进而污染食品，危害人类健康。此部分内容详见本节的第二部分。

（二）食品加工过程的卫生安全控制

1. 原材料

食品生产中使用的所有原辅材料必须符合相应的食品卫生标准或要求。原辅材料必须经过验收、化验，合格者方可使用；不符合质量、卫生标准和要求的原辅材料，不得投产使用，且要与合格品严格区分开，防止混淆和污染。

2. 生产配方与工艺流程

生产配方中各类各成分使用量应严格管理，监督、检查并正确掌握技术操作，特别是对添加剂，应考虑是否为食用级，是否索证，其用量应严格控制在国家标准允许范围内。

工艺流程中各工序应按先后次序合理布局，即应将原料处理，半成品处理和加工，包装材料和容器清洗、消毒；成品储存等工序分开设置，防止前后工序相互交叉污染。原则上要求加工过程达到连续化、自动化和密闭化。

3. 清洗、消毒

在使用前后对食品生产所涉及的设备、工具、容器、场地等均应彻底清洗和消毒。清洗、消毒和维修检查设备时，不得污染食品。

4. 包装

成品检验合格后应有固定包装，而且包装应在良好的环境下进行，以防止异物混入食品。成品包装是非常容易忽视的环节，因此在食品加工过程中极易引起再次污染。包装材料（容器）的卫生状况又是这一环节中的突出问题。管理人员应重点放在包装材料的采购、索证及消毒上。每批产品的包装均应有记录。包装材料应符合相应的国家卫生标准，使用前必须清洗消毒。包装食品的标签应符合 GB7718《食品标签通用标准》的规定。运输包装应符合 GB191《包装储运图示标志》的相应要求。

（三）记　　录

生产过程中必须进行详细记录，各项原始记录（包括工艺流程中各个关键因素的检查结果）应妥善保存，记录的保存期应较该产品的商品保质期多 6 个月，以作为产品质量的追溯依据。

二、食品加工过程中可能产生的有害物质及控制

食品加工中最重要的加工方式就是热处理，此外还有发酵和腌制技术等。其中，热处理又包括烟熏、油炸和焙烤等加工技术。但是，在食品加工过程中，如果处理不当就可能会产生一些有毒有害物质，致使相应的食品存在着严重的安全问题，对人体健康产生极大的危害。例如，在习惯吃熏鱼的冰岛、芬兰和挪威等国家，胃癌的发病率非常高。我国胃癌和食管癌高发区的居民也有喜食烟熏肉和腌制蔬菜的习惯。因此，控制这些食品加工技术在加工过程中产生有毒有害物质则显得尤为重要。

（一）食品在烹饪过程中产生的有害物质及控制

食品烹饪就是利用烤箱或微波炉等加热设备来烹饪菜肴，通过高温来改变食品的食用特性。但是，食品尤其是蛋白质含量丰富的鱼或肉类食品在高温烹调过程中很容易产生杂环胺类等有害物质。此外，杂环胺也是煎牛肉中致突变物质的主要成分。

1. 杂环胺

杂环胺从化学结构上可以分为氨基咪唑氮杂芳烃和氨基咔啉两大类。氨基咪唑氮杂芳烃也称为极性杂环胺，又包括喹啉类、喹喔类、吡啶类、呋喃吡啶类、咪唑类和吲哚类等，一般在加热温度低于300℃的条件下就会产生，在体内可转化为具有致癌、致突变活性的物质；氨基咔啉又称为非极性杂环胺，一般在加热温度高于300℃的条件下才能产生。与极性杂环胺相比，非极性杂环胺致癌、致突变性比较弱，在正常的加工条件下不会产生。两类杂环胺大多数都具有致癌、致突变作用，特别是2-氨基-3-甲基咪唑并［4，5-f］喹啉，已被国际癌症研究中心归类为2A级致癌物。

通常，杂环胺是由肌氨酸（一种肌肉特有的氨基酸）和糖在加热后形成的，而肉类恰恰同时含有肌氨酸和糖这两种成分。因此，烧烤这种需要长时间高温加热食物的烹饪方法会使肉类食品产生大量的致癌物。基本上所有的肉食，包括鸡肉和鱼肉在烧烤时都会产生大量的杂环胺。

2. 食品烹饪过程的控制

（1）微波前处理可以相对减少肉制品中的前体物，这是因为通过微波加热可以使肉制品中的水分损失，剩下的前体物则不能通过水分渗出至肉品表面来参与反应，所以会在一定程度上减少杂环胺生成的量。

（2）添加碳水化合物（如淀粉等）或抗氧化剂均可以抑制杂环胺的产生。

（3）增加蔬菜水果的摄入量，这是因为膳食纤维有吸附杂环胺并降低其活性的作用，所以可以抑制杂环胺的致突变性和致癌性的作用。

（4）改变不良烹调方式和饮食习惯。注意烹调温度不宜过高，不要烧焦食物，避免过多使（食）用烧、烤、煎、炸的食物。

（二）食品在熏烤过程中产生的有害物质及控制

食品熏烤是指利用木材不完全燃烧时产生的熏烟及其干燥和加热等作用，使食品具有特殊的风味与色泽，使食品具有较长储藏性的食品加工技术。但是，食品在熏烤过程中极易产生致癌物质，其中对人类健康危害最严重的就是苯并芘。

1. 苯并芘

苯并芘又称 3，4-苯并芘，是一种由 5 个苯环构成的多环芳烃。常温下为浅黄色针状结晶，性质稳定，熔点为 $179\sim180℃$，在水中溶解度为 $0.004\sim0.012mg/L$，微溶于乙醇、甲醇，易溶于环己烷、己烷、苯、甲苯、二甲苯、丙酮等有机溶剂。在有机溶剂中，用波长 365nm 紫外线照射时，可产生典型的紫色荧光。苯并芘在碱性条件下较稳定。在常温下不与浓硫酸作用，但能溶于浓硫酸；能与硝酸、过氯酸、氯磺酸起化学反应，所以可利用这一性质来消除苯并芘。苯并芘是目前已发现的 200 多种多环芳烃中最主要的环境和食品污染物，是一种强烈的致癌物质，对机体各器官，如皮肤、肺、肝、食道、胃肠等均有致癌作用。

食品在熏烤等加工过程中产生的苯并芘一方面来源于煤或煤气等不完全燃烧，另一方面来源于食品中的脂肪或胆固醇等成分的高温热解或热聚。在烤制过程中动物食品所滴下的油滴中苯并芘含量是动物食品本身的 $10\sim70$ 倍，如香肠等熏制品中苯并芘含量普遍比肉中高 60 倍。当食品经烟熏或烘烤而发生焦烤或炭化时，苯并芘生成量随着温度的上升而急剧增加。当淀粉在加热至 390℃时可产生 $0.7\mu g/kg$ 的苯并芘，加热至 650℃时可产生 $17\mu g/kg$ 的苯并芘；葡萄糖和脂肪酸加热至 650℃可分别产生 7mg/kg 和 88mg/kg 的苯并芘。

2. 食品熏烤过程的控制

（1）改进食品的熏烤工艺，尽量少吃熏烤类食品。

（2）限制食品中苯并芘的含量，如果每人每日进食 1kg 食物，则在食物中苯并芘的含量不应超过 $6\mu g/kg$。

（三）食品在油炸过程中产生的有害物质及控制

食品油炸是利用油脂作为导热介质，使被炸物料中的淀粉糊化，蛋白质变性，从而使原料熟化的一种食品加工技术。油炸可以使食品具有香、嫩、酥、松、脆、色泽金黄等特点，同时油炸还可以杀灭食品中的细菌，延长食品的保存期，改善食品的风味，增强食品营养成分的消化性，并且其加工时间也比一般的烹调方法短，因此，油炸食品在国内外都备受人们的青睐。但是食物，特别是高碳水化合物、低蛋白质的植物性食物，在油炸过程中极易产生丙烯酰胺、反式脂肪酸及杂环胺等有害物质。

1. 丙烯酰胺

丙烯酰胺是一种不饱和酰胺，其单体为无色透明片状结晶，沸点为125℃，熔点为84～85℃。溶于水、乙醇、乙醚、丙酮、氯仿，不溶于苯及庚烷，在酸碱环境中可水解成丙烯酸。丙烯酰胺单体在室温下很稳定，但当处于熔点或其以上温度、氧化条件及在紫外线的作用下很容易发生聚合反应，产生高分子聚合物聚丙烯酰胺。丙烯酰胺还可以与丙烯酸、丙烯酸盐等化合物发生共聚反应。此外，丙烯酰胺还可加热分解，释放出辛辣刺激的烟雾和氮氧化物，以五氧化二磷催化进行脱水反应时会生成丙烯腈。丙烯酰胺可通过皮肤、口腔或呼吸道进入生物体内，一旦进入体内，它可以快速分布于全身的组织中，如肌肉组织、肝脏、血液、皮下组织、肺部和脾脏等。如果孕妇接触了丙烯酰胺，它可以通过血液进入胎儿体内。进入人体内的丙烯酰胺约90%被代谢，仅少量以原形经尿液排出。丙烯酰胺进入体内后，会在体内与DNA上的鸟嘌呤结合形成加合物，导致遗传物质损伤和基因突变。

富含丙烯酰胺的主要食品有炸薯条和薯片、咖啡以及一些由谷物加工的食品，如各式糕点、甜饼干、面包、面包卷和烤面包片等。丙烯酰胺的主要前体物为游离天冬氨酸（马铃薯和谷类中的代表性氨基酸）与还原糖，两者发生美拉德反应生成丙烯酰胺。丙烯酰胺主要是高碳水化合物、低蛋白质的植物性食物在加热（120℃以上）烹调过程中形成，140～180℃为其生成的最佳温度。在加工温度较低，如用水煮时，丙烯酰胺的生产量则较少。水含量是影响其形成的重要因素，特别是烘烤、油炸食品最后阶段水分减少、表面温度升高后，其丙烯酰胺形成量更高；但咖啡除外，在焙烤后期反而下降。

2. 食品油炸过程的控制

（1）尽量避免过度烹饪食品（如温度过高或加热时间太长），但应保证做熟，以确保杀灭食品中的微生物，避免发生食源性疾病。

（2）提倡平衡膳食，减少油炸和高脂肪食品的摄入，多吃水果和蔬菜。

（3）不断改进食品加工工艺和条件，优化工业生产、家庭食品制作中食品配料及加工烹饪条件。

（四）食品在发酵过程中产生的有害物质及控制

食品发酵是指利用有益微生物对食品原料进行一段时间的发酵作用，从而使食品具有独特的风味及色泽等，延长食品储藏期的一种传统的食品加工技术。发酵过程中最常见的微生物有酵母菌、曲霉及细菌中的乳酸菌、乙酸菌、黄短杆菌、棒状杆菌等。通常发酵食品包括以下 5 类：①乙醇饮料，如蒸馏酒、黄酒、果酒、啤酒等；②乳制品，如酸奶、酸性奶油、马奶酒、干酪等；③豆制品，如豆腐乳、豆豉、纳豆等；④发酵蔬菜，如泡菜、酸菜等；⑤调味品，如醋、黄酱、酱油、甜味剂（如天冬甜味精）、增味剂（如 5′-核苷酸）和味精等。发酵食品因具有独特的风味及多种保健功能，一直以来深受人们的青睐，但是在某些微生物的作用下，食品在发酵过程中极易产生有毒有害物质，如生物胺、氨基甲酸乙酯及甲醛等。

1. 生物胺

生物胺是一类含氮的低分子质量有机化合物的总称。各种动植物组织中都含有少量的生物胺，生物胺是生物有机体内的正常活性成分，在机体内起着重要的生理作用。适量的生物胺有助于人体正常的生理功能。当人体摄入过量的生物胺，尤其是多种生物胺同时摄入时，会引起不良的生理反应，如头痛、恶心、心悸、血压变化、呼吸紊乱等，严重的还会危及生命。根据结构可将生物胺分成以下三类。

1）脂肪族生物胺

脂肪族生物胺主要有腐胺、尸胺、精胺及亚精胺等。腐胺别名丁二胺，是由鸟氨酸或精氨酸脱羧而产生的。腐胺作为生物体的正常成分而广泛存在着，但作为一种腐毒碱，还存在于腐败物中，是尸体腐败产生气味中的成分。尸胺别名 1，5-二氨基戊烷，是蛋白质腐败时赖氨酸在脱羧酶的作用下发生脱羧反应生成的。尸胺作为生物体的正常成分而广泛存在着，但作为一种肉毒胺存在于腐败物中，是尸体腐败产生气味中的成分。精胺是含有两个氨基和两个亚氨基的多胺类物质，在生物体内由腐胺（丁二胺）和 S-腺苷蛋氨酸经多种酶催化后生成。精胺是细胞培养液中必要组分之一。但是在酸性条件下，精胺呈现出多阳离子多胺类特性，能与病毒与细菌中 DNA 结合，使 DNA 分子具有更大的稳定性与柔韧性。亚精胺是由腐胺（丁二胺）和腺苷甲硫氨酸生物合成的，广泛分布在生物体内。亚精胺与精胺都存在于细菌和大多数动物细胞中，是促进细胞增殖的重要物质。

2）芳香族生物胺

芳香族生物胺主要有酪胺等。酪胺别名 4-羟基苯乙胺，酪胺是由酪氨酸脱羧而形成的。慢性少量摄入少量酪胺，在体内有形成内源性致突变物 3-重氮酪胺的危险，而 3-重氮酪胺在动物体内有致癌性。

3）杂环族生物胺

杂环族生物胺主要有组胺及色胺等。组胺是由组氨酸脱羧而形成的，广泛存在于动植物体内，通常储存于组织的肥大细胞中。在体内，组胺是一种重要的化学递质，当机体受到某种刺激引发抗原-抗体反应时，引起肥大细胞的细胞膜通透性改变，释放出组胺，与组胺受体作用产生病理生理效应。色胺是由色氨酸脱羧、胺氧化酶氧化形成的。5-羟基衍生物（5-羟色胺，5-HT）存在于哺乳类的血浆和两栖类的皮肤中，具有血管收缩作用。

生物胺普遍存在于多种发酵食品、含乙醇的发酵饮料、水产品及肉类产品中，如奶酪、葡萄酒、啤酒、米酒、发酵香肠和调味品等。其含量主要取决于食品特性和存在的微生物种类。生物胺在生物体内最主要的生物合成途径是氨基酸的脱羧反应，也有部分生物胺是通过醛的胺化作用形成的。食品中的生物胺大多是在食品中的微生物所产生的氨基酸脱羧酶的作用下，脱去氨基酸的羧基而生成的。当食品中生物胺含量达到 1000mg/kg 时会对人体健康造成极大的危害。在生物胺引起的食品安全问题中，组胺对人类健康的影响最大，其次是酪胺。除了组胺、酪胺本身的作用外，其他生物胺的存在还会增强组胺和酪胺的不良作用。食用奶酪和海水鱼类发生组胺中毒的事件时有报道。此外，有些生物胺，如尸胺、腐胺等还能与亚硝酸盐反应生成亚硝胺等杂环类致癌物质。当然，在哺乳动物的肠道和消化道内的酶具有一定的解毒功能，可以消除饮食中摄入的微量生物胺的毒性，在酶的作用下单胺或多胺的氨基被氧化，从而达到解毒的目的。

2. 氨基甲酸乙酯

氨基甲酸乙酯是一种主要产生于发酵食品和饮料中的致癌物质。2007 年，世界卫生组织的国际癌症研究机构正式将氨基甲酸乙酯归为 2A 类致癌物，与丙烯酰胺同等危险。氨基甲酸乙酯对啮齿类动物存在多位点致癌，会导致肺癌、淋巴癌、肝癌和皮肤癌等疾病，并且会对人体的免疫系统造成影响，氨基甲酸乙酯被认为是食品中继黄曲霉毒素之后的又一重要问题。

发酵食品（如黄酒等）和乙醇饮品（如啤酒等）中的各种物质及其分解物经发酵过程后均可产生氨基甲酸乙酯。由前体物质（如尿素、氰酸酯和瓜氨酸）与乙醇发生化学作用而产生，因此乙醇对氨基甲酸乙酯的致癌性有促进作用。氨基甲酸乙酯产生的数量与光线和高温两大要素有很大的相关性。如何控制食品在发酵过程中氨基甲酸乙酯的生成已成为目前研究的热点问题。

3. 甲醛

甲醛也称蚁醛，是最简单的醛类，是一种无色，有强烈刺激性气味的气体，易溶于水、醇和醚。甲醛在常温下是气态，通常以水溶液形式出现。35％～40％的甲醛水溶液称为福尔马林。甲醛是原浆毒物，能与蛋白质结合。皮肤直接接触甲醛，可引起皮炎、色斑、坏死。吸入高浓度甲醛后，会出现呼吸道的严重刺激和水肿、眼刺痛、头痛，也可发生支气管哮喘。经常吸入少量甲醛，能引起慢性中毒，出现黏膜充血、皮肤刺激征、过敏性皮炎、指甲角化和脆弱。孕妇长期吸入可能导致新生婴儿畸形，甚至死亡。男子长期吸入可导致男子精子畸形、死亡，性功能下降，严重的可导致白血病、气胸、生殖能力缺失，全身症状有头痛、乏力、心悸、失眠、体重减轻及植物神经紊乱等。

发酵食品，如蒸馏酒、发酵酒、酱油、豆酱、面包中的甲醛，除了与酵母等微生物的作用有直接关系外，有些是通过发酵中的熟化过程或在加热过程中，糖和氨基酸发生的美拉德反应或某些成分的自动氧化等产生的。食品在加工过程中，除一些食物成分在机械、物理因素（如光、热、高温及高压等）和化学因素（如酸、碱、盐、水解及酶解等）等影响下能自动氧化分解为甲醛等物质外，美拉德反应、Strecker 降解反应、糖类的脱水和热解反应均可能使碳—碳键发生断裂生成甲醛和其他挥发性物质。美拉德反应即食物中的还原糖（碳水化合物）与氨基酸（蛋白质）在常温或加热时发生的一系列复杂的反应，又称麦拉德反应、梅拉德反应、梅纳反应、羰胺反应。美拉德反应可生成棕黑色的大分子物质类黑精或称拟黑素，是一种广泛分布于食品工业中的非酶褐变反应。除产生类黑精外，反应过程中还会产生成百上千个有不同气味的中间体分子，包括还原酮、醛和杂环化合物。Strecker 降解反应即 α-氨基酸与 α-二羰基化合物反应时，α-氨基酸氧化脱羧生成比原来氨基酸少一个碳原子的醛，氨基与二羰基化合物结合并缩合成吡嗪；同时，还可降解生成较小分子的双乙酰、乙酸、丙酮醛等。

除了发酵食品中可能含有甲醛外，乳制品、肉制品、水产品、焙烤及熏制食品中也可能含有甲醛。乳制品中的甲醛分别来源于乳中脂肪的酶类反应，糖和氨基酸等水溶性物质发生的美拉德反应，不饱和脂肪酸在空气中氧的作用下发生的氧化、裂解、生成醛类的反应等。醛类的产生不是孤立进行的，某一反应的生成物常常成为其他反应的前体，因此，各种反应非常复杂地交织在一起，贯穿于整个加工过程。肉制品中的甲醛主要来源于冷冻或熟化过程中脂肪组织的氧化反应，水溶性低分子化合物加热时发生非酶褐变反应以及蛋白质、肽、氨基酸、糖的热分解反应中的一次及二次生成物。水产品的鱼干和熟鱼因加工处理使醛类物质显著增加。当鱼肉外面涂了调料后，加热时发生氨基-羰基反应，生成甲醛等羰基化合物。烤木鱼产生的香气成分中也伴有甲醛的产生。可可豆、咖啡、花生、杏仁等坚果类在焙烧过程中，其中的氨基酸与糖等前体物质发生的热分解反应、脂质的氧化及酶分解反应，也可生成许多挥发性醛类化合物。干香肠、火腿用木材熏制，除烟熏成分中含有的甲醛外，一部分物质由于熏制熟化过程中脂质的水解、氧化或脂肪酶的作用，最后也生成羰基物质。

4. 食品发酵过程的控制

（1）食品企业在生产加工过程中严格遵守 HACCP 和 GMP。

（2）注意发酵菌种的纯度、严格选用生产原料。

（3）在发酵过程中防止污染致病微生物或其他杂菌，保障发酵的正常进行。

（4）发酵过程尽量避免在高温、强酸条件下进行。

（五）食品在腌制过程中产生的有害物质及控制

食品腌制是指禽、畜、鱼肉经过熏烤腌制、豆制品蔬菜瓜果经过腌制发酵，延长食品储藏期的食品加工技术。比较常见的腌制食品有咸菜、咸鱼、咸蛋、咸肉和腊肉等。泡菜和咸菜是中国、日本和朝鲜的传统食品，腊肉同时也是很多国家的特色食品。腌制类食品长期以来深受人们欢迎，但是食品在腌制过程中可能会产生 N-亚硝基化合物及亚硝酸盐等有害物质。

1. N-亚硝基化合物

N-亚硝基化合物是一大类有机化合物。根据其化学结构可分为两类：一类为亚硝胺，另一类为 N-亚硝酰胺。低分子质量的亚硝胺在常温下为黄色油状液体，高分子质量的为固体。二甲基亚硝胺可溶于水及有机溶剂，其他亚硝胺只能溶于有机溶剂。亚硝胺在通常条件下，不易水解、氧化，化学性质稳定。N-亚硝酰胺的化学性质较活泼，在酸性条件下可分解为相应的酰胺和亚硝酸，或经重氮甲酸酯重排，放出氮和羟酸酯；在碱性条件下可快速分解为重氮烷。亚硝胺和 N-亚硝酰胺在紫外光照射下都可发生光分解反应。

含有 N-亚硝基化合物较多的食品有干鱿鱼、熏肉、熏鱼、咸鱼、咸肉、油煎火腿、干香肠、腌制蔬菜等。此外，在啤酒及干奶酪、奶粉、奶酒等全乳制品中也含有微量的 N-亚硝基化合物，一般含量为 $0.5\sim5.0\mu g/kg$。发酵食品中酱油、醋、啤酒、酸菜等都可查出亚硝基化合物，除啤酒及酸菜外一般含量皆在 $5\mu g/kg$ 以下。N-亚硝基化合物在动物体和人体内、食品中以及环境中皆可由其前体物质，如胺类、亚硝酸盐和硝酸盐等合成。多数 N-亚硝基化合物具有强致癌性，其中 N-亚硝酰胺是终末致癌物。

2. 亚硝酸盐

亚硝酸盐是一类无机化合物的总称，广泛存在于自然界中。绿叶蔬菜，如甜菜、菠菜、芹菜、大白菜、萝卜、菜花、生菜中常含较多的硝酸盐，硝酸盐可经酶或细菌作用还原为亚硝酸盐。同时很多食物中都可能存在有致癌性前体物胺类物质，随饮水或食物进入人体内，即可形成致癌性亚硝胺。胃是合成亚硝胺的理想场所，在体外即使 pH 较高，但只要增加亚硝酸浓度和作用时间，也可以合成亚硝胺。

亚硝酸盐是剧毒物质，成人摄入 $0.2\sim0.5g$ 即可引起中毒，3g 即可致死。亚硝酸盐中毒是指由于食用硝酸盐或亚硝酸盐含量较高的腌制肉制品、泡菜、腌制蔬菜（亚硝酸盐含量可达 $78mg/kg$，而鲜蔬菜中亚硝酸盐的含量在 $1mg/kg$ 以下）及变质的蔬菜引起的食物中毒。亚硝酸盐能使血液中正常携氧的低铁血红蛋白氧化成高铁血红蛋白，因而失去携氧能力而引起组织缺氧。亚硝酸盐同时还是一种致癌物质，在胃酸等环境下，亚硝酸盐与食物中的仲胺、叔胺和酰胺等反应生成强致癌物 N-亚硝胺。亚硝胺还能够透过胎盘进入胎儿体内，对胎儿有致畸作用。亚硝酸盐中毒发病急速，一般潜伏期 $1\sim3h$，中毒的主要特点是由于组织缺氧引起的发绀现象，如口唇、舌尖、指尖青紫，重者眼结膜、面部及全身皮肤青紫。头晕、头疼、乏力、心跳加速、嗜睡或烦躁、呼吸困难、恶心、呕吐、腹痛、腹泻，严重者昏迷、惊厥、大小便失禁，可因呼吸衰竭而死亡。因此，亚硝酸盐类食物中毒又称肠原性青紫病、发绀症、乌嘴病。

此外，亚硝酸盐可作为食品添加剂，主要用在肉制品的制作中。例如，香肠、肴肉、腊肉等的生产中添加亚硝酸盐可以很好地保持肉制品的亮红色泽，抑制细菌繁殖和增强风味和口感。但要严格控制使用量，谨防由亚硝酸盐引起的食物中毒。

3. 食品腌制过程的控制

（1）腌制蔬菜宜选用新鲜、成熟的蔬菜作为原料。堆放时间较长，温度较高的蔬菜，特别是已经发黄的菜叶，亚硝酸盐含量较高，不宜采用。蔬菜在加工腌制前经过水洗、晾晒可以减少亚硝酸盐含量。

（2）腌制蔬菜时食盐加入量要适当，不用盐或用盐太少会使亚硝酸盐含量增多。此外，维生素 C 及其盐类在人体内有抑制亚硝酸胺产生的作用，故腌制时，添加维生素 C 以防止亚硝酸胺形成。

（3）腌制泡菜要严格控制菜卤表面不"生花"（产生霉点）。经常检查腌菜水的 pH，一旦发现 pH 上升，要迅速处理。

（4）需长久储存的酱腌菜，可在表面盖上塑料薄膜，并且加上 5 寸①厚的盐泥密封。为便于二氧化碳排除，泥面可保留一个直径 10cm 左右的孔。

（5）少吃腌腊制品、肠、酸菜等。不吃腌制时间在 7 天左右的咸菜，少吃腌制时间在 15 天内的咸菜。低温保存食物，以减少蛋白质分解和亚硝酸盐生成。此外，多吃新鲜的蔬菜和肉类，不喝长时间煮熬的蒸锅剩水。

第四节　食品加工保藏技术与安全控制

食品加工保藏技术主要是用于改善食品品质、延长食品储藏期，是影响食品安全性的一个非常关键的环节。近年来，食品加工产业及加工保藏技术方面都有了较大的进步，而且有的技术既是加工技术，同时又是保藏技术，如腌制技术、熏制技术等。但是，食品加工保藏技术本身仍然存在一些影响食品安全的隐患。正确使用各种食品加工技术以及进一步完善加工技术，解决其中的安全隐患则日趋重要。因此，了解及掌握食品加工保藏技术中存在的安全问题极其必要。

一、食品加工技术与食品安全

食品加工技术是指对可食资源的技术处理，以保持和提高可食性和利用价值，开发适合人类需求的各类食品和工业产物的全过程。其主要作用是杀灭致病菌和其他有

---

① 1寸≈3.33cm，下同。

害微生物，钝化酶类，破坏食品中不需要或有害的成分或因子，改善食品的品质与特性，从而提高食品中营养成分的可利用率和可消化性。在食品生产过程中要利用多种加工技术，如分离技术、蒸馏技术、腌制技术、发酵技术、清洗技术、杀菌技术和抑菌技术等。但有些加工技术本身或运用不当时会存在很多安全隐患，这些隐患是食品安全控制不可忽视的环节。

（一）分离技术与食品安全

在食品加工过程中常会用到一些分离技术，如过滤、萃取、絮凝及膜技术等。

1. 过滤技术

过滤技术是指在推动力或者其他外力作用下固体颗粒及其物质被过滤介质截留，而悬浮液（或含固体颗粒发热气体）中的液体（或气体）则能透过介质，从而达到固体及其他物质与液体（或气体）分离目的的操作技术。通常在食品生产中使用硅藻土等助滤剂提高过滤效率，但是由于这种助滤剂易受污染，导致过滤介质堵塞，因此存在一个过滤周期的问题。如果在操作中不适当地提高滤速，就会导致过滤周期不成比例地缩短，从而影响产品的质量，同时还可能残留一些有害物质。此外，还有一些加工厂在硅藻土助滤剂中加入蛇纹石棉纤维，即依靠动电吸附机理滤除细菌，然而石棉纤维有可能使食品污染致癌物质。

2. 萃取技术

萃取技术是指利用化合物在两种互不相溶（或微溶）的溶剂中溶解度或分配系数的不同，使化合物从一种溶剂内转移到另外一种溶剂中的分离技术。在萃取过程中经常使用有机溶剂，来提取食品中的脂溶性的成分（如脂溶性维生素、生物碱或色素等）以及精炼油脂。但是，大多数有机溶剂都具有一定毒性，特别是苯、氯仿和四氯化碳等毒性更强，一旦残留于食品中，会造成严重的危害。此外，在使用气体萃取剂进行分离时，通常将乙烷、乙烯、丙烯、二氧化硫、乙苯、氟利昂、一氧化二氮和 NH_3 等作为萃取剂，这些萃取剂往往对设备具有较强的腐蚀作用，或有的本身就具有毒性。

3. 絮凝技术

絮凝技术是指通过使水或液体中悬浮微粒集聚变大，或形成絮团，从而加快粒子的聚沉，达到固-液分离目的的操作技术。在絮凝过程中，通常加入铝盐、铁盐和有机高分子类的絮凝剂。但是，其中铝离子对人体特别是对孕期妇女有一定危害性。而有机高分子类絮凝剂虽有用量少、絮凝能力高、絮凝体粗大、沉降速率快及处理时间短等优点，但这类絮凝剂具有一定的毒性，可能在产品中残留，产生安全性问题。

4. 膜技术

膜技术是指利用膜的选择性分离来实现料液不同组分的分离、纯化和浓缩的分离技术。膜的孔径一般为微米级，依据孔径的不同（或称为截留分子质量），可将膜分为微滤膜、超滤膜、纳滤膜和反渗透膜。根据材料的不同可将膜分为无机膜和有机膜。目前，无机膜只有微滤级别的膜，主要有陶瓷膜和金属膜。有机膜是由高分子材料做成的，如醋酸纤维素、芳香族聚酰胺、聚醚砜、聚氟聚合物等。近年来，食品行业广泛采用膜技术进行分类。膜分离技术具有无变相、节能及在常温下分离等特点，但是也存在着许多潜在的食品安全隐患。例如，由于膜的孔径很小，在分离过程中杂质极易堵塞孔径，导致过滤压力升高，因此会对膜造成损害、降低膜的使用寿命。同时，由于膜自身不具有杀菌功能，蓄积大量杂质的一侧实际是营养丰富的培养基，导致杂菌迅速地繁殖。膜一旦出现短路就会引起大量的杂菌污染，并且也将极大影响膜的使用寿命。目前，在国内超滤膜（UF 膜）的生产技术比较成熟，但是产品的质量不稳定，个别企业存在粗制滥造的现象，如将短路的膜用胶封堵后出售，给使用者带来极大的损失。此外，膜技术还存在一些其他问题。例如，处理水时，水的利用率较低；由于膜的寿命短，故运行成本较高；在工艺设计时，膜处理的前后需要将其他相关的工艺进行相应的合理设计等。

（二）蒸馏技术与食品安全

蒸馏技术是利用混合液体或液-固体系中各组分沸点的不同，使低沸点组分蒸发，再冷凝，以分离整个组分的分离操作技术。与其他的分离手段，如萃取和吸附技术等相比，蒸馏技术的优点在于不需使用系统组分以外的其他溶剂，从而不会引入新的杂质。在食品加工中经常采用蒸馏技术，一般用于提取或纯化一些有机成分，如白酒、乙醇、甘油、丙酮等。此外，蒸馏技术还被用于某些萃取过程中的溶剂回收等。

在蒸馏的过程中，由于高温及化学酸碱试剂的作用，产品容易受到金属蒸馏设备所溶出重金属离子的污染。同时，由于设备的设计不当或技术陈旧，蒸馏出的产品还可能存在副产品污染的问题。比较典型的例子就是乙醇生产过程中的馏出物含有甲醇、杂醇油等副产品，还混有重金属离子铅等。

（三）腌渍技术与食品安全

食品腌渍技术就是将食盐或食糖渗入食品组织内，降低其水分，提高其渗透压，有选择地控制微生物的活动和发酵，抑制腐败菌的生长，从而防止食品腐败变质，保持其食用品质的加工保藏方法。腌渍技术是长期以来行之有效的食品加工保藏技术，是防止食品腐败，加强食品安全性的常用手段。在腌渍过程中，不论采用湿腌还是干腌的方法，食盐或食糖形成溶液后，扩散渗透进入食品组织内，降低其游离水分，提高结合水分及其渗透压，正是这种高渗条件抑制了微生物的生长。

1. 食品腌渍方法

常见的腌渍法有提高盐分、糖分和酸度等方法。

盐渍就是用一定浓度的食盐处理食品，通常食盐加入量为食物的 15％～20％，大多数腐败菌与致病菌在含食盐 15％的情况下，都较难生长。常见的盐腌食物有腌鱼、腌菜、腌肉及咸蛋等。

糖渍就是用较高浓度的糖分处理食品，因为糖类的渗透压较低，1％的蔗糖液只有 71kPa 的渗透压，而 1％的食盐即能产生 618kPa 的渗透压，所以糖渍必须用较高的浓度。糖的浓度在 50％以上时，方能抑制肉毒杆菌的生长，如要制止其他腐败菌及霉菌生长，糖的浓度需达到 70％。某些酵母能耐较高的渗透压，并能在食糖浓度很高的食品中生长繁殖，此种嗜渗透压性酵母可使蜂蜜、果子酱和一些糖果变质。在缺氧条件下，霉菌和酵母菌均不易生长繁殖，故蜂蜜、果酱等应装瓶密封，隔绝空气。常见的糖渍食物有蜜饯、果脯等。

提高酸度的方法主要有酸渍法和酸发酵法两种。酸渍法中多选用乙酸，因其抑制细菌能力强，且对人无害。乙酸浓度为 1.7％～2.0％时，其 pH 为 2.3～2.5，该 pH 可抑制许多腐败菌的生长。乙酸浓度为 5％～6％时，许多不产芽孢的腐败细菌不能生长。我国常见的酸渍食品主要有醋渍黄瓜、糖醋蒜等。酸发酵法是利用一些能发酵产酸的微生物，使其在食品中发酵产酸，提高食品的酸度，从而保藏食品。在酸发酵中，最常用的是乳酸菌。乳酸菌是蔬菜本身存在的细菌，故其发酵为自然发酵产酸。例如，我国民间喜食的泡菜就是由乳酸菌发酵产生的，乳酸菌一般厌氧，故在制作泡菜时，应防止空气进入。

2. 食品腌渍技术的安全性

1）防止腐败变质

正常腌制的产品，因盐度、糖度或酸度较高，一般不适宜肠道致病菌生长。如果腌渍过程中条件控制不当，或储存、运输、销售过程中不注意卫生，均可能招致其他杂菌污染，导致大量有害微生物（如大肠杆菌、丁酸杆菌、霉菌或酵母菌等）生长繁殖，造成腌制产品质量下降，变酸甚至败坏。

2）预防食物中毒

腌制时食盐用量要足，一般为 15％～20％，每层都需加盐且要均匀，防止腌不透产生亚硝酸盐，引起食物中毒。腌制菜中的亚硝酸盐含量普遍高于同品种的新鲜蔬菜。腌制菜在腌制过程中，一般都有亚硝峰现象，即亚硝酸盐含量随腌制时间呈"低—逐渐升高至峰值然后再回落"的变化。亚硝峰出现的时间与食盐浓度、温度、酸度、糖量、微生物污染等因素有关，一般为 7～15 天。例如，食盐浓度为 50g/kg 左右的酸白菜，15～20℃下腌渍，亚硝峰出现的时间为7天左右。腌制菜必须腌熟腌透，待亚硝峰回稳后，方可食用或进入下一道加工工序。调查发现，一些民间食用的腌制菜，亚硝酸盐含量高达652.5mg/kg。此外，还要预防腌制菜中亚硝胺的合成，主要从降低亚硝酸盐含量和减少胺类物质入手，最重要的措施是防止微生物污染及食品腐败。

3）定期鉴定菌种

制酱和低盐发酵性酱腌菜的菌种应定期鉴定，防止污染和变异产毒。此外，使用新菌种必须经卫生部门指定的机构鉴定，证明不产毒素方能使用。

（四）发酵技术与食品安全

发酵技术是指人们利用微生物的发酵作用，运用一些技术手段控制发酵过程，大规模生产发酵产品的技术。随着发酵技术在食品中的应用越来越广泛，由其引起的安全问题也越来越受到重视。例如，发酵过程中形成的某些副产品或不适当工艺形成的有毒物质等都会危害人体健康。发酵技术主要表现如下几个方面的安全性问题。

1. 发酵设备

发酵设备的空气过滤器是非常关键的部位，如果空气过滤器发生问题，会使空气污染，造成发酵异常。例如，某味精厂在生产过程中由于噬菌体的污染，连续倒罐，给生产带来惨重的损失。此外，发酵罐的涂料受损后，罐体自身金属离子的溶出，造成产品中某种金属离子的超标，严重者使产品产生异味。例如，酱油生产中常出现铁离子的超标，造成酱油出口时发现质量不合格就是由于罐体中的铁离子溶出造成的。

2. 发酵过程

某些发酵菌种，如曲霉等在发酵过程中，可能产生某些毒素，危害到食品的安全。如果发酵工艺控制不当，造成染菌或代谢异常，有可能在发酵产品中引入具有毒害性的物质。此外，某些发酵添加剂本身就是有害物质。例如，在啤酒的糖化过程中，为降低麦汁中花色苷的含量、改善啤酒的口感而添加的甲醛溶液，如果在糖化醪的煮沸过程中不能将甲醛排除干净，则会危害啤酒消费者的健康。

3. 发酵产物

发酵过程中可能会产生有毒有害物质，如在黄酒发酵过程中形成的氨基甲酸乙酯等。发酵生产中还会不同程度地产生一些对人体有危害的副产品，如在乙醇发酵过程中形成的甲醇、杂醇油等。此外，一些酵母可用来生产单细胞蛋白，但是酵母中核酸的含量占固形物的7％～12％，过多的食用核酸可能会对人体产生危害。

（五）清洗消毒技术与食品安全

在食品加工过程中，对设备和容器的清洗和消毒不可避免地会用到洗涤剂和消毒剂，而洗涤剂和消毒剂在使用中可能会产生危害。配制的洗涤剂和消毒剂本身就对人体具有危害。有的洗涤剂和消毒剂本身无毒，但在配制过程中发生了性变，在环境（如高温高压、强酸强碱等）的影响下变成有毒物质。同时，由于使用不当也可能带来意外危害，同样存在着安全隐患。此外，有的清洗剂会腐蚀设备，导致设备使用寿命缩短，如不能使用加热的高浓度次氯酸钠对耐压设备进行清洗。

（六）冷杀菌技术与食品安全

近年来在食品工业中，杀菌技术有了很大的发展，但在使用这些方法时仍有可能出现一些安全问题。杀菌技术包括加热杀菌和冷杀菌，加热杀菌技术将在保藏技术中讨论，在此主要介绍冷杀菌技术的安全性。目前，食品企业采用的冷杀菌技术主要有药剂杀菌、辐射杀菌、紫外线杀菌和臭氧杀菌等。

1. 药剂杀菌

药剂杀菌是指采用化学药物杀灭微生物的方法，主要用于设备及场地的杀菌。但是，如果设备上存有大量有机物，则可能会在微生物表面形成保护层，妨碍药剂与微生物的接触，使药剂的杀菌能力降低。而且很多杀菌剂对人体有害，如杀菌后在食品残留，达到一定浓度后也会产生安全问题。例如，环氧乙烷在对包装用的乙烯塑料进行灭菌时，会在其中形成较多的残留，进而将毒物带入食品，双氧水也存在着类似的情况。同时，杀菌剂还受 pH 等条件的影响，由于杀菌效果在一定程度上受到制约，就有可能使食品发生二次污染。有些杀菌剂长期使用还会使微生物产生抗性，以致使用时达不到杀菌的目的。此外，杀菌剂还可能与微生物细胞内的一些成分发生反应产生有害物质，进而污染食品。

2. 辐射杀菌

辐射杀菌是利用电磁辐射产生的电磁波杀死大多数物质上微生物的杀菌技术。辐射杀菌的机制是使用 γ 射线、X 射线和电子射线等照射后，使核酸、酶、激素等发生钝化，使细胞生活机能受到破坏、变异，导致细胞死亡。

尽管一些实验证明摄入辐照后的食品对人体无害，但目前仍无证据证明长期服用高剂量照射食品对健康无害。WHO 认为 10kGy 以下的剂量是安全的，但有实验证明在培养基灭菌实验中，20kGy 还不能达到完全杀菌的要求。因此，具有灭菌作用的辐射剂量用于食品可能导致安全性问题。有资料显示：经辐照的肉和鱼，可能仍残留有形成芽孢的 E 型肉毒梭菌；经较高剂量处理后，非病原菌可能会变异为病原菌或使病原菌的毒性提高；如果高脂鱼类用辐射处理，可能会引起肉毒毒素的产生。

3. 紫外线杀菌

紫外线杀菌是利用紫外线波长为 240～280nm 时可以破坏细菌病毒中的脱氧核糖核酸（DNA）或核糖核酸（RNA）的分子结构，造成生长性细胞死亡和（或）再生性细胞死亡，达到杀菌消毒的效果。紫外线杀菌主要用于空气、水及水溶液、物体表面杀菌。但是，紫外线杀菌只能作用于直接照射的物体表面，对物体背后和内部均无杀菌效果；而且对芽孢和孢子的杀菌效果不好；如果用紫外线直接照射含脂肪丰富的食品，会使脂肪氧化产生醛或酮，形成安全隐患。

4. 臭氧杀菌

臭氧杀菌是利用臭氧氧原子的氧化作用能够破坏微生物膜的结构，以实现杀菌目的的杀菌技术。臭氧是一种强氧化剂，灭菌过程属生物化学氧化反应。臭氧能氧化分解细菌内部葡萄糖所需的酶，使细菌灭活死亡；臭氧还可直接与细菌、病毒作用，破坏其细胞器、DNA 和 RNA，使细菌的新陈代谢受到破坏，导致细菌死亡；臭氧还可透过细胞膜组织，侵入细胞内，作用于外膜的脂蛋白和内部的脂多糖，使细菌发生通透性畸变，而溶解死亡。臭氧杀菌是近几年发展较快的一种杀菌技术，常用于空气杀菌、水处理等。但是，臭氧有较重的臭味，对人体有害，对空气杀菌时需要在生产停止时进行，因此不适用于连续生产的场所。

二、食品保藏技术与食品安全

食品保藏技术即为了防止食品腐败变质，延长食品储存和可供食用的期限，根据食品的性质，对食品进行处理所采用的各种技术和方法。食品保藏不但可以防止食品腐败变质，还可以改善食品风味，便于携带运输。其基本原理是通过改变食品的温度、水分、氢离子浓度、渗透压等，或采用辐照及其他抑菌和杀菌措施，杀灭食品中的微生物或减弱其繁殖的能力。但实际上各种保藏方法都难以将食品中的微生物全部杀灭，仅可延长微生物每代繁殖所需的时间，从而达到防止食品腐败变质的目的。

（一）高温杀菌保藏与食品安全

高温杀菌保藏原理为食品经高温处理，微生物体内的酶、脂质体和细胞膜被破坏，原生质呈现不均一状态，以致蛋白质凝固，细胞停止一切代谢反应。如果食品经高温处理后，再结合密封、真空和冷藏等方法，即可保藏更长时期。

1. 微生物的耐热性

影响微生物耐热性的因素主要有以下三个方面。①菌种和菌株对抗热性的影响。芽孢抗热性大于非芽孢杆菌，球菌大于无芽孢杆菌，革兰氏阳性菌大于阴性菌，霉菌大于酵母菌，真菌的孢子稍大于菌丝体或营养细胞，其中，霉菌的菌核抗热性特别强。②热处理前细菌芽孢的培育和所处环境及菌龄和储藏期对抗热性均有一定的影响。③基质或食品成分对抗热性也有较大的影响。

不同微生物因其本身结构的特点和细胞组成的性质不同，使其致死温度也不相同，即各种微生物有不同的耐热性。细菌受热致死的速度基本上正比于受热体系中活菌的数量，这被称之为对数死亡法则，即在恒定加热条件下，不论体系中残存有多少细菌，在给定的时间里被杀死细菌的百分数是相同的。对数死亡法则也适用于细菌孢子，但其热致死曲线的斜率不同于营养细胞，这种差别表明孢子的抗热性强于营养细胞。在食品工业中，微生物耐热性的大小用以下几个数值来表示。

1) D 值

D 值（decimal time reduction value 或 decimal reduction time）是指在某一特定的温度下，杀死给定体系中微生物总量的 90% 所需的时间，即体系中存活微生物减少一个对数周期所需时间，也称十进制衰减时间。D 值的单位通常以分钟表示，一般用于比较细菌在加热时的死亡速度。由于同一细菌菌株在不同温度下 D 值是不同的，故在表述 D 值时要在右下角注明加热温度（℃）。如果加热温度为 121.1℃（D_{121}）时，其 D 值常用 D_r 来表示。

2) F 值

F 值是指在给定温度下，完全杀死具有特定抗温度变化能力的微生物所需的时间，以分钟表示。F 值表征的是特定热处理条件下的杀菌能力，故可将 F 值应用于比较杀菌程度。同样，右下角要注明加热温度，如 F_{240}，目前常用 F_{250}，F_{250} 也可用 F_r 表示。

3) Z 值

Z 值是指在热致死时间曲线中，使热致死时间降低一个对数周期（即热致死时间降低 10 倍）所需要提高加热温度的变化值（℃）。也就是热致死时间减去温度曲线斜率的绝对值，Z 值相应地表征了微生物抗温度变化的能力。在一种给定的食品中存在的不同种类的微生物具有不同的 Z 值，同样，不同食品中的某一特定的微生物也具有不同的 Z 值。例如，肉毒梭菌芽孢加热致死时间 110℃为 35min，100℃为 350min，故其 Z 值为 10℃。

2. 加热杀菌技术

现代化的加热杀菌是采用微型信息处理机来控制和连续监视所规定的杀菌过程，及时反映出杀菌过程中的各种变化，杀菌效果显著的一种杀菌技术。在食品工业中，常用的加热杀菌技术有高温灭菌法、巴氏消毒法、超高温消毒法、微波加热杀菌和煮沸法等。

1）高温灭菌法

高温灭菌法是在高压蒸气锅中用 110～121℃的温度和 20min 左右的时间处理食品，使繁殖型和芽孢型细菌被杀灭，达到长期保藏食品的目的。罐头食品是高温灭菌的一种典型形式。但食品的种类不同，因此一般不采用统一的灭菌条件。高温灭菌法对食物的营养成分有较大的破坏，如会损失较多的维生素，同时还会影响食物的感官质量，如色泽、口味上发生变化，所以采用较低的杀菌强度，使之达到商业无菌的状态。

商业灭菌是指罐头食品中所有的肉毒梭菌芽孢和其他致病菌，以及在正常的储藏和销售条件下能引起内容物变质的嗜热菌均已被杀灭的灭菌方法。而在商业灭菌的罐头中，偶尔含有少数耐热性芽孢残留，如果不在 43℃以上的温度中储存，而在常温保存条件下它们在制品中将不能正常繁殖，不易引起内容物变质，这种状态的食品称为商业无菌。要达到商业无菌所需加热条件取决于食品性质（如 pH）、食品保存条件、微生物或芽孢的耐热性、传热特性以及初始微生物的量等条件。但是，商业无菌并不能保证完全杀灭其中所有的芽孢，这就有可能造成细菌的繁殖而使食品变质，甚至引起食物中毒。例如，肉毒梭状芽孢杆菌耐热性很强，当杀菌不彻底时就会有个别芽孢存活，能在 pH 4.5 以上的罐头中生长繁殖，产生肉毒毒素导致食物中毒。

2）巴氏消毒（巴斯德消毒）法

巴氏消毒法是指采用低于 100℃以下的温度杀死绝大多数病原微生物的一种杀菌方式，传统消毒牛奶的方法就属此类。巴氏消毒的具体方法有低温长时间消毒法（LTLT），一般为 62.8℃加热 30min。多用于鲜奶、pH 4 以下蔬菜、果汁罐头和啤酒、葡萄酒等的杀菌。还有高温短时消毒法（HTST），温度 71.7℃，时间 15s。巴氏消毒法是一种不完全灭菌的加热方法，只能杀灭病原菌的营养体，但是不能杀死一些耐热菌和芽孢，在条件成熟时耐热菌和芽孢易生长繁殖引起食物的腐败，有的能产生毒素，导致食物中毒。

3）超高温消毒法

超高温消毒法（UHT）可杀灭大量的细菌，既能杀灭耐高温的嗜热芽孢梭杆菌的芽孢，又不至于影响食物质量，一般用 137.8℃加热 2s。本法多用于消毒牛奶，具体做法是使牛奶在不搅拌情况下，以薄膜状态与过热蒸汽接触，或用高压过热蒸气吹入牛奶中消毒。牛奶经此方法消毒后，无异味，如进行无菌包装，可在冷藏情况下保存数月不发生变质。

4）微波加热杀菌

微波是高频电磁波，波长范围为 1mm 至 1m。国际上对食品工业使用的微波规定为 915MHz 和 2450MHz 两个频率。微波杀菌原理有热效应和非热效应（生物学效应）两个方面。2450MHz 微波炉加热食品，1s 一个极性分子旋转次数为 24.5 亿次，可使食品温度迅速升高，可使微生物体内蛋白质发生热变性，菌体死亡。此外，还有远红外线（波长 1000μm 以上）灭菌，也是一种节省能源的加热方式。

5）煮沸法

一般煮沸法是将食品置于 100℃下煮沸 5min，无芽孢细菌的细胞质便开始凝固，细菌死亡。如果 100℃煮沸 10min，可完全杀菌，但带芽孢的细菌不会死亡。一般煮沸法适用于各种食品。

3. 高温杀菌对食品品质安全的影响

高温对食品中的营养成分，如蛋白质、油脂及碳水化合物等都会产生影响，还可引起食品发生褐变反应等。

1）蛋白质的变化

100℃以下加热处理可使食品中的蛋白质发生变性，使其易被消化酶作用，提高消化吸收率。但是同时也可使各种酶、某些激素失活，使蛋白质的物理和化学特性发生变化。100～150℃加热处理可使蛋白质内部赖氨酸和精氨酸的游离氨基（胍基）与谷氨酸和天冬氨酸发生反应，生成新的酰胺键交联。除赖氨酸以外，精氨酸、色氨酸、苏氨酸等也均易与共存的还原酶发生羰氨反应，使产品带有金黄色甚至棕褐色。150℃以上过度加热，如焙烤食品的外表，其所含的氨基酸会分解或外旋消化，由交链而形成聚氨基酸。此外，蛋白质中色氨酸、谷氨酸等在 190℃以上可热解产生杂环胺类化合物。

2）油脂的变化

油脂经过 160～180℃或以上温度加热特别是在 250℃时，会产生过氧化物、低分子分解产物、脂肪酸的二聚体和多聚体、羰基和环氨基等，而使油脂变色、黏度上升、脂肪酸氧化，具有一定毒性，同时使氨基酸等营养素受到破坏。

3）碳水化合物的变化

高温工艺可使食品中的淀粉 α 化（糊化），淀粉粒结晶被破坏，膨润与水结合，黏度增高。α 化程度至少达到 85％以上，才能被人体吸收利用。但是，高温处理还可使淀粉性食物发生老化。老化的实质是在糊化过程中，已经溶解膨胀的淀粉分子重新排列组合，形成一种类似天然淀粉结构的物质。老化是糊化的逆过程，但是淀粉老化的过程是不可逆的，即不可能通过糊化再恢复到老化前的状态。老化后的淀粉，不仅口感变差，消化吸收率也随之降低。淀粉的老化与淀粉的组成密切相关，含直链淀粉多则易发生老化，不易糊化；含支链淀粉多则易发生糊化，不易老化。玉米淀粉和小麦淀粉等易发生老化，糯米淀粉老化速度缓慢。

4）食品的褐变

食品褐变主要包括酶促褐变与非酶褐变两种。酶促褐变是酚酶催化酚类物质形成醌及其聚合物的结果。例如，苹果、梨及蔬菜中常含有的儿茶酚、咖啡酸、绿原酸等多酚化合物，在酚酶催化下，首先被氧化为邻醌，然后在酚羟酶催化下形成三羟基化合物，在邻醌氧化条件下形成羟基醌，最后羟基醌聚合形成棕褐色的物质。非酶褐变是由蛋白质、氨基酸等的氨基和糖以及脂肪氧化的醛、酮等羰基所发生的反应，使食品产生红棕色并带有香气，也被称为羰氨反应或美拉德反应。牛乳的褐变主要是羰氨发生反应，其次是乳糖的焦糖化，褐变过程是酪蛋白末端赖氨酸的氨基与乳糖的羰基发生反应，生成氨代葡糖胺，其后通过分子重排，再经裂解及脱水等过程而产生褐色物质。

（二）低温保藏与食品安全

1. 食品的冷藏和冷冻

冷藏是预冷（冷却）后的食品在稍高于冰点温度（0℃）中进行储藏的方法。冷藏温度一般为-2～15℃，而4～8℃则为常用冷藏温度。采用此储藏温度，储存期一般为几天至数周。冷藏方法包括接触式冰块冷藏法、空气冷藏法、水冷法、真空冷藏法、气调冷藏法等。

冷冻是采用缓冻或速冻方法先将食品冻结，而后在能保持冻结状态的温度下储藏食品的保藏方法。常用冻藏温度为-23～-12℃，而以-18℃最为适用。储藏食品短的可达数日，长的可以年计。冷冻方式有两种：一是用制冷剂冻结，常用制冷剂有液氮和液体CO_2；二是机械式冷冻法，商业上最常用的方法有鼓风冷冻法、间接接触冻结法和浸液式冻结法三种。

2. 冷藏冷冻工艺对食品中微生物的影响

食品中微生物在受到冰冻时，细胞内的游离水形成冰晶体，对微生物细胞有机械性损伤，同时由于游离水被冰冻，细胞失去可利用水分，造成干燥状态，细胞内细胞质形成浓缩而使黏度增大，电解质浓度增高，细胞质的pH和胶体状态发生改变，导致细胞质内蛋白质部分变性，从而抑制微生物生长或使其致死。此外，低温还可降低食品中酶活力及一切化学反应，对食品质量影响相对较小，因此冷藏、冷冻是一种最常用的食品保藏方法。

1）不同微生物对低温的抵抗力

一般来说，球菌比革兰氏阴性杆菌具有更强的抗冷冻能力，有芽孢的菌体细胞和真菌的孢子都具有较强的抗冷冻特性。温度越接近最低生长温度，微生物生长越延缓。从种类上讲，低温下，在食品中生长的细菌多数是革兰氏阴性无芽孢杆菌，主要有假单胞菌属、无色杆菌属、黄色杆菌属、产碱杆菌属、弧菌属、气杆菌属、变形杆菌属、色杆菌属等。低温下仍可生长的革兰氏阳性细菌有小球菌属、乳杆菌属、小杆菌属、链球菌属、芽孢杆菌属和梭状芽孢杆菌属等。此外，酵母菌中主要有假丝酵母属、酵母属、毕赤酵母属、丝孢酵母属等，霉菌中主要有赤霉属、芽枝霉属、念珠霉属、毛霉属、葡萄孢霉属等。

2）影响微生物低温致死因素

低温可减弱食品中一切化学反应过程，一般情况下，温度每下降10℃，化学反应速度可降低一半。在 $-10 \sim -7℃$ 下，只有少数霉菌能够生长，而几乎所有的细菌和酵母都停止了生长。低温虽然不能将酶破坏，但可使其活力明显下降，当温度急剧下降到 $-30 \sim -20℃$ 时，微生物细胞内所有酶的反应实际上几乎全部停止。但是，因为解脂酶在 $-20℃$ 以下才能基本停止活动，所以低温下食品的主要变化是脂肪酸败。因此，长期保藏肉类时以 $-30 \sim 20℃$ 较为可靠。此外，食品冻结前降温速度越快，微生物的死亡率也越高。结合水分和过冷状态及介质性质对微生物均有影响。在高水分和低 pH 的介质中会加速微生物的死亡，而盐、糖、蛋白质、胶体以及脂肪等对微生物则有保护作用。

3. 冷冻工艺对食品安全品质的影响

在现代冷冻工业中，急速冷冻是指食品的温度在 30min 内迅速下降到 $-20℃$ 左右的一种冷冻技术。缓冻是将食品置于 $-5 \sim -2℃$ 的环境中，时间为 $9 \sim 72h$，令其缓慢冻结下降到所需的低温的一种冷冻技术。一般在 $-2℃$ 以下，即开始冻结，在 $-5℃$ 左右，食品中的大部分水可冻成冰晶。冻结食品会发生组织瓦解、质地改变、乳化液冻坏、蛋白质变性以及其他物理化学变化等。冷冻对食品安全品质的影响大致有以下两个方面。

1) 冰晶体对食品的影响

冻结过程中温度降低到食品开始冻结的温度（冻结点时，处于细胞间隙的水分首先形成冰晶体即核晶）。继之，冰晶体附近溶液浓度增加并受到细胞内液所形成渗透压的推动，以及冰晶体对细胞的挤压，以致细胞或肌纤维内的水分不断向细胞或肌纤维的外界扩散并聚积于核晶的周围，只要温度为 $-1 \sim -5℃$，核晶将从其周围食品成分中不断吸引水分，使晶体不断增大。因而在这个温度带冻结的食品，其细胞与组织结构必将受到体积增大的冰晶的压迫而发生机械损伤以致溃破。因此，在食品冷冻工艺中，应该加速降温过程，以最短的时间通过冰晶生成带，避免上述现象的发生。迅速降温冻结的食品，其内部生成核晶的数量很多，又因核晶非常细小，故不会压破细胞膜，所以食品结构不至于因受损伤而发生溃破。此外，冷冻食品的解冻过程，对食品质量也有明显的影响。急速升温解冻食品时，食品内会发生突然变化，融化解冻出来的水来不及被食品细胞所吸收回至原处，因而自由水增多，汁液流动外泄而降低食品质量。相反，如食品解冻温度缓慢上升，则可避免发生这些现象，所冷冻的食品基本上能够恢复冻结前的新鲜状态。所以在冷冻食品中应予以严格执行"急速冻结，缓慢化冻"的原则。微波加热解冻食品的方法在国外已开始普遍推广使用，它能将冻制的预煮食品同时解冻和煮熟。食品在微波炉中，从解冻并加热到食用温度仅需很短时间。微波加热时，热量不是从外部传入，而是在食品外部和内部同时产生，因而解冻后的食品仍能保持同样的结构和原有的形状。

2) 食品中蛋白质变质

食品中蛋白质在低温冻结时，由于溶媒（水）流动和高分子的水化状态发生变化而变性。食品中蛋白质的冻结变性主要取决于冻结速度和最后达到的温度，速度越慢，温度越低，变性越严重。冻结使蛋白质变性的具体原因可能是：①冻结食品内局部发生了盐类浓缩吸水，从而破坏了蛋白质的水化状态；②食品中起缓冲液作用的成分物质溶解度差，使 pH 发生了改变；③冰晶生成并增大所产生机械作用和冰与蛋白质之间发生了相互作用；④在蛋白质分子间—SH 基转化成为—S—S—基。

4. 冷藏冷冻工艺的安全卫生要求

不耐保藏的食品从生产到销售以及在整个商业网中应一直处于适宜的低温下，即保持冷冻链的使用。冷冻链的理论基础是食品保存时间、保存温度和质量容许度三者之间的关系，简称 T. T. T. ，即在一定温度下一定时间后，食品质量发生变化的程度。此外，还要注意冷藏或冷冻原料与工艺过程的安全卫生要求：①冻制食品要选用新鲜优质的材料；②在用冷水或冰制冷时，要保证水和人造冰的卫生质量达到饮用水标准；③冻结时要防止制冷剂外溢；④防止冻藏食品的干缩；⑤冷藏运输工具还要注意防鼠和出现异味等。

<h3 style="text-align:center">（三）食品化学保藏与食品安全</h3>

食品化学保藏就是在食品生产和储运过程中使用化学制品来提高食品的耐藏性，延长其保藏时间并尽可能地保持其原有品质的措施。用于保存食品、防止食品变质的物质通称食品保藏剂。有的化学保藏剂作为食品添加剂直接参加食品的组成，有的则是通过改变或控制环境因素（如氧）来达到保藏的目的，主要包括防腐剂、杀菌剂、抗氧化剂等。食品及其原料在生产、储存、运输、销售中，由于本身具有丰富的营养，因此许多微生物都能在食品中生长繁殖，造成食品的腐败。同时，食品中油脂与其他成分的氧化是导致食品品质劣化的另一个重要因素，氧化会使食品变色、维生素破坏、油脂酸败以及营养价值降低等。所以，微生物和氧化都会降低食品质量，甚至产生有害物质，导致食物中毒。但同时也要注意，食品保藏剂的使用也有可能对食品安全造成危害。

1. 食品化学保藏

在食品保藏中，化学制品的使用有着悠久的历史。如前所述，盐渍保藏食品在我国就是一种古老而有效的食品化学保藏法，食盐本身就是化学制品。人们早已将盐腌、糖渍、酸渍及烟熏等储藏方法用于食品加工中。但是，化学制品用于食品防腐在 20 世纪初才开始发展，1906 年用于食品保藏的化学制品市场上已有 12 种之多，但直到 30 年代，使用化学制品作为防腐剂仍然不甚普遍。主要是因为当时在其他保藏方法、生产方法和清洁卫生得到了不断改进，化学制品的应用却有所下降。直至 50 年代，随着化学工业和食品科学的发展，化学合成的食品保藏剂逐渐增多，在世界各国的食品储藏中才得到了广泛应用。近年来，化学制品在食品加工和保藏中的使用呈日益增长的趋势。

使用食品保藏剂能充分保护有限的食品资源，在储存过程中使用食品保藏剂来减少已收获的食物和已制成食品的各种损失。例如，在油脂中加入抗氧化剂以防油脂氧化变质，在酱油中加入苯甲酸来防止酱油变质等。据估计，目前粮食由于储藏上的损失约占总量的 14.8%，而食品、蔬菜、水果的变质高达 25%～30%。因此，在食物中加入食品保藏剂已成为储存、保鲜、运输、销售过程中减少变质损失的重要措施。因为食品在生产和销售中基本都需要防腐或保鲜，防腐剂和保鲜剂等食品添加剂的需要量在不断增加，但我国相关产品品种少、产量小、成本高，不能满足实际需求，解决这一矛盾急需开发出更多更好的食品保藏剂。

食品化学保藏剂种类繁多，主要是由人工化学合成的，也有从天然生物体内提取的，其理化性质和保藏的机制各异。食品化学添加物中有许多对人体无害或危害性较低的物质，如糖、盐、醋、有机酸、酒花和乙醇等，在食品生产和保藏中经常使用。它们虽然也能抑菌或阻止发酵，甚至还有一定的杀菌功能，但一般不被列入化学防腐剂范畴，而被认为是"食品辅料"。只有苯甲酸、水杨酸、硼酸、硼酸盐、二氧化碳、甲醛等化学制品方能定为正规的化学防腐剂。

食品化学保藏的优点在于通过在食品中添加化学制品，如化学防腐剂和抗氧化剂等，就可在室温条件下延缓食品的腐败变质，和其他食品保藏方法，如罐藏、冷冻保藏、干藏等相比，具有简便而又经济的特点。实际上，食品保藏使用防腐剂虽然比较简便经济，但是在加工果、蔬、鱼、肉时，如果是在极不清洁卫生和粗制滥造的情况下使用防腐剂，则会减弱防腐剂的防腐能力。因为防腐剂只能延长细菌生长滞后期，所以只有那些未被细菌严重污染的食品才适合用化学防腐剂进行保藏。此外，食品保藏剂的使用并不能改善低质食品的品质，而且一旦食品发生了腐败变质，绝不可能利用食品保藏剂将已经腐败变质的食品改变成优质的食品，因为此时食品中已留存了腐败变质的产物。

2. 食品化学保藏的安全性

食品化学保藏的安全性已成为人们最为关注的问题。因为食品保藏剂只是延缓微生物的生长，并不能完全阻止其生长或只能短时间内推迟食品内的化学变化，所以被保藏的食品仅是在有限时间内保持食品原来的品质状态，属于暂时性的保藏。通常，防腐剂用量越大，延缓腐败变质的时间也越长，但同时也带来了食品安全问题。目前人口集中区日益增多，农业产区多远离人口集中区，食品在远距离储运过程中极易发生腐败变质，如何保证食品在储运过程中不腐败变质，已成为迫切需要解决的问题。特别是在发展中国家和地区，交通运输不便，同时缺少有效的保藏条件，显然食品化学保藏仍不失为比较适用的方法。高温、高湿的炎热地区特别有利于微生物的生长，使食品更易发生氧化酸败，与气候冷凉地区相比，常需要使用更多量的防腐剂和抗氧化剂。但是，化学保藏剂只能有限地使用，必须严格按照食品卫生标准规定控制其用量，以保证食用者的身体健康。

在生产和选用化学保藏剂时，保藏剂首先必须符合食品添加剂的卫生安全性规定，并严格按照食品卫生标准规定控制其用量，以保证食用者的身体健康。在尚未确定某种食品添加剂使用后对人体有无毒害或不能确定其使用条件之前，必须经过足够时间的动物生理、药理和生物化学试验，为确定食品保藏剂的安全使用量提供科学的依据。同时还要由有经验的专家对其使用量的确定作出判断，然后才能对保藏剂的使用给予最后的考虑。核准使用的保藏剂还应在改变使用条件下继续进行观察，再根据新的认识作进一步改进。

在能产生预期效果的基础上，食品保藏剂的使用量必须是最低量的。确定使用量极限时还必须考虑下列各因素：①对添加保藏剂的食品或多种食品的消费量作出充分估计；②动物试验中表明正常生理现象开始出现偏向时保藏剂的最低使用量；③保证对所有各类消费者健康的任何危害性都降低到最低程度。

食品保藏剂必须本身对人体无毒害或在加工中和食用前极易从食品中清除掉。使用食品保藏剂时需达到以下几点要求：①少量使用时就能达到防止腐败变质或改善食品品质的要求；②不会引起食品发生不可逆性的化学变化，并且不会使食品出现异味，但允许改善风味；③不会与生产设备及容器等发生化学反应。同时，还应受到以下几点限制：①不允许使用食品保藏剂来掩盖因食品生产和储运过程中采用错误的生产技术所产生的后果；②不允许食品在使用食品保藏剂后营养素的大量损耗；③在已建立经济上切实可行的合理生产过程并能取得良好的保藏效果时，不应再添加食品保藏剂。

根据联合国粮食及农业组织和世界卫生组织（FAO/WHO）的主张，应严格限制食品保藏剂用于在膳食中消费量比例大的各类食品中。食品保藏剂杂质含量应通过确立纯度规格加以控制，这样才能有效地避免在食品添加剂中出现有害杂质。此外，我国和许多国家规定，当食品中加有食品保藏剂时应向消费者说明，在商标纸或说明上标明所用的食品添加剂种类。

（四）脱水及干燥保藏与食品安全

1. 脱水保藏

脱水保藏是将食品中水分降至微生物生长繁殖所必需的水平以下的一种普遍应用的食品保藏方法。例如，对细菌应为 10% 以下，对酵母应为 20% 以下，对霉菌为 13%～16%。若以水分活性（a_w）表示，则在 0.6 以下，一般微生物均不易生长繁殖。通常，食品脱水时所用的温度均较低，往往不能破坏食品中酶的活性。为了破坏酶的活性，经常在脱水之前进行预煮，即采用热水或蒸气将食品加热到 70℃，时间 1～3min 称为漂烫；或用 0.13% 亚硫酸及其盐类处理，通过所产生的二氧化硫破坏食品中的氧化酶。预煮使酶失活后，食品可以保存较多的营养成分。

脱水食品在保存中应加以密封,有时以惰性气体填充包装,或将食品压紧,减少与空气的接触。脱水食品的保藏期限还受周围环境因素的影响,如空气的相对湿度等,因此脱水食品应在干燥冷暗处存放。

2. 干燥保藏

干燥过程的本质是水分从物料表面向气相中转移的过程。正是由于表面水分不断汽化,物料内部水分方可继续扩散到表面上来。干燥是利用热能的去湿方法,根据热能传递方式的不同而有如下几种干燥方法。

1) 热风干燥(对流干燥)

热风干燥是直接以高温的热空气为热源,借对流传热将热量传给物料。热空气既是载热体又是载湿体,一般多在常压下进行。在真空条件下,由于气相处于低压,其热容量很小,必须采用其他的热源。

2) 喷雾干燥

喷雾干燥是根据工艺要求选用适当的雾化器将料液雾化成几十微米大小的液滴,然后采用较高温度的干燥介质,将热量传递给物料,获得均匀的干燥产品。喷雾干燥速度快、时间短,干燥温度较低,产品具有较好的分散性和溶解性,产品纯度高,生产过程简单、操作控制方便,适于连续化生产等特点。

3) 接触干燥(传导式)

接触干燥是间接靠间壁的导热将热量传给与壁面接触的物料。热源可以是水蒸气、热水、燃气、热空气等。接触干燥可以在常压条件下进行,也可以在真空条件下进行。常压操作时,气体起着载湿体的作用,即加速排出汽化水分的作用。真空接触干燥是食品工业广泛应用的一种干燥法。

4) 辐射干燥

辐射干燥是利用红外线、远红外线、微波或介电等能源,将热量传给物料,可在常压或真空下进行,是食品工业上的一种重要的干燥法。

5) 冷冻干燥

冷冻干燥是将湿物料先冻结至冰点以下,使液态水分变为固态的冰,然后在较高的真空度下,将冰直接转化为蒸汽而除去,又称真空冷冻干燥、冷冻升华干燥、分子干燥等。早期冷冻干燥主要用于生物制品的脱水,第二次世界大战后才用于食品工业。如果加工得当,大多数食品经冷冻干燥后可长期保藏,其原有的物理、化学、生物学以及感官性质保持不变。食用时加水复原,可恢复到原有的形状和结构。在食品工业中,常用于肉类、水产品类、蔬菜类、蛋类、速溶咖啡、速溶茶、水果粉、香料、辛辣料及酱油等的干燥。

冷冻干燥法具有如下特点:①冷冻干燥是在低于水的三相点压力下进行的干燥。因此,特别适用于热敏食品及一些易氧化食品的干燥,可以保留新鲜食品的色、香、味等;②因为食品中水分存在的空间,在水分升华以后,基本维持不变,所以食品保持原有的形状；③因为食品中水分在预冻结后以冰晶形态存在，原来溶于水中的无机盐被均匀地分配到食品中，这就避免了一般干燥方法因食品内部水分向表面扩散时携带无机盐而造成表面硬化的现象；④便于储藏、携带和运输，故在特殊条件下仍有很好的发展前景，如可用于军需食品、登山食品、宇航食品、旅游食品及婴儿食品等。

3. 脱水及干燥保藏食品的安全性

在食品工业中脱水及干燥技术发展极为迅速，其应用也是越来越广，但是这些技术均存在着一些安全问题。在一些传统干燥的方法中，如利用自然条件进行晒干和风干干燥时，其缺点是干燥时间长，很容易受到外界条件的影响，特别是遇到阴雨天气时产品容易霉烂。当选择地点不当时，还会沾染灰尘、碎石及众多腐败微生物，导致食品的污染。

采用机械设备干燥会大大降低污染，但是仍然有可能出现安全问题。食品在静态干燥时，可能存在切片搭叠而形成的死角；在动态干燥时，干燥速率加快，对于一些内阻较大的食品干燥至一定程度时，由于其内部水分扩散较慢，干燥速率会降低，干燥时间延长。这样食品中的酶或微生物不能得到及时地抑制，可能引起食品风味和品质发生变化，甚至变质，特别是对油脂含量较高的食品此问题则更为突出。

近年来逐渐得到广泛应用的真空冷冻干燥技术，在机械设备方面也存在着一些不足，如因为隔板温度的不均一而造成食品的干燥程度不均一，至使食品局部水分活度过高，有可能引起微生物的生长。同时由于冷冻干燥的食品复原很快，所以必须进行适当的包装（如注入氮气等）以防止其吸收空气中的水分和氧气，以免影响食品的储存稳定性。

（五）气体保藏与食品安全

1. 气体保藏

气体保藏是通过改变食品储存环境中气体组成达到杀菌、抑菌目的和减缓食品变化过程的保藏方法，简称 CA 保藏。食品气体保藏近年来发展比较快，已广泛应用于蔬菜、水果、茶叶、奶粉、火腿等的保藏。

在食品的新鲜原料中含有还原物质，如植物组织含有维生素 C 和还原糖，动物组织含有巯基（—SH），而且组织细胞还具有一定呼吸作用，所以食品的新鲜原料中具有抗氧化能力，可使动植物组织内部一直保持着少氧的状态。在食品加工及食品中加入某些添加剂后，均会引起食品中含氧性状的改变。例如，腌肉中加入硝酸盐有利于需氧微生物的生长，若硝酸盐被还原成亚硝酸盐，则有利于厌氧微生物的生长。

当食品储存于含有高浓度 CO_2 的环境中，可防止需氧性细菌和霉菌所引起的食品变质，但乳酸菌和酵母等对 CO_2 有较强的耐受力。在大气中含有 10% 的 CO_2 可以抑制果蔬在储藏中的霉变。但在果汁瓶装时，充入 CO_2 不能对酵母起到显著的抑制作用。

当空气中 CO_2 增加到 $10\% \sim 20\%$ 时，嗜冷菌生长受抑制。此外，臭氧对果蔬有一定储存保鲜作用，如番茄、青椒经臭氧作用后延缓了成熟，延长了保存期。

2. 气体保藏食品的安全性

通常，食品气体保藏是用不透气薄膜袋包装，充填 N_2 或 CO_2，或在气体置换时用脱氧剂包装。使用脱氧剂时则需注意以下几点。

（1）封入的脱氧剂必须对人安全无毒。

（2）封入的脱氧剂不应与所包装食品发生化学反应而产生有毒有害物质或使食品发生变质。

（3）脱氧剂必须单独包装，不得与食品相混。

（4）脱氧剂必须有安全标识，避免被消费者当作调料包而撒在食品中误食。

（六）烟熏保藏与食品安全

1. 食品的熏制

熏制是将盐腌食品用植物性燃料进行烟熏或液熏的保藏方法。

较常用的熏制方式有冷熏（$10 \sim 30℃$）、温熏（$30 \sim 50℃$）、热熏（$50 \sim 80℃$）、焙熏（$90 \sim 120℃$）和液熏（用木材干馏液喷洒或浸渍食品）等。熏烟或熏液中虽有少量防腐物，但防腐效果有限，主要还是靠食盐、脱水及肠衣防污染等防腐保藏。

冷熏时间较长，需要 $4 \sim 7$ 天，这使熏烟成分在制品中内渗较深，制品干燥均匀，失重量大。同时，因为干缩提高了制品内盐的含量和熏烟成分（醛、酚等）的聚积量，而且制品内脂肪没有发生显著溶化，所以冷熏耐藏性较其他烟熏法稳定，特别适合于烟熏生香肠。

热熏常用温度为 $35 \sim 50℃$，也有 $50 \sim 80℃$，甚至 $90 \sim 120℃$，一般熏制时间为 $12 \sim 48h$，相对比较短。热熏时因蛋白质迅速凝固，制品表面很快形成干膜，妨碍熏烟的内部渗透，因而内渗深度较浅，耐藏性不及冷熏。但不论冷熏还是热熏，制品的 pH 几乎没有变化。

液态烟熏制剂的优点是可以节省大量的成本，重现性较好，而且制得的液态烟熏制剂中固相已经完全除去，没有致癌的危险性，但烟熏食品的致癌问题仍需进一步研究。

2. 熏制食品的安全性

熏制肉品的烟气主要是由硬木不完全燃烧而产生的，而硬木在燃烧过程中会产生种类繁多的烃热解产物，主要是有害或有毒的多环烃类，如苯并［a］芘和二苯并［a，h］蒽都属于强烈的致癌物。由于烟气中存在以上有毒物质，而一般肉品在加工过程中又直接与烟气接触才能达到熏制目的。因此，肉制品不可避免地就被污染，使成品中含有一定量的多环烃类致癌物，尤其是浓烟熏制污染更严重，这样就给消费者带来一定的危害，常见的就是导致胃癌。对烟熏食品中有害成分的控制，最有效、最直接的方法就是尽量避免肉品与火焰、燃料或烟气的直接接触；减少污染可能，切断污染来源；降低或避免熏制品中产生有害成分；控制熏烟温度也可有效控制有害物质的生成量，温度最好控制在300℃以下。

烟熏方法主要有隔离保护法、外室生烟法及使用烟熏液等。隔离保护法就是使用肠衣等物理方法进行过滤，以除去或减少有害物质。外室生烟法就是把生烟室与烟熏室分开，将生成的熏烟用棉花或其他材料过滤后，再引入烟熏室熏制肉品，从而降低烟气中的有害成分。外室生烟法与隔离保护法虽能很大限度地降低熏烟中有害成分的含量，但并不能完全避免，尤其是苯并［a］芘等一些致癌物仍有存在。目前，使用烟熏液是较先进的熏制方法，可避免因烟熏而产生的有毒有害成分，无致癌危险，食用安全性更高，是熏制业必然的发展趋势。液态烟熏制剂一般是由硬木干馏后并经过特殊净化而制成，如山楂核烟熏液就是一种优质烟熏液。

综上所述，各种食品加工保藏技术都存在着不同程度的安全隐患，解决其中的安全问题日趋重要。正确的使用各种加工保藏技术和进一步完善食品加工保藏的技术，是解决这些安全问题的基础。

第五节　食品包装与安全控制

食品包装是伴随着人类食品生产和消费的历史而同步发展起来的，尤其是在科学技术空前发达、食品流通日益广泛的今天，食品包装已经成为与食品密不可分、促进食品生产和流通、提高食品经济效益的重要手段。食品包装最原始的目的是为了便于食品的储藏和运输，保护食品免受外来因素的污染和腐败变质，确保食品的卫生与安全。目前，由于对食品安全的更多关注及更高要求，一些国家对食品包装的法规管理更加规范，同时营养标志法规、间接添加剂规定的实施，可降解包装、电子扫描条码等的推行，都极大地促进了食品包装的新发展。本节主要介绍食品包装材料、食品包装涂料及油墨和食品包装工艺控制等。

一、概　述

食品包装是食品商品的组成部分，是食品工业过程中的主要工程之一。食品包装可以保护食品，使食品在离开工厂到消费者手中的流通过程中，防止被生物的、化学的及物理的外来因素污染，保持食品本身的稳定，方便食品的食用，还可以表现食品外观，吸引消费，具有物质成本以外的价值。但是，由于管理上的漏洞、技术上的缺陷及个别食品生产者的无知，一些食品包装偏离了主要宗旨，而是片面追求美观和经济效益，将不符合卫生要求的材料用于食品包装，使其中的有毒有害成分移入食品中，致使被包装食品的卫生与安全受到威胁，并产生严重的后果。此外，近年来又出现了"过度包装"和为掩盖产品缺陷而实施的"造假式包装"等，这些都造成了恶劣的影响。

（一）食品包装的定义

美国包装学会将包装定义为符合产品商品化的需求，以最佳之成本，便于货物的传送、流通、交易、储存与贩卖，而实施的统筹整体系统的准备工作。日本包装工业标准 JISZ0101 中将包装定义为在商品的运输与保管过程中，为维护其价值，保持其状态，而以适当的材料、容器等对商品所施加的技术处理及施加技术处理后保持下来的状态。中国国家标准 GB4122—2008 中将包装定义为在流通过程中保护产品，方便储运，促进销售，方便使用，按一定技术方法而采用的容器、材料及辅助物等的总体名称。

食品包装就是指采用适当的包装材料、容器和包装技术，把食品包裹起来，以使食品在运输和储藏过程中保持其价值和原有的状态。食品容器、包装材料是指包装、盛放食品用的纸、竹、木、金属、搪瓷、塑料、橡胶、天然纤维、玻璃等制品和接触食品的涂料。目前我国允许使用的食品容器、包装材料以及用于制造食品用的工具、设备的主要材料有塑料制品、橡胶制品、食品容器内壁涂料、陶瓷器、搪瓷食具、铝制品、不锈钢食具容器、铁质食具容器、玻璃食具容器、食品包装用纸等系列产品、复合包装袋、复合薄膜、复合薄膜袋等系列产品。在上述食品容器、包装材料的卫生标准中，均以各种液体在一定的条件下来浸泡包装材料，然后测定其浸泡液中的有关成分的迁移量，如以水 60℃ 2h 浸泡液测定蒸发残渣，以 4％乙酸 60℃ 2h 浸泡液测定可造成食品污染的铅、镉、铬、砷等有害成分等。

（二）食品包装的功能

食品包装的主要功能是保护食品的卫生安全质量，不损失原始成分和营养，方便储运，促进销售，延长货架期和提高食品经济价值，特别是现代食品包装技术的广泛应用，大大延长了食品的保质期、保持了食品的新鲜度、提高了食品的美观性和经济价值。食品包装的功能主要有以下 5 个。

1. 保护食品免受污染和损害

食品包装最重要的作用是保护食品。食品在储运、销售和消费等流通过程中常会受到各种不利条件及环境因素的影响和破坏。对食品产生破坏的因素有两类：一类是自然环境因素，包括光线、氧气、水、温度、微生物、生活害虫和尘埃等，可引起食品变色、变味、氧化、腐败、化学污染和微生物污染；另一类是人为因素，包括冲击、振动、跌落、承压载荷及人为盗窃污染等，可引起内装物变形、破损和变质等。采用科学合理的包装可使食品免受或减少这些影响和破坏，从而达到保护食品的目的。

2. 延长食品的保质期或货架期

良好的食品包装可有效地阻隔各种环境因素对食品的不良影响，使食品的腐败变质得到延缓和避免，能较长时间保持食品原有的品质，从而延长食品的保质期或货架期。

3. 方便储藏和搬运

食品包装能为生产、流通、消费等环节提供诸多方便。例如，方便搬运装卸、商品陈列销售，也方便消费者的携带、取用和消费等。现代包装还注重方便于包装形态的展示、自动售货及消费时的开启和定量取用等。

4. 提高商品价值

现代商品的包装已与企业品牌形象浑然一体，食品包装也不例外。有许多消费者购买食品，首先看其包装是否令人满意。包装是商品生产的继续，产品通过包装而得到保护，投入包装的成本小但能在商品出售时得到召回，而且还大大提高了附加值，增加了商品的价值。

5. 促进销售

食品包装由于有了上述 4 个功能，加之精美的设计，良好的展示性和取用方便等优点，能很好地促进食品的销售。

（三）食品包装的安全隐患

食品包装在给食品的生产、储藏、搬运、销售和取用带来方便等诸多好处的同时，也可能给食品的卫生安全带来隐患。食品包装作为食品的"贴身衣物"，其在原材料、辅料、工艺方面的卫生与安全将直接影响食品安全质量，继而对人体健康产生影响。食品包装卫生安全隐患主要表现在两个方面：一是因包装工艺操作不当给食品带来的二次污染；二是不符合食品卫生安全要求的包装材料本身所含有的有毒有害成分，给食品造成的安全危害。

2005 年 11 月，瑞士雀巢公司生产的液态婴儿配方奶中，发现含有常用于包装印刷材料的可疑化学物质——异丙基硫杂蒽酮。意大利和加拿大都曾发生利用陶罐盛放苹果汁而使饮用者及婴儿中毒的事件。加拿大一名 2 岁幼儿因连续 29 天饮用盛放于彩制陶罐壶中的苹果汁后突然死亡，检验结果证实死亡原因是铅中毒。2005 年，我国甘肃省某食品厂发现生产的薯片有股很浓的怪味，经过检测，怪味来自食品包装袋印刷油墨里的苯，经过检测发现该产品包装袋中苯的实测值为 $9.7mg/m^2$，超过国家标准限量的 3 倍（国家标准 GB/T10005 的要求是＜$3.0mg/m^2$）。自从美国发生一宗感冒药掺毒案后，美国政府规定，超级市场开架出售的食品和饮料，都要积极设计防污染包装，包括设计各种防盗盖及防拆封的标贴胶封，封签上标明"如封签已破损，请勿接受和食用"，纸盒开启处则加透明薄膜封固。采取了这些措施后，有效地预防了食品的污染，消费者对食品的卫生安全信任度大大提高。

（四）食品包装的管理

1. 美国的食品包装管理

美国之所以有世界上最安全的食物和包装食品供应给本国和各国，主要是因为各地、各州及国家拥有涵盖了食品生产包装和配送领域的严密管理和监测体系。按照国家和各地、各州法律规定的职责，经过食品或包装检验人员、微生物学家、包装专家和食品科学家的共同努力，由公众健康机构、各联邦部门和机构对食品安全进行连续的管理和监控，确保了包装食品的卫生安全。2004 年 10 月美国正式公布修订的《包装中的毒物》法案，该法案规定任何包装或包装辅助物中铅、镉、汞和六价铬的浓度总量不应超出以下规定：镉的含量不超出百万分之一（1mg/kg），六价铬的含量不超出百万分之五（5mg/kg），铅的含量不超出百万分之五（5mg/kg），同时，不应出现汞。美国联邦法规第 21 卷《食品、药物和化妆品》有关包装的规定为：食品必须在符合卫生要求的条件下包装；食品包装材料的生产必须执行 GMP；与食品接触的包装材料及其组成成分必须符合要求。

2. 欧盟的食品包装管理

欧盟指令是欧盟法规的主要形式，仅就主要技术内容而言，欧盟指令相当于中国的强制性国家标准。欧盟 94/62/EC 和其修正案 2004/12/EC 与美国《包装中的毒物》有相同的技术指标。76/211/EEC 指令是关于统一各成员国按确定的质量或容量预包装产品的法律。按确定的质量或容量是指包装或标签标示的量，范围不小于 5g 或 5mL，不大于 10kg 或 10L。89/109/EEC 指令提出了总体要求，其中有两个具体的转移类型，允许迁移极限为 60mg/kg。2002/72/EC 的颁布，全部取代了 90/128/EEC 和 7 个修正案，并且修订了 2002/17/EC，对转移采取了与 89/109/EEC 不同的量纲，并且关注薄膜复合的材料，允许迁移极限为 $10mg/dm^2$（10mg 的任何物质、$1dm^2$ 的包装材料）。82/711/EEC 中规定了测试方法。78/142/EEC 规定了食品包装材料氯乙烯单体允许量为 0.701mg/kg，80/766/EEC 中规定了检测方法。94/62/EC 指令规定了关于包装和包装废弃物的管理，主要包括包装和包装废弃物含有害于环境的物质的限制以及降低资源消耗的措施两部分内容。2004 年 2 月 11 日欧盟颁布了对 94/62/EC 的修正案 2004/12/EC，其中规定整体回收率为 60%，再循环率为 55%。另外规定具体的再循环率：玻璃

60％、纸和纸板 60％、金属 50％、塑料 25％、木材 15％。重金属浓度指标未改变。

3. 日本的食品包装管理

日本食品包装不需要市场准入许可，标准属于自愿执行的范畴，包装生产商、销售商和进口商必须得到日本厚生省的认同，食品安全法授权厚生省制定包装材料的安全标准，如果日本没有相应的标准，可参照美国 FDA 的相关规定。目前，日本已经公布了 12 种食品包装用原料（包括 PVC）的法规，颁布了 27 种容器的法规。日本《食品卫生法》食品添加剂一节中对食品包装用 PVC 的规定，主要检测是水、乙酸、乙醇、正庚烷的浸出物（25℃经 1h）不得大于 150mg/kg、氯乙烯单体不得大于 1mg/kg 等。

4. 中国的食品包装管理

1) 中国食品包装的相关标准

我国很早就开展了食品包装的卫生与安全管理的研究，并于 20 世纪 80 年代开始逐渐颁布了食品包装法律法规和各种包装产品质量标准及包装材料卫生标准。食品包装法规有：《食品用塑料制品及原材料卫生管理办法》、《食品包装用原纸卫生管理办法》、《陶瓷食具容器卫生管理办法》、《食品用橡胶制品卫生管理办法》、《铝制食具容器卫生管理办法》、《搪瓷食具容器卫生管理办法》、《食品容器内壁涂料卫生管理办法》、《食品罐头内壁环氧酚醛涂料卫生管理办法》、《食品容器过氯乙烯内壁涂料卫生管理办法》、《包装资源回收利用暂行管理办法》。分析方法有 GB/T5009 系列标准。不可否认其中有些标准的具体指标仅限于当时的科学技术水平和毒理学研究，因而可能是不全面的，有些也正在修订之中，所以在引用相关标准时要查用最新的版本。

2) 中国对进出口食品包装的管理

我国国家质检总局于 2006 年发布了《进出口食品包装容器、包装材料检验监管工作规范（试行）》，对进出口食品包装、包装材料实施检验监管，主要检测其卫生安全指标，即有害物质溶出或迁移量的检测。对进口食品包装的进口商和出口食品包装生产企业实施备案管理。进口商、生产企业申请备案时应提交相应齐全、一致、真实和有效的书面材料。进口食品包装的进口商申请备案时，要保证申请备案的进口食品包装必须为国外固定生产厂商生产，且国内进口商具有对国外生产厂商的风险评估资料。风险评估资料至少应包含国外生产企业的基本情况介绍、质量保证体系的评价、进口食品包装质量分析及质量风险等内容。同时进口食品包装要质量稳定，外观和安全、卫生项目经检验检测符合相关标准要求。出口食品包装生产企业申请备案，必须具备以下条件。

（1）企业必须具有健全的质量管理体系，而且运行正常、有效。

（2）企业具有健全的质量检验部门，具有满足产品检验要求的基本检测设备和专职检验员。

（3）企业生产设备必须保持清洁卫生、运行正常，不得有任何影响产品卫生安全的现象。

（4）企业生产车间必须清洁卫生、无污染，半成品堆放必须符合卫生要求。

（5）原材料库和成品库的地面和墙壁必须干燥、清洁、卫生，不得有活害虫和鼠类的存在，不得存放有毒有害物品或其他污染物，货物应按品种、批次分类存放，防止相互混杂。

（6）运输工具必须清洁干燥并加铺衬垫，有防雨、防潮和防止有毒有害物质污染的设备等。

（7）首次用于加工出口食品包装的原辅材料，包括印油和助剂等应经检验检疫机构检测合格并登记。

二、食品包装材料与食品安全

目前，用于食品包装的材料主要有塑料、橡胶、陶瓷和搪瓷、玻璃、金属、包装用纸及复合包装材料等。

（一）塑料包装材料

塑料是指以树脂（或在加工过程中用单体直接聚合）为主要成分，以增塑剂、填充剂、润滑剂、着色剂等添加剂为辅助成分，在加工过程中能流动成型的材料。塑料是近年来世界上发展最快的包装材料。大多数塑料具有质轻、化学性稳定、不会锈蚀和耐磨耗、耐冲击性强、透明性佳、绝缘性好、导热性低、成型性和着色性好、加工成本低等优点。但其缺点是耐热性较差、热膨胀率大、易燃烧、尺寸稳定性差、容易变形、耐低温性差、低温下变脆、容易老化，某些塑料还易溶于溶剂。塑料相对密度仅为铝的 30%～50%，有着质量轻、运输销售方便、化学稳定性好、易于加工、装饰效果好以及对食品具有良好的保护作用等特点而受到食品包装业的青睐。

大多数塑料可达到食品包装材料对卫生安全方面的要求，但仍存在不少影响食品的不安全因素。塑料包装材料中不安全因素主要有如下几个方面：①树脂本身具有一定毒性；②树脂中含有有毒单体、裂解物及老化时产生有毒物质；③塑料制品在制造过程中添加的稳定剂、增塑剂、着色剂等添加剂带来的毒性；④塑料包装容器表面的微生物及微尘杂质污染；⑤塑料回收料再利用时附着的一些污染物和添加的色素所造成的食品污染；⑥塑料包装材料表面的各种印刷油墨所具有的和产生的有毒物质。

2005 年 10 月发生了影响世界的 PVC 保鲜膜有毒事件，原因是除了单体氯乙烯有毒外，其中还检出了 N, N-二乙基羟胺（N, N-two diethyl hydroxylamine，DEHA，也称乙基己基胺）。美国消费者联盟在测试 19 种保鲜膜的产品后发现，近一半的保鲜膜含大量的 DEHA，按欧盟规定的允许范围平均超标 8.5 倍，中国部分厂家生产的保鲜膜 DEHA 含量接近甚至超过欧盟国家的允许标准值。目前市场上使用的 PVC 保鲜膜多数是以 DEHA 为增塑剂，如果经常使用就有可能危害人体健康。2005 年 10 月 26 日，中国国家质检总局公布专项检查结果，聚乙烯（PE）、聚偏二氯乙烯（PVDC）是安全的。44 种被抽查的 PVC 食品保鲜膜的样品其氯乙烯单体含量小于 1mg/kg，符合 CAC 公布的要求。但是，一些用于外包装的 PVC 材质保鲜膜中被发现含有 DEHA 增塑剂。当含有 DEHA 的保鲜膜遇上油脂或高温时（超过 100℃），增塑剂容易释放出来，随食物进入人体后会对健康带来不良影响。为保障食品安全，中国国家质检总局将从 2006 年起首先对食品用塑料包装、容器、工具 3 类 36 种产品品种实施生产许可证管理。

由于废旧塑料来源复杂，原有的稳定剂、增塑剂、着色剂等添加剂对食品安全存在不确定性，回收时又易附着一些污染物，再加工时又会产生裂解物和老化产生的有毒物质，都会造成对被包装物的污染，所以废旧塑料不能再加工用于食品的包装材料。2005 年 7 月长沙市质监部门依法查封了 4 万多个废旧塑料加工的食品包装瓶。不法商家将医疗垃圾、工业塑料垃圾等废旧塑料回收加工成食品包装容器，严重影响食品安全，威胁消费者身体健康。2006 年 5 月 28 日《每周质量报告》栏目报道，义乌市一些塑胶制品公司利用旧光盘生产奶瓶，导致奶瓶中有毒化学物质酚含量严重超标。酚遇热会游离出瓶体，被人吸收后就会蓄积在各脏器组织内，很难排出体外。当体内酚达到一定量时就会破坏肝细胞和肾细胞，造成慢性中毒，使人出现不同程度的头昏、头痛、皮疹、精神不安、腹泻等症状。幼儿因为身体抵抗力弱，一旦受害后果尤甚。

塑料可分为热塑性塑料和热固性塑料。前者无法重新塑造使用，后者可以再重复生产。用于食品包装及容器的热塑性塑料有聚乙烯（polyethylene，PE）、聚丙烯（polypropylene，PP）、聚苯乙烯（polystyrene，PS）、聚氯乙烯（poly vinyl chloride，PVC）、聚碳酸酯（polycarbonate，PC）等。热固性塑料有三聚氰胺（蜜胺）及脲醛树脂（电玉）等。

1. 食品用热塑性塑料包装

1）聚乙烯和聚丙烯塑料

（1）一般性能。PE 塑料是乙烯单体的聚合物。聚乙烯塑料的优点是阻水、阻湿性能好，化学稳定性较好，常温下耐酸碱。其缺点是阻气和有机蒸气的性能差，耐油性较差，光透性不高。聚乙烯由于聚合时工艺压力不同分为高压低密度聚乙烯（low density polyethylene，LDPE）、低压高密度聚乙烯（high density polyethylene，HDPE）和线性低密度聚乙烯（linear low-density polyethylene，LLDPE）。LDPE 较常用，在包装上制成薄膜，多用于包装要求不高的食品中，如生鲜食品、防潮食品、冷冻食品等，同时还可作为层压薄膜的内层材料。HDPE 也大量制成薄膜用于食品包装，与 LDPE 相比，相同包装强度条件下可节省原材料，耐高温性能较好，也可作为复合膜的热封层用于高温杀菌（110℃）食品的包装，还可制成盛装食品的瓶、罐等容器。LLDPE 大分子的支链长度和数量均介于 LDPE 和 HDPE 之间，强度性能优于 LDPE，柔韧性比 HDPE 好，可不加增塑剂吹塑成型，具有耐寒性，所以常用于包装冷冻食品或低温流通的生鲜食品。

PP 塑料的主要成分是聚丙烯树脂，是目前最轻的食品包装用塑料材料。PP 具有的强度、硬度、刚性都优于 PE，尤其是抗弯曲强度，化学稳定性和卫生安全性也都高于 PE。PP 在食品包装上用途十分广泛，可代替玻璃纸用于米面糕点、饼干的包装，多用于生产固体成型品，也可制成具有一定韧性的塑料桶和塑料袋，还可制成食品捆扎绳带。

（2）安全性。PE 和 PP 都是氢饱和的聚烯烃，本身无毒，化学稳定性较好，与其他元素的相容性很差，加工时一般不需要加入稳定剂等添加剂，对大鼠 ID_{50} 都大于最大可能灌胃量。因而，使用该类塑料制品较为安全。但要注意，低分子质量的聚乙烯较易溶于油脂，使油脂具有特殊的蜡味，影响产品品质，所以聚乙烯塑料不易用于盛装油脂。聚乙烯、聚丙烯回收再生制品，由于生产原料回收来源复杂，而且其中的残留物难以除去，再加工时为了掩盖其色泽上的缺陷又加入大量深色颜料，所以禁止再生制品用于食品包装。

2）聚苯乙烯塑料

（1）一般性能。PS 塑料是苯乙烯单体的聚合物，属于长链聚烷烃类。具有能耐一般酸碱盐、有机酸、低级醇，透明度好，易着色和表面印刷装饰效果好等优点；缺点是阻湿、阻气、耐冲击、耐热等性能差，易受到有机溶剂，如烃类、酯类的侵蚀软化甚至溶解。PS 一般有透明聚苯乙烯和发泡聚苯乙烯两种，透明聚苯乙烯塑料在包装上主要制成透明食品盒、水果盘和小餐具等；发泡聚苯乙烯可用作保温及缓冲包装材料，其薄片可热压成型为一次性使用的快餐盒和快餐盘。

（2）安全性。聚苯乙烯塑料的安全问题主要是苯乙烯单体以及乙苯、异丙苯、甲苯等热解产物，这些热解物有一定的毒性，并能向食品迁移。由于 PS 有一定的毒性，目前有被 PP 替代的趋势。

（3）卫生标准。美国 FDA 规定，PS 塑料制品中苯乙烯单体应小于 1%，英国、荷兰等国规定为小于 0.5%，我国制定的聚苯乙烯成型品卫生标准对单体苯乙烯含量暂未作规定。

3）聚氯乙烯塑料

（1）一般性能。PVC 塑料是以聚氯乙烯树脂加入增塑剂、稳定剂等添加剂组合制成。聚氯乙烯塑料的化学性质不稳定，在高温下易发生分子内重新排列而产生氯化氢，从而使 PVC 劣化，且其中的添加剂也易逸出。因而聚氯乙烯塑料不得用于制作食品用具、容器、生产管道及运输带等直接接触食品的包装材料，一般用于拉伸膜和热收缩膜等外包装。

（2）安全性。PVC 本身无毒，其安全问题主要由参与聚合的游离氯乙烯单体（VC）产生。残留单体氯乙烯有麻醉和致畸毒性，氯乙烯在体内可与脱氧核糖核酸结合产生毒害作用。PVC 中的氯乙烯在与食品接触时可向食品中迁移，而造成对食品的污染。用聚氯乙烯瓶盛啤酒 6 年后，啤酒中可检出氯乙烯 2mg/kg，盛水后放置 1～12个月，氯乙烯单体转入水中的量为 0.01～0.20mg/L，而我国饮用水源最高允许氯乙烯浓度是 0.005mg/L。我国食品的瓶盖内衬垫大都采用 PVC 材料，由于有害迁移物均源于氯化烃的使用，因此避免使用聚氯乙烯内衬垫是最好的防范措施。丹麦、荷兰、瑞士等国家已经明确禁止使用聚氯乙烯材料作为饮料的包装物。此外，长期在含有氯乙烯环境中工作的人，可出现神经衰弱综合征及四肢末端麻痹肿大，出现手指麻木及疼痛等雷诺综合征的症状。PVC 对人体的安全限量为 1mg/kg，故将 PVC 用作食品包装材料时应严格控制材料中 VC 的残留量，只有当 PVC 树脂包装制品中 VC 残留量小于 1mg/kg 时，才能满足食品卫生安全要求。

影响 PVC 塑料卫生安全的因素还有稳定剂和增塑剂等多种添加剂及其热解产物等。用于食品包装的 PVC 包装材料不允许加入铅盐、镉盐、钡盐等作为稳定剂，应选用低毒且溶出量小的稳定剂。用作食品包装的 PVC 可使用邻苯二甲酸二辛酯或二癸酯等低毒品种作为增塑剂，使用量也应控制在安全范围内。

（3）卫生标准。由于氯乙烯存在一定的毒性，各国对聚氯乙烯制品中氯乙烯残留都做了严格规定。日本、美国、英国、法国、荷兰、德国、意大利、瑞士等国规定应小于 1mg/kg；法国、意大利、瑞士还规定聚氯乙烯制品中氯乙烯向食品迁入量应小于 0.005mg/kg。欧盟 78/142/EEC 规定用于食品包装材料的氯乙烯单体限制在 0.701mg/kg 以下。为了严格检测和防止风险，欧盟的企业大都采用安全和低风险的材料。例如，用聚对苯二甲酸乙二醇酯（PET）替代 PVC 等。从目前的发展趋势看，PVC 有可能完全退出食品包装市场，但由于聚氯乙烯具有良好的机械物理性能，可以转向其他行业，如建材行业等，故其生产总量并没有减少。

我国聚氯乙烯成型品卫生标准规定以聚氯乙烯为主要原料，配以无毒或低毒的增塑剂、稳定剂、聚氯乙烯单体含量≤1mg/kg。2003 年，我国颁布的《食品容器、包装材料用助剂使用卫生标准》规定了 20 类 65 种可以使用的加工助剂。二乙基羟胺（DE-HA）也是一种增塑剂，但它没有被列入该标准，未被列入标准就应理解为不得作为食品包装用塑料的增塑剂。DEHA 食入后会干扰人体内分泌，引起妇女乳腺癌，新生儿先天缺陷，男性精子数减少，甚至会引起精神疾病。但要注意，即使不含有 DEHA 的PVC 食品保鲜膜也不宜直接用于包装肉食、熟食及油脂食品或直接用微波炉加热。

4）塑料制品中常用的添加剂

为了增加食品包装材料的黏性、透明度和弹性，使其更美观、更耐用，需要向塑料材料中加入增塑剂、稳定剂、润滑剂、发泡剂，此外还可加入抗静电剂、阻燃剂、抗氧化剂、导电剂、导磁剂、相容剂等，以满足不同的使用要求。

（1）增塑剂。增塑剂又称为塑化剂、可塑剂，可以增加塑料制品的可塑性、稳定性和柔软性，降低脆性，使塑料易于加工成型。增塑剂一般是能与树脂混溶，无毒、无臭，对光、热稳定的高沸点有机化合物。常用的增塑剂有邻苯二甲酸酯类、磷酸酯类、柠檬酸酯类、脂肪酸酯类及脂肪族二元酸酯类等。例如，生产聚氯乙烯塑料时，若加入较多的增塑剂便可得到软质聚氯乙烯塑料，若不加或少加增塑剂（用量＜10%），则得到硬质聚氯乙烯塑料。

邻苯二甲酸酯类增塑剂中有不少品种长期以来一直被允许用于食品包装，但其中的一些品种现在正引起争议。例如，用途十分广泛的邻苯二甲酸二辛酯（dioctyl phthalate，DOP）以前认为是无毒的，大白鼠和家兔经口 LD_{50}＞30g/kg 体重。但有报道用含有 DOP 的聚乙烯输血袋给患者输血，血液在 PVC 袋中保存时间越长，肺源性休克的出现概率就越大。1973 年日本使用 PVC 输血管给患者输血，聚氯乙烯软管中使用的邻苯二甲酸酯增塑剂迁移至生理盐水中，使患者出现肺源性休克、肺内淤血。1980 年美国癌症研究所用高剂量 DOP 对大鼠和小白鼠进行毒理实验的研究发现高剂量 DOP 有致癌作用，但这一结论引起很大争议，目前还没有得到明确结论。环境中含有一定量的邻苯二甲酸酯类，特别是在有聚氯乙烯设备的车船、用聚氯乙烯建材装修的住宅等的局部环境空气中，启用三年之内增塑剂的浓度达 $1.2mg/m^3$。空气中的邻苯二甲酸酯类进而污染土壤及湖泊，影响植物及水生生物的生长，并有明显的富集作用。例如，虾在含有 $0.1\mu g/kg$ 增塑剂的水中生活两周后，体内的增塑剂含量可达 1.34mg/kg，浓缩了 13 400 倍，富集的结果可导致生物体患中毒性肾炎。邻苯二甲酸酯类一旦进入了食物链，就会对人有较强的毒性。此外，此类增塑剂还可通过饮水、皮肤接触和呼吸等途径进入人体。

有些增塑剂对动物具有致畸作用。例如，用含 $0.3\sim10mg/kg$ 苯二甲酸酯增塑剂的饲料喂大鼠，结果死胎率增加，或产下的仔鼠无尾、无腿、后腿弯曲及头骨畸形。邻苯二甲酸酯类是一种雌激素样物质，处于生育期的男青年穿着含邻苯二甲酸酯的塑料制成的拖鞋后会出现少精或无精症状。

对于 DOP 是否致癌，尽管国际上到目前仍争论不休，但对 DOP 存在潜在的致癌危险，国际上已开始采取相应的措施，限制 DOP 的使用范围。美国环境保护署根据国家癌症研究所的研究结果，已经停止了 6 种邻苯二甲酸酯类的工业生产。瑞士政府决定禁止将 DOP 应用于儿童玩具中。在德国，DOP 被禁止应用在与食品和医疗用品相关的所有塑料制品中。在日本，DOP 作为塑料助剂仅限于在工业塑料制品中应用，2000 年 7 月起禁止使用含邻苯二甲酸 [Di（2-ethylhexyl）phthalate，DEHP] 的 PVC 手套从事食品加工操作。

磷酸酯类增塑剂一般毒性都比较大，但其中的个别品种，如磷酸二苯辛酯（diphenyl isooctyl phosphate，DPOP）经各种毒性试验证明是无毒的。DPOP 对鼠经口 LD_{50} 为 $3.24\sim8.42g/kg$ 体重，以 1000mg/kg 饲料喂大鼠 90 天，对血、肝、肾功能无任何影响，组织及病理切片也无任何变化。DPOP 优点是耐低温，柔软性特别好。

含增塑剂剂量高的塑料制品，不适用于液体食品包装，一般也不适用于含有液体成分较高的其他食品包装，特别是含乙醇和油脂的食品。2011 年 5 月起台湾地区食品中先后检出 DEHP 等 6 种邻苯二甲酸酯类塑化剂成分。台湾地区被检测出含塑化剂食品达 961 项。6 月 1 日卫生部紧急发布公告，将邻苯二甲酸酯（也称为酞酸酯）类物质，列入食品中可能违法添加的非食用物质和易滥用的食品添加剂名单。2012年，我国很多著名品牌的白酒中被抽检出塑化剂超标，在社会上造成很大的不良影响。

（2）稳定剂。稳定剂是一类防止塑料制品在长期受光的作用或长期在较高温度下发生降解的物质，用量一般为塑料的0.3%～0.5%。稳定剂多为金属盐类，如三盐基硫酸铅、二盐基硫酸铅、硬脂酸铅盐、钡盐、锌盐及镉盐，其中铅盐耐热性强。稳定剂的铅盐、钡盐和镉盐对人体危害大，一般不用于食品用具及容器。

由于铅和镉对人体健康有严重危害，尽管目前全球尚没有一个完全禁止使用铅和镉稳定剂的法规，但20世纪90年代以来，一些工业发达国家和地区相继出台了限制铅和镉甚至钡作为塑料添加剂的有关法规。随着全球环保和健康意识的逐渐加强，塑料稳定剂朝着低毒、无污染、复合和高效等方面发展。世界稳定剂领域研究开发的热点是铅、镉、钡的替代产品，并不断推动其工业化生产。多元复合"一包装"式产品成为市场发展趋势，但在不同的稳定剂之间，稳定剂、增塑剂、润滑剂、抗氧化剂等其他助剂之间，有时存在协同效应，有可能增加毒性作用，在有关研发和使用过程中，应注意加强毒理学方面的研究。有机锡稳定剂具有优良的稳定性、耐光性和色泽稳定性，适用于高透明制品，是目前聚氯乙烯最佳和最有发展前景的稳定剂品种，但需要特别注意有机锡的毒性作用。

（3）润滑剂。润滑剂是在塑料成型加工中为减少摩擦，增加其表面润滑性能而加入的一种添加剂。润滑剂的作用是防止塑料在成型时粘在金属模具上，同时可使塑料的表面光滑美观。润滑剂种类很多，其中大部分毒性较低。润滑剂主要是一些高级脂肪酸、高级醇类或脂肪酸酯类。可用于食品包装材料的品种有硬脂酰胺、油酸酰胺、硬脂酸、食品级石蜡、白油、低分子聚丙烯等。

（4）发泡剂。发泡剂是泡沫塑料的必需添加剂，能在特定条件下产生大量气泡而使塑料形成多孔泡沫结构，起到隔热、防震缓冲等作用。用于食品包装的泡沫塑料发泡剂必须是无毒的或低毒的产品，常用的有无机发泡剂碳酸氢铵和有机发泡剂偶氮二甲酰胺（Ac发泡剂）两种。偶氮二甲酰胺的毒性及分解残渣的毒性极低，可视为无毒，美国FDA规定最大用量为2%。但自2005年8月2日起，欧盟指令2004/I/EU已正式禁止偶氮甲酰胺类发泡剂在各种与食品接触的包装材料中使用。

2. 食品用热固性塑料包装

1）一般性能

常见的热固性塑料有三聚氰胺（蜜胺）、脲醛树脂（电玉）、酚醛树脂等。三聚氰胺是氰胺与甲醛的缩合物，脲醛树脂是尿素与甲醛的缩合物，酚醛树脂则是苯酚和甲醛在催化剂作用下聚合反应而生成。这类包装材料质地坚硬美观、耐高温，常常制成儿童玩具及一些造型儿童食品包装。

2）安全性

热固性塑料因为聚合时可能有未充分参与反应的游离甲醛，所以能游离出甲醛而迁移入食品。1960年，我国曾发生用酚醛树脂碗煮米饭而造成集体急性中毒事件，原因是酚醛树脂中残存的甲醛和苯酚等有毒物遇热释放并迁移到米饭中。甲醛是细胞原生质毒物，对神经系统、免疫系统、肝脏等都能产生严重毒害，还有致畸、致癌作用。此外，酚醛树脂的原料之一双酚A是类雌激素样物质，长期接触会对人造成生理功能上的改变。研究表明双酚A有增加女性患乳腺癌的可能，已引起国际上的重视。酚醛树脂塑料主要用作食品包装的瓶盖，由于其有害物质的残存，目前正被氨基塑料制品所代替。

　　3）卫生标准

　　食品包装用三聚氰胺成型品卫生标准规定三聚氰胺中的甲醛（4％乙酸60℃经2h浸泡）≤30mg/L。

3. 食品包装用着色剂

　　为使塑料包装美观，并将商品有关信息附着于塑料包装表面，常需要在塑料包装的加工处理过程中添加着色剂和使用油墨印刷。这些着色剂和油墨多数是具有一定毒性的化学物质，若处理不当可能会污染食品。

　　合成树脂大都是白色半透明或无色透明的，在工业生产中常利用着色剂来增加塑料制品的色彩。除赋予塑料各种色彩外，着色剂对食品还有遮光的作用。常用有机染料和无机颜料作为着色剂。由于大部分着色剂都有不同程度的毒性，有的还有强致癌性，因此，接触食品的塑料最好不着色。当非要着色不可时，也一定要选用无毒的着色剂。使用了着色剂的食品包装一般不要直接与食品接触。

（二）食品用橡胶制品

1. 一般性能

　　橡胶可分为天然橡胶和合成橡胶，橡胶制品是以天然橡胶或合成橡胶为主要原料加入各种添加剂制成的，橡胶制品常用作水导管、奶嘴、瓶盖垫片、高压锅垫圈和传送带等。

　　1）天然橡胶

　　天然橡胶是以异戊二烯为主要成分的天然高分子化合物，含烃量达90％以上。天然橡胶主要来源于三叶橡胶树，当这种橡胶树的表皮被割开时，就会流出乳白色的汁液，称为胶乳，胶乳经凝聚、洗涤、成型和干燥即得天然橡胶。天然橡胶在人体内不被酶分解也不被吸收，所以一般认为天然橡胶对人无毒害作用。但在制成食品包装材料时，由于对加工产品特殊性能的需要而加入一些化学合成添加剂，如促进剂、防老化剂、填充料等，这些添加剂会向食品中迁移而污染食品。

　　2）合成橡胶

　　合成橡胶是由人工合成方法而制得的，采用不同的原料（单体）可以合成出不同种类的橡胶。合成橡胶品种较多，常见的品种有丁腈橡胶、丁二烯橡胶、丁苯橡胶、乙丙橡胶、氯丁二烯橡胶等，均为高分子化合物聚合而成，未聚合的单体则残留于橡胶制品中。目前，合成橡胶的产量已大大超过天然橡胶，其中产量最大的是丁苯橡胶。合成橡胶具有一定的毒性，在与食品接触时易发生迁移而污染食品，温度越高迁移量越大。

2. 安全性

橡胶用于各种食品器具可能对食品安全产生的影响主要表现在橡胶添加剂和橡胶中未能聚合的单体物两个方面。

1）橡胶添加剂

在对橡胶制品的水提取液作全面分析检测中，发现有 30 多种成分，其中 20 余种有毒，这些成分包括各种添加剂在内。这些添加剂有可能迁移到食品中，给食品造成安全隐患，因此在食品加工和包装时应慎选橡胶制品，特别是合成橡胶制品。常用的橡胶添加剂有促进剂、防老剂、填充剂、增塑剂、抗氧剂及色素等。

（1）促进剂。橡胶加工时使用的无机促进剂有氧化锌、氧化钙、氧化镁、氧化铅等，除含铅的促进剂外一般认为均较安全。有机促进剂中的酰胺类，如乌洛托品（促进剂 H）可产生甲醛，1，2-亚乙基硫脲（促进剂 NA-22）有致癌性，二苯胍（促进剂 D）对肝脏及肾脏有毒性，因此禁止将这类促进剂用于食品包装的橡胶制品中。

（2）防老剂。常用的防老剂主要有酚类和芳香胺类化合物，大部分有明显毒性，如 β-萘胺能引起膀胱癌。

（3）填充剂。填充剂中的氧化锌一般较为安全，但婴儿奶嘴中的活性锌在婴儿吸吮时可溶出进入婴儿体内，造成危害。填充剂炭黑通常含多环芳香烃，如苯并［a］芘类物质具有致突变和致癌作用。

2）未能聚合的单体物

合成橡胶中丁基橡胶制品耐热性与耐油性均较好。但其单体丙烯腈毒性较大，大鼠 LD_{50} 为 78～93mg/kg 体重，可引起出血且有致畸作用。美国 FDA 于 1977 年将丁基橡胶制品中的单体丁烯腈溶出限量由 0.3mg/kg 降至 0.05mg/kg。氯丁二烯橡胶（chloroprene rubber，CCR）中氯丁二烯单体可致肺癌和皮肤癌。丁基橡胶（isobutylene rubber，IIR）和丁二烯橡胶（butadiene rubber，BR）的单体为异丁二烯、异戊二烯，两者均有麻醉作用，尚未发现有其他慢性毒性作用。

3. 卫生标准

《食品用橡胶制品卫生标准》适用于以天然橡胶或合成橡胶为主要原料，配以特定助剂制成接触食品的片、圈、管等橡胶制品。《橡胶奶嘴卫生标准》适用于以天然橡胶、硅橡胶为主要原料，配以特定助剂制成的奶嘴。橡胶制品中使用的助剂，按《食品容器、包装材料用助剂使用卫生标准》执行。

（三）陶瓷和搪瓷食具容器

1. 一般性能

陶瓷器是以高岭土或黏土、陶土、硅砂为主要原料，加入助熔性原料，如长石、白云石、铝镁矿石等经配料、粉碎、炼泥、成型、干燥及上釉等工序，再经高温烧结而成。陶器的烧结温度为 1000～1200℃，瓷器的烧结温度为 1200～1500℃。搪瓷是以铁皮作胚胎，将瓷釉涂覆在胚胎上经烧结而成，烧结温度为 800～900℃。

陶瓷或搪瓷色彩都是以釉彩涂于各自原料经烧结而成。釉的彩色要耐烧结高温，所以大多数使用无机金属颜料，如镉（Cd）、锰（Mn）、铅（Pb）、钛（Ti）、锑（Sb）、钡（Ba）、锡（Sn）、砷（As）等氧化物及其盐类，但它们多数是有毒有害物质。搪瓷的釉料配方复杂，为降低釉料的熔融温度，往往添加硼砂、氧化铅等物质。

人们在生活中广泛使用陶瓷器具，包括盆、碗、碟、匙、坛、罐等。陶瓷器具具有不生锈、不腐朽、不吸水、表面坚硬光滑、易于洗涤、隔热性能好及装饰性强等优点而成为多数家庭的首选。

2. 安全性

陶瓷和搪瓷对食品的安全影响主要是由釉彩引起，瓷器表面的釉上色彩装饰材料是铅、镉、砷等有害物质溶出的主要来源，这些餐具盛放醋、酒、果蔬汁等有机酸含量高的食品时，餐具中的铅等有毒金属就会溶出并随食品进入人体，久而久之就会引起蓄积性中毒。因此，在选购陶瓷餐具时不要选择色彩非常鲜艳及内壁带有彩饰的餐具。使用陶瓷和搪瓷食品用具时，要注意以下几个方面。

（1）使用新的彩色陶瓷和搪瓷制品前，应用食醋浸泡一段时间或加热煮沸，以使陶瓷和搪瓷制品颜料中的铅和镉溶于酸性溶液，再用清水反复冲洗，可去掉部分铅和镉等有毒元素。

（2）不宜长时间用彩色陶瓷和搪瓷制品盛放牛奶、咖啡、啤酒、果汁及其他各种酸性食物。

（3）不宜用彩色陶瓷和搪瓷制品盛装食品在高温下蒸煮。

（4）婴幼儿慎用彩色陶瓷和搪瓷制品。婴幼儿处于生长发育期，对毒物最为敏感，尤以铅、镉和砷等对儿童的神经系统、造血系统、肾和肝等的损害极为明显。

3. 卫生标准

《陶瓷食具容器卫生标准》适用于以黏土为主，加入长石、石英调节其工艺性能并挂上釉彩后经高温烧成的粗陶、精陶和瓷的各种食具、容器。感官指标：内壁表面光洁、釉彩均匀，花饰无裂口、缺口、鳞爆、脱瓷、爆点、裂纹、泛沸痕、孔泡、露黑无脱落现象。搪瓷食具容器卫生标准适用于以钛白、锑白混合涂搪原料加工成的各种食具、容器的搪瓷成型品。

（四）玻璃食具容器

1. 一般性能

玻璃是一种较为透明的固体物质，在熔融时形成连续网络结构，冷却过程中黏度逐渐增大并硬化而不结晶的硅酸盐类非金属材料，是一种古老的包装材料。玻璃主要由石英石（硅酸盐）和碱性成分（碳酸钠、碳酸钾、碳酸钙、碳酸镁等）组成，加金属氧化物在 1400～1600℃高温下熔融制成。主要辅料有氧化锌、氧化铝、硼酸或硼砂及铬、铁、镍、锑、砷等。使用的玻璃着色剂有氧化铜、氧化钴、氧化铅（红丹粉）、三氧化二砷等，在高档玻璃制品中需要添加铅化合物。玻璃的种类很多，主要有氧化铝硅酸盐玻璃、钠钙玻璃、硼硅酸玻璃及铅晶体玻璃等。

玻璃是一种惰性材料，玻璃包装容器的主要优点是耐酸碱，绝大多数与内容物不发生化学反应，化学稳定性极好，无毒无味，卫生清洁和耐气候性好。现代玻璃制造工艺中各种先进技术的应用，使玻璃制品花样百出，一些玻璃制品着色剂、表面涂层强化剂、高分子材料表面强化技术等的应用在给玻璃制品带来繁荣的同时，对于用作食品包装和食具的玻璃材料的安全性评价提出了新的课题。

2. 安全性

生产玻璃制品的原料硅酸盐毒性较小，但玻璃着色剂含有重金属。例如，蓝色需要用氧化钴，竹青色、绿色需要用氧化铜和重铬酸钾，红色和黄色需要用氧化铅等，这些重金属易迁移至食品中而造成危害。

在高档玻璃器皿中，由于水晶制品中的氧化铅含量高达 20％～30％，因而是具有威胁的铅污染源，用它来盛水，一般还不至于引起铅中毒；但若用来盛酒，则水晶制品中的铅就会迁移到酒中；而且酒对铅元素的溶解量与时间成正比。水晶制品做工精细，外表晶莹剔透，故有"美丽的毒品"之称。

由于玻璃易碎，因此在防范食品异物对人体造成伤害的措施中，玻璃碎片是重点防范的食品异物之一。对于循环使用的玻璃容器，由于清洁不彻底，瓶内可能存在异物和消毒剂残留。此外，禁止再生玻璃用于食品包装容器和食具。

（五）金属食具容器

金属是一类具有光泽、富有延展性、容易导电、容易导热等性质的物质。金属材料用于食品包装已有 200 多年的历史，由于具有良好的包装特性和包装效果，使金属材料特别是铝质和不锈钢材料在食品包装上的应用越来越广泛。

1. 铝质包装材料

1）一般性能

铝属轻金属，密度为 $2.7g/cm^3$，约为钢料的 1/3，铝制食具轻巧耐用，导热性能好，耐大气腐蚀和光屏蔽性好，光反射率可达 80％以上，在生活中使用非常普遍。铝制食具在制作时应选用精铝，不得采用废旧回收铝作原料，因为回收铝中杂质和其他有毒元素难以控制，容易造成食品污染。

2）安全性

铝可对肝、骨等产生毒性。铝还可在神经细胞中大量滞留引起神经递质缺乏症，若铝在人体内积累过多，可引起智力下降、记忆力减弱，导致阿尔茨海默病。用铁锅配铝铲、铝勺，会使食品中铝含量增加，这不仅因为两者易发生摩擦，还由于铝和铁是两种化学活性不同的金属，当它们以食物作为电解质时，铝和铁能形成一种化学电池，电池作用的结果使铝离子进入食品。此外，不宜用铝制餐具久存饭菜、长期盛放含盐食物及蒸煮牛奶等。例如，用铝锅 100℃分别煮肉汤（pH＝5.0）和掺水牛奶（pH＝7.5）1h，结果牛奶中铝含量是肉汤中的一倍。

3）卫生标准

《铝制食具容器卫生管理办法》适用于以铝为原料，冲压或浇铸成型的各种餐具及其他接触食品的容器和材料。感官要求表面光洁均匀、无碱渍、油斑，底部无气泡；浸泡液应无色无异味。理化指标要求（mg/L，4％乙酸浸泡液中）：精铝中铅≤0.2，回收铝中铅≤5；镉≤0.02；砷≤0.04。

2. 不锈钢食具容器

1）一般性能

不锈钢是由铁铬合金再掺入镍、钼、钛、钒等微量元素而制成的各种不同性能型号的材料。由于其金属性能良好，并具有极好的耐锈蚀性，制成的器具美观耐用易清洗。因此，被越来越多地用于食品容器和餐具的制造。

2）安全性

不锈钢材料中掺入的镍、钼、钛、钒等微量元素及铬在食品中的溶出量可造成食品污染。由于不锈钢的型号不同，有害金属在食品中的溶出量也不同。将奥氏体型不锈钢和马氏不锈钢两种型号的不锈钢食具用 4％乙酸浸泡煮沸 30min，再在室温放置24h 后，浸泡液中铅的溶出量均低于 1mg/L；奥氏体型不锈钢在浸泡液中铬的溶出量为 0～4.5mg/L，镍为 0～9.76mg/L；而马氏不锈钢在浸泡液中铬的溶出量为 0.003～370mg/L，镍低于 1mg/L。使用不锈钢食具容器时要注意以下三个方面。

（1）不可长时间用不锈钢容器盛放盐、酱油、醋、菜汤等，因为这些食品中含有很多电解质，不锈钢容器与这些电解质起化学反应，会导致有毒的金属元素溶出。

（2）不可用不锈钢锅煲中药，因为中药含有多种生物碱、有机酸等成分，特别是在加热条件下，易与不锈钢中的某些元素发生化学反应，而使药物失效，甚至生成某些毒性更大的络合物。

（3）不锈钢容器洗涤时不要用强碱性或强氧化性的化学物质，如碱、次氯酸钠等。

3）卫生标准

《不锈钢食具容器卫生标准》规定各种存放食品的容器和加工机械应选用奥氏体型不锈钢，各种餐具应选用马氏不锈钢。4％乙酸浸泡煮沸 30min，室温下浸泡 24h 的浸泡液中，奥氏体型不锈钢食具容器中的有害金属溶出量（mg/L）为 ρ（Pb）≤1.0、ρ（Cr）≤0.5，ρ（Ni）≤3.0、ρ（Cd）≤0.02、ρ（As）≤0.04；马氏不锈钢餐具容器中的有害金属溶出量（mg/L）为 ρ（Pb）≤1.0、ρ（Ni）≤1.0、ρ（Cd）≤0.02、ρ（As）≤0.04。

（六）食品包装用纸

1. 一般性能

纸是一种古老而传统的包装材料，自公元 105 年中国发明了造纸术后，纸给人类社会带来了文明和发展。制纸原料有木浆、草浆、棉浆等，其中木浆质量最佳。纸包装的优点主要有原料丰富、价格低廉，缓冲减震性能好，可较好地保护内容物，质量轻，易折叠，方便运输，卫生安全性好，可回收利用，利于环境保护。纸和纸制品包装占整个包装材料总量的 40％～50％，应用十分广泛。食品包装用纸包括内包装纸、外包装纸、纸盒、纸箱、纸-塑复合纸和玻璃纸等。

2. 安全性

纯净的原纸是无毒无害的，但由于原材料受到污染或经过加工处理，纸和纸板中通常会有一些杂质、细菌、真菌和某些化学残留物，如挥发性物质、农药残留、制浆用化学物残留、重金属、荧光物质等。一些特殊用途的纸，如托蜡纸、彩色纸、荧光纸、玻璃纸以及油墨印刷纸等，还可能含有各种有毒有害物质，从而影响包装食品的卫生安全。包装纸卫生安全问题主要有荧光增白剂的毒性作用，废品纸的化学污染和微生物污染，浸蜡包装纸中的多环芳烃及彩色或印图案油墨的污染，此外还有造纸过程中所使用的助剂残留，如亚硫酸钠、硫酸铝、防霉剂、氢氧化钠、次氯酸钠、松香、滑石粉及各种染色剂等。

1）荧光增白剂

纸中添加的荧光增白剂是一种无色的荧光染料，在紫外光的照射下，可激发出蓝光、紫光，与基质上的黄光互补而具有增白效果。荧光增白剂对大鼠经口 LD_{50} 为 2～3g/kg 体重，是一种致癌物质，应禁止在食品包装纸中添加。

2）化学污染和微生物污染

制纸原料草、棉浆由于作物在种植或储存过程中使用高毒高残留农药，因此在稻草、麦秆、甘蔗渣等制纸原料中往往含有农药残留。另外，在制纸原料中加入回收纸，使铅、镉、多氯联苯等仍留在纸浆中，所以禁止用废旧回收纸再用于制作食品包装用纸。此外，一些造纸企业为了防止循环水中微生物繁殖而添加杀菌剂和防霉剂，而使纸制品中残留有杀菌剂和防霉剂。

3）油墨等

食品包装印刷使用的油墨中含有铅、镉等有害金属及甲苯、二甲苯、多氯联苯等溶剂，会污染食品。食品包装用蜡纸，为避免普通石蜡含有多环芳烃，应选用食品包装级石蜡。油墨、颜料的印刷面不得直接与食品接触，在用印花玻璃纸包装糖果时必须内衬糯米纸，以免有害物迁移。

3. 卫生标准

由于包装用纸的不安全性，世界各国都规定了包装用纸材料有害物质的限量标准。我国食品包装用纸的卫生标准规定食品包装用纸的质地应光滑，无异味异臭，无荧光现象；印刷牢固，不脱落，并印在包装纸的正面，不与食品接触；食品包装纸在运输、储存时应注意保洁，防止污染等问题。食品包装用原纸包括食品包装纸、糖果纸、冰棍纸等。

（七）食品用复合包装材料

1. 一般性能

复合材料是由两种或两种以上的具有不同性能的物质黏合在一起组成的材料。复合包装材料是在微观结构上遵循扬长避短的结合，发挥所组成物质的优点，扩大使用范围、提高经济效益，使之更实用、更完备。因此，复合包装材料比任何单一传统包装材料的性能都要优越得多。常见的复合包装材料有玻璃纸/塑料、纸/塑料、塑料/塑料、纸/金属箔、塑料/金属箔、玻璃纸/塑料/金属箔、干法纸/塑料、干法纸/塑料/其他材料等。复合包装材料的性质既有共通性又有特殊性，从原则上讲，作为复合包装材料起码应具有以下4个方面的性能。

（1）应有足够的机械强度，包括拉伸强度、防破裂强度、耐折强度。同时保护性要好，包括防水性、防寒性、密封性、避光性、耐湿性、耐油性、绝缘性等。

（2）操作性要好，既方便包装作业，又能适应机械化操作，不打滑、不带静电、抗卷翘，耐隔离性好，有折痕保持性。

（3）要有适宜印刷、利于流通的商品性。

（4）卫生安全性要好，无臭、无毒、污染少。复合包装材料本身要清洁，不能含有危害人体健康的化学成分。

2. 安全性

各种复合包装原材料本身所含有的有毒有害物质可能对包装食品造成污染。所以在选用制作食品复合材料的原料时一定要选用符合食品卫生安全要求标准的型号，如制作铝箔使用的原料铝材的纯度必须达到99.99％。复合薄膜对人体健康的影响主要是黏合剂的选择使用，较为常见的是聚氨酯型黏合剂。但是，这种黏合剂含有甲苯二异氰酸酯（toluene diisocyanate，TDI），在加热的情况下常会迁移至食品中并水解生成具有致癌性的2，4-氨基甲苯（toluene-2，4-diamine，TDA），从而危害人的健康安全。此外，复合包装材料的回收也是一个问题，值得进一步研究，加以妥善解决。

3. 卫生标准

复合薄膜袋各层应黏合牢固，不应有剥离现象。平整，无皱折，封边良好。《复合食品包装袋卫生标准》适用于由纸、塑料薄膜或铝箔经黏合剂（聚氨酯和改性聚丙烯）复合而成的食品包装袋，包括蒸煮袋和普通复合袋。理化指标要求：甲苯二胺含量≤0.004mg/L（4％乙酸浸泡，浸泡条件：使用温度包括杀菌温度在60～120℃的复合袋为120℃，40min；使用温度低于60℃的复合袋为60℃，2h）。

三、食品容器涂料及油墨与食品安全

（一）食品容器涂料

食品容器涂料是涂在食品容器内壁能形成保护膜的一种涂料，具有耐浸泡、耐酸碱、抗腐蚀等作用，可以防止食品对食品容器的腐蚀，从而防止容器中某些有害物质迁移至食品中，造成对食物的污染。这种涂层是在溶剂挥发后固化成膜而发挥作用。目前，我国用于食品容器内壁的涂料有聚酰胺环氧树脂、过氧乙烯树脂、环氧酚醛树脂、有机硅防黏涂料、石蜡涂料、聚四氟乙烯涂料和生漆涂料。

1. 环氧树脂涂料

1）一般性能

环氧树脂是以二酚基丙烷（双酚A，bisphenol A，BPA）与环氧氯丙烷聚合而成，是一种需加固化剂才能成膜的涂料。环氧树脂聚合程度不同，聚合分子质量大小也不同，分子质量越大环氧值越小，稳定性越好，其安全性也越高。环氧树脂具有良好的抗腐蚀性，耐酸、碱、盐，结构稳定，加热到200℃不发生变化，目前广泛用做金属涂层，包括食品罐头、瓶盖和供水管等。

2）安全性

环氧树脂涂料对食品安全的影响主要在于未参加聚合反应的固化剂以及双酚A的

类雌激素样作用等。

（1）固化剂。环氧树脂使用的固化剂，按固化机理分为加成型和催化型，加成型固化剂有脂肪胺类、芳香族、脂肪环类、改性胺类、酸酐类、低分子聚酰胺和潜伏性胺；催化型固化剂有三级胺类和咪唑类。这些固化剂都具有一定的毒性，如常用的脂肪胺类、乙二胺蒸气和液体均对皮肤和黏膜有刺激作用，可引起过敏，呈现出变态反应，小鼠经口 LD_{50} 为 0.45g/kg 体重，大鼠经口 LD_{50} 为 1.16g/kg 体重，添加量 8%；二乙烯三胺大鼠经口 LD_{50} 为 1.80g/kg 体重，添加量 12%；三乙烯四胺大鼠经口 LD_{50} 为 4.34g/kg 体重，添加量 14%。

（2）双酚 A。低含量双酚 A 会降低精子数，提高与激素相关癌症的发病率，如乳腺癌、睾丸癌、前列腺癌，并造成生殖系统的先天性缺陷（如非遗传性睾丸癌），以及与激素相关的疾病（如女孩青春期提前）。双酚 A 对淋巴细胞具有增殖的作用，不同剂量的双酚 A 能够诱导淋巴细胞的增殖，具有潜在的免疫毒性。双酚 A 可以通过直接或间接影响生精细胞周期而干扰精子的正常发生。哥伦比亚大学的细胞遗传学家 Dorothy Warburton 把双酚 A 加到水里喂老鼠，结果在水中加入只有十亿分之二十的含量，就造成 8% 染色体异常的问题。这是双酚 A 造成染色体异常的令人信服的证据，染色体异常可以造成小儿畸形、智障和妇女流产。

（3）聚合物单体。随双酚 A 溶出的聚合物单体，如双酚 A 二环氧丙酯（bisphenol A diglycidyl ether，BADGE），具有与双酚 A 相似的雌性激素活性，都是塑料的基本成分，BADGE 常在含油性的食品中检出，有的高达 11.3mg/kg。环境毒理学将双酚 A、BADGE 及其衍生物定义为环境激素，又称"外因性内分泌干扰物"，能引起生态系统中动物雌雄比例的失调。BADGE 作为金属罐内涂料的初始原料、热稳定剂和增强剂广泛用于生产罐头涂料。PVC 有机溶胶高温烘烤时产生的氯化氢与 BADGE 结合生成氯丙醇衍生物，在罐头食品的高压杀菌和常温储藏过程中，BADGE 及其氯丙醇衍生物会向内容物迁移，从而造成食品安全隐患。涂料中溶出的 BADGE 及其氯代醇衍生物被认为是导致动物体细胞癌变的元凶之一。

3）卫生标准

欧盟指令 2002/16/EC 对其有严格限定，即 BADGE 及其 4 种衍生物（BADGE·2HCl、BADGE·HCl、BADGE·HCl·H_2O、BADGE·H_2O）的总量应小于 1mg/kg，从 2005 年 12 月 31 日起正式实施。欧盟已禁止含双酚 A 环氧树脂用于食品罐内涂料。

《食品容器内壁聚酰胺环氧树脂涂料卫生标准》适用于接触酒、酱油、发酵食品、腌制食品及食用油的储存池、槽车等内壁。其理化指标为重金属含量（以 Pb 计）≤1mg/L（4%乙酸 60℃ 2h），蒸发残渣≤30mg/L（4%乙酸 60℃ 2h）。

2. 过氯乙烯涂料及环氧酚醛涂料

1）一般性能

过氯乙烯涂料（过氯乙烯漆）是以过氯乙烯树脂为主要原料，配以增塑剂和溶剂等，经涂刷或喷涂成膜，属于常温成膜涂料。增塑剂的选择和要求与塑料制品所用的增塑剂相同。环氧酚醛涂料是环氧化物与酚醛树脂的聚合物，经加热烘烤成膜，具有优良的耐腐蚀性和制罐加工性（耐冲，韧性和附着性好），最适宜用于罐头食品。

2）安全性

过氯乙烯树脂中含有氯乙烯单体，具有一定的毒性，要求成膜后氯乙烯单体溶出量不得大于1mg/L。用于食品包装材料的增塑剂严禁采用多氯联苯和磷酸三甲酚酯等有毒增塑剂，同时溶剂应选用安全易挥发的品种。涂布要厚薄均匀一致，无皱折、气泡、斑点和脱落。环氧酚醛涂料虽经聚合和烘烤成膜，但仍有少量游离酚和甲醛等未聚合的单体和低分子聚合物，与食品接触后可向食品中迁移而造成污染，危害消费者的健康。

3）卫生标准

从2005年12月31日起，欧盟正式施行《关于某些环氧衍生物在食品包装中的使用》。欧盟各成员国禁止使用包括含有BADGE和线性酚醛清漆缩水甘油醚（novolac glycidyl ether，NOGE）等这类物质的食品罐内涂料和食品包装用添加剂，也禁止含有该类成分的罐头产品进口到欧盟市场。欧盟食品科学委员会认为，使用NOGE作为食品接触包装材料和容器中的添加剂是不合适的，因为在使用时它有可能向食品中迁移。如果在食品接触的包装材料、容器、表面涂层和胶黏剂中使用了NOGE，则应建立严格的限量标准。而在尚未提供充分的科学风险评估数据和其在食品中的检测方法之前，原则上应暂停该类物质作为添加剂使用。而我国罐头内涂料大多采用214号环氧酚醛涂料，其中就含有该欧盟指令禁用的BADGE和NOGE。

《食品容器过氯乙烯内壁涂料卫生标准》适用于过氯乙烯为主原料，配以颜料及助剂组成的涂料，经涂刷喷涂工艺而制成的涂料，可用于接触酒类的储存池、槽车等容器内壁，作为防腐之用，氯乙烯单体残留量≤1mg/kg。《食品罐头内壁环氧酚醛涂料卫生标准》适用于以高分子环氧树脂和酚醛树脂共聚而成，可用于食品罐头内壁的环氧酚醛涂料。树脂和涂料的理化指标应符合：酚醛树脂中游离酚≤10%，环氧酚醛涂料中游离酚≤3.5%；涂膜的理化指标应符合：游离酚（水，95℃ 30min）≤0.1%，游离甲醛（水，95℃ 30min）≤0.1%。

3. 聚四氟乙烯树脂涂料及生漆涂料

1）一般性能

聚四氟乙烯树脂涂料有塑料王之称，聚四氟乙烯树脂配以助剂，经涂刷加热烧烤成膜，属高温固化成膜的防粘涂料。常用于不粘锅、铝锅、饭勺、菜铲等炊事工具。聚四氟乙烯涂料分底漆和面漆，有的底漆中含铬。使用时加热温度不宜超过300℃，否则可分解产生挥发性很强的有毒氟化物。

生漆是中国特有的天然漆，又称国漆，其主要成分为漆酚，属于自然干燥成膜涂料。

2）安全性

对于生漆涂料有两个安全性问题，一是少数人对漆酚易产生过敏，二是生漆作为食品容器内壁涂料时，其游离酚可向食品中迁移。美国科学顾问委员会一独立审议专家小组于2006年1月30日，建议将特富龙（Teflon）等不粘锅和防锈产品生产过程中所用一种化学物质全氟辛酸铵（perfluorooctanoic acid，PFOA）分类为"可能致癌物"。特富龙是美国杜邦公司对其研发的所有碳氢树脂的总称，包括聚四氟乙烯、聚全氟乙丙烯及其各种聚合物，杜邦公司多次声称，其不粘锅无毒。有关专家认为不粘锅中除了聚四氟乙烯有毒外，其中添加的全氟辛酸铵成分也可能危害人体健康。美国环境保护署指出，杜邦公司在1981年6月至2001年3月间隐瞒了特富龙制作过程中全氟辛酸铵分解可能危害人体健康的信息，违反了《有毒物质管制法案》。据报道，聚四氟乙烯这种致癌物通常要在260℃以上才会产生有害物质，而用于烧烤的烤盘和炒菜用的炒锅等较易超过这个温度。

3）卫生标准

《食品容器内壁聚四氟乙烯涂料卫生标准》适用于以聚氟乙烯为主要原料，配以一定助剂组成聚四氟乙烯涂料，涂覆于铝材铁板等金属表面，经高温烧结，作为接触非酸性食品容器的防粘涂料，使用温度限制在250℃以下。《食品容器漆酚涂料卫生标准》适用于以生漆为原料经加工去掉杂质成为清漆或在清漆中加入一定量环氧树脂，用醇、酮稀释而成的漆酚涂料。可作为接触酒、酱油、食醋、饮料、发酵食品容器内壁或食具的防腐涂料。理化指标：甲醛（4%乙酸浸泡液，60℃ 2h）≤5mg/L；游离酚（水，95℃ 30min）≤0.1mg/L；重金属（以Pb计，4%乙酸浸泡液，60℃ 2h）≤1mg/L。

（二）油　墨

1. 一般性能

油墨通过印刷将图案、文字表现在承印物上，是用于包装材料印刷的重要材料。油墨由颜料、连结料和助剂及溶剂等组成，它们均匀地混合并经反复轧制而成一种黏性胶状流体。多用于书刊、包装装潢、建筑装饰等印刷。随着社会需求的增大，油墨品种和产量也相应扩展和增长。

2. 安全性

用于塑料印刷中的油墨大都是聚酰胺油墨，也有苯胺油墨和醇溶性酚醛油墨。聚酰胺本身无毒，但所使用溶剂多为含有甲苯和二甲苯的有机溶剂，具有一定的毒性，所以包装材料的印刷层不应与食品直接接触。塑料薄膜在印刷前一般需要经表面活性处理，如火焰或电晕处理，从而使油墨的附着力增加，但这也可能使薄膜出现微细毛孔使油墨溶剂容易渗入包装内而污染食品。因此，凡经过印刷的食品包装材料必须充分干燥，使溶剂完全挥发干净，以免污染食品。另外，由于纸的通透性较好，应禁止食品在没有合格内包装的情况下，将食品直接装入用油墨印刷的纸盒制品包装中。

四、食品包装卫生安全控制

几乎所有的加工食品都需要有包装才能成为商品进行销售。食品从原料到加工直至消费的相关环节常处于复杂的动态环境中，极易受到各种环境因素的侵染，这些环境因素包括微生物、温度、光线、水分、氧和其他化学物质等。食品包装的目的就是要极力避免上述因素对食品造成的不利影响。为保证食品安全，可从包装工艺、包装材料及油墨等方面着手对其进行控制。

（一）包 装 工 艺

1. 避光包装

许多食品内的成分遇光会发生光化学反应，特别是食品中的维生素、氨基酸、不饱和脂肪酸、各种酶等在光的作用下，可发生变质。因此，要减少和避免光线对食品品质的不利影响，就必须通过选用适当的包装材料将光线遮挡、吸收或反射。在选用包装材料时应注意颜色越深、材料的密度越大则挡光能力越强，如有色玻璃、金属等。但是，颜色越深吸热能力也越强，则易蓄热而使包装表面温度升高。银白色材料具有较好的光反射能力，且吸热能力较弱。同样的材料，材料越厚透光率越小，遮光性能越好，如聚乙烯塑料等。另外，在包装标识上注明避光保存或避免阳光直射等警示用语也是较好的弥补措施。

2. 脱氧包装

脱氧包装是在密封的包装容器中，使用能与氧气起化学作用的脱氧剂，从而除去包装容器中的氧气，达到保护内装物的目的。大气中的氧气对食品中的油脂、维生素、氨基酸及酶类物质有一定的氧化破坏作用；同时，食品中的微生物大部分也依赖于有氧条件而繁殖生长，使食品发生腐败变质。当环境中的氧浓度≤1％时微生物的繁殖速度急剧下降，食品的氧化、褐变也能被有效抑制。因此，脱氧包装能够有效地保护对氧气特别敏感的物品，特别是对那些即使有微量氧气也会促使品质变坏的食品。

1）真空包装

真空包装就是通过减少包装内的氧气含量，防止食品腐败变质，保持食品原有的理化特性而延长保质期的包装方式，被广泛地应用在食品包装中。

2）充气包装

充气包装是在抽真空的同时立即充入一定量的预充气体，如氮、二氧化碳，或者采用气体置换方式将预充气体充入以置换出包装内的空气。其目的与真空包装相似，通过减少包装内氧气浓度而控制食品的腐败变质。这类包装多用于酥脆易碎食品、生鲜食品及有尖角易刺破包装的食品等。

3）加入脱氧剂

在密封的食品包装容器内封入可与氧发生化学作用的脱氧剂，能有效降低包装内含氧量，也是脱氧包装技术的一种应用。要求脱氧剂无毒无味，脱氧彻底，绝氧所需的时间短，使各类产品不易发霉、生虫、褐变，能很好地保持原有的性能、保证产品的质量。目前常用的脱氧剂有铁系脱氧剂、亚硫酸盐系脱氧剂、葡萄糖酶有机系脱氧剂和铂、钯、铑等加氢脱氧剂、抗坏血酸型脱氧剂等。适用于食品、贵重金属、仪器、仪表的长期封存防锈防霉。

3. 无菌包装

无菌包装也称无菌包装技术，是指根据产品要求，在无菌状态下，把经过灭菌处理的物料，装进事先灭菌或经无菌处理的包装容器内，让其储存于不透风、不透气甚至不透光的特定环境中，在常温下无需冷藏也能保持较长时期而品质不变。也就是将商业无菌并冷却的食品装入预先消毒的容器内，用预先消毒的罐盖在无菌环境下密封。

无菌包装要求包装材料无菌、包装产品无菌、包装环境无菌和包装后完整封合。"无菌"说明产品中不含任何影响产品质量的微生物，"完整封合"表明经过适当的机械手段将产品封合到一定容积的包装内，防止微生物、气体或水蒸气进入包装。从食品卫生与安全角度要求，所有的食品包装工艺都应在无菌或尽量避免微生物污染的环境条件下进行。无菌包装特别适用液态或半液态流质食品，其特点是良好的流动性可进行高温短时杀菌（HTST）或超高温瞬时杀菌（UHT），而较少地影响食品的色、香、味和营养等品质。经无菌包装的食品不需添加防腐剂，在常温下可以保持一年至一年半不变质，这大大节省了能源和设备；由于无菌食品包装的灭菌时间短，因而食品的营养成分破坏少，色、香、味保持较好。

无菌包装材料由于其优点明显，在我国有良好的发展趋势。这主要是因为我国牛奶产量主要在北方，而南方的牛奶消费比北方大，牛奶的常温包装就显得尤为迫切。无菌包装技术不仅在乳制品行业有很好的发展空间，而且在其他行业，如饮料等行业也有了长足的发展。我国饮料行业中一大批骨干企业的技术装备已接近或达到了国际先进水平。未来饮料行业对包装设备需求更大，尤其是茶、果汁等不含气饮料的灌装设备。随着国民生活水平的提高，对果汁饮料及茶饮料的需求也是逐年增加。因此，无菌包装食品的需求量不断增加。无菌包装的技术和材料目前已经处于成熟状态。

但是要注意，由纸塑铝复合的无菌包装，如砖包、枕包和屋顶包，在包装容量低于250mL的所有包装规格，都共同采用裸露的吸管插孔设计。这些没有覆盖的吸管插孔，极易黏附对人体有害的灰尘、病菌等不洁物，当消费者用吸管插入此类吸管插孔吸食时，将会将污染物带入饮料中，对饮用者存在安全隐患。

（二）包装材料及油墨等

1. 食品包装材料

加工待包装的食品除本身可能带有微生物外，有些包装物料在加工、制作、运输、储存的过程中，易受到微生物的污染，这些包装物料又未经过合理的清洗和消毒杀菌，就可对被包装食品产生微生物的二次污染。

相当大数量的包装用纸属于一次性的，为避免多氯联苯对水源的污染，欧盟普遍采用氧化法制造漂白浆。在欧洲用氧化法制造的漂白浆产量已经超过 60%，而包装用纸量也占纸总产量的 60%。我国国家标准 GB11680—1989 对食品包装纸的卫生指标规定为大肠菌群≤30 个/100g，致病菌不得检出。GB3561—1989 对纸餐盒的卫生指标规定为大肠菌群≤30 个/100g，致病菌不得检出。

2. 油墨

为使油墨符合环保要求，目前多通过改变油墨成分，采用环保型材料配制新型油墨。常见的主要有水性油墨、UV 油墨、水性 UV 油墨和一些醇溶性油墨。

1）水性油墨

水性油墨与溶剂型油墨的最大区别，在于其使用的溶剂是水而不是有机溶剂，明显减少 VOC 排放量，能防止大气污染、不影响人体健康、不易燃烧、墨性稳定、色彩鲜艳、不腐蚀版材、操作简单、价格便宜、印后附着力好、抗水性强、干燥迅速，故特别适用于食品、饮料和药品等包装印刷品，是世界公认的环保型印刷材料，也是目前所有印刷油墨中唯一经美国食品药品协会认可的油墨。

2）紫外光固化油墨

紫外光固化（UV）油墨是指在紫外线照射下，利用不同波长和能量的紫外光使油墨成膜和干燥的油墨。利用不同紫外光谱，可产生不同能量，将不同油墨连结料中的单体聚合成聚合物，所以 UV 油墨的色膜具有良好的机械和化学性能。UV 油墨的主要优点为不用溶剂、干燥速度快、耗能少、光泽好、色彩鲜艳、耐水、耐溶剂、耐磨性能好。UV 油墨中光引发剂是一种易受光激发的化合物，在吸收光照后激发成自由基，能量转移给感光性分子或光交联剂，使 UV 油墨发生光固化反应。目前 UV 油墨已成为一种较成熟的油墨技术，其污染物排放几乎为零。

3）水性 UV 油墨

水性 UV 油墨是目前 UV 油墨领域研究的新方向。普通 UV 油墨中的预聚物黏度一般都很大，需加入活性稀释剂稀释。而目前使用的稀释剂丙烯酸酯类化合物具有不同程度的皮肤刺激性和毒性，因此在研制低黏度预聚物和低毒性稀释剂的同时，发展方向是研究水性 UV 油墨，即以水和乙醇等作为稀释剂。目前水性 UV 油墨已研制成功，并在一些印刷中获得应用。

此外，主要在柔印中发挥作用的醇溶性油墨也是一种公害甚小的油墨，主要应用于食品、药品、饮料、烟酒及与人体接触的日用品包装印刷等方面。

3. 食品内包装

食品的内包装和外包装的卫生都必须符合卫生标准的要求，特别是食品的内包装的卫生安全要求应该等同于食品的卫生安全要求。按照这种理念，食品的内包装应该与食品一样洁净卫生，可直接入口。中国国家质检总局已规定所有供出口食品使用的内包装必须通过卫生注册备案，并对食品内包装物料的卫生安全项目提出了具体要求。食品生产企业所使用的内包装应设专库单独存放，不得与外包装物料和其他物品混放，避免可能的交叉污染，并应对内包装物料进行消毒处理，如用臭氧、高温蒸气、辐照等处理技术进行消毒杀菌，对内包装进行微生物抽样检测。

思 考 题

1. 简答食品在发酵、高温烹饪、熏制、油炸和腌制等加工过程中可能产生的有害物质。
2. 简答塑料包装材料中的不安全因素。
3. 简答食品脱氧包装使用脱氧剂时的注意事项。

第九章　食品安全管理

食品与人类的身体健康和民族兴旺发达密切相关。随着社会科技不断进步以及科技发展，近代食品工业也得到了长足的发展，同时建立完善以终产品为核心的食品质量与安全控制方法，在很长一段时间发挥了重要作用。由于现代农业和食品工业的发展需要，食品需求与供给关系发生了重大的变化，使食品生产、储存、运输和消费方式也发生了巨大变化，同时对食品安全管理也提出了更高的要求。由此，应运而生了各种食品安全现代控制体系，且逐步得到广泛推广应用。目前，运用广泛且有效的质量安全控制管理体系主要有：标准卫生操作程序（sanitation standard operation procedures，SSOP）、良好的操作规范（GMP）、危害分析与关键控制点（HACCP）及ISO9000 等，本章将对上述食品安全控制体系逐一进行介绍。

第一节　标准卫生操作程序

标准卫生操作程序是食品生产加工中，企业为了满足所加工的食品安全卫生达到GMP 所规定的要求，保证在加工过程中消除不良的人为因素，在卫生环境和食品加工过程等方面进行规范操作行为的卫生性控制的作业指导文件。SSOP 是 GMP 中最关键的基本卫生条件，是食品生产和加工中实现 GMP 全面目标的卫生生产规范，也是企业建立和实施 HACCP 计划的重要前提条件。

一、标准卫生操作程序基本内容

1. 概述

美国 HACCP 法规强调了食品加工企业遵循标准卫生操作程序执行的重要性。例如，水产品 HACCP 法规 [123.11（a）] 规定："每个水产品加工企业都应拥有一个书面的 SSOP 或类似的文件，并加以实施……SSOP 文件中应充分说明加工企业将如何满足和实施被监控的那些卫生和规范"。每个食品生产企业都需编制和实施一套适合自己企业执行的 SSOP 文件，在实施过程中，应有相应检查和验证，并认真做好记录；如果实施成效不好，还需进行纠偏。

SSOP 是通过对过去食品加工过程中出现的安全卫生问题总结和分析，利用卫生原理推理确定的，不能有效正确理解其各项内容的科学原理，便不能做到自觉实施。

2. SSOP 的一般要求

（1）加工企业必须创建和有效执行 SSOP，从而保证加工前后和加工中的安全卫生行为和状态。

（2）SSOP 应是用来说明如何监控食品加工企业的操作，是其达到 GMP 规定的内容、条件和要求。

（3）SSOP 应是描述食品加工企业如何使其某一方面和一些关键工艺步骤的操作规范和卫生情况得到保证的。

（4）加工企业必须实时记录与企业有关的各项安全卫生因素和操作得到监控和纠偏后的结果，保证企业有良好的 SSOP 记录规范。

（5）官方执法部门或第三方认证机构应鼓励和督促加工企业创建书面的 SSOP 计划说明书。

（6）企业为保证从管理层到生产人员的所有人都能深入理解卫生安全要求和重要性，应该为每一位雇佣人员提供一个持续有效的培训工具。

3. SSOP 计划的关键内容

SSOP 计划主要包括以下 8 项关键内容。

1）保证水（冰）的安全

生产用水（冰）的卫生是影响食品卫生的关键因素，食品加工企业应有充足、安全、良好的供应水源。对于任何一个食品加工企业，首要的就是要保证水的安全卫生。食品加工用水应符合《生活饮用水卫生标准》（GB5749—2008/1985），水产品加工中冲洗原料使用的海水应符合《海水水质要求》（GB3097—1997），软饮料用水质量应符合《软饮料用水标准》（GB1079—1989）；申请国外注册的食品加工厂水质应符合进口国规定；供水设施要完好，一旦损坏应立即抢修，管道设计要防止交叉连接，应设有防虹吸设备，防止饮用水管、非饮用水管及污水管间交叉污染，水管管道应有一死水区；解冻用流动水清洗时防止污水四溅，软水管使用时不能拖在地面也不能直接进入水槽；必须使用符合饮用水标准的水制冰，制冰、储存、粉碎冰的装置、器皿都必须符合标准，防止与地面接触造成污染；污水处理应符合国家环保部门规定和检疫要求；水井或井沿应高出地面 50~90cm；水源应设有防污染、防投毒的装置，水井口和水池应上盖加锁；生产用水应每年进行两次按标准的检测，生产企业实验室应每月一次进行微生物指标检测，每天进行余氯检测；监控时发现用水存在问题则应立刻终止生产直到问题得到解决。

2）保证与食品接触表面的清洁

食品接触表面是指"接触人类食品的表面以及在正常加工过程中会将液体接触到食品或接触其表面上的那些部位"。保证与食品接触表面的清洁主要是为了防止污染食品。食品企业加工人员的工作服和手套应保持清洁卫生、完好无损，且应由洗衣房统

—清洗消毒和存放管理；生产加工设备和器具在生产前后以及需要时，应彻底清洗消毒食品接触面，防止生产食品的污染；在选定和采购生产设备、器具时，应充分考虑其食品接触面的构造便于后期使用、清洗及维护，各接触面也应使用耐腐蚀、不生锈、表面光滑、制作精细且无毒的材料；设备、器具和储藏盛放产品的器皿应进行定期定时的清洗消毒；在加工操作时，为防止污染，可对所有食品接触面进行完全的清洗；生产车间中空气也应进行消毒，可采取紫外线照射法、臭氧消毒法、药物熏蒸法等；对食品接触面的卫生条件进行检查，可采取不同的检测方法，包括视觉检查，结合微生物平板计数法、试纸法检查消毒液浓度等方法。

3) 防止交叉污染

交叉污染是指通过生的食品、食品加工者或食品加工环境把生物或化学的污染物转移到食品加工中的过程。防止交叉污染不仅应防止操作中造成的污染，还有生、熟食品的隔离，以及由于工厂设计造成的污染。工厂设计应合理，应将初加工、精加工、成品包装分开，生熟加工分开，清洗消毒和加工车间分开，所用材料应易消毒清洗；食品加工操作人员应有良好的个人卫生习惯，保证个人卫生；在工厂设计中，应合理设立洗手设施，保证及时清洁手部，且应完全彻底地清洗消毒；在操作过程中，不佩戴首饰，外衣或个人用品应在规定的非工作区内放置；不在加工生产车间内吸烟、饮食；应避免汗液、唾液、毛发、化妆品等进入成品中；应保证操作正确有效，以降低造成交叉污染的可能；车间内应装配易清理的地板、墙壁和天花板且保证其完好无破损；成品和半成品等应避免被生原料和废弃料污染；应设有完整适当的排污系统，以确保产品和加工产区环境的卫生；监控时发现问题应立刻终止生产直到问题得到解决。

4) 手清洗消毒设施及卫生间的维护

操作员工手清洗消毒设施的情况和卫生间的维护是确保卫生操作的基本条件。生产车间应设有齐备充足完好的手部清洗消毒设施，且都应有常年有温水的非手动开关的水龙头；洗手设施附近应配有完备的洗手消毒剂、清洁剂、干净的擦手巾或烘手器；应设有齐备的卫生设施，卫生间门应设有自动门，不能直接朝向车间，应配有更衣、换鞋设备。

5) 保护食品、食品包装材料和食品接触面免受外来污染

食品加工企业常需要多种化学物品，如清洁剂、润滑剂、燃料、杀虫剂和灭鼠药等，生产中还会有一些废物污物产生。在加工过程中，为避免以上这些物质对食品、食品包装材料和食品接触面可能会造成污染，应对生产过程中可能的原因进行控制。保证车间通风良好，温度适宜，顶棚应呈圆弧形，避免水滴、冷凝水（死水）和不清洁水飞溅接触食品；保证生产车间地面干净，防止地面积水、污物等对食品造成污染；对工厂车间设备工具的设计和使用应合理，防止设备内的清洁剂、润滑油、燃料和金属碎片等造成的污染；避免使用不卫生的包装材料，保证其干燥清洁、通风，防霉、防虫、防鼠，且内外包装材料应分别存放，不同产品、原料、成品等应分别存放；应

正确存放已明确标记的消除污染的可使用返工品；易孳生微生物从而腐败变质的食品产品应进行恰当的处理，防止产品间的污染；采用合适的储藏和运输方式，以防由于物理、化学或微生物因素造成的食品污染。

6）有毒化学物质的正确标识、保存和使用

食品加工企业常需要很多化学物质，没有这些化学物质，工厂也无法运转，如一些洗涤剂、消毒剂、清洁剂、润滑剂、食品添加剂、燃料、杀虫剂和灭鼠药等。但在储存、使用时应小心，以免给企业造成不必要的损失。对有毒化学物质必须正确标记、安全存放和使用，且必须保存使用记录，不得与生产成品直接接近；杀虫剂、灭鼠药或其他有毒有害化学物质在使用前，应保证食品、食品包装材料和食品接触面等不会与其接触造成污染，且使用应遵照相关法规。

7）保证直接或间接接触食品的员工的健康

企业应检查员工的身体状况，且定期为员工进行例行体检，以保证员工的身体健康状况良好，员工也应及时的向单位上报自己异常的身体情况；有病或外伤的员工不应直接接触食品、食品包装材料和食品接触面等的工作。

8）防止害虫

蚊、蝇、蟑螂、鸟类和啮齿类动物会带有不同种类的病原菌，如沙门菌、葡萄球菌、肉毒梭菌、李斯特菌和寄生虫，通过这些害虫会传播很多食源性疾病。因此食品加工厂应对厂区进行严格的管制，清查和治理一切蚊、蝇、蟑螂、老鼠等生活害虫。

二、标准卫生操作程序的编写

1. SSOP 文件的含义

程序是指为进行某项活动或过程所规定的途径。当程序形成文件时，通常称为"书面程序"或"形成文件的程序"。含有卫生标准操作程序的文件可称为卫生标准操作程序文件。例如，"与食品直接接触或与食品表面接触的水（冰）的安全操作程序"等。

2. SSOP 文件的特点

SSOP 文件能够对执行人的操作提供足够详细的说明，具有很强的可操作性；同时，SSOP 记录能够反映卫生操作程序的执行情况。

3. SSOP 文件的编写

1）SSOP 文件编制原则

SSOP 文件编制要遵循以下 3 个方面的原则：①SSOP 文件由食品生产企业自己编写。②SSOP 文件应以 GMP 为基础，以有关法律法规为依据，通过 SSOP 实施达到 GMP 的要求。③企业在编写 SSOP 文件时，应联系企业实际，使之既符合法规标准的要求，又易于遵守和使用。

2）SSOP 文件编制要求

SSOP 文件应当满足以下几项具体要求。

（1）指令性。SSOP 文件应由负责卫生标准操作活动主管领导批准后发布实施。

（2）目的性。SSOP 文件应确定卫生标准操作活动的目标。

（3）符合性。SSOP 文件的编制应符合 HACCP 体系的应用准则及良好操作规范和国家及行业发布的各项法规、法令、标准的规定。

（4）系统性。SSOP 文件是保证 HACCP 体系、GMP 对所有影响食品卫生标准操作的活动进行恰当而连续控制的基础文件，并对活动实施的程序和控制作出规定，职责应明确清楚，各项实施程序应做到有序连贯。

（5）协调性。SSOP 文件应与 HACCP 相关的管理文件保持一致，并做到协调统一，不能存在不一致和相互矛盾。

（6）可行性。SSOP 文件应立足于工厂的实际，切实可行。

（7）可操作性。SSOP 文件中每个环节的各项活动内容及要求等都应作出详细明确的规定，要能指导实践，便于责任人员进行操作，应力求写清如下"5W1H"内容。包括依据什么文件和所需资源以及做什么记录等。程序文件应做到术语规范，结构严谨，内容重点突出。

Why	为什么做（目的范围）	（何故）
What	做什么	（何事）
Who	谁做	（何人）
When	什么时间做	（何时）
Where	什么地方做	（何处）
How	怎么做（措施）	（何为）

3）SSOP 文件编写内容

编写 SSOP 文件需要包括的内容：标题、目的与范围、依据、职责、实施的程序、记录日期和程序文件的审批栏等。

（1）标题。由管理对象和管理业务特征两部分组成。例如，"洗手消毒程序"中"洗手消毒"是管理对象的名称，"程序"是管理业务特征。

（2）目的与范围。简要说明文件中的主题内容，目的范围（即 Why、Where）。例如，"与食品直接接触或与食品接触表面接触的水（冰）的安全操作程序"的目的范围应描述为："为保证食品加工用水、配料水或作为清洗设备用水的卫生安全符合要求，对与食品直接接触或与接触食物的加工设备的表面直接接触，或用来制冰的水进行控制"。

（3）依据。必要时明确所定程序的依据或引用文件。例如，加工用水（冰）的 SSOP 中引用文件可以是《生活饮用水卫生标准》（GB5749—2008）。

（4）职责。责任部门以及责任人员需明确的自己职责（即 Who）。例如，"确保食品免受交叉污染操作程序"中，根据不同的操作内容，其责任人可能是质量监督员、车间清洁员、维修人员及生产操作人员。

（5）实施的程序。明确分工负责的部门及责任人，按工作流程的先后顺序规定具体的工作内容，应针对某一事项。实施程序还应规定流程中各环节的内容，即"5W1H"以及记录表格等。

（6）记录日期。在程序文件正文之后，附上记录表格样式。

（7）程序文件审批。根据 SSOP 文件指令性的要求，该程序文件必须由负责卫生标准操作活动主管领导批准签字方可生效。

三、标准卫生操作程序实施情况的检查和记录

食品加工企业在建立和实施卫生操作控制程序时，应确保做到四个"必须"：①必须建立书面的 SSOP 计划，并有效实施；②必须实施监控企业的卫生状况和操作情况；③必须及时纠正不卫生的状况和操作；④必须保证有完备的卫生控制方法和纠正记录。

食品加工企业除制定自己企业的 SSOP，还需建立一套相应验证程序，实施检查、记录和纠正措施，并对结果进行记录存档以备日后翻查。

在企业所制定的监控程序中，需有详尽说明企业如何监控 SSOP 的卫生操作过程。要有效进行监控，及时检查监控结果，且对不合格检查结果需实时采取措施进行纠正。需明确完成监控的方法，以及何人何时进行监控。对所有监控行动、检查结果和纠正措施都要如实记录，这些记录结果说明企业遵守了 SSOP，且适当的实施了卫生控制。

食品加工企业日常的卫生记录是工厂重要的质量记录和管理资料，应使用统一的表格，并归档保存，保存时间通常是两年。在编制记录表格时，应注意实用性、简洁性、信息全面，在记录时应力求及时记录和如实记录，要素齐全。

1. 水（冰）的监控和记录

生产用水（冰）的卫生质量是影响食品卫生的关键因素，食品加工厂应有充足供应的水源。对于任何食品的加工，最重要的就是要保证水的安全。食品加工企业是一个完整的 SSOP，首先要考虑与食品接触或与食品接触物表面接触用水（冰）的来源与处理应符合有关规定，并要考虑避免非生产用水及污水的交叉污染问题。

1）水源

食品生产应使用符合国家饮用水标准的城市集中式公共用水。

使用自备水源生产时，应保证其安全性，注意井深，一般水井口与地面的高度应为 50～90cm 较合适，并加盖上锁。若太高不利于检修，而 50cm 以下地表空气中扬尘含量较高，若低于 50cm 地表尘土易进入井内，特别是在抽水时井内形成负压，对井外的空气有较强的吸入作用，同时还易造成经雨水冲刷的表面污水注入井内；关注污水排放、周围环境等因素不得对水源有污染。企业若引用海水，应关注海水取水口，注

意其所处环境、季节变化及污水排放等条件对水源的影响，不得对水源造成污染。对于有生产用水和非生产用水两种供水系统并存的企业应采用不同颜色的管道，防止生产用水与非生产用水混淆。

2）标准

欧盟指标 80/778/EEC 包含 62 项指标，其中规定：细菌总数在 37℃培养 48h 为 <10 个/mL；细菌总数在 22℃培养 72h 为 <100 个/mL；总大肠菌群 MPN<1 个/100mL，粪链球菌 MPN<1 个/100mL，致病菌不得检出。

美国饮用水微生物的规定：总大肠菌群（包括粪大肠菌群和大肠杆菌）目标为 0；最大污染水平 5%，即一个月中总大肠菌群呈阳性水样不超过 5%，呈阳性水样必须进行粪大肠菌分析；不允许存在病毒，目标为 0。

《国家生活饮用水卫生标准》（GB5749—2008）主要指标：微生物指标 6 项，菌落总数 <100cfu/mL，总大肠菌群、耐热大肠菌群、大肠埃希菌均不得检出，贾第鞭毛虫、隐孢子虫 <1 个/10L；游离余氯，水管末端不低于 0.05mg/L，应控制在 0.05～0.30mg/L，共 106 项指标。此外，还有《海水水质标准》（GB3097—1997）和《软饮料原辅材料的要求》（GB10791—1989）等。

3）监控频率

对所有水龙头出口水质每年至少进行一次监测，每天监测自来水出口水质余氯指标。对自来水和所有其他用水的水质每月至少进行一次微生物检测。对城市公用水质，当地卫生部门有责任对其每年至少进行一次全项目检测。企业若使用自备水源，水质的监测要更加频繁，全项目监测一年至少两次。

4）设施

供水设施一旦发生损坏应立即修好，防止影响企业正常生产；所有的输水管道都应具备防止冷凝水凝聚的设计，预防冷凝水滴溅到暴露在外的加工食品及食品接触面发生污染；饮用水管、非饮用水管及污水管间应做好预防，防止发生交叉污染；洗手消毒水龙头设置非手动开关；软水管应为浅色并不易发霉的材料制成；加工案台等器具应设有可以将废水直接导入下水道的装置；水管离水面距离为水管直径的两倍；为防止水的倒吸或倒流，在管道适当的部位应装止回阀；水管勿拖放于地面或插入水槽中。生产企业车间等场所应常备有高压水枪。此外，有储水池（塔）的工厂，对水池要拟定一套完善的防尘、防鸟、防虫鼠害的方案，对其也要进行定期清洗消毒。

5）供水网络图

供水网络图是保证企业生产用水水质质量管理的基础资料，各工厂车间都应有详尽的供水网络图备案，对厂房中所有水龙头按顺序编号整理，便于日常对生产供水系统进行管理维护和取样检测。

6）废水排放

废水的处理排放应符合国家环保部门有关环境保护的规定和相应的防疫要求。应选择离生产车间及自备水源地远的地方作为处理池地点。

废水排放设置要求地面处理坡度一般为1%～1.5%斜坡；清洗消毒槽废水应直接排入废水沟；废水应由清洁区流向非清洁区；明沟加不锈篦子，排水沟管与外界接口处应设有水封防虫设备或U形弯管装置。

7）生产用冰

使用符合饮用水标准的水制造与产品直接接触的冰；制冰设备和盛装器皿需具有良好的卫生状况；在卫生条件良好的状况下，储存、粉碎、运输、盛装冰块等；防止生产使用冰块与地面接触从而造成交叉污染。

8）生产用水应具备以下记录和证明

（1）食品生产企业应寻求有资质的检测部门对生产用水每年进行1～2次的采样检测，并出具相关检验报告正本。若每年只进行一次，应在5～9月检测。

（2）每月对生产用水进行一次彻底的细菌总数、大肠菌群的检验，对实验过程和结果进行记录，并实施安全措施；对自备水源的生产企业实验室，应每月至少进行一次微生物指标检测。

（3）每日对生产用水出水口进行一次余氯检验；对利用非氯消毒的生产用水不必进行余氯检验，但应增加微生物的检测频率。

（4）对自备水源的企业，其水池、水塔、储水罐等储水装置设备应有全面的清洗消毒计划和监控记录。

（5）对自行生产直接接触食品的冰的企业，应对冰的生产进行详尽记录，记录每次生产所用水和器具的卫生状况；若从冰厂购买，应对供方的资质及卫生状况进行考察，并向对方索要产冰许可证明。

（6）对申请向进口国注册的食品加工企业，需根据注册国家要求项目进行监控检测并进行记录。

2. 食品接触面的检测记录

食品接触面是指能与食品直接接触的所有表面，如加工设备、工器具、包装物料、加工人员的手、工作服、手套等。这些表面的卫生程度直接影响到食品安全与卫生，检验器械、工具等清洗消毒效果的主要方法便是检查食品接触面的清洁度。

1）食品接触面的材料和制作

采用便于装卸及维护的材料制作的食品接触面，以便进行卫生处理。不用木制品、纤维制品、易生锈铁金属、镀锌金属、黄铜等材料制作的食品接触面。制作精细，无粗糙焊缝、凹陷、破裂等。采用耐腐蚀、不生锈、表面光滑易清洗的无毒材料。始终保持完好的维护状态。

2）清洗消毒

企业应设有工器具洗涤消毒间，将不同清洁度工器具分开放置并进行清洗消毒。第一步进行彻底清洗，一般利用碱性清洁剂辅助清洗。消毒可选用：①82℃热水；②臭氧；③含余氯200mg/kg浓度的消毒液浸泡；④其他，如过氧乙酸。最后用清洁的水冲洗。

　　员工的工作服应集中由统一的洗衣房进行清洗消毒，不同的专用洗衣房清洗设施及清洗能力应与清洗量相适应；已清洁工作服与脏工作服分区域放置；不同清洁区域的工作服应分别进行清洗消毒；存放工作服的房间应处于干净、干燥和清洁的环境中，并设有臭氧、紫外线等消毒设备随时对其进行灭菌消毒。

　　工厂轮班生产间隙，每班加工结束后大型设备应立即进行消毒清洗；工器具根据生产产品种类的不同制订清洗计划；一切食品接触面一旦发生污染后，需立即进行消毒清洗。

　　对空气可以采用以下方法消毒。①紫外线照射法：每10～15m²安装一盏30W紫外灯，消毒时间不少于30min，在环境温度低于20℃，或高于40℃，或湿度大于60％时，均应延长消毒时间，适用于更衣室、厕所等；②药物熏蒸法：用过氧乙酸或甲醛，每平方米10mL，适用于冷库、保温车等；③臭氧消毒法：一般消毒1～2h，适用于加工车间、内包装物料库、更衣室等。

　　3）监控

　　对各食品接触面进行监控，监控方法有视觉检查、表面微生物检查、化学检测（消毒液浓度），监控频率由实际需要定，较重要的设备仪器等应增加监控频率。监控内容包括食品接触面的卫生状况、清洁和消毒状况、消毒剂种类和浓度及员工工作使用工作服和手套的卫生清洁状况。

　　4）食品接触面检测记录

　　食品接触面检测记录包含内容有：各食品接触面每日的消毒记录、微生物检测结果报告、臭氧消毒记录以及检查和纠偏记录。

3. 防止交叉污染的卫生检查和记录

　　1）造成交叉污染的原因

　　（1）卫生操作不当。

　　（2）加工操作人员个人卫生状况不良。

　　（3）工厂选址、车间设计、设备摆放等不合理。

　　（4）清洁消毒处理不当。

　　（5）蝇、虫、鼠、鸟等控制不良。

　　（6）原料和成品未隔离分开放置。

　　（7）生、熟产品未分开放置。

　　（8）其他原因，如内外包装存放不当、冷凝水滴落、地面水飞溅直接接触产品等。

　　2）控制措施

　　按食品加工企业不同生产工艺流程的卫生规范要求，进行工厂选址和设计。工艺流程布局要合理。厂区内不能存有污染的可能性。周围环境不造成污染。应分开对生、熟食品进行加工；在不同车间对初加工、精加工、成品进行分装及包装。所有在生产加工中使用的设备、器具或材料等均应易于清洗消毒。生产加工车间与清洗消毒车间应分开设置。要严格执行洗手消毒程序，包括手部清洗、首饰、化妆、饮食等都应控制，工厂车间内员工禁止化妆和佩戴首饰，禁止在车间内吸烟或吃食物。人流应从高清洁区向低清洁区。物流间可通过在不同时段或不同空间进货或囤货，达到预防发生交叉污染的目的。水流应从高清洁区流向低清洁区。气流应从高清洁区流向低清洁区，需对入气进行控制，做到正压排气，防止倒吸污染车间。车间有完善的防灭蝇、虫、鼠等的设施。员工进入工厂必须接受卫生知识的培训，应了解洗手、更衣、消毒等卫生操作方面的基本知识。

3) 相关的检查记录

(1) 生产车间设备、工器具、玻璃器皿、地面、空间、墙壁的清洗消毒记录。

(2) 每日生产车间相关的卫生检查记录，包括设备、工器具、地面、玻璃器皿、窗户等。

(3) 生产相关员工的卫生培训情况记录。

(4) 开工前的个人卫生检查记录。

(5) 纠正措施记录。

4. 手的清洁、消毒和厕所设施的维护与卫生检查记录

1) 洗手消毒的设施

(1) 企业有责任培训每位员工了解并掌握详细的洗手、消毒程序，并在清洗消毒处明确标示进行提示说明。

(2) 在生产车间适当的位置设立满足员工人数需要的洗手消毒设施，每 10～15 人设一个水龙头最佳。

(3) 水龙头应使用非手动开关。

(4) 常年都应有温水供应，在冬季时消毒洗手效果更好。

(5) 在生产车间内设立流动的消毒车。

2) 洗手消毒方法、频率与监测

洗手方法包括以下 6 个步骤。

(1) 用清水对整双手进行冲淋。

(2) 用皂液进行洗手，仔细搓洗手及手腕每个部位，必要时使用毛刷洗刷指甲各部位。

(3) 用清水冲净皂液及泡沫。

(4) 将手浸入含有效氯为 50mg/kg 的次氯酸钠消毒液中进行消毒，时间应不少于30s。其他常用的消毒液为：有效碘含量为 25mg/kg 的碘类消毒液；0.2‰～1‰的新洁尔灭溶液；68%～75%的乙醇。

(5) 用清水冲净手上的消毒液。

(6) 用一次性无菌纸巾或一次性消毒毛巾或干手器干手。

每次进入加工车间时，手接触到污染物后，需根据加工产品种类确定所需进行的消毒频率。

每天至少一次对设施的清洁程度与完整进行检查，化验室需对食品接触面微生物做定期检验，卫生监控人员进行例行巡回监督，检测消毒液浓度。

3）厕所设施与要求

厕所包括所有的厂区、车间和办公楼的厕所。

（1）厕所可与车间建筑连接为一体，但门不能直接朝向车间。

（2）蹲位数目与车间加工人员数目相适应，每 15～20 人设立一个为宜。

（3）员工进出厕所要脱下工作服并换鞋，以免造成交叉污染。

（4）手纸和纸篓需保持清洁卫生。

（5）方便之后要进行洗手消毒。

（6）应设立充足的洗手消毒设施。

（7）厕所的通风应良好，地面保持干燥，清洁卫生。

（8）有防蝇蚊设施。

4）相关的卫生检查记录

（1）对员工按正确方法进行消毒洗手的执行情况进行监督检查记录，如手部的棉签涂抹检测微生物进行监控。

（2）每日都应有相应的卫生检查记录，包括更衣、洗手、消毒和厕所设施是否完好等情况。

（3）消毒剂的使用及配制记录。

（4）每天消毒液的余氯检测情况记录。

5. 防止食品被外部污染物污染

1）污染物的来源

（1）空气中飘浮的灰尘颗粒、微生物。

（2）被污染的冷凝水。

（3）飞溅的不清洁水。

（4）不卫生的包装材料。

（5）地面污物。

（6）外来物质，如铁锈屑、生活害虫、蚊蝇等。

（7）润滑剂、清洁剂、杀虫剂等。

（8）残留的化学药品。

（9）无保护装置的照明设备。

2）防止与控制

（1）空气洁净度控制。生产车间需安装高效通气设备，气体流向应保证由清洁区流向非清洁区，采用机械通风时，换气频率应确保大于 3 次/h。洁净度要求，如《饮料企业良好生产规范》（GB12695—2003），以下以此为例说明。在通风口处，需安装易于清洗、更换的耐腐蚀性防护罩，进气口应远离污染源的排气口，且至少距地面 2m 以上。清洁区及准清洁区应设空气处理和消毒装置，且保证区域相对密闭。根据不同种类的饮料工艺特点，分别为各清洁区制定不同的空气洁净度要求。例如，对于果汁和含乳饮料等需要热灌装的产品，其清洁区应为 10 万级洁净厂房。10 万级洁净度生产车间的规定：温度 18～28℃，相对湿度 50%～65%，进风口风速不少于 0.25m/s，室内外压差不少于 4.9Pa，空气中大于等于 0.5μm 粒子数≤3500 个/L，空气细菌菌落数≤500cfu/m³，物体表面细菌菌落总数≤10cfu/m²。此外，洁净室空气洁净度等级检测是以动态条件下测定的尘粒数为依据。空气过滤洁净原理有筛孔阻留、网截阻留、惯性碰撞、静电吸引阻留和布朗运动阻留。过滤过程中使用的滤材包括低（粗）效滤材（过滤 5μm 以上的悬浮性微粒）、中效滤材（过滤 1～10μm 的悬浮性微粒）、高效滤材（可阻留 0.5μm 的颗粒 90%～99%）、超高效滤材（可阻留 0.3μm 的颗粒 99.9%）。瓶（桶）装饮用水灌装车间的空气清洁度应达到 10 000 级且灌装局部空气清洁度应达到 100 级，或者灌装车间的空气清洁度整体应达到 1000 级，且明确要求在生产设备中需设有空气净化设备和风淋门。

（2）包装物料的控制。保证存放包装物料处的干燥清洁、通风、防霉；存放内外包装应分开；且存放处应做到上有盖布下有垫板；设有充足的防鼠防虫设施。采购的每批内包装材料进厂都要对细菌总数、致病菌种类和数量进行微生物检验；必要时进行消毒处理，内包装库设立消毒装置。

（3）冷凝水控制。为防止不卫生的冷凝水对食品造成污染，应保证车间有良好的通风性、车间温度稳定（在 0～4℃）、顶棚应设计为圆弧形、做到提前降温及时清扫。

3）书面记录

防止食品、食品包装材料和食品接触面被来自食品外部微生物、化学品及物理污染物污染的相关记录有以下几项。

（1）生产车间消毒记录。

（2）生产车间的空气菌落沉降实验记录。

（3）每日的卫生检查记录，包括原料、辅料库的卫生检查。

（4）食品的微生物检验记录。

（5）包装材料的出入库记录。

6. 有毒化合物的正确标记、储藏和使用记录

1）建立有毒有害化学物质标识和台账

（1）使用有批准文号，有使用说明书，并明确标明主要成分、毒性、使用剂量和注意事项等的有毒有害化学物质。

（2）有毒有害化学物质应标识正确清楚、标明有效使用期，并建立使用登记记录。

（3）设立单独的储存区域，有带锁的柜子，设有警告标示，以防止随便乱拿错拿。

（4）所有有毒有害化学物质都应由经过培训的专业人员进行管理。

2）常用的有毒有害化学物质

食品生产加工企业使用的有毒有害化学物质包括食品添加剂、化验室使用的化学药品、润滑油、消毒剂以及环境灭虫药物等。

常用消毒剂有氯及氯制剂、碘类、季铵化物、两性表面活性剂、65%～78%的乙醇液、强酸或强碱。使用这些化学药品必须具备的证明和记录有以下4项。

（1）购置的化学药品由化学药品生产厂家提供，并具备主管部门批准的生产许可证。

（2）应设有完备的储存保管登记和领用记录。

（3）应制定详尽的配制使用记录。

（4）应设有监控及纠正记录。

7. 员工的健康与卫生控制检查记录

食品生产企业应制订员工健康体检计划，并设有健康档案，凡患有下列疾病的人员不得从事食品加工或接触食品接触面的工作：病毒性肝炎，活动性肺结核，肠伤寒及其带菌者，化脓性或渗出性脱屑，皮肤病患者，感冒发热、腹泻、手外伤未愈者。

生产员工应有良好的个人卫生习惯，进出入车间要更换干净清洁的工作服、帽、口罩、鞋、手套等，不得化妆、戴首饰手表等，避免咳嗽、打喷嚏等可能会污染食品的行为；若有疾病应诚实且及时向主管汇报。

为预防人体头发、皮屑、微生物等对食品产生污染，食品生产企业加工人员需要佩戴与煤矿工人、建筑工人所配的工作服和安全帽等劳保用品不同的食品卫生的防护品，包括帽、口罩、工作服、鞋袜、手套等。食品生产中人往往容易成为一个污染源，许多食品污染事件都与人有关，所以食品生产人员具有良好的个人卫生习惯，严格遵照卫生规定从事食品加工十分重要。

食品生产企业应具有完备的有关每工作日员工卫生检查的检查记录，并且必须保证雇佣的每位生产人员都具备健康检查合格证明及档案。

8. 害虫的防治记录

食品加工企业必须为生产创造一个良好的卫生环境，才能保证产品是在适合食品生产条件及卫生条件下生产的。

1）食品加工企业应做好几个方面的工作

（1）彻底清理一切可能聚集、孳生蚊蝇的场所，生产过程中所产生的废料垃圾要用密封容器运送，做到当日废料垃圾当日清除出厂区。

（2）对蝇虫进行杀灭的工作中，应尽量注意避免所使用的杀虫药物对生产各场所及原料产生二次污染。

（3）系统的绘制灭鼠网络布局图，实施有效灭鼠措施，食品企业不宜采用药物灭鼠，可采取灭鼠夹、鼠笼、粘鼠板等设施进行物理灭鼠，所有进出入车间的门应设挡鼠板。

（4）经常打扫和清洗路面，保持工厂道路的清洁卫生，从而有效控制厂区内产生飞扬的尘土，避免尘土等对生产食品造成污染。

2）书面记录

有关记录包括厂区灭虫、灭鼠计划分布图及灭虫、灭鼠行动和检查记录。

第二节　食品企业良好生产规范

20世纪各国工农业以空前的速度发展，创造了巨大的财富，极大地提高了人类的生活水平。但是同时也造成了生态破坏和环境污染，形成世界性公害，导致许多有毒物质直接或通过生物链富集于农产品中，使食品安全质量不断出现新问题，从而严重影响了人类赖以生存的自然环境和食品的卫生安全。为了促进农牧业的可持续发展，保护生态环境，满足人们在生活水平提高的基础上对食品卫生与安全质量日益增长的需要，各国都在积极研究和生产安全食品。发达国家建立了从源头治理到最终消费的监控体系，以保障食品的安全，广泛采用"良好生产规范"（GMP）等先进的安全控制技术，对提高食品卫生安全质量十分有效。

一、概　　述

（一）GMP 的概念

GMP 是"良好生产规范"（good manufacturing practice）的缩写，也有译作"良好操作规范"。GMP 是贯彻于食品生产全过程的一系列方法、监控措施和技术要求，主要是为食品生产、加工、储存、运输和销售而制定的，为保证食品质量且政府强制执行的卫生规范。

GMP 来源于药品生产。1961年发生了一起源于欧洲进而波及28个国家的20世纪最大的药物灾难。首先在前联邦德国被发现，之后殃及澳大利亚、加拿大、日本以及拉丁美洲、非洲的28个国家。上述各国出现许多畸形儿，没有臂和腿、手直接连在躯体上，像一只海豹，经调查是孕妇服用名为"反应停"的药物而引起的，发现畸形胎儿12 000余例。这场灾难的原因有二："反应停"未经系统的毒理学评价和严格的临床试验验证便投入市场；生产"反应停"的前联邦德国格仑苏南厂隐瞒了100多例关于该药毒性反应的报告。事件发生后，生产厂家将"反应停"改头换面，之后有17个国家继续使用且造成严重后果。例如，直到1963年，日本才禁止使用"反应停"，期间引起1000例畸胎。而美国的FDA官员吸取了1937年田纳西州一位药剂师配制的磺胺药剂引起300多人急性肾衰竭107人死亡的教训，在审查"反应停"的相关技术资料时，发现该药品缺乏足够的临床试验数据，没有批准"反应停"进口，使得美国避免了一场灾难。但这次事件在美国引起了巨大的不安，使得公众对药品监督和药品法规产生普遍兴趣，最终美国国会修改了食品、药品和化妆品法，而药品良好生产规范也随之应运而生。

第二次世界大战结束后，有数次较大的药物事件发生，人们逐渐认识到以成品抽样分析检验结果为依据的质量控制方法有一定的缺陷，不能保证生产的药品安全且符合质量要求。美国于1962年修改了《联邦食品、药品、化妆品法》，将药品质量管理和安全保证的概念制定成法定的要求。1963年美国FDA颁布了药品的GMP法令。1969年WHO建议各成员国药品生产采用GMP制度，以保证药品质量。同年美国又将GMP的观点引用到食品的生产中，制定了《食品制造、加工包装及储存的良好工艺规范》（CGMP）。目前，世界许多国家都在逐步制定和完善GMP管理制度，并将GMP应用于各种食品的卫生安全质量控制和管理。

国际食品法典委员会制定的食品法典已被各成员国普遍接受和遵守，并成为各成员国食品生产和加工企业、食品管理机构和国际食品贸易影响最大且唯一的食品卫生参照标准。食品法典的建立对保护各国人民食品卫生安全，维护食品公平贸易作出了巨大的贡献。

CAC已制定的食品法典包括：237种食品检测标准，41个卫生安全技术法规，评估了185种农药、54种兽药、1005种食品添加剂和25种食品污染物，规定了3274种农药的最大残留限量等，总共有约8000个与食品相关的标准和法规。CAC法典主要涉及农药、兽药残留物限量标准，各种污染物限量标准，添加剂标准，感官、品质检验标准，辐射污染标准，取样技术，设备标准，检测、分析方法标准，检验数据的处理准则，卫生安全管理指南等方面。其内容广泛全面，并不断修订更新和增补。

（二）GMP的分类

1. 根据GMP的制定机构和适用范围可分为以下三类

（1）国家政府颁布的GMP。例如，美国FDA公布的低酸性罐头GMP，中国《出口食品生产企业卫生要求》、《食品生产企业通用卫生规范》（GB14881—1994）、《保健食品良好生产规范》和《膨化食品良好卫生规范》等。

（2）行业组织制定的GMP。可作为同类食品企业共同参照执行、自愿遵守的管理规范。

（3）食品企业自己制定的GMP。作为企业内部管理的规范。

2. 根据GMP的法律效力可分为以下两类

（1）强制性GMP。强制性GMP是食品生产企业必须遵守的法律规定，由国家或有关政府部门制定、颁布并监督实施。我国卫生部的食品企业GMP属强制性标准。

(2) 指导性（推荐性）GMP。指导性（推荐性）GMP 由国家政府有关部门、行业组织或协会等制定并推荐给食品企业参照执行，但遵循自愿遵守的原则，不执行不属于违法行为。

（三）GMP 与一般食品标准的区别

在中国，GMP 通常是以标准形式颁布的，但是又与一般的食品标准存在根本的区别，表现在以下几个方面。

1. 性质

GMP 是要求食品生产企业应具备良好的生产设备，合理的生产过程，完善的质量管理和严格的检测系统，确保最终产品的质量符合法规要求；而一般食品标准则只是对食品企业的终产品的量化指标提出要求。

2. 内容

简单来说，GMP 可分为硬件和软件两部分内容。其中，硬件是对食品企业厂房、设备、卫生设施等方面的技术要求；软件则是对人员、生产工艺、生产行为、管理组织、管理制度以及记录、教育培训等方面的管理要求。而一般食品标准则主要是要求产品的卫生和质量必须符合相应指标，包括理化、微生物等污染物的限量指标，水分、过氧化物值、挥发性盐基氮等食品腐败变质的特性指标，纯度、营养素、功能成分等与产品品质相关的指标等。

3. 侧重点

GMP 的内容主要体现在食品的整个生产过程中，也就是说，GMP 是将保证食品质量的重点放在成品出厂前的整个生产过程的各个环节上，与此相比，一般食品标准只侧重对终产品作相应的判定和评价等方面。

（四）实施 GMP 的三大目标

实施 GMP 的目标重点在于要将人为的差错控制到最低限度，防止对食品的污染，保证产品的质量管理体系高效。

1. 将人为的差错控制到最低限度

（1）管理方面。从生产管理部门中将质量管理部门独立出来，建立相互督查制度；制定规范的实施细则和作业程序；严格复核各生产工序等。

（2）装备方面。各工作间要保持宽敞，消除妨碍生产的障碍；操作不同品种时必须严格分开,保持一定的间距。

2. 防止对食品的污染

(1) 管理方面。制定操作间清扫和设备清洗的标准并予以实施;定期进行操作人员健康体检;限制工作间非生产人员的进入等。

(2) 装备方面。操作室专用化;要选用不会使食品发生变化的材料制成直接接触食品的机械设备、工具、容器等;注意避免机械润滑油对食品的污染等。

3. 保证产品的质量管理体系高效

(1) 管理方面。质量管理部门行使质量管理职责要保持独立;定期对机械设备、工具、量具进行维修校正,严格督查原料、半成品、成品及其生产环境的卫生与安全质量。

(2) 装备方面。合理配备操作间和机械设备,采用合理的工艺布局和先进的设备;配备必要的实验、检验设备和工具,并保证这些设备和工具的正常使用,以保证更好地实施质量管理。

(五) 各国和地区 GMP 简介

1. 美国

在 20 世纪 70 年代初期,根据美国《食品药物化妆品法》第 402 (a) 的规定:"凡在不卫生的条件下生产、包装或储存的食品或不符合生产食品条件下生产的,并由此导致污染,或者由此危及健康的食品将被视为不卫生、不安全的伪劣食品",为了进一步加强、改善对食品的监管,美国食品及药品管理局(FDA)制定了食品生产的现行良好操作规范(21CFR part 110)。此法规适用于一切食品的生产加工以及储存,随后,FDA 相继制定了各类食品的操作规范,如 21CFR part 106,适用于婴儿食品的品质控制;21CFR part 113,适用于低酸罐头食品加工企业;21CFR part 114,适用于酸化食品加工企业;21CFR part 129,适用于瓶装饮料的质量控制。

迄今为止,美国联邦政府在 21CFR part 110 的基础上,对可可、糕点、瓶装饮料等也制定了相应的 GMP 法规,这些法规(包括 21CFR part 110)仍然需要进一步完善。21CFR part 110 为基本指导性文件,其中包括了对食品生产、加工、包装、储存、企业的厂房、建筑物与设施、加工设备用具、人员的卫生要求与培训、仓储与分销,以及环境与设备的卫生管理,加工过程的控制管理都做了详细的规定。

2. 加拿大

加拿大政府也在食品工业界大力推广 GMP,但是,加拿大的食品 GMP 既包含着政府制定的相关食品法规,也包含企业自身的管理章程,其 GMP 的含义各有不同。具体表现有 3 种实施情况：①生产企业必须遵守政府系列法规中的 GMP；②鼓励生产企业自觉遵守政府出版发行的 GMP 工业企业操作规程；③为有利于出口以及与国际同步而执行的由国际组织制定的 GMP。生产企业必须遵守的 GMP 属于强制性 GMP，如厂房建筑 GMP 规定，凡出口或跨省销售的企业必须注册，注册的首要条件就是厂房的建筑结构等要达到要求。鼓励生产企业自觉遵守的 GMP 属推荐性 GMP，仅作为政府支持与推荐的标准，而不是强制性条文。

至于立法过程要求必须与加拿大现有法规相一致，这些法规包括：①企业建筑与设计生产设施要求；②有关药品生产设备 GMP（药品条例）；③食品卫生通则（食品法典委员会）；④低酸罐头食品管理条例及操作规范（食品法典委员会）；⑤海虾加工过程 GMP（渔业监督条例）；⑥质量管理程序（渔业监督条例）。

加拿大卫生部按照《食品和药物法》制定了《食品良好制造法规》，该法规描述了加拿大食品加工企业最低健康与安全标准。另外，农业部建立了食品安全促进计划，旨在确保所有加工的农产品以及这些产品的加工条件的安全性。

3. 欧盟

欧盟对食品生产、进口和投放市场的卫生规范与要求包括以下 6 类：①对疾病实施控制的规定；②对农药残留、兽药残留实施控制的规定；③对食品生产、投放市场的卫生规定；④对检验实施控制的规定；⑤对第三国食品准入的控制规定；⑥对出口国当局卫生证书的规定。

4. 中国

近年来我国连续颁布了与食品卫生安全有关的法律法规，其中包括《食品卫生法》、《进出口商品检验法》、《进出境动植物检疫法》、《国境卫生检疫法》、《农产品质量安全法》，以及这些法律法规的实施条例。参照 CAC 的《食品卫生通则》（1985 年），同时结合我国的具体国情，制定了《食品企业通用卫生规范》（GB14881—1994），并将其作为我国食品行业强制性国家标准，2002 年国家认证认可监督管理委员会发布《出口食品生产企业卫生要求》，该要求是我国出口食品生产企业能否获得卫生注册证书或卫生登记证书的标准之一。以上这些法律法规构成了中国食品的 GMP 整体框架。

以上述 GMP 整体框架为基础，先后制定了适用于各类食品加工企业的卫生规范，即各类企业的 GMP。从事出口食品生产、加工、储存的企业都必须达到相关的要求。

虽然《食品企业通用卫生规范》作为国家标准已颁布十多年，但这些强制执行的标准至今仍没有得到全面实施。目前，中国的食品生产状况是先进与简陋企业并存，同时小规模甚至家庭作坊式的个体加工也占有相当大的比例。不同规模的企业之间，卫生规范的符合率也存在着很大差距。

二、国际食品法典委员会《食品卫生通则》

国际食品法典委员会制定的《食品卫生通则》（1999 年修订）是一个科学、合理、完整的体系，也是世界各国政府制定本国食品 GMP 法规的主要依据。为使食品卫生与安全实施有效得到控制，各国政府根据《食品卫生通则》制定了相关的法律法规，构成了各国的 GMP 框架。《食品卫生通则》提出了著名的"食品安全三责任"，强调了食品卫生与安全的"政府、企业和消费者的任务"，即食品生产企业是第一责任人，需确保生产的食品符合卫生安全要求，适于人们食用；政府是第二责任人，需督促企业、教育和保护消费者的责任；消费者是第三责任人，应该有自我保护意识，按照食品卫生与安全常识、食品标签所注明的食用方式正确消费食品。生产者的重要目标永远都是"利润最大化"，这本身无可非议，实施完善的食品卫生安全措施从表面上看它是消耗财富、不产生直接的经济效益的，甚至是降低劳动生产率的，企业老板即生产者一般是在迫不得已的情况下持应付态度。只有在政府执法部门强大压力下，关系其效益、失业和法律诉讼时才能促使企业自觉采取卫生安全措施。

许多食品加工或食品经营者为其企业内不良的卫生状况寻找种种借口，所有不制定卫生规程的理由往往与利润报表的结果有关。在一个法制健全的国家，卫生规程是按计划实施卫生的过程，它不仅为消费者带来利益，也能为执行卫生规范的企业带来更大的利益。2004 年 3 月 8 日在日本京都府下辖的某农场，老板浅田肇和妻子分别吊死在相隔不过 100m 的两棵大树上，死者浅田肇，生前为浅田农产公司会长，因隐瞒禽流感疫情，将可疑患病鸡急宰后上市销售，造成严重后果，老夫妇双双自缢谢罪。韩国《朝鲜日报》2004 年 6 月 15 日报道，韩国景象食品公司总经理，因公司用极不卫生的下脚料制作劣质饺子丑闻曝光，于当月 13 日傍晚爬上首尔龙山区盘浦大桥投江自杀谢罪。警方从现场找到长达四页的遗书，这位申姓总经理在遗书中苦劝同行要走正道："如果韩国饺子生产商不能尽快洗清污点，恢复自己的声誉，他们将无法继续在市场中生存"。同时他还呼吁消费者："请再给食品生产商一点信任！"

人们有权利期望所食用的食品是安全和适于消费的。食源性疾病和食源性损伤都是人所不愿的，甚至是致命的，而且也会带来一些其他后果。食源性疾病的蔓延不仅会破坏贸易和旅游业，而且会导致收益损失、失业甚至法律诉讼。食品腐败不仅会造成浪费，使人们付出高昂的代价，而且会对贸易和消费者的信心产生负面影响。

国际食品贸易和出境旅行的不断增加，带来了重大的社会和经济效益，但同时也使得疾病更易于在世界范围传播。从新食品的生产、制作和分销手段的不断发展可以看出，在过去的 20 年里，许多国家人们的饮食习惯已经发生了巨大的变化。因此，对食品卫生进行有效的控制是避免食源性疾病、食源性损伤和食品腐败影响人们身体健康和社会经济的关键。我们每一个人，包括食物种植养殖者、加工和制作者、食品经营者和消费者都有责任保证食用的食物是安全的和适于消费的。

通则为保证食品卫生奠定了坚实的基础，在应用时应根据情况，结合具体的卫生操作规范和微生物标准指南使用。通则是按食品由最初生产到最终消费的食品链，说明每个环节的关键卫生控制措施，并尽可能地推荐使用以 HACCP 为基础的方法，根据 HACCP 体系及其应用准则的要求，加强食品的安全性。通则中所述的控制措施，是国际公认的保证食品安全性和消费适宜性的基本方法，可用于政府、企业（包括个体初级食品生产者，加工和制作者、食品服务者和零售商）和消费者。

（一）目　　的

《食品卫生通则》为保证食品安全和适于消费，在通则中明确了适用于整个食品链（包括由最初生产直到最终消费者）的基本卫生原则，推荐使用基于 HACCP 的方法作为加强食品安全性的手段，说明对这些原则如何贯彻执行，为可能用于食品链某一环节、加工过程、零售过程、加强上述区域的卫生要求的具体的法典提供指南。

（二）范　　围

1. 食品链

《食品卫生通则》为制定某些特殊环节的使用细则提供了一个基本框架，是制定按食品从食品最初生产者到最终消费者生产必要的卫生条件，从而保证生产出安全且适合消费的产品。阅读本文件时，应将其和 HACCP 体系及其应用准则的内容结合起来。

2. 政府、行业和消费者的任务

1) 政府的任务

政府可参考本文件内容来决定如何才能最好地促进通则的贯彻执行，以达到如下目的。

(1) 使消费者免受由于食品引起的疾病造成的损伤，充分地保护消费者；政府在制定政策时，应考虑到人的脆弱性以及不同人群的脆弱性。

(2) 为企业和消费者提供健康教育计划，以使其能更深入的了解食品卫生条例。

(3) 对食品行业做到实时监控，以确保食品适于人们食用。

(4) 保证人们对国际贸易食品的信心。

2) 行业的任务

行业应用本文件规定的卫生规范，达到以下目的。

(1) 通过食品标识或其他有效的方法，使消费者能容易且清晰的了解食品信息，可以通过正确的储藏、处置和预处理方法避免食品发生变质。

(2) 提供安全且适宜食用的食品。

（3）维护人们对国际交易食品的信心。

3）消费者的任务

消费者应遵照食品的有关说明，明确自身的责任，并采取适当的食品卫生措施维护自身权益。

（三）定义及使用

1. 定义

为便于本法规的使用，现将有关名词定义如下。

清洁 即清除一切污物、泥土、残留食品、油脂或其他等食品中不应有的物质。

污染物 即对食品的安全性和适宜性有损害的化学或生物物质、异物或非故意加入食品的其他物质。

污染 即食品或食品环境带进或出现污染物。

消毒 即为使生产环境中微生物量降低到不损害食品安全性和适用性水平，通过化学和（或）物理方法进行处理。

加工厂 即实行统一的管理方法，任何可以进行食品生产、处理的房屋或场所。

食品卫生 即为确保食品的安全性和适用性，在食品链所有环节都必须具备的一切条件和措施。

危害 即食品中对健康可能产生有害影响的生物、化学或物理因子。

HACCP 即对食品安全性可能产生显著影响的危害进行识别、评定和控制的体系。

食品处理者 即要遵守食品卫生要求的，与食品设备、包装或非包装食品和器具或食品表面直接接触的人。

食品安全 即当根据食品的用途进行烹调或食用时，食品不会对消费者带来损害的保证。

食品的适宜 即根据食品的预期用途，食品可以被人们接受的保证。

初级生产 即食品链中诸如收获、屠宰、挤奶、捕获等前期的操作环节。

2. 使用

本文件各节就有关食品的安全性和适宜性问题不仅对其应达到的目的进行了说明，而且还对这些目标的基本原理加以说明。

当然会出现一些个别情况，如本文件中的某些特殊要求无法进行实施应用。不论是何情况，最根本和关键的问题应该考虑："究竟什么对食品消费的安全性和适用性是必要的和恰当的？"

文中对什么情况下会提出"哪里必要"和"哪里恰当"之类的问题进行了提示。实际上尽管这种要求基本上是适当的和合理的，但就食品的安全性和适宜性而言，还是会出现某些不必要也不恰当的情况。要确定某一要求是否必要和适当，应对其风险性进行评估，最好是在 HACCP 方法的范围内进行。这一方法可以使本文中的要求被灵活、合理地应用，以达到食品的安全性和适宜性的总体目标。应充分考虑到各种活动的多样性和在生产食品中可能要冒的各种风险。在具体的食品法规中有附加说明。

（四）内　　容

1. 初级生产

初级生产的管理应根据食品的用途保证食品的安全性和适宜性。必要时将包括：避免使用其周围环境可能对食品的安全性构成威胁的场所；采取有效方法控制污染物、害虫和动植物疾病，以使其不对食品的安全构成危害；采取有效的方法或措施，以保证食品是在合格的卫生条件下进行生产。这是为了减少将危害带到食品链的后期阶段的可能性，这些危害可能会对食品的安全性和适宜消费性带来有害影响。

1）环境卫生

考虑周围环境的潜在污染源，尤其是食品的初级生产加工，应尽量避免在有潜在或存在有害物的场所中进行，以防这些有害物污染食品，使其超出可接受的水平。

2）食物源的卫生生产

充分考虑初级生产活动对食品的安全性和适宜性可能产生的影响，特别是对在相关活动中存在被污染可能性较大的特殊点的识别，并采取相应措施尽量避免或降低污染的可能性。以 HACCP 为基础的方法有助于采取这种措施，生产者应尽可能地采取以下措施：①以动植物本身作为食品，避免因其卫生健康条件，导致对人体健康的危害或者对产品的适宜性带来不利影响；②保护食物源，使之免受粪便或其他不良因素的污染；③在初级生产中，防控由空气、泥土、水、饲料、化肥（包括天然肥料）、杀虫剂、兽药或使用的其他媒介物产生的污染。

特别是对废弃物的有效管理值得注意，对有害物质要进行合理的存放和使用。"卫生从种植和养殖场开始"的行动计划可以达到高效的食品安全目的，且其正逐渐成为初级生产的重要组成部分，应加以支持和鼓励。

3）搬运、储藏和运输

生产者应各尽其责，在搬运、储藏和运输中要注意以下 4 个方面：①在搬运、储藏和运输期间，对食品及食品配料充分保护，避免其受蝇虫鼠害、化学、物理及微生物污染或者其他有害物质的污染；②严格将食品及食品配料与明显不适宜食用的物质分开放置；③对温度、湿度的控制和其他控制，采取适当实用的手段措施，尽可能防止食品变质和腐败；④采用安全卫生的方法处理废弃物。

4）初级生产中的清洁、维护和个人卫生

为保证清洁和维护生产工作的有效进行，应采用合理合适的设备和方法进行设备或其他食品或食品接触面的清理，同时还要保证有效的个人卫生标准。

2. 加工厂的设计和设施

通过食品生产的性质及相关的风险，厂房、设备和设施摆放的选址、设计以及建造应能保证符合以下条款：厂房、设备和设施的设计与布局应方便维护、清洁和消毒，并能够做到把空气带来的污染程度降到最低；对温度、湿度和其他重要环境因素的控制具有所需的适当配套设施；表面及材料，特别是与食品相接触的表面或材料，应是无毒的，必要时还应具有适当的耐用性并易于清理和养护；使污染降到最低；可有效地防止蝇、虫、鼠患的进入和隐匿。对于有效控制食品危害，创造良好卫生条件的设计与建造、适当选址和合适的设施是十分必要的。

1）选址

食品加工厂选址应考虑潜在的污染源问题，同时考虑一切可以防止造成食品污染的合理措施的效率问题。在考虑以上保护措施的基础上，加工厂的厂址位置的选择应谨慎，不能将厂址选在可能对食品的安全性和适宜性构成损害的场所，特别注意加工厂通常都远离以下地方：①有严重食品污染性的工业活动区或环境已被污染的场所；②易受洪水地震等自然灾害威胁的地方，除非有完善的防范措施；③易受蝇、虫、鼠侵扰的地方；④无法对固体或液体废弃物有效进行消除的地方。

设备应摆放在保证其可以按预期用途正常运转，且能得到充分地维护清洁，同时便于进行卫生操作及卫生监控的地方。

2）厂房和车间

食品加工厂的内部设计和布局的原则是：①防止在食品加工生产中或工序间造成食品间的交叉污染；②满足良好食品卫生操作的要求。

为保证食品的安全性和适宜性，食品加工厂的内部结构应采用耐用材料，而且易于维护和清洁，某些地方应可以进行消毒。并且，对于某些有特殊用途的加工车间还应满足以下条件：①根据其用途，墙壁表面、隔板和地面应采用不渗漏、无毒材料建造；②在符合操作要求的高度内，墙壁和隔板的表面应当光滑；③地面的建造应充分满足排污和清洁的需要；④天花板和顶灯的建造和装饰应能尽量减少积尘、水珠凝结及碎物脱落；⑤窗户应当易于擦洗，安装窗户时应尽量减少积尘，必要时还应安装可拆卸、昆虫防护屏蔽，甚至必要时可将窗户固定死；⑥门的表面应当光滑、无吸附性并易于清洁，需要时也可以进行消毒处理；⑦直接与食物接触的表面，其卫生条件应严格要求，经久耐用，并易于清洁、养护和消毒。应采用光滑、无吸附性材料制成，而且在正常操作的条件下，对食品、清洁剂无污染。

此外，这里所说的房屋和结构物主要是指处理食品的临时性结构物，包括市场柜台、移动售货和街巷售货车以及帐篷、大棚等。这类房屋和结构物的选址、设计和建造的原则是尽可能合理并切合实际地避免食品污染和为害虫提供容身场所。为了保证食品的安全性和适宜性，在这些具体条件和要求的应用中，应对与这些设施有关的食品卫生危害加以全面的控制。

3）设备

（1）总体要求。为保证食品免遭污染，直接与食品接触的设备和容器（不是指一次性容器和包装）的设计与制作应保证在需要时可以进行充分的清理、消毒及养护。另外，为满足养护、清洁、消毒、监控的需要，如方便对虫害的检查等，设备和容器应根据其用途，用无毒材料制成，必要时设备还应是耐用的和可移动的或者是可拆装的。

（2）食品控制与监控设备。为了设计的设备能够在必要时尽可能迅速达到所要求的温度，并有效地保持这种状态，除上述总体要求之外，在设计用来烹煮、加热处理、冷却、储存和冷冻食品的设备时，应从食品的安全性和适宜性出发。为了保证消除有害的或非需要的微生物，或者将其数量减少到安全的范围内，或者对其残余及生长进行有效控制；能迅速达到有关食品的安全性和适宜性所要求的温度及其他必要条件并能保持这种状态；在适当时，可对以 HACCP 为基础的计划中所确定的关键限值进行监控的目的，在设计这类设备时还应使其能对温度进行监控，必要时还需要对温度、空气流动性及其他可能对食品的安全性和适宜性有重要影响的特性进行监控。

（3）废弃物和不可食用物质的容器。盛装废弃物、副产品和不可食用或危险物质的容器应用不渗漏材料制成，且结构合理，并且应该具有特殊的可辨认性。用来装危险物质的容器应当能被识别，而且适当时可以锁上以防止蓄意或偶发性食品污染。

4）设施

（1）供水。为保证食品的安全性和适宜性，饮用水供水系统应配有适当的存储、分配和温度控制设施，必要时能提供充足的饮用水。饮用水应当达到 WHO 最新出版的《饮用水质量指南》中所规定的标准，或者高于该规定标准。主要用于如消防、生产蒸汽、制冷或者类似的不会沾染食物的其他用途的非饮用水，应有单独的供水系统，非饮用水供水系统应能够识别，且不能连接到或者流入饮用水系统中。

（2）排水和废物处理。应当具有完善的排水和废物处理系统和设施，在设计排水和废物处理系统时应使其避免污染食物和饮用水。

（3）清洁。清洁食品、器具和设备要有完善的清洁设施和适当的标示，这些设施要能在需要时供应充足的冷热饮用水。

（4）个人卫生设施和卫生间。为保证个人卫生保持适当的水平并避免污染食品，应当配有适当的卫生洗手和干手工具，有洗手池和热水、冷水（或者适当温度的水）供应；按适当的卫生要求设计的卫生间；适当的更衣设施等的个人卫生设施。另外，这些设施选址要适当，要有适当的标识。

（5）温度控制。因为所进行的食品加工操作性质不同，为保证食品的安全性和适宜性，要有完善的温度控制设施以对食品进行加热、冷却、烹煮、冷藏和冷冻；储藏冷冻或速冻食品，监控食品温度及必要时控制周围环境温度。

（6）空气质量和通风。应具有自然或机械通风等设施，以便于尽量减少由空气造成的食品污染（如由气雾或飞沫造成的污染等）；控制周围环境温度；控制可能影响食品适宜性的异味；必要时对湿度加以控制，以保证食品的安全性和适宜性。通风系统的设计和安装应能避免空气从受污染区流向清洁区，必要时，通风系统可进行彻底地养护和清洁。

（7）照明。为保证工作在卫生的方式下进行，应提供充足的自然或人造光线。照明的要求如下：照明光线的色彩不应产生误导；光的强度应与食品加工过程的性质相适应；照明灯的固定装置应加以适当的防护，以防止其破损而造成对食品的污染。

（8）储藏。必要时，要有完善的设施来储藏食品、配料和非食物性化学药品（如清洁材料、润滑剂、燃油等）。适当的情况下，食品储藏设施的设计与建造的原则如下：可进行充分的养护和清洁；保证食品在储藏期间能够得到有效的保护，免受污染；避免害虫侵入和隐匿；必要时，可创造一种能尽量减少食品变质的环境（如通过对温度和湿度进行控制）；必要的储藏设施的类型取决于食品的性质，必要时可以分开存放；对于清洁物和有害物质的存放应有安全的存储设施。

3. 操作控制

通过以下做法生产出安全的和适宜人们消费的食品。应根据食品的原材料或组成、加工、销售及顾客的使用情况制定设计在某一食品的生产和加工处理中能够得到满足的要求。设计、执行、监控和审核有效的控制系统，通过采取预防性措施来减少不安全食品的风险，并通过对食品危害的控制，保证食品在生产操作的适当阶段的安全性和适宜性。

1）食品危害的控制

食品经营者应通过采用诸如 HACCP 等体系来控制食品危害。应当做到以下 4 个方面：①识别食品生产过程中对食品安全至关重要的所有环节；②在这些环节中实施有效的控制程序；③监控控制程序，以保证其持续有效；④定期或者生产情况有变动时要审核控制程序。

这些体系可用于整个食品链，通过适当的产品和加工设计来控制产品保存期内食品的卫生。控制程序可以很简单，如检查生产线上的校准仪器或者正确安放制冷显示器，在某些情况下，经专家建议和具有文件记录的体系可能更适合。HACCP 体系及其应用指南中对这种食品安全体系模式进行了阐述。

2）卫生控制体系的关键

（1）温度控制。导致食品引发疾病和食品腐败最为常见的原因之一是食品温度控制不好，包括对烹煮、冷却、加工、储藏时间和温度的控制等。在对食品的安全性和适宜性有重要影响的加工过程中，应有适当的控制体系，以保证对温度进行有效控制。温度控制系统应考虑以下几个方面：食品本身的性质，如食品的水活性、pH 及食品中微生物的初始指标和种类；产品的预期用法，如需进行再烹调或者加工处理还是即食食品；说明食品对时间和温度变化的允许限度；包装与加工方法；产品的预期保存期；定期对温度仪进行检查并进行精度测试。

（2）特殊的加工步骤。与食品卫生有关的其他加工步骤还包括冷凝、热加工、辐射、干燥、化学保鲜、真空或气调包装等。

（3）微生物及其他特性。在食品危害的控制中所述的管理体系为保证食品的安全性和适宜性提供了一个有效的方法。在任何食品控制体系中所使用的微生物、化学和物理的特性，都应具有坚实的科学理论基础和水平，而且在适当之处还要说明其监控程序、分析方法和应用范围。

（4）微生物交叉感染。病原菌可通过与食品的直接接触或与接触食品的人、接触面、空气等发生直接或间接感染，从一种食品转移到另一种食品。

原料、未加工食品与即食食品应通过物理方式，或时间进行有效地分离，并要对中间物进行有效的清洁，适当的时候要进行消毒。

进入加工区域的人员应当加以限制和控制。人员必须在更衣设施中洗手和穿戴包括鞋类在内的干净的保护服之后，才能进入风险特别高的加工区。

与食品加工有关的表面、器具、设备、固定物及装置必须彻底清洁，必要时，在加工处理食品原料，尤其是肉类、禽类之后还应进行消毒。

（5）物理和化学污染。应有适当的体系来防止食品受到诸如玻璃或机器上的金属碎块、灰尘、有害烟气等异物及有害化学物质等的污染。必要时，可在加工过程中配备探测仪和扫描仪。

3）外购材料的要求

生产厂不能接受已知含有诸如寄生虫、有害微生物、农药、兽药或有毒物，腐败或外来异物的成分，而且通过正常的分选和加工又无法使这些成分降到可接受的标准的原料和配料。在适当的时候，加工前应该对原料或配料进行检验和分选，必要时，可送检验室检验确定是否适于使用；只有质优、适宜的原料和配料方能使用。在适当的情况下，应该鉴定和使用原材料的说明。此外，还应该对原料和配料的库存进行有效的存货周转。

4）包装

包装设计和包装材料的要求是：①为产品提供可靠的保护以尽量减少污染；②防止破损；③配有适当的标识。在指定的存放和使用条件下，使用的包装材料或气体必须是无毒的，而且不会对食品的安全性和适宜性带来不利的影响。适当的情况下，重复使用的包装还要求其具有适当的耐用性和易于清洁的特点，必要时，还应能对其做消毒处理。

5）水

在食品加工过程中水主要以以下三种方式与食品相关。

（1）与食品接触。在食品加工和处理中的一般情况下都应只使用饮用水。在蒸汽、消防及其他不与食品直接相关的类似场合下用水可以不使用饮用水。另外，在使用非饮用水不会对食品的安全性和适宜性构成危害（如使用干净的海水）的前提下，特定的食品加工过程中，如冷凝和某些处理食品的场所，也可以不使用饮用水。

对于反复使用的循环用水要进行处理并保持一定的水质条件，即使用这种条件下的水不会给食品的安全性和适宜性带来风险。在不会对食品的安全性和适宜性构成危险的条件下，没有经过进一步处理的循环水和从食品加工的蒸发和干燥过程中收集的水也可使用。

（2）作为配料。为避免食品污染，凡是需要用饮用水的场合必须使用饮用水。

（3）冰和水蒸气。制冰用水应符合供水的要求。冰和水蒸气的生产、处理和存储要加以保护，以防污染。此外，用于与食品直接接触或与食品接触表面相接触的水蒸气不应对食品的安全性和适宜性构成威胁。

6）管理与监督

食品卫生的管理与监督取决于其业务规模、业务活动的性质以及所涉及食品的种类。为了在工作中能正确判断其潜在的危险并采取相应的预防和纠偏行动，保证监控和监督工作的有效进行，企业经理和监督人员应对食品卫生总则和规范有足够的了解。

7）文件与记录

因为文件记录有助于提高食品安全控制体系的有效性和可信度，所以在超过产品保质期之前的一段时间内应当保留有关加工、生产和销售过程中的记录。

8）产品回收程序

为了能够方便地处理任何食品安全危害，并能完全、迅速地从市场将所涉及的食品回收，管理人员应保证有效的程序运行。在一种产品由于直接的健康危害而被回收的条件下，应对在类似生产条件下生产的以及可能对公众健康造成类似危害的其他产品进行安全评估或者也需要将其回收，同时还要考虑发布有关健康警告。

回收的产品要在监督之下进行妥善保管，除非该产品已经过以下处理之一：①销毁；②改为人类消费以外的其他用途；③确定对人类消费是安全的；④以某种方法进行再加工来保证其安全性。

4. 工厂维护与卫生

建立有效健全的卫生控制体系，保证充分适当维护、清洁彻底，科学处理垃圾、废弃物等，预防和控制蝇、虫、鼠害的发生，监控卫生程序实施的有效性。能够做到对可能会危害食品的蝇、虫、鼠害和可能污染食品的其他因素条件作持续有效的控制。

1）维护与清洁

企业应满足维护与清洁的一般要求，并遵循清洁程序和方法，制订合适的清洁计划。

（1）一般要求。为推进企业内所有卫生程序的有效实施，厂区内所有设备应保持在良好的工作和维修状态，特别是生产中的关键环节，从而保证按生产计划运行，防止食品污染，如防止墙皮灰尘、金属碎屑、渣片和化学制品等造成食品污染。

企业所经营的食品业务性质决定了清洁方法和必要的清洁材料，清洁之后也要进行适当的消毒处理。食品碎渣和灰尘在清洁时也应除去，这些因素都可能造成食品污染。另外，处理和使用清洁用化学品时，应当遵循产品说明，小心谨慎处理使用。这些清洁用化学品在储存时，应与食品分开，存放于标记明显的容器内，以避免污染食品。

（2）清洁程序与方法。根据生产工序的具体情况，清洁程序应包括：用水去除松弛的积垢和清洁剂残余物；应使用清洁剂溶液进行细菌膜的清除和松化积垢，并将容器泡在溶液或悬浮液中；需彻底对表面可见残渣进行清除；应做到干燥清洁，去除或收集残余物和碎屑应采用合适的方法；除非设备或器皿等说明书指明无需冲洗，否则，必要时需应用流水进行冲洗。

清洁可以采用一种或多种物理方法结合的方法进行，如擦拭、加热、真空清洁、涡流和其他不用水的物理方法；或采取化学方法，如使用清洁剂、酸洗或碱洗等方法。

（3）清洁计划。消毒和清洁计划应确保对工厂的所有角落进行彻底清扫，也包括对清扫设备的清洁。对于清洁和消毒计划的有效性和适宜性应进行持续有效的监控，必要时应随时予以记录。

制作书面清洁计划时要明确以下几项：列入需要清洁的区域、器具和设备名称等；每项任务的职责；清扫方法和频率；监控计划；根据情况，制订计划前应该向有关专家咨询。

2）害虫控制体系

害虫控制体系包括以下五个方面的内容。

（1）总体要求。害虫对食品的适宜性和安全性构成主要的威胁，害虫的侵入可能出现在有食品和有孳生地的地方。因此，应采用良好的卫生规范以避免制造易于害虫侵入和生长的条件。良好的卫生环境、严格的进货审查和完善的监控机制就可以将害虫对食品造成的污染降到最低，从而也控制了杀虫剂的用量。

（2）防止进入。建筑物应保持良好的维修状态和卫生条件以防止害虫的侵扰，并消除其可能存在的孳生地。洞孔、排水口以及害虫可能进入的任何地方都应保持封闭。门、窗及通风口的铁丝网屏障可以减少害虫的进入。此外，还要尽可能避免动物进入厂区和食品加工厂内。

（3）栖身和出没。害虫容易出现并栖息在能得到水和食物的地方，潜在的食物源应储存在防害虫容器内或者堆放在远离地面和墙壁的地方，要保持食品存放库内外清洁，废料应存放在防虫害的、有盖的容器内。

（4）监控与检查。应定期检查工厂及其周围是否有害虫进入的痕迹。

（5）消除隐患。为了避免给食品安全性和适宜性带来危害，一旦发现害虫出没应立即采取措施予以消灭。使用化学、物理和生物试剂处理时不要对食品的安全性和适宜性构成威胁。

3）废弃物管理

对废弃物的清除和存放应有适当的管理措施。废弃物不允许堆积在食品处理、储存和其他工作区域及其周围，除特殊情况外，否则应离工作区越远越好。废弃物的堆放地应该保持适当的清洁。

4）监控的有效性

监控卫生体系的有效性，通过诸如审核工作前检查，或者在适当的情况下，进行环境和食品接触表面的微生物抽样检查等来定期核实情况，并对其进行定期复查和修改，使之适应情况的发展变化。

5. 工厂及个人卫生

通过以下方法保证直接或间接接触食品的人员不会污染食品：保持适当水平的个人清洁及行为和操作适当。不能保持适当水平个人清洁的人员或患有某些疾病或身体状况不好的人员以及举止行为不当的人员，都可能污染食品或将疾病传染给食品消费者。

1）健康状况

被查明或被怀疑患有某种疾病或携带某种疾病的人员，可能会通过食品将疾病传染给他人，如果认为这些人可能会对食品造成病原性污染，就应禁止他们进入食品加工处理区。任何上述人员都应立即向有关管理部门报告疾病或疾病症状。此外，如果食品操作人员出现临床或流行性疾病征兆时，就应进行医疗检查。

2）疾病或受伤

工作人员的疾病或受伤情况应向有关管理部门报告以便进行必要的医疗检查或者考虑将其调离与食品处理有关的岗位。应报告的情况包括黄疸，腹泻，呕吐，发热、伴有发热的喉痛，可见性感染皮肤损伤（烫伤、割伤等），耳、眼或鼻中有流出物。

3）个人清洁

食品操作者应保持高度的个人清洁卫生，需要时要穿防护性工作服、鞋和戴帽。患有割伤、碰伤的工作人员，若允许他们继续工作，则应用防水敷料处理伤口。当食品安全性受到个人清洁的威胁时，如在开始处理食品工作时，或是去卫生间后，或是在处理食品原料或其他任何被污染的材料后，工作人员一定要洗手。此时若不及时洗手，就可能会污染其他食品。一般情况下，应避免他们再去处理即食食品。

4）个人行为举止

从事食品操作工作的人员应禁止那些可能导致食品污染的行为，如吸烟、吐痰、咀嚼或吃东西、在无保护食品前打喷嚏或咳嗽。如果个人佩戴物品，如珠宝首饰、饰针、手表或其他类似物品可能对食品的安全性和适宜性带来威胁，就应禁止工作人员佩戴或携带这些物品进入食品加工区内。

5）参观者

进入食品生产、加工和操作处理区的参观人员，在适当的情况下应穿防护性工作服并遵守其他本部分中提到的个人卫生要求。

6. 运输

为了保护食品不受潜在污染源的危害，必要时应采取措施，保护食品不受可能使食品变得不适于消费的损伤，为食品提供一个良好的环境，从而有效控制食品中病原和致病微生物的孳生及毒素的产生。为防止食品在运输过程中或者到达目的地后被污染，从而造成食品已不适于消费的状况，就必须在运输中采取有效的措施，即在食品链前期就已经采取了充分的卫生控制措施。

1）总体要求

食品在运输过程中必须得到充分保护。运输工具或运输箱的类型取决于食品的特性和运输条件：①在运输过程中，可将不同的食品或将食品与非食品有效地分开；②能有效地保持温度、湿度、空气环境及其他必要的条件，以避免食品中有害的或不利的微生物的孳生或食品变质；③不对食品和包装造成污染；④可以对食品的温度、湿度及其他必要的条件进行检查；⑤可进行有效的清洁，必要时可进行消毒；⑥提供有效保护措施避免污染，包括灰尘和烟雾。

2）使用和维护

当使用同一运输工具和运输箱运输不同种类食品或非食品时，在装货前应对运输工具和运输箱进行清洁，必要时还应进行消毒。运输食品的工具和运输箱应保持良好的清洁、维修和工作状态。在某些情况下，尤其是大批量运输时，运输箱和运输工具应指定和标明"仅限食品使用"，而且只能用于这一目的。

7. 产品信息和消费者的认知

产品信息为食品生产销售链中下一环节的经营者提供充分、易懂的产品信息，使其对食品进行合理的处理、储存、加工、制作和展示。产品批次的表明便于明显辨认以确保必要时易于召回。为保证消费者自身权益，消费者应对食品卫生知识有足够的了解：作出适合个人的选择；认识到产品信息的重要性；对食品有正确的存放、烹饪和使用方法，防止因操作和认知不够，从而导致的不必要的食品污染和变质，或者病原菌的残存、孳生。工业或贸易用的食品产品信息应明显不同于提供给消费者的信息，特别在食品标签上应标注清楚；因为不充分的产品信息或者不正确的食品卫生知识都可能导致在食品链的后期出现食品处理不当的情况；即使在食品链前期已经采取了充分的卫生控制措施，这种不当的食品处理仍有可能带来疾病或者使食品不适于消费。为保证食品产品的衔接性，以使食品市场更加透明化、易追溯化，产品应保证具有以下信息。

1）批次的标识

为便于日后有可能出现的产品的召回，不同批次产品的标识便尤为重要，且也能提高存货周转的效率。为便于辨认生产厂和生产批次，每个食品包装箱都应具有永久性标识。

2）产品信息

为便于食品链中下一个经营销售者能安全、正确地对食品进行处理、展示、储存和制作，所有的食品都应具有或提供充分的产品信息。

3）标识

为确保食品链中下一个经营销售者能安全、正确地对食品进行处理、展示、储存和使用，预包装食品应具有明确的产品说明标识。

4）消费者教育

健康教育计划应能使消费者认识到各种产品信息的重要性，并能够按照产品说明正确地食用和使用食品，或者作出其他明智的选择，应包括食品卫生常识。消费者应特别针对了解与食源性疾病相关的一些关于产品使用时间或者温度的控制。

8. 培训

在任何食品卫生体系中，培训都十分重要。为使从事食品操作或直接、间接与食品接触的人员达到其职责范围内的食品卫生标准要求，应对其进行食品卫生知识的培训工作。如果没有对相关人员进行充分的食品卫生知识的培训或督导，将来就可能对食品的安全性和消费的适宜性构成威胁。

1）认识与责任

食品卫生培训十分重要，食品加工处理者应有必要的知识和技能，从而保证食品加工处理符合卫生要求。每个人都应认识到在防止食品污染和变质中的任务和责任。对直接使用清洁用化学品或其他具有潜在危害化学品的人员还应对其安全操作技术方面加以指导。

2）培训计划

评估要求是否达到培训所需水平时，应考虑以下几个方面的因素：①加工的深度和性质或者在最终消费前的进一步烹调；②食品的性质，尤其是承受病原微生物和致病微生物孳生的能力；③食品储存的条件；④消费前预计的食品保质期。

3）指导与监督

做好日常的监督和检查工作，对培训和指导计划实施的有效性进行定期的抽查评估，以保证卫生程序的有效贯彻执行。为使食品加工管理人员和监督人员在工作中能够对潜在危害作出正确的判断并能有效地采取措施加以修改，这些人员应具备必要的食品卫生原则和规范知识。

4）回顾性培训

为保证食品操作者在工作中始终了解保证食品的安全性和适宜性所必需的操作程序，培训制度应始终保持正常运作；对培训计划也应进行常规性复查，必要时可进行修订。

三、中国《食品企业通用卫生规范》

国际食品法典委员会制定的《食品卫生通则》是世界各国政府制定本国食品 GMP 法规的主要依据。各国政府根据《食品卫生通则》相继制定了相关的法律法规，构成了各国的 GMP 框架，以达到对食品卫生安全有效控制的目的。从 1988 年开始，我国先后颁布了 18 个食品企业卫生规范（详见附录 1）和 1 个食品企业通用卫生规范。

《食品企业通用卫生规范》（1994 年）作为一个强制性国家标准，规定了食品企业的食品加工过程、原料采购、运输、储存、工厂设计与设施的基本卫生要求及管理准则。本规范适用于食品生产、经营的企业、工厂，并作为制定各类食品厂的专业卫生规范的依据。本规范规定了食品企业的食品加工过程、原料采购、运输、储存、工厂设计与设施的基本卫生要求及管理准则。

（一）原材料采购、运输的卫生要求

1. 采购

购入的原材料应具有该品种应有的色、香、味和组织形态特征，具有一定的新鲜度，不能含有毒有害物质，也不应受其污染。采购人员应具备简单的鉴别原材料质量和卫生情况的知识、方法和技能。按质量卫生标准或要求进行原材料的采购。农产品原料采收后，为便于加工、运输和储存而采取的简易加工应符合卫生要求，不应因此而对食品造成污染和潜在危害，否则不得购入。重复使用的包装物或容器，结构应便于清洗、消毒。要加强检验，有污染者不得使用。此外，盛装原材料的包装物或容器，应符合卫生要求，其材质应无毒无害，未见污染。

2. 运输

运输过程中，原料应防止污染，为使其不受损伤应轻拿轻放，且不得与有毒有害物品同时装运。运输工具（车厢、船舱）等应备有防雨防尘设施，符合卫生要求；根据原料特点和卫生需要，还应具有保温、冷藏、保鲜等功能的设施。还要建立卫生制度，定期清洗、消毒运输工具等，保证其洁净卫生。

3. 储存

1) 场地和仓库要求

应设置与生产能力相适应的原材料场地和仓库。新鲜果、蔬原料应储存于遮阳，通风良好，地面平整，有一定坡度，便于清洗、排水的场地，以便及时剔出腐败、霉烂的原料；剔出的原料按规定方法处理，集中到指定地点，防止污染食品和其他原料。根据不同要求，各类冷库应按规定的温度、湿度储存原料。储存其他原材料的场地和仓库，也应保证地面平整，且通风换气顺畅，设有防鼠、防虫设施。

2) 场地和仓库管理

原料场地和仓库应设专人管理，建立管理制度，定期检查质量和卫生情况，按时清扫、消毒、通风换气。原材料应离地、离墙并与屋顶保持一定距离，垛与垛之间也应有适当间隔。各种原材料应按种类不同分批储存，同一库内不存放相互影响风味的原材料，每批原材料均应有明显标志。遵循先进先出的原则，及时剔出不符合质量和卫生标准的原料，防止交叉污染。

（二）工厂设计与设施的卫生要求

1. 设计

凡在新建、扩建、改建的工程项目中涉及相关食品卫生方面的部分，需按本规范和与各类食品生产企业相对应的卫生规范的相关规定进行设计和施工。食品生产厂应将与食品企业卫生相关的资料报当地食品卫生监督机构备查，这些资料包括：工厂的总平面布置图，原材料、半成品、成品的质量和卫生标准，生产工艺规程以及其他有关资料。

2. 选址

厂区不应设于受污染河流的下游。应选择有充足水源、交通方便、地势干燥的地区。生产区建筑与外缘公路或道路应设有防护带，可根据各类食品厂的特点由其所遵循的食品厂卫生相关规范另行规定距离；厂区应远离所有对食品生产不利的场所。厂区周围不得存在蝇、虫、鼠大量孳生的潜在场所，避免危及产品的卫生情况，也不得有粉尘、有害气体、放射性物质和其他扩散性污染源。

3. 总平面布置（布局）

不同种类食品生产厂应根据本厂特点制定整体规划。建筑结构应合理完善，建筑物、设备布局与工艺流程三者衔接合理，能满足生产工艺和质量卫生要求；原料与半成品和成品、生原料与熟食品均应杜绝交叉污染。为防止相邻车间之间的干扰，建筑物及设备布局还应考虑温度、湿度和其他工艺参数对生产工艺的影响。为保证厂房的安全，厂房之间，以及厂房与外缘公路或道路应保持一定距离，设立隔离带或绿化带。厂区内车间裸露的地面都应进行充分的绿化。给排水系统设施应合理有效，应能适应生产需要、保持畅通，并设有防止污染水源的鼠类、昆虫等通过排水管道进入车间的有效措施。生产用水须符合 GB5749—2008 的规定。污水排放应采取净化设施，水质达标，即符合国家规定的标准后才可排放。净化和排放设施不得位于生产车间主风向的上方。污物（加工后的废弃物）存放应远离生产车间方向，存放设施应选用便于清洗、消毒、密闭或带盖的器具，且不得位于生产车间的上风向。厂区道路应采用便于清洗的混凝土、沥青及其他硬质材料铺设，防止积水及尘土飞扬。厂区道路应通畅，便于机动车通行，有条件的应修环行路且便于消防车辆到达各车间。锅炉烟筒高度和排放粉尘量应符合 GB3841—2001 的规定，烟道出口与引风机之间须设除尘装置。排烟除尘装置应设在主导风向的下风向。其他排烟、除尘装置也应达标准后再排放。季节性生产厂应将排烟除尘装置设置在季节风向的下风向。工厂的平面布局要合理，划分出生产区和生活区；生产区应在生活区的下风向。实验动物、待加工禽畜饲养区应与生产车间保持一定距离，且应位于主导风的下风向。

4. 设备、工具、管道

1）材质

用无毒、无味、抗腐蚀、不吸水、不变形的材料，作为制作有可能接触食品物料的设备、工具、管道。

2）结构

设备、工具、管道表面要清洁，不易积垢，无死角，边角圆滑，不漏隙，便于拆卸、清洗和消毒。

3）设置

为保证生产工序的上下衔接紧凑，设备设置应根据工艺要求布局。各条管道、管线尽可能集中走向。为防止冷凝水滴入食品造成污染，冷水管不宜在生产线和设备包装台上方。其他管线和阀门也不应设置在暴露在外的原料和成品上方。

4）安装

安装位置应保证与屋顶（天花板）、墙壁等有足够的距离，符合工艺卫生要求，设备一般采用脚架固定，也需与地面有一定距离。为便于清洗消毒，传动部分应有防水、防尘罩。各类料液输送管道应避免死角或盲端，设排污阀或排污口，便于清洗消毒，防止堵塞。

5. 建筑物和施工

1）高度

生产厂房的高度应能满足工艺、卫生要求，以及设备安装、维护、保养的需要。

2）占地面积

生产车间人均占地面积（不包括设备占位）不能少于 $1.50m^2$，高度不低于 3m。

3）地面

生产车间地面应平整、无裂隙、略高于道路路面，便于清扫和消毒，且采用不吸水、不渗水、无毒、防滑材料（如耐酸砖、水磨石、混凝土等）进行铺砌，设有适当坡度，在最低点设置地漏，保证做到地面不积水。其他厂房也要根据卫生要求进行。

4）屋顶

选用表面光洁、耐腐蚀、耐温、不吸水、浅色材料涂覆或装修屋顶或天花板，为减少凝结水滴落应设有适当的坡度，防止虫害和霉菌孳生，也便于清洗消毒。

5）墙壁

选用不吸水、不渗水、浅色、无毒材料涂覆生产车间墙壁，用白瓷砖或其他防腐蚀材料装修，高度不低于 1.50m 的墙裙。墙壁表面平滑整齐，壁边与地面交界处要呈漫弯形，防止污垢积存、积水，并便于清洗消毒。

6) 门、窗

门、窗、天窗设置位置要恰当，做到严密不变形，防护门能向两面开，并能保证便于卫生防护设施的设置。窗台要设于离地面 1m 以上，内侧要下斜 45°。非全年使用空调的车间，门、窗应有防蚊蝇、防尘设施，纱门应便于拆下清洗。

7) 通道

通道要宽敞，便于运输和卫生防护设施的设置。楼梯、电梯传送设备等处要便于维护和清扫、洗刷和消毒。

8) 通风

采用自然通风时通风面积与地面积之比不应小于 1：6；采用机械通风时换气量不应小于每小时换气三次，从而保证生产车间、仓库通风良好。机械通风管道进风口应距地面 2m 以上，并远离污染源和排风口，开口处应设防护罩。必要时，饮料、熟食、成品包装等生产车间或生产工序可增设水幕、风幕或空调设备。

9) 采光、照明

车间采光系数不应低于标准 1V 级；检验场所工作面混合照度不应低于 540lx；加工场所工作面不应低于 220lx；其他场所一般不应低于 110lx。车间或生产工作地应保证有充足的自然采光或人工照明。位于工作台、食品和原料上方的照明设备应加设防护罩。

10) 防鼠、防蚊蝇、防尘设施

建筑物及各项设施根据生产工艺卫生要求和原材料储存等特点，设置有效的防鼠、防蚊蝇、防尘、防飞鸟、防昆虫的侵入、隐藏和孳生的设施，防止受其危害和污染。

6. 卫生设施

1) 洗手、消毒

洗手设施要配备冷热水混合器，其开关应采用非手动式，每班人数在 200 人以内者，龙头按每 10 人 1 个，200 人以上者每增加 20 人增设 1 个。应分别设置在车间进口处和车间内适当的地点。还应包括干手设备（热风、消毒干毛巾、消毒纸巾等）。根据生产需要，还应配备消毒手套，同时配备足够数量的指甲刀、指甲刷和洗涤剂、消毒液等。生产车间进口，还应设有工作靴消毒池（卫生监督部门认为无需穿靴鞋的消毒车间可免设）。消毒池壁内侧与墙体呈 45°坡形，其规格尺寸应根据情况强制要求工作人员必须通过消毒池才能进入作为目的。

2) 更衣室

更衣室应设储衣柜或衣架、鞋箱（架），衣柜之间要保持一定距离，离地面 20cm 以上，如采用衣架应另设个人物品存放柜。更衣室还应备有穿衣镜，供工作人员自检用。

3) 淋浴室

淋浴器按每班工作人员计每 20～25 人设置 1 个，淋浴室可分散或集中设置。淋浴室应设置天窗或通风排气孔和采暖设备。

4）厕所

应在生产车间外侧设置厕所，一律采用水冲式，并备有洗手设施和排臭装置，其出入口避开通道且不得正对车间门；其排污管道与车间排水管道需要分设。设置坑式厕所时，应距生产车间 25m 以上，并应便于清扫、保洁，且设置有效的防蚊、防蝇设施，防止造成交叉污染。厕所设置应有利于生产和卫生，应根据生产需要和人员情况设定数量和便池坑数。

（三）工厂的卫生管理

1. 机构

为对食品厂的卫生工作进行全面管理，必须建立相应有效的卫生管理机构。管理机构应配备经专业培训的专职或兼职的食品卫生管理人员。

2. 职责（任务）

对食品卫生法规和有关规章制度做好宣传和贯彻。组织卫生宣传教育工作，培训食品从业人员。为本单位从业人员进行定期健康检查，并做好善后处理工作。对本单位的卫生法规执行情况进行监督、检查，并定期向食品卫生监督部门报告。制定和修改本单位的各项卫生管理制度和规划。

3. 维修、保养工作

建筑物和各种机械设备、装置、设施、给排水系统等均应保持良好状态，确保正常运行和整齐洁净，不污染食品。建立健全维修保养制度，定期检查、维修，杜绝隐患，防止污染食品。

4. 清洗和消毒工作

应制定有效的清洗及消毒方法和制度，以确保所有场所清洁卫生，防止污染食品。使用清洗剂和消毒剂时，应采取适当措施，防止人身、食品受到污染。

5. 除虫灭害的管理

厂区应采取有效防止鼠类、蚊、蝇、昆虫等的聚集和孳生的措施，并定期或实时地进行除虫灭害工作。对已发生场所，及时采取紧急措施加以控制和消灭，防止虫害蔓延以及对食品造成污染。使用各类杀虫剂或其他药剂前，应对人身、食品、设备工具的污染和中毒做好预防措施；用药后，将所有设备、工具彻底清洗消毒，以便消除污染。

6. 有毒有害物管理

对清洗剂、消毒剂、杀虫剂以及其他有毒有害物品应建立有健全的管理制度，在物品明显处标示"有毒品"字样，并具有固定包装，由专人负责保管，储存于专门的加锁库房或柜橱内。应由经过培训的人员按照正确的使用方法进行使用，防止污染和人身中毒。除卫生和工艺需要，不得在生产车间使用和存放任何种类的可能污染食品的药剂。各种药剂的使用品种和范围，需经省（自治区、直辖市）卫生监督部门同意。

7. 饲养动物的管理

厂内除供实验动物和待加工禽畜外，一律不得饲养家禽、家畜。应加强对实验动物和待加工禽畜的管理，防止污染食品。

8. 污水、污物的管理

污水排放应符合国家规定标准，不符合标准者应采取净化措施，达标后排放。厂区设置的污物收集设施应为密闭式的或者带盖，要定期清洗、消毒，污物不得外溢，应于 24h 之内运出厂区处理。做到日产日清，防止有害动物集聚孳生。

9. 副产品的管理

按照卫生要求，副产品（加工后的下料和废弃物）应及时从生产车间运出，储存于副产品仓库；废弃物则收集于污物设施内，运出厂区处理。使用的运输工具和容器应经常清洗消毒，保持清洁卫生，避免发生污染。

10. 卫生设施的管理

洗手处、消毒池、鞋消毒池、更衣室、淋浴室、厕所等卫生设施，应建立管理制度，有专人管理，责任到人，保持良好状态。

11. 工作服的管理

食品生产企业应设有工作服的相关清洗保洁制度。工作服包括淡色工作衣、裤、发帽、鞋靴等，某些工序（种）还配有口罩、围裙、套袖等卫生防护用品。凡直接接触食品的工作人员必须每日更换工作服。其他人员也应定期更换，保持清洁。

12. 健康管理

食品厂应保证全体工作人员每年至少进行一次体格检查，没有取得卫生监督机构颁发体检合格证者，不得从事食品生产工作。对直接接触入口食品的人员还必须进行粪便培养和病毒性肝炎带毒试验检查。凡体检确认患有肝炎（病毒性肝炎和带毒者）、活动性肺结核、肠伤寒和肠伤寒带菌者、细菌性痢疾和痢疾带菌者、化脓性或渗出性脱屑性皮肤病、其他有碍食品卫生的疾病或疾患的人员均不得从事食品生产工作。

（四）生产过程的卫生要求

1. 管理制度

按产品品种不同建立各自的卫生管理制度，明确各车间和员工的岗位职责，并定期进行检查和考核。具体办法各类食品生产厂的卫生规范中应分别进行制定。各车间和有关部门按照管理范围，做好监督、检查、考核，应设立专职或兼职的工艺卫生管理人员岗位。

2. 原材料的卫生要求

应采购符合规定的原材料进厂。原材料经过检验、化验后，合格才可使用；不符合卫生质量标准和要求的，要严格与合格品区分开，防止混淆和污染食品，且不得投产使用。

3. 生产过程的卫生要求

各项工艺操作应在良好的情况下进行。按生产工艺的先后次序和产品特点，为防止前后工序相互交叉污染，将原料处理、半成品处理和加工、包装材料和容器的清洗消毒、成品包装和检验、成品储存等工序分开设置。维修、检查设备时，应防止一切有可能造成生产污染的因素，如润滑剂、燃料和金属碎屑等。防止变质造成污染，以及腐败微生物及有毒有害物造成的污染。成品应有固定包装，经检验合格后方可包装；防止异物带入食品，包装应在整体生产条件良好的状态下进行。生产设备、工具、容器、场地等在使用前后均应彻底清洗清毒。使用的包装容器和材料应完好无损，符合国家卫生标准。包装上的标签应按 GB7718—2011 规定执行。成品包装完毕，为防止差错，应按批次入库、储存。生产过程的各项原始记录（包括工艺规程中各个关键因素的检查结果）应妥善保存，保存期应比该产品的商品保存期延长 6 个月。

（五）卫生和质量检验的管理

应按国家规定的卫生标准和检验方法进行检验，逐批次对投产前的原材料、半成品和出厂前的成品进行检验，并签发检验结果单。食品厂应设立与生产能力相适应的卫生和质量检验室，并配备经专业培训、考核合格的检验人员，从事卫生质量的检验工作。卫生和质量检验室应具备所需的仪器、设备，并有健全的检验制度和检验方法。原始记录应齐全，并应妥善保存，以备查核。检验用的仪器、设备，应按期检定，及时维修，使经常处于良好状态，以保证检验数据的准确。对检验结果如有争议，应由卫生监督机构仲裁。

（六）成品储存、运输的卫生要求

检验合格包装的成品应储存于成品库，容量应与生产能力相适应。为防止相互混杂，产品应按品种、批次分类存放。成品码放时，要留出通道，便于人员、车辆通行，为方便于通风，应与地面、墙壁有一定距离，要设有温度、湿度监测装置，定期检查和记录。成品库不得储存有毒有害物品或其他易腐、易燃品。此外，要设有充足的防鼠、防虫等设施，定期清扫、消毒，保持卫生洁净。

运输工具（包括车厢、船舱和各种容器等）应符合卫生要求。运输作业应避免强烈振荡、撞击，过程中应轻拿轻放，防止损伤成品外形；不得与有毒有害物品混装、混运；搬运人员工作完成后，应尽快撤离工作地，防止污染食品。根据产品特点应使用具有防雨、防尘、冷藏、保温等设施的运输工具进行货运。此外，根据产品的质量和卫生要求，生鲜食品的运输应另行制订办法，由专门的运输工具进行。

（七）个人卫生与健康的要求

食品厂的从业人员（包括临时工）应接受健康检查，并取得体检合格证者，方可参加食品生产。从业人员上岗前，要先经过卫生培训教育，方可上岗。上岗时，要做好个人卫生，防止污染食品。进车间前，必须穿戴整洁划一的工作服、靴鞋、帽，工作服应盖住外衣，头发不得露于帽外，并把双手清洗消毒干净。不得将个人生活用品带入或存放于生产车间，如衣物、食品、化妆品、烟酒、药品等。手接触不洁物、用餐、进厕所、吸烟等之后，都必须把双手洗净才能进入车间工作。不准穿工作服、工作鞋进厕所或离开生产加工场所。操作人员手部受到外伤，经过包扎治疗戴上防护手套后，方可参加不直接接触食品的工作。直接与原料、半成品和成品接触的人员不准戴戒指、耳环、项链、手镯、手表等饰品。不准浓妆艳抹、染指甲、喷洒香水进入车间工作。上班前不许酗酒，工作时不准吃食物、饮酒、吸烟及做其他有碍食品卫生的活动。进入生产加工车间的其他人员（包括参观人员）均应遵守本规范的规定。

四、中国《出口食品生产企业卫生要求》

2002年版《出口食品生产企业卫生要求》，是中国出口食品企业GMP，其主要内容共19条，其核心是卫生安全质量体系的建立和有效运行。卫生安全质量体系包括下列基本内容：卫生安全质量方针和目标；组织机构及其职责；生产、质量管理人员的要求（5条内容）；环境卫生的要求（6条内容）；车间及设施卫生的要求（10条内容）；原料、辅料卫生的要求（5条内容）；生产、加工卫生的要求（7条内容）；包装、储存、运输卫生的要求（4条内容）；有毒有害物品的控制（1条内容）；检验的要求（3

条内容）；保证卫生安全质量体系有效运行的要求（9 条内容）。

（一）中国出口食品企业 GMP 的特点

《出口食品生产企业卫生要求》具有以下 8 个主要特点。

1. 采用了世界先进的管理理论和方法

以 SSOP、GMP、ISO9000 理论为基础，以 HACCP 体系为控制食品安全的基本方法，出口食品生产企业卫生要求已成为我国检验检疫部门的基本政策。HACCP 这一成本低、见效快、适合食品行业特点的安全管理体系的管理模式在出口水产品企业中已得到了广泛的应用，目前正在肉类、速冻方便食品、速冻蔬菜加工、罐头、果蔬汁企业及其他食品相关行业中进行推广。

2. 强调建立体系，突出体系化管理思想

质量、安全、卫生是生产过程中通过体系控制实现的，而不是检验出来的，事后检验只是对控制体系是否有效运行的验证。

3. 突出机构和人员的保证作用

出口食品生产企业应当建立能够保证产品卫生安全质量的组织机构，并对其职责和权限进行规定。此外，还规定了与食品生产有关的人员体检、健康检查、保持个人清洁，培训、考核和资格等相关事项。

4. 硬件设施应当达到规定要求

主要包括对企业的环境卫生提出的 6 个方面的要求，对食品生产车间及设施的卫生提出的 10 个方面的要求。

5. 关键要素的有效控制原则

企业应使用符合卫生规定要求的生产用原料、辅料并使其得到有效控制；为防止发生交叉污染，食品企业应保证生产环节中的清洁卫生，严格实施清洁消毒制度的要求，分析不合格品产生的原因并实时对其采取纠正措施；应严格控制出口食品的包装、储存、运输过程的卫生情况；控制产品的卫生安全质量检验，包括机构、人员、标准、设施、仪器设备、计量、记录、资格等方面的监控。

6. 有毒有害物品的严格控制原则

为避免有毒有害物品对食品、食品接触表面和食品包装物料造成污染，严格执行有毒有害物品的储存和使用管理规定，确保厂区、车间和化验室使用的洗涤剂、消毒

剂、杀虫剂、燃油、润滑油和化学试剂等有毒有害物品得到有效控制。

7. 保证卫生安全质量体系有效运行的要求

企业应制订从原辅料至成品整个生产过程的卫生控制程序，并做好记录，保证卫生安全质量体系得到有效执行；对影响食品卫生的关键工艺工序，应制定明确的操作规程，并保证其得到连续的监控和记录；确保加工用水（冰）、有毒有害物质、食品接触表面、虫害防治等处于受控状态，建立卫生标准操作程序，并确保其执行和良好规范的记录；对不合格品包括标识、记录、评价、隔离处置和可追溯性等内容制定控制制度，并保证其执行实施；为保证产品出现卫生安全质量问题后能及时召回，应制定健全的标识、追踪和召回制度；为保证加工设备、设施能满足生产加工，需制定相应的维护程序，并对其进行严格的执行；建立内部审核和管理审核评审的定期内部审核制度，并做好实施监控记录；制订并实施员工培训计划并做好培训记录；为保证质量记录、收集、编目、归档、存储、保管和处理等的真实、准确、规范并具有可追溯性，应制定并执行相应的管理规定，保存期不少于 2 年。

8. 对传统工艺的例外条款

在保证食品卫生安全的前提下，对必须使用传统工艺生产加工的产品，可以按传统工艺生产加工。

（二）实 施 要 点

结合中国有关出口食品企业的实际情况，提出以下实施要点，以便理解、贯彻和实施《出口食品生产企业卫生要求》。

1. 设计与设施卫生

1）工厂的选址与设计

（1）工厂周围环境。为了避免有害气体、烟雾、粉尘、放射性物质等污染源对食品卫生安全的危害。食品厂应在环境卫生状态良好的区域（人口稠密的居民区和闹市区除外）建厂，因此，良好的环境条件是食品生产的基本要求。

（2）厂区规划。厂区的规划和布局要合理。为了控制不同区域的人员和物品相互间的交叉流动，生产区内的各管理区应通过设立标示牌和必要的隔离设施加以界定，所以生产区和生活区要分开。为了控制厂区道路的硬化、路面平坦并不易积水，空地应适当绿化。厂区内的垃圾和生产废料应用加盖密封的容器盛装，并于当日及时清理出厂，其堆放处应远离加工车间。厂区内不得饲养动物。对于肉类加工工厂而言，人员、成品、原料、废弃物应分别设置出入口，并应在畜禽进厂的大门设有车轮消毒池，生产过程产生的废水废气排放要符合国家的环保要求。厂区内不得生产和存放有碍食品卫生安全的其他产品，而且不得兼营。

（3）面积要求。生产能力与生产加工面积相适应。

（4）建筑材料的要求。为了使车间地面表面平坦、不积水，铺设车间的地面时要用防滑、坚固、不渗水、易清洁、耐腐蚀的材料，并且车间整个地面的水平在设计和建造时应该比厂区其他环境的地面水平略高，而且要有一定的斜坡度。车间的墙面应涂覆耐腐蚀、易清洗消毒、坚固、不渗水的材料及用浅色、无毒、防水、防霉、不易脱落、可清洁的材料。车间的墙角、地角和顶角呈弧形，车间顶面要用便于清洁的材料，顶面所用的材料还要不易凝结水珠，在有蒸汽产生的作业区域，为了防止冷凝水滴落到产品上，在建造时要形成适当的弧度。

（5）给排水系统的要求。车间内生产用水的供水应采用不易生锈的管材，供水由清洁区向非清洁区流动，即应逆加工进程方向。为了避免冷凝水凝集滴落到产品和食品接触面上，车间内的供水管路应尽量统一走向，冷水管要避免从操作台上方通过，为了防止水管外不清洁的水虹吸和倒流入管路内，须在水管适当的位置安装防虹吸装置。为保证车间排水的通畅，车间的排水沟应使用表面光滑、不渗水的材料铺砌。排水的方向也是从清洁区排向非清洁区，或者清洁区和非清洁区各自单独向外排放。为了防虫防臭，排水沟的出口要有防鼠网罩，车间的地漏或排水沟的出口使用 U 形或 P 形、S 形等有存水弯的水封。

2）车间设施卫生

保证产品卫生安全质量的关键是车间具有良好的卫生条件。出口食品加工车间应具备以下几个方面的卫生条件。

（1）防蝇、防虫设施。为保证能有效地防蝇、防虫，车间的门窗和换气孔都要有严密的设施。车间内非封闭式的窗户应安装纱窗。为了防止蚊蝇和其他昆虫飞入，人员、原料、成品出入通道以通过设置风幕等措施，并且灭蝇可用电子蚊蝇灯和电子蚊蝇拍。以控制为主，防灭结合。

（2）人员卫生设施。车间设有与车间相连的更衣室并与加工人数相适应。在更衣室内装设臭氧发生器或紫外灭菌灯，对室内的空气进行灭菌消毒，以保持更衣室的清洁。应安装自动关闭门在车间相连的卫生间内，并且门窗不能直接开向生产区。卫生间的地面、墙壁的建造采用易清洗消毒、耐腐蚀、不渗水材料，并配有冲水、通风和非手动的洗手消毒设施。卫生间外要提供挂工作服、换鞋的设施。衣架与墙距离应适当，使衣服不会接触墙面。个人衣物、鞋要与工作服、靴分开放置。更衣室要保持良好的通风和采光。

（3）洗手消毒设施。食品加工车间必备的卫生设施为洗手消毒设施。水龙头的配置数量应与车间工人的数量相适应。每班人数在 200 人以内可按每 10 人 1 个的比例配置。超过 200 人时，每增加 20 人，增设一个水龙头。并且洗手的水龙头必须是非手动开关式的。洗手应提供温水，并配有洗手液、消毒液和干手用品，防止交叉污染。在更衣洗手消毒后进入车间前，还应进行鞋靴消毒程序，也可将洗手消毒和鞋底消毒同时进行。在车间入口设鞋靴消毒设施，鞋靴消毒设施可以是消毒鞋垫或消毒池。一般消毒池的宽度应与门同宽，长度以人不能跨过为宜。

（4）车间布局。为了与生产能力相适应。按照工艺流程合理布局生产车间、物料库、各操作间、包装间及成品库车间面积。过于拥挤的工作环境不仅妨碍生产操作，而且人员之间过多的碰撞和接触很容易导致产品的交叉污染。所以为方便生产人员、设备的维护和生产物料的通行，一般情况下，车间内加工人员的人均占有面积应不少于 $1.5m^2$。车间内设备与设备之间，设备与天花板之间，设备与墙壁之间留有足够的距离。修建车间的墙壁和天花板的材料应为浅色或白色并且耐腐蚀、防水、无毒、不易脱落、防霉、易清洗。为避免冷凝水滴落到产品上，在有水蒸气产生的车间，天花板应有一定的斜度或弧度。车间的窗台离地面应不小于 1m 并且窗台应呈 $45°$ 斜面，或最好采用无窗台结构。车间内的墙角、柱角、壁角和顶角要呈弧形，曲率半径不大于 3cm。车间的地面铺设的材料应是坚固、不渗水、耐腐蚀、防滑、易清洁的。为便于排水和防止地面积水，整个地面应平坦，并有 1%～1.5% 的斜坡度。车间内排水沟可以是明沟以便排水畅通。为方便清洗沟底应砌成弧形，而且排水应从清洁区流向非清洁区。排水口要有水封或用"U"形弯管，以达到防止老鼠、昆虫及其他生活害虫通过下水道进入车间的目的，同时也能防止下水道的异味进入车间。

采用消毒或过滤等措施，能达到车间内良好的通风，保证进入车间的空气洁净度符合卫生要求。采用自然通风的车间，一般地面面积为通风面积的 16 倍，机械通风的车间换气的次数，每小时应不小于 3 次。气流方向应该是由清洁区流向非清洁区。车间的通气口必须安装有可拆卸的网罩并且耐腐蚀。在油炸、烟熏、蒸煮、烘烤等有蒸汽和油烟产生的区域要配置足够量的排气设施。

瓶装液体产品灯检工作区的光照度应达到 1000lx，并且光线不应改变加工产品的本色。加工操作台面的采光照度，应不低于 220lx，检验工作区不低于 540lx。为了避免灯具破碎时污染产品，食品加工区的灯具必须安装防护罩。肉类和水产品加工车间的温度按工艺要求进行控制，而且加工易腐败变质产品的车间应具备空调设施。车间应供有 82℃ 以上的热水和工器具的清洗消毒区域，配置必要的清洗消毒设施，如消毒槽和清洗槽。内包装物料库应有消毒设施，如紫外线、臭氧等。内外包装物料库应分开设置，并应与包装区相衔接。

3）设备与工器具的卫生

生产过程中与产品接触的设备、输送带、管道、推车、操作台、篮筐以及托盘等工器具应该采用无毒、不生锈、不易老化变形、易清洁、耐腐蚀、不会对产品造成污染的材料制作。例如，木器具由于有不易清洁消毒，并易脱落木纤维、长霉等缺点，一般食品加工中不宜使用。食品加工设备和工器具的结构在设计上应便于消毒、检查、维护、清洗，食品接触面应避免凹凸不平和存在接缝、突出物、铆钉、孔隙、死角、螺栓等。清洁时应特别注意这些部位。

4）仓储设施的卫生

为了输送传递，防止交叉污染。生产用的各种包装材料、原辅料、半成品和成品应有与生产规模相适应的专用存储库房。有温度限制要求的库房内应有相应的温度控制设备、温度显示和记录措施。

2. 加工卫生安全质量管理

1）建立卫生安全质量管理体系

《出口食品生产企业卫生要求》规定，出口食品的生产、加工、储存企业应当建立保证出口食品卫生安全的质量管理体系。这个体系应包括以下几项内容：食品企业负责管理产品卫生安全质量的组织机构；对每一个存在产品卫生安全质量的环节实施控制措施；一系列规范和指导生产食品卫生安全质量管理活动的相关文件。包括 11 项基本内容：卫生安全质量方针和目标；组织机构及其职责；生产、质量管理人员的要求；环境卫生的要求；车间及设施的卫生要求；原料、辅料的卫生要求；生产、加工的卫生要求；包装、储存、运输的卫生要求；有毒有害物品的控制；检验的要求；保证卫生安全质量体系有效运行的要求。

2）生产过程的卫生控制

（1）环境卫生控制。厂区环境中威胁食品卫生安全质量的主要因素有环境中的苍蝇、蚊虫、蟑螂等各种病媒昆虫及老鼠和其他生活害虫、灰尘，以及可以携带和传播各种微生物，如一只苍蝇可携带 300 万个以上的细菌，所以要彻底清除厂区内可能聚集、孳生蚊蝇和藏匿老鼠的场所。企业要制订具体的灭鼠计划，由专人负责实施。生产过程中产生的废弃物要用密封容器存放，并于当日及时清理出厂，所用容器要经常消毒。食品生产区域内要禁用毒药投杀老鼠，使用卫生农药清除蚊蝇等生活害虫也应避免药物对生产区域造成药物污染。

（2）原料、辅料的卫生安全控制。食品生产所有原料和辅料的卫生安全质量是保障食品卫生安全质量的第一关，没有合格的原料，就生产不出合格的食品。原料、辅料的卫生安全质量是目前食品加工企业必须加以关注的问题，也是中国食品出口的主要瓶颈。首先要保证原料来自经过卫生注册的工厂，或来自注册、登记、备案的养殖场、种植园。同时应对有关要素加以控制，主要包括：农兽药残留和其他环境污染的控制；动物疫病的控制；要附有检疫合格证、产品检验合格证；注意产品的保质期、有效期。

加工用水必须符合国家规定的《生活饮用水卫生标准》（GB5749—2008）的指标要求，某些食品，如啤酒、饮料等，水质理化指标还要符合《软饮料用水的质量》（GB10791—1989）的要求，水产品加工过程使用的海水必须符合《国家海水水质标准》（GB3097—1997）的要求。对达不到卫生安全质量要求的水源，工厂要采取相应的消毒处理措施，加氯量为 1～3mg/L，最高不超过 5mg/L，加氯后经过一定的消毒时间。厂内必须严格分开饮用水的供水管路和非饮用水的供水管路，生产现场的各个供水口应按顺序编号。工厂应保存供水网络图，以便对生产系统的日常管理和维护。有蓄水池或中间蓄水设施的工厂，蓄水池应用无毒、不污染水的材料建造，水池要有完善的防尘、防虫、防鼠措施，并定期对水池进行清洗、消毒。工厂的检验部门应每天监测余氯含量，至少每月应该对水的微生物指标进行一次化验。每年至少有1～2次按《饮用水国家标准》所规定的水质指标进行全项目分析的官方监测报告。

（3）生产、加工过程中的卫生控制。分析不合格产品产生的原因，同时对跌落地面的产品和废弃物的收集处理应有标识和监督。原料、辅料、半成品、成品以及生、熟品分别存放在不会受到污染的区域，避免交叉污染。对于食品接触表面的卫生状况和清洁程度的控制，主要是防止交叉污染。食品接触表面包括直接接触表面和间接接触表面，如加工设备、工器具、台案、加工人员的手或手套、工作服等，也包括未经消毒的冷库、卫生间的门把手和垃圾箱等。工厂和车间的设计、布局应提前进行咨询。班前班后进行卫生清洁工作，专人负责检查，并做检查记录。

（4）化学药品管理。食品加工企业不得存放与生产无关的有毒物品。对使用的洗涤剂、消毒剂、化验用药品及机械润滑剂等要实行严格的管理，单独存放，专人保管。各种化学药品必须存放于专用容器并加以标识，严格执行有关存放和使用化学药品的管理规定。

对有毒有害化学物质的标记储存和使用要注意如下几点。具备有毒有害化学物质一览表。应具备主管部门批准生产、销售、使用的证明。应具备主要成分、毒性、使用剂量和注意事项的文字说明。应有单独的区域储存。应放置在带锁的柜子里。应标识清楚有效期。应具备使用登记记录。应由经过培训的人员管理。

（5）包装、储运的卫生安全控制。用于食品的包装分为内包装和外包装，即直接接触食品的包装和外包装，用于食品包装的材料必须是干净的，而不会给被包装食品引入新的卫生安全隐患。标签用纸不得含有毒有害物质，而且不易褪色。包装材料应存放于清洁、干燥的专用库房内，内外包装要分开放置，并有防尘、防鼠措施。特别是内包装的卫生安全要求要等同于食品的卫生安全要求。

要定期对储存食品的仓库进行清洁，必要时进行消毒处理。相互串味的产品、原料与成品不得同库存放。库内产品要堆放整齐，批次清楚，堆垛与地面的距离不应小于10cm，与墙面、顶面之间要有30～50cm的距离。各种堆垛应标记注明产品名称、尺寸、数量、批号、堆。储存冷冻水产品、肉类产品的冷库安装自动温度记录器并安装由计量部门认可的温度计，及时与自动温度记录仪校对，冷库内温度经常观察记录。

食品的装运车船清洁卫生状况应符合食品卫生安全的要求，避免发生二次污染。冷冻产品要用制冷或保温条件符合要求的车船运输。为运输工具的清洗、消费配备必要的场地、设施和设备。装运过有碍食品卫生安全的货物、农药和各种有毒化工产品的运输工具，在装运食品前必须严格清洗，必要时需要经过相关部门检验合格后才能装运食品。

（6）人员卫生管理。食品的加工和检验人员每年至少要进行一次健康检查，必要时还要做临时健康检查。新进厂的人员必须经体检合格后才能上岗。凡是患有影响食品卫生疾病的患者必须调离加工、检验岗位，待痊愈后要经体检合格后方可重新上岗。有碍食品卫生的疾病主要包括：病毒性肝炎、活动性肺结核、肠伤寒和肠伤寒带菌者、腹泻、感冒发热、化脓性或渗出性或脱屑性皮肤病。工厂要为每位员工建立一份健康档案。

进入车间工作前要认真洗手消毒，在冬季，应提供温热水洗手。无论是加工人员还是管理人员进入车间都要穿好工作服并戴好工作帽。戴帽时要注意不要让头发外露。生产即食类食品、卫生程度要求较高的半成品及熟制品工序或在包装间的人员必须戴口罩。与工作无关的人员不得进入车间。工作时不得戴手表、首饰，不得化妆。进车间前还要更换工作鞋靴。工作服的前面应无明扣和口袋。食品加工时应穿工作服，不允许员工穿工作服去任何与食品加工无关的场所。外出或去卫生间，都应及时更衣。在清洁区和非清洁区工作的人员，不得相互串岗，防止人员间相互交叉污染。工作服、手套、工作帽集中管理，每天换洗，统一清洗消毒。企业要有一套完善的员工教育培训制度，企业的全体人员都应该理解本企业的质量方针和质量目标。

(7) 关于传统工艺的控制。传统的食品加工是独特的，分析加工工艺，不能生搬硬套卫生要求，但必须得到有效的控制，才能确保食品安全，这也充分体现了该法规的通用性和灵活性。

3. 卫生安全质量管理体系内部审核与管理评审

实现企业质量目标的前提是卫生安全质量体系的持续有效运行。企业应对卫生安全质量管理体系的有效性和符合性进行内部审核和管理评审，以形成持续改进和完善的机制。内部审核是由企业内部的审核员对体系的所有要素进行客观评价。管理评审是由企业的最高管理者亲自主持、由各部门有关领导和人员参加的对体系（包括方针和目标）的适宜性、充分性、有效性所进行的全面的评审。通过内部审核和管理评审，不断完善食品生产企业的质量管理体系，及时纠正错误、更新内容、总结经验，以形成持续改进的机制。

4. 卫生注册需评审 HACCP 体系的六类产品

《出口食品生产企业卫生要求》还规定了列入《卫生注册需评审 HACCP 体系的产品目录》的出口食品生产企业，必须按照国际食品法典委员会《危害分析和关键控制点体系及其应用准则》的要求建立和实施 HACCP 体系。这些产品有罐头类、水产品类（活品、冰鲜、晾晒、腌制品除外）、肉及肉制品、速冻蔬菜、果蔬汁、含肉及水产品的速冻方便食品。

第三节　危害分析与关键控制点

"危害分析和关键控制点"（HACCP）是一种控制食品安全危害的预防体系而非反

应性体系，它的目的并不是零风险而是使食品安全危害的风险降到最小或者可接受的水平。HACCP 体系被用于确定食品原料和加工过程中可能存在的危害点，从而建立控制程序并监督这些控制措施。危害分析与关键控制点体系强调企业的自身作用，以预防为主。危害可能是寄生虫、有害的微生物，也有可能是物理的、化学的污染。实施HACCP 的目的是对食品生产、加工过程进行最佳管理，以确保提供给消费者更加安全的食品，同时还可以使得消费者对食品加工企业有信心。

一、概　述

HACCP 是否成功应用，取决于管理层和员工的全面承诺和介入。根据特定的研究对象特点，它需要多学科的研究途径，一般来讲，包括农学、兽医卫生、微生物学、医学、公共卫生、食品技术、环境、化学和建筑工程等多种学科的专业技术。在食品安全管理中，HACCP 的应用与其他质量管理体系，如 ISO9000 系列是兼容的。

（一）HACCP 的起源与发展

20 世纪 60 年代，美国的拜尔斯堡（Pillsbury）公司承担太空计划宇航食品的开发任务，这项工作是由该公司的 H. Bauman 博士领导的研究人员和美国陆军 Natick 实验室，以及与 Pillsbury 公司合作的美国国家航空航天局（National Aeronautics and Space Administration，NASA）共同开发的。在开发过程中，研究人员认识到，基于传统的质量控制技术和最终产品检验的检查系统在生产中不能提供充分的安全措施来防止食品污染。为了最大限度地减少风险，确保食品的安全，他们必须大量地对最终产品进行检测，这样不仅费用昂贵，每一批食品中的很大部分都必须用于检验，最终可提供的宇航食品很少。为解决这一问题，他们提出了应该在生产系统中建立一个预防性体系对生产全过程实施危害控制的观点，从管理控制上来确保食品安全。因此，Pillsbury 公司率先提出了 HACCP 概念。事实证明，Pillsbury 公司在正确实施这一预防性体系之后生产出了高度安全的食品。基于实施 HACCP 管理，该公司除了对加工过程中的关键工序和环节进行监测之外，只需对少量的成品做检验即可。对成品的检验实际上是对前面的管理体系有效性的一种验证。从那时起，由 Pillsbury 公司发明的HACCP 体系作为食品安全控制的有效方法得到广泛认可，尽管当时的 HACCP 只有三个原理。

20 世纪 70 年代开始，HACCP 体系开始有了较快的发展。1971 年美国 Pillsbury公司将 HACCP 正式应用于航空食品的生产。1972 年美国 FDA 开始对有关人员培训关于 HACCP 的原理和应用。1974 年美国 FDA 将 HACCP 体系应用到低酸罐头的生产中。1984 年美国科学院 NAS 评价并应用了 HACCP。1989 年美国国家微生物标准咨询委员会（National Advisory Committeeon Microbiology Criteria for Foods，NACMCF）

颁布了"食品生产的 HACCP 原理"。1993 年，FAO/WHO. CAC 批准 HACCP 体系应用准则。在 1997 年，FDA/WHO. CAC 颁布 HACCP 体系及其应用准则，作为《食品卫生通则》CAC/RCP11969，Rev. 3（1997 年）的附录。此后 94/356/EC 欧盟决议批准在食品的生产企业推行 HACCP。加拿大、澳大利亚、中国、日本、韩国、新加坡等国家均开始推广应用。

GMP 和 SSOP 是实施 HACCP 体系的必要条件，如果没有 GMP 和 SSOP 的实施做基础，实施 HACCP 只会是一句空话，HACCP 体系本身只是一个原理或是一种管理方法，而其大量的工作实际是在 GMP。《出口食品生产企业卫生要求》第五条规定列入《卫生注册需评审 HACCP 体系的产品目录》的出口食品生产企业，必须按照国际食品法典委员会《危害分析和关键控制点（HACCP）体系及其应用准则》的要求建立和实施 HACCP 体系。

（二）HACCP 的特点

传统的食品控制方法，主要采用对成品进行逐批抽样检验和现场检查，并最终以成品的抽样检验合格率作为判断食品是否合格的唯一标准。在如今工农业高度发展的状况下，食品残留物、食品污染物、食品添加剂及新的不确定因素复杂而繁多，人们对食品安全危害的认识也越来越深入，所提出的要求也越来越高，所以靠逐批抽样检验的方法已不能满足人们对食品安全提出的要求。HACCP 对于食品安全控制体系具有重要意义，它提出对食品的生产全过程进行控制，从原料生产、采购、加工、包装、运输、储存和销售等诸环节进行危害分析，分析鉴别其存在的危害，以确定关键控制点，并按科学的方法进行监控，从而做到了"从农场到餐桌"食品生产链的全过程防止危害的引入，降低食品安全风险。HACCP 是建立在 GMP、SSOP 基础之上的食品安全预防体系，具有较强的针对性，具有以下的特点。

1. 安全性

食品安全问题可导致以下后果：首先不仅造成巨大的经济损失，还可能引起诉讼和巨额赔偿；其次对人体健康造成伤害，使产品失去消费者、消费市场和产品信誉，将对品牌的持有者造成难以估量的损失；最后，还会严重影响到社会的和谐、稳定和发展。

2. 预防性

HACCP 是一种用于保护食品，防止物理、化学、生物危害的管理工具。美国 FDA 委员 David Kessler 在宣布水产品 HACCP 法规正式实施时，讲过这样一句话："我们的安全检验应该集中在整个过程中的预防上，而不是等马出了马厩才追赶它们。" HACCP 是一个建立在 SSOP 和 GMP 基础之上，能对食品生产全过程涉及食品安全特别是关键工序进行监管和控制的预防性体系。HACCP 的重点是放在对生产过程可能引入危害的预防上，预防物理、化学、生物危害在生产加工、包装、储存、运输过程中进入食品。

3. 全过程控制

涉及从"农场到餐桌"，即从养殖到餐桌，从水中到餐桌的生产全过程的卫生安全管理和控制。对原料中化学危害的控制取决于整个生产链的药物残留监控体系。

4. 非零风险

HACCP 不是控制所有的危害，而是重点控制食品安全危害点或可能对消费者造成不可接受的健康危害点，因此，它不是零风险体系，并不能完全消除所有的危害，旨在于尽可能地降低和预防危害存在的风险。

5. 高度的灵活性和先进的技术性

HACCP 的灵活性体现在对于不同产品不同分析，并非套用统一蓝本；还体现在鼓励新的方法和新的发明的采用，改进工艺和设备。例如，HACCP 要求始终警惕可能出现的新的危害，一旦出现危害立即控制。这种灵活性也表明 HACCP 先进的技术性。危害的分析、关键限值的制定、监控方法的采用等，都需要科学的检测、分析、验证或论证，有的甚至涉及高难技术的科研攻关。

6. 克服了传统的食品安全控制方法的缺陷

在 HACCP 系统管理下的食品生产安全与传统的食品安全保障的检查方法还是有很大的区别，HACCP 强调加工过程的控制，强调集中在影响产品安全的关键控制点（critical control point，CCP）上，强调执法人员和企业之间的交流；一般来讲传统的方法对产品逐批进行检测检查、评价某一天或某几天的加工操作；而 HACCP 方法由官方执法人员或工厂技术管理人员首先通过考察工厂，然后检查公司的 HACCP 计划及监控和纠偏行动记录，查看发生在工厂中的所有事情，检查人员通过判断，确定显著的食品安全危害和企业控制危害的途径来保障食品安全。

HACCP 克服了传统的食品以现场检查和最终产品测试为主要检测手段的缺陷，而使官方检查人员和企业检验人员在食品生产中将精力集中到加工过程中最易发生安全危害的环节上。

7. 强制性

HACCP 体系所控制的是食品加工过程中可能产生的影响人体健康安全的危害，这就奠定了 HACCP 体系被世界各国的官方所接受的地位，并被强制执行。中国对出口食品生产企业中的 6 类产品的生产规定必须实施 HACCP 体系才能获得出口资格，这 6

类产品包括产品类（活品、冰鲜、晾晒、腌制品除外）、罐头类、肉及肉制品、速冻蔬菜、果蔬汁、含肉或者水产品的速冻方便食品。同时还规定其他食品生产企业和餐饮业推荐实施 HACCP 体系，并且根据需要由推荐性改为强制性。

8. 动态性

动态性主要体现在 HACCP 中的 CCP 是可以改变的。CCP 的改变是随工厂的位置、产品配方、加工过程、仪器设备、原料供应、卫生控制和其他支持性计划发生改变而变化。

食品卫生与安全的法制化和规范化管理，体系化控制是必然趋势，也是各国政府不断加大对食品安全行政监管力度的重要方向。食品安全管理体系就像一个金字塔，SSOP 和 GMP 是基础，HACCP 是建立在 SSOP 和 GMP 基础之上的食品安全控制体系。要搞好食品卫生与安全的控制，确保食品的安全，就必须充分了解食品卫生与安全原理知识、微生物学、化学知识及食源性疾病发生的规律，这样才能深刻理解和运用国际国内的相关法规和标准。从 HACCP 实施的现实性来看，HACCP 并不需要很大的投资，一般企业管理人员通过培训就能够理解和掌握。

（三）HACCP 相关术语

HACCP 系统涉及以下相关术语。

危害即食品中产生的、潜在的能危害人体健康的生物因素、化学因素或物理因素。

危害分析即收集信息和评估危害及导致其存在的条件的过程，以便决定哪些危害对食品安全有显著意义，从而被列入 HACCP 计划中。

显著危害即有可能发生并且可能对消费者造成不可接受的危害，有发生的可能性和严重性。

控制即使操作条件符合规定的标准或使生产按正确的程序进行，并满足标准的各项要求。

控制措施即为防止、消除食品安全危害或将其降低到可接受的水平，所采取的任何行动或活动。

关键控制点即可进行控制，并能防止或消除食品安全危害，或将其降低到可接受水平的必需的步骤。

关键控制点判定树即通过一系列问题的推理来判断一个控制点是否是关键控制点的组图。

HACCP（危害分析和关键控制点）即对食品安全显著危害加以识别、评估以及控制的体系。

HACCP 计划即依据预先制定的一套 HACCP 文件，为使食品在生产、加工、销售等食品链各环节与食品安全有重要关系的危害得到控制的程序和步骤。

必备程序即为实施 HACCP 体系提供基础的操作规范，包括 SSOP 和 GMP，也称前提条件。

流程图即生产或制造特定食品所用操作顺序的系统表达。

关键限值即与关键控制点相关的用于区分可接受与不可接受水平的标准值。

操作限值即比关键限值更严格的，由 HACCP 小组为操作者设定的用来减少偏离关键限值风险的参数。

监控即为了评估关键控制点是否处于控制之中，对被控制参数有计划的、连续的观察或测量活动。

偏差即不符合关键限值。

纠偏措施也称纠偏行动，当关键控制点与控制标准不符时，即 CCP 发生偏离时所采取的任何措施。

确认即验证工作的一部分，是指收集和评估证据，以确定 HACCP 计划正常实施时能否有效控制食品安全危害。

验证即确认 HACCP 计划的有效性和符合性，或 HACCP 计划是否需要修改和重新确认的活动。

步骤即包括原材料，从初级生产到最终消费的食品链中的某个点、程序、操作或阶段。

（四）HACCP 体系的应用准则

在将 HACCP 应用于食品链中某一环节之前，该环节就是应按照《食品卫生通则》、适当的食品法典操作规范和适用的食品安全法规运行操作。对于有效地实施 HACCP 体系，管理层的承诺是必要的。在危害鉴别、评估以及随后建立和应用 HACCP 体系的过程中，必须考虑原辅料、食品制作操作规范、加工工序控制危害的作用、产品的最终可能食用方法、消费者群体分类以及与食品安全有关的流行病学报告等涉及食品卫生与安全的各种因素。

HACCP 体系的目标是对关键控制点实施控制，如果某个危害被确定必须予以控制但却无关键控制点存在，就应该考虑重新设计操作工序。

HACCP 体系应独立地应用于各个特定的操作。同样或相似的产品在不同的生产企业其关键控制点可能是不同的，所确定的关键控制点也许不是某一特定食品 HACCP 应用中的仅有的关键控制点，或者它们各自具有不同的性质。

当产品、加工或任何步骤有修改时，对 HACCP 的应用要进行验证和审核，并作出必要的修改。重要的是，考虑到生产操作的特性和规模，在 HACCP 应用时，要有适当的灵活性并赋予应用的内涵。

二、实施 HACCP 计划必备的基本程序和条件

（一）必 备 程 序

HACCP 不是一个独立的程序，而是质量控制体系的一部分。HACCP 体系必须以 SSOP 和 GMP 为基础，通过有效实施这两个程序确保对食品生产环境的卫生控制，然后再通过 HACCP 对可能存在或产生的食品安全危害和不可接受的危害实施重点控制。因此，没有 SSOP 和 GMP 的支持，食品在加工过程中各种危害和污染会不断增加，HACCP 也会成为空中楼阁，起不到预防和控制食品安全的作用。

（二）管 理 层 的 支 持

得到管理层特别是企业最高管理层的理解和支持是制订和实施 HACCP 计划的一个重要前提。因为，加强员工卫生安全意识的最佳途径是各级管理者的表率作用和严格要求，即使当执行某项纠偏措施可能使材料报废或成本临时增加，仍能坚持按 HACCP 计划执行。如果不严格按制定的纠偏措施执行，就会给下级传递错误信息，且会带来长远且严重的不良影响，从此以后，员工就可能不会认真地对待和执行 HACCP 计划中规定的各项操作程序。

只有当各级管理者真正理解 HACCP 的内涵，了解 HACCP 能为公司带来的利益，理解 HACCP 的原理及其所需配置的资源，才能真正支持 HACCP 计划的实施。企业管理层和 HACCP 小组成员需要通过广泛阅读和参加 HACCP 短期培训以确实掌握 HACCP 原理和运用。

建立 HACCP 体系与其他体系，如 ISO9000 一样，需要高层管理者的承诺，从而使 HACCP 小组得到必要的资源，并明确其相应的职责权限。如果没有管理层对 HAC-CP 的支持和认识，没有最高管理者在 HACCP 启动后的全面授权，实施 HACCP 将会是一件非常困难的事，更谈不上最大限度预防和控制食品安全危害了。

管理层承诺的内容包括批准开支，任命项目经理和成立 HACCP 小组，确保 HAC-CP 小组所需的必要资源，建立一个报告程序，批准实施公司的 HACCP 计划，坚持持续改进，主持管理评审，确保工作计划的现实性、适宜性和可靠性。

（三）全员参与和全员培训

对于每一个食品生产企业来说，食品安全都是一项需要全员参与的事业，因此，必须通过培训让每一个员工了解企业实施的 SSOP、GMP 和 HACCP 计划，并掌握其所从事工作或工序的各项要求。

HACCP 体系对于人员在食品安全控制过程中的地位和要求十分明确，主要体现在以下 4 个方面：①人是生产要素，产品卫生与安全取决于全体人员的共同努力，因此，各级人员在食品安全与质量保证中的重要性无论怎样强调都不过分；②人员必须经过培训，以胜任各自的工作；③所有人员都必须严格按规定程序操作，不得擅自更改 HACCP 规定的操作规程；④如实并及时报告工作中的差错，不得隐瞒。

1. 全员参与

为促进食品企业能够恒定地生产与销售高质量的安全食品，就必须要使所有工作人员充分理解自己从事的工作并鼓励他们将各自的工作做得最好。所有从事原料采购或生产、产品开发、生产、包装、储存与质量管理的技术人员都必须具备足够的知识和能力以胜任其担负的工作，并能相互衔接和配合，形成一个全员参与的有机体。

所有工作人员至少都能够阅读并理解 HACCP 计划所要求的规程和书面指令。这样做的目的是让每一个工作人员都有学习和提高技能的基础条件，以便充分发挥其潜能与积极性，无论他们进入企业前的水平如何，只要具备基本的学习技能，均有可能升任至更满意并且要求更高的工作岗位。

不同工作岗位要求人员具备不同的专业知识，对不同岗位人员的一般要求如：①研究人员应通过学术研究以确认其科研能力，主要从事食品安全管理和产品开发的基础工作；②企业的工程技术人员主要从事应用技术的开发与利用，组织生产；③不同层次的经理人员要求具有不同的专业技能、学历、培训和经历，并且能够相互衔接；④只要经过培训具有经验，即使没有学历的生产工人也可胜任其工作。

2. 全员培训

企业员工的素质往往决定着企业的素质、形象、信誉、知名度、产品质量和经济效益。实施 HACCP 体系的企业在对 HACCP 小组成员进行重点培训的基础上，应对雇员进行全面培训。许多食品质量问题和食品安全事故均是由人为因素直接或间接造成的。其中大多数问题可追溯到管理不善或未按规定程序操作，如：①缺乏必要的指令；②员工未受到良好的培训和指导或培训不及时，特别是在原辅料和工艺发生变化后；③对出现的问题没有及时发现或报告不及时；④对出现的偏差没有及时纠偏和组织评估等。必须让操作人员知道并自觉地执行规定的指令。

人员培训是食品安全控制体系的一个重要组成部分，也是提高人员素质、确保产品质量的重要措施。培训可使企业成员理解企业的组织机构，理解他与其他人的关系，理解各人相应的职责、专门的工作和相互间的联系渠道等。培训往往还意味着激励，就是激励人潜在的寻求挑战、刺激和自我实现的内在能力，使得所有员工自觉努力工作以从中实现自我价值。

企业应制订年度培训计划和临时培训计划。实施这些培训计划时应做好记录，要通过培训不断完善和改进企业的食品安全管理。

（四）校准程序

标准计量是产品质量管理的基础之一。通过校准程序能确保所有影响产品品质和安全的检验、测试或测量器具的准确性并使这些测量器具、仪器仪表得到及时有效的维护和保养。定期校准可使这些器具达到并维持在必要的标准水平上。校准还应规定在发现被校准器具、仪器仪表发生失准、失灵前所涉及产品的处理和评估程序。

（五）产品的标识和可追溯性

正确的标识不但能使消费者知晓产品的相关信息，而且还能减少误食或不正确发运产品的可能性，也为产品的可追溯体系的建立和产品回收提供了基础和帮助。产品的标识内容至少应包括：产品描述、级别、规格、包装、保存方式、食用方法、最佳食用期或保质期、批号、生产商和生产地址等。由于无标识或标识不清，曾有误将亚硝酸盐当作食盐，误将机油当作菜油的事件发生。

1. 三个基本要素

产品可追溯性的三个基本要素是：①能确定生产过程的输入包括对各生产要素和原辅料的来源与衔接；②能确定产品已发往的销售地点；③详细完整的记录和产品上的标识。

2. 优点

产品标识和可追溯性的优点为：①可帮助企业准确地查找产生问题的原因，以实施正确的纠偏措施；②实现良好的批次管理，提高工作效率；③能准确有效实施产品召回计划。如果在产品出现问题时，可追溯性越准确、越细致和完善，必须召回的产品和需要涉及的客户就越少，损失自然也就越小。

（六）建立产品召回计划

食品生产企业均应建立产品召回计划，其目的是保证凡是具有公司标志的产品任何时候都能在市场上进行召回，能有效、快速和完全地进入调查程序。因此，企业要定期验证召回计划的有效性。

产品召回计划都应能够完全、快速召回任何一批食品。这类召回计划主要包括以下几个方面的内容。

1. 与产品编码系统有关的文件

代码标识能追溯到产品的生产日期和批号。产品使用的编码标识应在书面召回计划中详细说明，使产品的辨别和召回更加容易。

2. 产品相关记录

产品相关记录包括去向记录的保存时间至少超过产品的保质期。

3. 建立健康和安全的投诉档案

对每一起涉及产品的健康和安全投诉均应记录，及时合理的处理，并将有关信息存入档案。

4. 人员信息

列出负责召回工作的小组成员及其家庭电话。应该制订如果某成员因故中途缺席的代替方案。列出每个成员的明确职责。

5. 召回计划

描述实施召回时采取的每一步程序，并用适当的方式通知受影响的消费者、零售商和批发商，并详细说明危害类型。

6. 处理措施

制订召回食品的处理措施或计划，包括退回的产品和尚存放于储存库中的同批产品，要按照涉及的危害类型描述对有关产品的评估和处理意见。企业准备实施食品召回计划时要立即通报当地食品安全当局。通报时应将有关召回食品的原因、数量、批号、销售分布情况等详细资料同时或及时提供。必要时可请求食品安全当局给予帮助。

三、HACCP 计划的研究步骤

根据食品法典委员会《HACCP 体系及其应用准则》[CAC/RCPI—1996，Rev (1997 年)（1999 年修订）] 的阐述，制订 HACCP 计划的过程由 12 个步骤组成，即组成 HACCP 小组、产品描述、确定预期用途、绘制生产流程图、确认生产流程图、进行危害分析，提出控制措施（原理一）、确定关键控制点（原理二）、确定关键限值（原理三）、建立监控程序（原理四）、建立纠偏措施（原理五）、建立验证程序（原理六）、建立文件记录和管理程序（原理七），在此过程中涵盖了 HACCP 7 项基本原理。

（一）组建 HACCP 小组

HACCP 小组应包括负责产品质量控制、生产管理、卫生管理、产品检验、产品研制、原辅料采购、仓储和设备维修等各方面的专业人员。HACCP 小组的成员不仅应具备本企业产品相关专业知识和技能，还必须经过 SSOP、GMP、HACCP 原理的培训并经考试合格。

1. HACCP 小组的组长

HACCP 小组的组长应具备以下基本技能和知识。有食品生产过程或处理操作方面的实际工作经验；有微生物学及食品卫生与安全控制方面的基本知识；对良好的环境卫生和良好的生产环境以及卫生操作程序的理解；能够理解和识别生物危害、化学危害及物理危害；对食品加工设备的了解及控制或消除潜在危害方式的理解；具有一定的领导能力。

2. HACCP 小组的职责

HACCP 小组应履行的职责包括制订 HACCP 计划；修改、验证 HACCP 计划；监督实施 HACCP 计划；编制 GMP、SSOP 等基础文件；对全体人员的培训等。所以，组建一个能力强、水平高、工作效率高的 HACCP 小组是有效实施 HACCP 的先决条件之一。HACCP 小组组成及各成员的职责分工见表 9-1。

表 9-1　HACCP 小组各成员的职责分工

姓名	组内职务	职责
	组长	①组织对员工的 HACCP 培训 ②组织制定公司的 HACCP 计划 ③组织实施公司的 HACCP 方案
	组员 （基地原料部）	①负责原料基地环境条件的选择、建立和管理 ②负责有关农兽药等农业化学投入品的调查和监督指导 ③负责对原料卫生安全质量的验收
	组员 （生产部）	①监督实施生产加工，严格按照工艺流程操作 ②监督做好生产加工中所要求的各种记录并对其认真审核 ③监督操作人员严格按生产操作规程执行
	组员 （技术部）	①负责制订公司的 HACCP 计划及相关资料 ②负责落实公司的 HACCP 的实施方案 ③检查操作人员是否按照生产工艺流程和操作规程执行 ④监督检查 HACCP 计划中的各种记录是否具备并按照规定进行记录 ⑤监督检查监控、纠偏、验证等过程的正确性 ⑥检察监督环境、生产、设备的卫生是否符合要求
	组员 （设备维修部）	①监督检查生产设备是否正常运行 ②负责按规定校准各种生产和检测设备 ③负责监督检查设备是否按照规定进行清洗消毒并做好记录 ④负责检修各种生产和检测设备

姓名	组内职务	职责
	组员 （检验实验室）	①负责配制各种清洗消毒液 ②负责对生产工序和加工的产品的检测，以验证各工序和产品是否符合要求 ③负责对 HACCP 计划实施效果验证的实验室检测 ④负责实施生产加工所使用的原辅料质量的检测添加剂的用量控制 ⑤负责各种检验结果的记录和保管 ⑥收集和整理有关检测的新方法
	组员 （销售部）	①负责产品运输过程中的卫生、温度（不高于5℃）符合要求 ②负责产品的销售以及售后用户对产品卫生质量反馈意见的收集

（二）产品描述

因为不同的产品、不同的生产方式，其存在的危害及预防措施也不同，对产品进行描述可帮助识别在产品形成过程中使用的原料成分，包括包装材料中可能存在的危害，便于考虑和决定人群中敏感个体能否消费该产品。在这一阶段，HACCP 小组必须正确说明：①相关的安全信息，包括成分、物理或化学特性，如 a_w 和 pH 等；②产品的用途、性能以及使用方法，如即食或者加热后食用，适宜人群；③加工方式，如冷冻、热处理、盐渍、烟熏等；④包装类型及包装条件，如散装、纸箱、桶装、气调包装、真空包装等；⑤保质期和储存条件，应说明产品应怎样储藏才能最大限度地减少危害、降低风险、延长保持期，包括适宜的储藏温度、湿度、环境条件；⑥储运方式，包括各种用于减少危害影响和风险的特殊要求，如冷运车的温度等。

（三）确定预期用途

产品的预期用途应以最终用户和消费者为基础，描述产品的使用范围和如何使用，同时应详细说明产品的销售地点、预期消费者，特别是能否供敏感人群使用（如婴幼儿、孕妇、老人、免疫缺陷者、过敏体质等特定人群）。

（四）绘制生产流程图

生产工艺流程图是一张按序描述整个生产过程的流程图，它应该能够清晰、准确、扼要地描绘产品的整个生产工艺过程的每一步骤。生产流程图是 HACCP 计划的基本组成部分之一，有助于 HACCP 小组了解生产过程，进行危害分析，生产流程图包括生产过程中所有的要素以及从生产到消费者整个过程的细节。流程图还可以包括食品链加工前和加工后的步骤，消费者的行为也应归纳于生产流程图中。HACCP 工作小组应对生产工艺流程图中所涉及的每一加工步骤进行详细的文字说明。

（五）验证生产工艺流程图

生产工艺流程图绘制之后，HACCP 小组应结合实际生产工序现场逐项对照检查，防止遗漏，以保证生产工艺流程图的完整性和准确性。

（六）进行危害分析，提出控制措施（原理1）

1. 危害分析的步骤

危害分析是制订 HACCP 计划关键的第一步。如果危害分析的不正确、不全面，HACCP 计划中需要控制的危害就难以识别，所制订的 HACCP 计划也就失去了其有效性和适宜性。

危害分析和确定相关控制措施有三个目的：①识别危害并确定显著危害和相关的控制措施；②识别加工过程中危害的产生并确认加工过程或产品是否需要改进，从而进一步确保产品的安全；③为确定 CCP 提供基础和依据。

危害分析的过程一般分为两个阶段。第一阶段，由 HACCP 小组对产品的组成和成分、每一加工步骤和使用设备、最终产品及其储存和销售方式、预期用途和消费人群进行审查分析，在此基础上，列出各步骤可能引入、增加或需要控制的生物的、化学的、物理的潜在危害。对历史上曾经发生过的食品安全事件要予以充分考虑，同时要注意吸收最新的食源性疾病与食品安全研究成果。第二阶段，HACCP 小组对潜在危害进行评价，确定必须控制并列入 HACCP 计划的危害。对危害的严重性和发生的可能性进行评价，以确定哪些危害是必须控制的。危害发生的可能性的评价要建立在经验、流行病学数据和技术文献的基础上。在危害分析期间，要把对食品安全的关注同对食品的品质、规格、数量、包装和其他卫生方面有关的质量问题的关注分开。根据消费人群的不同以及食用方式的不同，区别可能是危害和不构成危害。例如，鱼刺对经常吃鱼的人来说并不是危害，而对于年幼的儿童来说则是危害。将危害分析的过程和结果列入危害分析表。

2. 识别潜在危害考虑的因素

在进行危害分析时，要系统地分析食品中可能存在的各种危害并判断其严重性。危害的"严重性"通常是指危害因素存在的多少或所致后果程度的大小。一般引起疾病的危害可分为三类：①威胁生命，如鼠伤寒沙门菌、肉毒梭菌毒素、霍乱弧菌、单增李斯特菌、创伤弧菌、麻痹性贝类毒素、遗忘性贝类毒素；②引起严重后果或慢性病，如弯曲杆菌、沙门菌、致病性大肠杆菌、志贺菌、A 型链球菌、结肠耶尔森菌、副溶血性弧菌、甲肝病毒、真菌毒素等；③引起轻微或中等疾病，如产氯荚膜杆菌、杆菌属、金黄色葡萄球菌、单增李斯特菌、多数寄生虫、腹泻性贝类毒素、组胺类等。

在 HACCP 计划中，只是考虑可能会发生的危害。HACCP 小组应该列出每个步骤中潜在的所有危害，包括原料采购和生产，产品成分，加工中的各步骤，包括产品储藏、销售和消费者最终食用方式。进行危害分析时，必须把质量和安全区别对待，这里的危害是指在缺乏控制的情况下，食品中所含的可能引起人类疾病或伤害的物理、化学、生物因素或食品自身的状态。

在这一阶段可运用头脑风暴，运用问答形式进行讨论。识别潜在危害的时候应该考虑以下问题：①所加工食品原辅料的固有特性及成分；②相应成分中可能存在的污染物、残留物和添加剂等；③加工过程可能引入或可消除的危害；④包装材料的安全与卫生因素；⑤仓储、运输、销售、食用方式不当也有可能引入危害；⑥工厂在建立 SSOP 和 GMP 方面的情况；⑦其他能够考虑到的具体情况。

能引起人类食品安全危害的主要因素有物理因素、化学因素和生物因素，这三大类危害因素可能发生在食品生产和加工过程中的任何阶段。

1）物理性危害

物理性危害主要包括存在于食品中的各种异物，如金属碎屑、玻璃碎片、鱼骨、砂石、木屑、竹签等。

消除这些危害的主要措施是使用金属探测仪、去砂石机、X 射线机、磁铁石、网筛和人工挑拣等。

2）化学性危害

化学性危害大体上包括农兽药残留物、环境污染物、天然毒素（有毒蘑菇、有毒鱼贝类等）、清洗剂、消毒剂、食品添加剂和来自工器具、包装物的化学性有毒有害物质。也包括恶意投毒或者误用而进入食品的化学性有毒物。

对化学性危害的控制比较困难，特别是对已经进入食品的化学污染物很难清除。因此强化预防措施、加强源头控制是最行之有效的方法。

3）生物性危害

生物性危害包括致病菌或产毒的微生物、病毒、寄生虫等，这一类危害可以通过动植物本身染病带菌、带毒或带虫，也可以通过环境而获得，加工过程中人为因素、病媒害虫的交叉污染也是一个重要的污染途径。

对于生物性危害，最好的控制方法就是高温处理，一般的低温控制、清洗、防腐剂、消毒剂等也有一定的效果。

3. 提出安全危害的控制方法

通过详尽的危害分析，列出各加工步骤可能存在或产生的危害，识别危害并提出相应的控制方法。能通过 SSOP 进行控制的危害就通过 SSOP 加以控制，不能的则可列入 HACCP 计划予以重点控制。控制方法是用来防止或消除食品安全危害或者将其降低到可接受水平所采取的任何活动和行动。在实际生产过程中，可以采取许多方法来控制食品安全危害。有时一种控制方法可同时控制几种不同的危害，有时一种危害需要同时用几种方法来控制。例如，高温既可杀灭细菌、病毒、寄生虫卵和寄生虫，又可灭活一些酶和毒素。

1）生物危害的控制方法

（1）运用温度/时间控制机制。适当地控制加工和储存的环境温度和时间可以抑制致病菌的生长，预防毒素的产生，具体方法如下。

蒸煮和加热——通过加热处理产品，可有效杀灭细菌、病毒、寄生虫卵和寄生虫等有害生物。

冷却或冷冻——冷却或冷冻可以有效抑制致病菌的生长；冷冻可使寄生虫死亡。

（2）运用水分活度或 pH 及其他控制机制。

发酵或 pH 控制——产酸菌株产生的乳酸可有效抑制部分不耐酸致病菌的生长。

添加盐、糖——利用水活度原理和渗透压抑制某些致病微生物的生长。

干燥——干燥也是降低食品水分含量，减少微生物生长所需水分供给的一种行之有效的方法，高温干燥过程可以杀死致病微生物，低温干燥过程可抑制致病菌的生长。

添加防腐剂——防腐剂可以抑制某些致病菌的生长，但防腐剂本身的安全性问题应同时予以重视。

（3）利用来源控制机制。从合格的供应商和非污染区收购原料，控制原料中有害生物的存在量。

2）化学危害的控制方法

（1）源头控制。选择土壤、空气环境、水域优良的区域，必须有土壤本底、水质监测合格证明，原料污染物和残留物的监测合格证明。

（2）加工过程控制。合理使用食品添加剂，采用合理的工艺控制条件，防止加工过程中可能产生的外源性污染。

（3）标识控制。在产品标签或包装上标识配料及已知过敏物质。

3）物理危害的控制方法

（1）来源控制。由供应商提供证明，必要时须进行原料检测。

（2）生产过程控制。通过磁铁、金属探测仪、比重分选机、筛网、X 射线设备、过滤器的使用以及感官检查等方法检测控制。

从农场到餐桌的食品安全控制理念，要求从源头上控制可能产生的危害，因此有条件的企业应该从源头控制化学性危害的引入。危害控制可以从原料的接收开始，如供应商的检测报告、声明及原辅料的详细配方说明等。也可以在加工过程中进行相应的处理，如蒸煮等加热过程可以杀死致病菌、病毒和寄生虫及寄生虫卵，冷冻可以杀死寄生虫，X 射线机和金属探测器可以降低甚至消除金属异物的危害。在大多数产品中，想去除已经引入的化学性危害是十分困难的，所以应着力加强对源头的控制。

将一般性的卫生控制列入关键控制点控制，必然会加重 HACCP 计划的负担，分散对关键加工程序及危害的注意力。在通常条件下，已鉴别的危害是与某个单独的加工步骤或产品本身有关，若其他步骤难以解决，则必须由 HACCP 来控制；而已鉴别的危害与人员或环境有关，一般由 SSOP 控制比较好，但这并不是降低其重要性，而是因为由 SSOP 控制更加适合。有时同一个危害可以由 SSOP 和 HACCP 共同控制，如 HACCP 控制致病菌的杀灭，SSOP 控制致病菌的再次污染。在加工过程中，切不可因后道工序有灭菌措施而不控制甚至增加微生物的污染。这不仅涉及技术问题，也会牵扯到道德问题。

（七）确定关键控制点（原理 2）

在危害分析的基础上，应用判断树的方法（图 9-1）或其他行之有效的方法来确定关键控制点。关键控制点也可理解为在某个特定的食品生产过程中，任何一个失去控制后会产生不可接受的健康危害的环节或步骤。我们通常将关键控制点分为两类：一类关键控制点是指可以预防或消除的危害；另一类关键控制点是指能将已确认的危害最大限度地降低或减少到可接受程度。

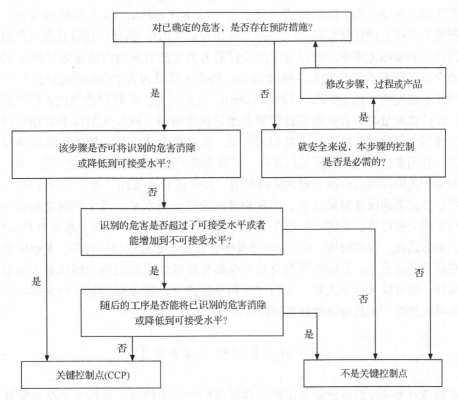

图 9-1　判断树及 CCP 识别顺序

CCP 完整和准确的识别是控制食品安全危害的基础。危害分析过程中产生的资料，对于 HACCP 小组识别加工过程中哪些工序应当设为 CCP 是非常重要的。虽然 CCP 判断树可以为确定某一特定工序是否是 CCP 提供帮助，但它也仅仅是一种工具而已，并非 HACCP 的强制性要素。CCP 的判断应同时参考专家的建议和有关科研报告。HAC-CP 小组应进行判断树应用的专业培训。

如图 9-1 所示，在判断树中囊括了加工过程中可能产生的每一种危害，并针对每一种危害设计出一系列逻辑问题。只要 HACCP 小组按序回答判断树中的问题，就可决定某一步骤是否为关键控制点。当后序加工步骤能更有效地控制某一危害时，则后序步骤是更好的关键控制点。一个危害可以由一个或多个关键控制点控制到可接受水平；同样，一个关键控制点可以控制一个或多个危害。

（八）确定关键限值（原理 3）

关键限值是在 CCP 上用来区分对安全危害不可接受或可接受水平的指标，关键限值是保证食品安全性的绝对允许限量，也就是说关键限值是被用在 CCP 上区别操作条件和不安全的判定标准。

在实际工作中，为了降低偏离关键限值（critical limits，CL）风险的参数，会在关键限值的基础上设置操作限值（operation limits，OL）。例如，在对日出口熟制偶蹄动物肉食品的加热工序中，日方规定的关键限值为加热时蒸柜内温度应保持在 100℃，产品的中心温度则不低于 70℃，持续 1min，操作限值设为蒸柜内温度应保持在 100℃，产品的中心温度则不低于 75℃，持续 1.5min。由此可见，操作限值要比关键限值更加严格。在监视测量时，若发现关键控制点超过操作限值，操作人员应采取相应调整措施予以控制。但此时的措施并不是纠偏行动。要确保全体人员理解操作限值并懂得如何使用，并用来指导对关键限值的操作，要避免将关键限值与操作限值混为一谈。

对每个关键控制点必须规定其关键限值，并保证其有效性。每个 CCP 需有一个或多个控制措施来确保危害被防止、消除和降低至可接受水平，各个控制措施有一个或多个相关的关键限值。关键限值通常采用的指标包括对温度、时间、水分含量、尺寸、湿度、水分活度、余氯浓度、pH 的测量及感官参数，如品质和外观等。关键限值必须建立在科学的基础上，关键限值与食品安全指标既可以来自国内和国际有关标准、准则和法规，也可以来自于文献、实验数据和专家意见。要确保所制定的关键限值具有现实的可操作性，并且能够达到实际控制水平。

（九）建立监控程序（原理 4）

监控是对关键控制点计划规定的关键限值的观察或测量。监控方法必须能够检测 CCP 是否失控。由于关键限值偏离会产生潜在的严重后果，因此监控措施必须行之有效。监控应尽可能采用连续式的物理及化学监测方式。如果监控是不连续的，那么监控频率或数量必须足以保证 CCP 处于受控状态。监控仪器设备必须校准以确保其准确性。监控程序应包括监控对象，如温度、监视屏、时间等；监控方法，如视觉、观察、仪表测量等；监控频率，如每小时、每批、连续等。

1. 监控目的

监控的目的是对操作进行跟踪，使加工过程在操作限值或关键限值出现偏离之前回复到控制状态。监控还可用于确定 CCP 上的偏差和采取相应的纠偏行动。同时，监控能够为验证提供书面文件。如果某工序未进行准确控制并发生偏离，有可能造成食品不安全。

2. 监控对象

通过观察和测量对一个关键控制点的相关操作限值或关键限值参数进行评估。

例如，当温度是关键限值时，监控蒸煮容器内或冷冻储藏的温度；当时间是关键限值时，监控蒸煮产品所需的时间；当温度和时间都是关键限值时，应同时监控相关设备内的温度和产品在蒸煮容器内的时间。

3. 监控方法

监控可以通过观察和采用物理或化学的测量来实现，对于每个 CCP 的具体监控过程取决于操作限值或关键限值以及监控设备和监控方法，选择的监控方法必须能够及时观察或测量到失控之处。观察即通过视觉、味觉和嗅觉感觉器官来进行观察。当用观察进行监控时，应对监控人员进行培训，保证监控人员判断标准的一致性。测量即用物理或化学方法测量，这要比通过观察进行监控更加客观真实。

4. 监控频率

监控可以是连续的，也可以是不连续的，若条件允许应采用连续监控的方法。例如，每批果汁巴氏灭菌的时间和温度都可以连续监控和记录在温度记录表中；由金属探测器连续监控产品有无金属异物。此外，还应当对监控设备连续记录的结果进行定期检查。检查时间间隔的长短将直接涉及发现关键限值偏离时要重新加工的产品或需销毁的产品的数量。必须及时做好记录的检查工作，以保证在装运前把不合格的产品剔除出去。例如，金探工序若每小时用试块测试一次，当测试结果发生偏离时应将上一次测试正常之后与本次测试时间内生产的产品全部剔除。

5. 监控人员

监控人员应明确其监控职责是保证 HACCP 计划成功实施的重要手段，所以必须指定专人来执行监控。这些人员必须受过专业培训，在关键控制点监控技术方面接受训练，充分理解关键控制点监控的重要性，详细、及时、如实记录每一次的监控结果，及时报告关键控制限值的偏差。此外，监控人员必须公正、无偏见、有责任心，实事求是。

（十）建立纠偏措施（原理 5）

根据 HACCP 的原理与要求，当监测结果表明某一 CCP 出现偏差关键限值的现象时，必须立即采取纠偏措施。应当针对 HACCP 体系中每个 CCP 制定特定的纠偏行动，以便能在出现偏差时快速有效地进行处理。纠偏行动的目的是防止不安全的食品产生并流入到消费者手中。各个关键控制点纠偏程序应事先制定，并包括在 HACCP 计划之内。纠偏行动由以下两部分组成。

1. 阻止偏离的措施

纠正措施必须把 CCP 尽可能快地恢复到可控状态。为了避免继续生产不良产品和过多地产生不合格的产品，有时需要停止生产。查出原因并予以消除，防止以后相似情况再次发生。对于没有预料到的关键限值偏差或者再次发生的偏差，应当调整加工工艺或重新评估 HACCP 计划。

2. 纠正偏离的措施

确定对发生偏离时所生产产品的处理方法。在超出关键限值时，必须将生产的产品和正常的产品分离，直到产品经过检测和评估并明确了处理方法时为止。在 CCP 点发生偏离时，要及时处理 CCP 发生偏离期间生产的产品，妥善保存所有可疑产品，充分考虑产品中有害物的危险性，对产品进行全面的分析、测试，评估产品的安全性，若得到足够的信息，就可决定采取何种措施来处理产品。

处理 CCP 发生偏离期间所生产的产品一般采取如下措施：①如果其中有害物质的危害性很高，不能再返工，则必须销毁不合格产品；②通过再加工过程可有效控制或消除产品中的危害，则可重新加工；③风险较低，危害不显著，则可加工成较低能的产品，如用于动物饲料或高温熟制等；④通过检测可以准确判断其安全性，则可进行抽样检测；⑤通过检测和评估证明可疑产品是安全的，就可以判定为合格放行。

对于关键控制点偏差的调查结果还要形成文字记录，并与纠偏行动的详细情况记录一同归档保存，这有助于认识重复出现的不合格现象以便采取相应的措施，使 HACCP 方案得到持续改进和完善。

（十一）建立验证程序（原理 6）

HACCP 产生了新的谚语："验证才足以置信"，这是验证原理的核心。验证程序是 HACCP 计划实施过程中最复杂的程序之一。HACCP 体系的验证包括确认、CCP 验证及 HACCP 系统的验证。

1. 确认

确认是获取 HACCP 计划各项要素有效运行证据的一项活动，确认是验证的必要内容。确认的目的是提供 HACCP 的所有要素，包括危害分析、CCP 确定、CL 建立、监控程序、纠偏措施、记录等都有科学依据的客观证明。在通常情况下，由 HACCP 小组或受过适当培训且经验丰富的人员确认 HACCP 计划，从规定程序和科学技术的角度对制订 HACCP 计划的全过程进行复查。

HACCP 计划使用前的首次确认，就是确定计划是科学的，技术是良好的，所有危害已被识别以及如果 HACCP 计划正确实施，危害将会被有效控制。确认 HACCP 计划的信息通常包括：科学研究和专家的意见；生产现场的观察、测量和评价，如加热过程中确认应包括杀灭致病微生物所需加热温度和时间的科学证据，以及加热设备的热分布试验结果。随后的验证和记录可由中立的专家或 HACCP 小组进行。

HACCP 计划实施后，若出现以下情况之一时就必须再次采取确认行动：①原料改变；②产品或加工过程发生变化；③重复出现某种偏差；④验证数据出现相反结果；⑤对某种危害或控制手段有了新的认识或发现新的危害；⑥销售或消费者行为方式发生变化；⑦生产实践中发现问题；⑧出现难以解释的系统失效等情况。

2. 验证 CCP

CCP 验证包括对 CCP 的校准、监控和纠偏措施记录的监督复查，以及进行针对性的取样检测。

3. 验证 HACCP 体系

对 HACCP 体系的验证就是检查 HACCP 计划所规定的各种控制方法是否被有效贯彻实施。通常这种验证活动每年进行 1 次，或者当系统发生故障，产品及加工过程发生变化后进行。对 HACCP 体系的验证首先是对整个 HACCP 系统的审核。审核是收集验证所需信息的一种有组织的过程，它能对验证对象进行系统的评价，该评价过程包括现场观察和记录复查。

4. 官方机构对 HACCP 体系的验证

一般是根据有关法律法规对相关企业的一种技术执法活动。官方机构主要验证 HACCP 计划是否有效和是否得到有效实施。官方机构的验证包括：①复查 HACCP 计划以及对 HACCP 计划所进行的任何修改；②复查 CCP 的监控记录；③复查纠偏记录；④复查验证记录；⑤现场检查 HACCP 计划的实施情况和记录保存情况；⑥随机抽样分析。

以上活动按组织实施者的不同一般分成两类：一类是内部验证，由企业内部的

HACCP 小组进行，可视为内审；另一类是外部验证，由有资质的第三方或政府机构进行，可被视为审核。

（十二）建立文件记录和管理程序（原理 7）

记录是采取行动和措施的书面证据，应用 HACCP 体系必须准确、有效地保存各种记录。文件和记录的保存与实际情况相适应，不但可用来确保企业是按既定的 HACCP 计划执行的，而且可利用这些信息建立产品流程档案，倘若发生问题，可从中进行追溯性查询。此外，记录还提供了一个行之有效的监控手段，使企业能够及时发现并调整加工过程中偏离 CCP 的趋势，防止生产过程处于失控状态。HACCP 体系的主要记录有以下 4 种。

1. 体系文件和支持性文件

HACCP 计划的体系文件和支持性文件能保证 HACCP 体系的科学制定和有效实施。

2. 监控记录

HACCP 的监控记录将反映出所监控的值是否超过关键限值。这些记录与各关键控制点所设的关键限值相对应。监控记录可以成为审核员判断被审核对象是否遵守 HACCP 计划的重要证据。通过监控记录，管理人员和操作人员可以对加工过程进行必要调整和控制。

3. 纠偏行动记录

纠偏行动记录是原理 5 的主要内容。若超过关键限值并采取了纠偏行动，就必须予以记录。纠偏行动记录应当包括产品确认、涉及产品的数量、对偏离情况的具体描述、采取的纠偏行动（包括受影响产品的最终处理）及执行纠偏行动的责任者和评估结果等。

4. 验证记录

验证记录是反映在实施 HACCP 体系过程中，确定有关数据是否准确的证明。验证记录包括：①因原料、配方、加工、包装及销售改变导致 HACCP 计划发生变化的修改记录；②为确保供应商证明的有效性进行抽样检测或审核的记录；③监测设备的校准记录；④对食品接触面微生物检测的记录；⑤对工作场所的检查记录；⑥对加工设备、设施进行评估试验的记录；⑦对工人健康及卫生状况的检查记录等。

第四节 食品安全管理体系

食品安全管理体系是食品生产销售企业或团体涉及食品链中各环节所建立的食品安全管理体系。食品安全管理体系的建立是食品安全的重要组成部分，其统一和完善也是解决我国目前食品安全问题的主要策略之一。有效的食品安全管理体系是保证消费者健康安全和社会稳定发展的基础。食品安全管理体系依其内涵可分为国家食品安全管理体系和食品链食品安全管理体系。

一、国家食品安全管理体系

国家食品安全管理体系是指国家或地方当局为使消费者免受食源性安全危害，保护消费者健康利益，确保所有食品在生产、进口、出口、加工、储藏、运输、销售和消费过程是安全的、健康的、适宜人类消费的一种管理体制和管理行为，包括立法、制定标准、设立机构、安全监控和日常管理。该体系具有一定的强制性。

随着社会物质财富的日益丰富，科学技术的不断进步，人民生活水平也逐步提高，但同时环境污染、农业生产所使用的化学物质、食品链的延长、加工过程使用的各种添加剂、法制不健全和受利益驱使的假冒伪劣产品已经广泛且严重地影响了人们的生活质量和食品安全。消费者对食品的生产、加工、包装、储运、销售的整个过程表现出了空前浓厚的兴趣，不断要求政府与食品制造商在食品质量、食品安全、消费者保护方面承担更多的责任。在当前全球食品贸易量日益增长的趋势下，无论是出口食品还是进口食品以及本国生产消费的食品，政府都有责任强化和完善本国的食品安全管理体系，履行基于风险分析的食品安全管理策略。

（一）构 成

国家食品安全管理体系的构成包括以下几个方面。

1. 食品卫生与安全法规及标准

食品卫生与安全法规、标准包括关于不安全食品的界定、强制不安全食品的召回和对负有责任的团体和个人的惩处，同时也要求食品安全管理当局依法建立一种预防性的保障体系，如环境污染物监控、食品安全残留监控等，也包括对国民的教育和培训计划。我国主要的食品法规条例详见附录2。除了食品安全立法以外，政府部门还需更新和升级食品标准。我国食品安全标准是《食品安全法》，是在已有食品卫生标准、质量管理标准和农产品质量安全标准的基础上，整合编订而成的强制性标准，含食品安全国家标准、食品安全地方标准以及企业食品安全标准三类。一些高水平的标准规范已经取代了与食品安全目标有关的原有标准。国家应当吸收国际食品法典的最新研究成果和建议，学习其他国家在食品安全标准制定和修订方面的先进做法，将有关信息、概念和需求加以修正，纳入本国标准体系。这种国家标准体系既要满足本国需要，又要符合《卫生和动植物检疫措施协定（SPS）》以及贸易伙伴的需要。目前，我国已经完成了农药残留、添加剂、食用盐、乳制品、营养强化剂、不锈钢等方面的整合任务。我国新整合的食品安全标准详见附录3。

2. 食品卫生与安全管理

有效的食品安全管理体系需要在国家层面上进行有效地协调，并制定出适宜的政策。其职责包括建立食品安全管理领导部门或机构，明确这些机构或部门在以下行动中的职责：①发展执行国家统一的食品安全管理战略；②获得资金并分配资源；③运作国家食品管理项目；④设立标准和规范；⑤制订食品安全紧急事件反应程序；⑥参与国际食品安全管理的联合行动；⑦进行风险分析等。其核心职责可以简单概括为建立规范措施，持续改进硬件条件，保障监督体系的运行，提供政策指南。

3. 食品卫生与安全的监管

食品法规的有效执行和有力监管需要以诚实有效的调查工作为基础。国家应建立食品安全监控计划，对食品中物理的、化学的、生物的安全指标按计划抽样检测监控。工商行政机关的监督检查是保障食品生产、流通经营者依法经营的重要保障。国家食品安全管理体系的声誉和公正性在很大程度上则是建立在调查人员诚信和专业水平之上。

4. 食品安全实验室

食品安全实验室是国家食品安全管理体系的一个基本构成要素，其位置和数量取决于体系的工作量的大小和目标，同时应考虑配备一个中央参照实验室，以方便完成一些复杂的试验和对比试验。食品管理部门的职责就是按照标准规范监督这些实验室，并管理其运行过程。在法庭上，食品安全实验室的分析结果常常会作为合法和有效的证据出现，这就要求人员在实验分析过程中高度认真，以确保实验的有效性和可信度。实验室的检测能力应随着设备的更新换代、检测技术的进步、限量标准和增加的微量化而不断改进革新，以满足一些抽样监测的需要。

5. 教育培训和信息交流

国家食品安全管理体系中应该包括对全民的食品卫生与安全相关知识的教育和宣传，给食品链上多个环节的经理人提供指导、建议和培训。对有关食品安全监控情况及时分析，食品安全管理部门必须及时地给消费者提供全面并且真实的信息。

6. 食品链的可追溯系统的建立

食品链的可追溯系统要求与食品链相关的各组织都要建立其各自完善的可追溯系统。该系统的基础是符合要求的标签和完善的记录。只有食品链上各组织都建立了可追溯系统，才能使食品的安全建立在公众对食品生产各组织的诚信认可和政府当局对相关企业的监督管理、责任追究的框架之中，使食品安全处于受控状态。欧盟早在1995年就实现了农产品的可追溯系统一体化。消费者能通过标签和条码获得该产品的各种信息。可追溯系统最重要的功能是在整个食品链内充当沟通和提供信息的角色。组织通过信息的追溯，可找到问题的根源和起因，可以防止问题的再次发生。

（二）目　标

国家食品安全管理体系应覆盖一个国家所有食品的生产、加工、储运和销售过程，也包括对进出口食品的监督检验和管理。国家食品安全管理体系建立必须以法律为基础，并必须强制执行。国家食品安全管理体系主要有以下三个目标：①防范不卫生的、有害健康的、误导的或假冒的食品，以保护消费者权益；②减少食源性疾病，保护公众健康；③通过建立一个完全依照规则的国际或国内食品贸易体系，以保持消费者对国家食品安全管理体系的信心，有利于公民的安居乐业和社会稳定，从而促进经济发展。

（三）国家食品安全管理的原则

1. 支撑食品管理行动的原理及价值取向

当国家在建立、升级、强化或者改变国家食品安全管理体系时，必须对很多支撑食品管理行动的原理以及价值取向给予考虑，主要包括下面描述的这些原理：①在食品链中尽可能充分地应用预防原则，以最大幅度地降低食品风险；②对从"农田到餐桌"链条的定位，源头管理是基础，过程管理是关键；③建立基于科学原理的食品安全控制战略；④建立应急机制以处理特殊的危害，如食品召回制度；⑤建立对经济损益和目标风险整体的统一行动；⑥建立危害分析的优先制度和风险管理的有效措施；⑦认识到食品安全管理是一种多环节且具有广泛责任的工作，并需要各种利益代言人的积极互动。

2. 国家食品安全管理的原理

贯彻"从农场到餐桌"的食品安全控制的整体概念，在食品生产、加工、储运和销售的整个环节中遵循预防性原则是有效降低风险的最佳途径。要最大限度地保护消费者的利益，最基本的就是把食品安全控制措施体系建立并落实在食品生产从养殖、种植到消费的链条中。这种从农业种植者或养殖者、加工者、储运者到销售商的链条叫做"从农场到餐桌"，这个链条中的每一个环节对于食品安全与卫生来讲都非常关键。

食品品质和危害的损失可能发生在食品链上的各种不同环节，要逐一找出这些危害可能非常困难，并且成本也十分昂贵。这就需要一种良好操作规范有机地组织起来，对食品链中多个环节进行控制，这样可以有效地增进食品卫生与安全，对食品链上一些潜在的危害加以控制，如 GAP 和 GMP 等。一种重要的预防性方法——HACCP 可应用于食品生产、处理和加工的各个阶段，HACCP 已成为提高食品安全性的一个基本工具。

3. 风险分析

风险分析是指对食品的安全性进行风险评估、风险交流和风险管理的过程。风险评估是以科学为基础对食品可能存在的安全危害进行界定、特征描述、暴露量、对公平贸易的影响程度进行评估的过程；风险交流是指在食品安全科学工作者、管理者、生产者、消费者以及感兴趣的团体之间进行的对风险评估结果、管理决策提出意见并进行见解传递的过程；风险管理是对风险评估的结果进行咨询，对可接受程度和消费者的保护水平进行讨论，以及对政策变更的影响程度进行权衡，选择适宜的预防和控制措施的过程。

食品法典在国际层面上规范了风险分析的程序，已引入《卫生和动植物检疫措施协议（SPS)》。有关国际组织鼓励各国在本国食品安全管理体系中认可国际风险分析的结果。

4. 透明性原则

食品安全管理必须发展成一种透明行为。消费者对供应食品的安全与质量的信心是建立在对食品控制运作和行动的整体性及有效性运作的能力之上。应该允许食品链上所有的利益关系者都能发表积极的建议，管理部门应对决策的情况予以解释。因此，决策过程的透明性原则是重要的，这样会鼓励所有有关团体之间的合作，提高国家食品安全管理体系的认同性。

国家食品安全管理部门应该掌握将何种与食品安全有关的信息介绍给公众。这些信息包括调查行为的综述、对食品安全事件的科学意见、涉及引发食源性疾病食品细节的发现、食物中毒的情节以及典型的食品造假行为等。这些行为都可以作为对消费者进行食品安全风险交流的一部分，使消费者能够更好地理解食源性安全危害，并在食源性安全危害发生的时候，能最大限度地保护自己和减少损失。

（四）强化国家食品安全管理体系

从世界范围来看，国家的食品安全管理体系至少有三种组织方式，即单一管理机构体系、多元管理机构体系以及统一管理机构体系。在发生了众多的食品安全问题以后，有些国家正在着手改革自己国家的食品安全管理体系，一些发达国家正在进行改革实践统一食品安全管理体系。

统一食品安全管理体系表明，"从农场到餐桌"食品链上多个机构有效合作的愿望和决心是正确的，典型的统一食品安全管理体系组织机构应在4个层次上运作。

第一层次：统一政策制定，风险评估及管理，标准和规章制定。

第二层次：食品管理活动，管理和稽查合作，监控计划的制订。

第三层次：监督和执行。

第四层次：教育和培训。

在对国家食品安全管理机构进行改革时，有些政府希望建立一个自主的国家级食品安全管理机构，负责第一层次和第二层次的问题，保留原来多元化的管理机构设置，由其负责第三层次和第四层次的问题。

统一食品安全管理体系的优点在于：①使国家食品安全管理体系具有连贯性；②没有打乱原有机构的调查、监督和执行工作，使该项措施更易于执行；③在全国范围内整个食品链上实施统一的管理措施；④独立的风险评估和风险管理职能，落实对消费者的保护措施，取得国内和国际消费者的信任，建立国际间的信用关系；⑤良好的监管和检测设施有助于参与处理国际范围内的食品安全问题，如参与食品法典委员会，或卫生和动植物卫生检疫协定、技术性贸易壁垒协定的后继工作等；⑥增加决策的透明度，使执行过程更加负责任；⑦提高资金和其他投入的使用效率。

（五）美国的国家食品安全管理体系

美国在"21世纪食品工业发展计划"中将食品安全研究放到了首位，美国的食品可以堪称是世界上最安全的，但由于食品工业的迅猛发展及食品生产、加工、包装工艺的复杂性和目前美国食品中依赖进口的比例逐渐加大，致使美国仍需要面临较多的食品卫生与安全问题。

美国食品安全体系是基于灵活的、权威的、有科学依据的联邦法律和产业部门安全生产的法定责任之上的。联邦、州、地方各级政府在管理食品及食品加工等方面承担并扮演着独立且相互依赖的食品安全管理角色。这个系统以下列原则作为指导：①出售的食品必须是安全和有益健康的；②食品安全方面的一般决策制定要有科学的依据；③食品生产商、分销商和进口商以及相关人员应遵守有关规定，否则将承担责任；④政府具有强制执行的责任；⑤法规在执行过程对公众而言必须是透明的、可接触的。正是基于以上原因，美国的食品安全体系才会在民众中获得很高的信任度。

预防措施和具有科学根据的风险分析一直是美国食品安全政策和决策制定的惯例和重要传统。美国的食品安全法律、法规和政策是基于风险分析之上的，并将预防措施与之融合。

各机构的公众健康专家和资深科学家们为了食品的安全而相互协作。政府以外的科学家们提供最新的科学技术方法、工艺过程和管理分析方面的补充建议。美国管理人员需要的更先进更重要的技术，他们通常在与国际组织的合作与交流中共享，这些组织主要有食品法典委员会、世界卫生组织、联合国粮食及农业组织和国际兽医局。

美国的食品安全管理部门对总统负责，对国会的监督权威负责，对法庭调查及执行活动负责，以及对公众负责，通过与立法机构交流、评论拟订的法规，以及对食品安全有关重要议题发表公开言论等途径，他们有权参与法规和政策的改进。

有责任保障消费者的联邦管理组织主要有：卫生与公众服务部（DHHS）所属的食品和药物管理局（FDA），美国农业部（USDA）所属的食品安全检查局（FSIS）、动植物检疫机构（APHIS）和环境保护组织（EPA），财政部所属海关能在指导性原则上协助各级政府检查进口货物，必要时还可配合扣押可疑货物。许多组织机构在他们所涉及的范围内，包括研究、教育、预防、监管、标准制定和突发事件处理等有着食品安全的职责，这些机构包括卫生与公众服务部（DHHS）的人121健康和疾病控制预防中心（CDC）和国家卫生协会（NIH），美国农业部（USDA）的农业研究服务机构（ARS），州际研究、教育和推广合作部（CSREES），农业市场服务机构（AMS），经济研究服务机构（ERS），谷物检查、包装和储藏管理局（GIPSA），美国法典办公室和商业部的国家海洋渔业机构（NMFS）等。

除了食品安全与检测机构（FSIS）管理的领域之外，食品和药物管理局负责保护消费者抵制不洁、不安全和贴有欺骗性标签的食品。

FSIS有责任确保肉类、禽蛋等产品的安全、卫生和正确标识。环境保护组织（EPA）的任务则是负责保护公众的健康和环境不受农药的危害和灭害方法改进的安全性。如果食品含有添加剂或农药的残留量不符合EPA标准或杀虫剂的残留量没有达到EPA的标准或超过其标准，这些食品都将在美国的市场禁止销售。动植物检疫机构（APHIS）在美国的食品安全系统中的主要职责是：保护动植物，抵制病虫害。FDA、APHIS、FSIS和EPA都是运用现有的食品安全和环境保护法律管理植物、动物和食品及作为生物技术结果的食物。

授权的主要食品安全法律包括《联邦食品、药品和化妆品法》、《联邦肉品检查法》、《禽类产品检查法》、《蛋制品检查法》、《食品质量保护法》和《公共健康法》。

（六）欧盟的食品安全管理体系

自2002年以来，欧盟在食品安全方面主要采取了以下措施：成立欧洲食品安全局，对食品生产的各个环节加强监管；进行食品安全立法，加强食品安全管理；加强对食品安全的监控；建立快速警报系统及其他措施，快速应对食品危机事件。

1. 欧盟食品安全白皮书

为了确保食品卫生与安全，恢复消费者的信心，欧盟加强了对食品卫生与安全的管理。2000 年,欧盟公布了《欧盟食品安全白皮书》,并于 2002 年 1 月 28 日正式成立了欧洲食品安全局(EFSA),颁布了第 178/2002 号指令,规定了食品安全法规的基本原则和要求及与食品安全有关的事项和程序。

欧盟已经建立了一个较完善的食品安全法规体系,涵盖了"从农场到餐桌"的整个食品链,形成了以食品安全白皮书为核心的各种法律、法令、指令等并存的食品卫生与安全法规体系新框架。由于在立法和执法方面欧盟和欧盟诸国政府之间的特殊关系,使得欧盟的食品安全法规标准体系错综复杂。到目前为止,欧盟已经制定了 13 类 173 个有关食品卫生与安全的法规标准,其中包括 31 个法令、128 个指令和 14 个决定,其法律法规的数量和内容在不断增加和完善中。在欧盟食品安全的法律框架下,各成员国,如英国、德国、荷兰、丹麦等也各自形成了一套法规框架,这些法规并不一定与欧盟的法规完全吻合,主要是针对成员国的实际情况来制定。

欧盟食品安全白皮书长达 52 页,包括执行摘要和 9 章的内容,用 116 项条款对食品卫生与安全问题进行了详细阐述,制定了一套连贯和透明的法规,提高了欧盟食品安全体系的科技指导性和咨询能力。白皮书提出了一项根本改革,就是食品法以控制"从农场到餐桌"全过程为基础,包括普通动物饲养、动物健康与保健、污染物和农兽药残留、新型食品、添加剂、香精、包装、辐射、饲料生产、农场主和食品生产者的责任,以及各种农田控制措施等。在此体系框架中,法规制度清晰明了,易于理解,便于所有执行者实施。同时,它要求各成员国权威机构加强工作,以保证措施能高效执行。

白皮书中的一个重要内容是建立欧洲食品安全局,主要负责食品风险评估和食品安全议题交流;设立食品安全管理和控制程序,规定了一个综合的涵盖整个食品链的安全保护措施,并建立一个对所有饲料和食品在紧急情况下的综合快速预警机制。欧洲食品安全局由管理委员会、行政主任、咨询论坛、科学委员会和 8 个专门科学小组组成。另外,白皮书还介绍了食品安全法规、食品安全控制、消费者信息、国际范围等几个方面。白皮书中各项建议所提的标准较高,在各个层次上具有较高透明性,便于所有执行者实施,并向消费者提供对欧盟食品安全政策的最基本保证,是欧盟食品安全法律的核心。

178/2002 号法令主要拟订了食品法律的一般原则和要求、建立 EFSA 和拟订食品安全事务的程序,是欧盟的又一个重要食品安全法规。178/2002 号法令包含 5 章 65 项条款,范围和定义部分主要阐述法令的目标和范围,界定食品、食品法律、食品商业、饲料、风险、风险分析等 20 多个概念。一般食品法律部分主要规定食品法律的一般原则、透明原则、食品贸易的一般原则、食品法律的一般要求等。EFSA 部分详述了 EFSA 的任务和使命、组织机构、操作规程;EFSA 的独立性、透明性、保密性和交流性;EFSA 财政条款;EFSA 其他条款等方面。快速预警系统、危机管理和紧急事件部分主要阐述了快速预警系统的建立和实施、紧急事件处理方式和危机管理程序。

欧盟现有主要的农产品(食品)卫生与安全方面的法律有《通用食品法》、《食品卫生法》、《添加剂、调料、包装和辐照食物的法规》等，另外还有一些由欧洲议会、欧盟理事会、欧委会单独或共同批准，在《官方公报》公告的一系列指令，如关于动物饲料安全法律的、关于动物卫生法律的、关于化学品安全法律的、关于食品添加剂与调味品法律的、关于与食品接触的物料法律的、关于转基因食品与饲料法律的、关于辐照食物法律的等。

自 2000 年以来，欧盟对食品安全条例进行了大量修订和更新。以食品卫生法规为例，欧盟出台了许多理事会指令，这些指令又经过了数次修订，修订的主要依据是"从农场到餐桌"的综合治理，良好的卫生操作规范和 HACCP 原则等。

2. 关于 2006 年实施的三部食品卫生与安全新法规

欧盟从 2006 年 1 月 1 日起实施三部有关食品卫生安全的新法规，即有关食品卫生的法规 2004/852/EC；规定动物源性食品特殊卫生安全规则的法规 2004/853/EC 以及规定人类消费用动物源性食品官方控制组织的特殊规则的法规 2004/854/EC。

1）法规 2004/852/EC

食品卫生的法规 2004/852/EC 规定了食品企业经营者确保食品卫生的通用规则，主要包括以下 7 个方面：①全面推行 HACCP；②建立微生物准则和温度控制要求；③企业经营者承担食品安全的主要责任；④从食品的最初生产过程开始确保食品生产、加工和分销的整体安全；⑤严格食品和饲料标识管理，保证食品与饲料贸易的公正，保护消费者利益；⑥提出了官方监控的两项基本任务，即预防、减少或消除通过直接方式或通过环境渠道等间接方式对人类与动物造成的安全风险；⑦确保进口食品符合欧洲标准或与之等效的标准。

2）法规 2004/853/EC

动物源性食品特殊卫生规则的法规 2004/853/EC 规定了动物源性食品的卫生准则，其主要内容包括以下 4 个方面：①动物源性食品必须加贴识别标签；②只允许从欧盟许可清单所列国家进口动物源性食品；③只能用饮用水对动物源性食品进行清洗；④食品生产加工设施必须在欧盟获得批准和注册。

3）法规 2004/854/EC

人类消费用动物源性食品官方控制组织的特殊规则的法规 2004/854/EC 规定了对动物源性食品实施官方控制的规则，其主要内容包括以下 4 个方面：①规定了进口程序，如允许进口的第三国或企业清单；②在附录中分别规定对肉、双壳软体动物、水产品、原乳和乳制品的专用控制措施；③食品企业注册的批准，对违法行为的惩罚，如限制或禁止投放市场、限制或禁止进口等；④欧盟成员国官方机构实施食品控制的一般原则。

4）食品安全新法规

欧盟新出台的这些食品安全法规有以下 5 个方面值得关注：①强化了食品安全的检查手段；②进一步提高了食品市场准入的门槛；③增加了对食品经营者的食品安全

问责制;④欧盟将更加注意食品生产过程的安全,不仅要求进入欧盟市场的食品本身符合新的食品安全标准,而且从食品生产的初始阶段就必须符合食品生产安全标准,特别是动物源性食品,不仅要求最终产品要符合标准,而且在整个生产过程中的每一个环节也都要符合标准;⑤欧盟越来越强调实施食品安全的风险管理原则,"从农场到餐桌"全过程控制原则和可追溯原则、以预防为主原则、责任主体限定原则等管理理念。

3. 关于欧盟食品及饲料安全管理法规

于 2005 年 2 月提出并递交欧洲议会审议的《欧盟食品及饲料安全管理法规》在 2006 年 1 月 1 日开始实施,而且在于 3 月举行的欧洲议会全体会议上获得了批准。这项新的法规具有两项功能:①对内功能,所有成员国都必须遵守,如有不符合要求的产品出现在欧盟市场上,无论是哪个成员国生产的,一经发现立即取消其市场准入资格;②对外功能,即欧盟以外的国家,其生产的食品要想进入欧盟市场都必须符合这项新的食品法规的要求,否则将不准进入欧盟市场。

欧盟之所以出台这样严格的食品法规,主要有三项考虑:①为了给欧盟的消费者提供更加安全的食品;②为了简化和加强现行的食品监管机制;③依法赋予欧盟委员会以全新的管理手段,以便保证欧盟实行更高的食品安全标准。

该项食品安全法有以下几个值得关注的地方:①新食品法规进一步简化了食品生产、流通及销售的监督检测程序;②强化了食品安全的检查手段;③进一步提高了食品市场准入的标准;④增加了已经准入欧盟市场的食品安全的问责制;⑤欧盟将更加注意食品生产过程的安全,不仅要求进入欧盟市场的食品本身符合新的食品安全标准,而且从食品生产的初始阶段就必须符合食品生产安全标准,特别是肉食品,欧盟新食品法规不仅要求终端产品要符合标准,在整个生产过程中的每一个环节也要符合标准。

欧盟在食品卫生与安全管理方面最主要的特点就是要"从农场到餐桌"的每一个环节抓起,来强调食品卫生与安全的控制。这是因为从原料生产开始到最后消费的整个食品链当中都存在着食品卫生与安全问题。

(七)日本的食品安全管理体系

1. 食品安全的法律法规体系

日本食品安全的法律法规体系由基本法律和一系列专业法律法规所组成。《食品卫生法》和《食品安全基本法》是其两大基本法律。专业法律法规主要有如下几部:《农药取缔法》、《牧场法》、《饲料添加剂安全管理法》、《转基因食品标识法》、《肥料取缔法》、《水道法》、《农林产品品质规格和正确标识法》、《家禽传染病预防法》、《植物防疫法》、《土壤污染防治法》、《改正肥料取缔法》、《持续农业法》、《包装容器法》等。《食品卫生法》于 1948 年颁布并经多次修订,最近一次修订于 2003 年 5 月完成。根据新的食品卫生法修正案，日本于 2006 年 5 月起对《食品残留农业化学品肯定列表制度》进行正式实施，即禁止含有未设定最大残留限量标准的农业化学品且其含量超过"一律标准"的食品的流通，对没有制定残留限量标准的农兽药设定的"一律标准"为 0.01mg/kg。换句话说就是禁止尚未制定农兽药残留限量标准的食品进入日本市场。为了进一步健全国家食品安全管理体系，2003 年，日本颁布了《食品安全基本法》。该法确立了"从农场到餐桌全过程监控"、"科学的风险评估"和"消费者至上"的食品安全管理理念，要求不管是国内生产还是国外进口的食品，都应在食品供应链的每一环节确保食品安全，并允许预防性进口禁运。

2. 食品安全的监管机构与制度

日本负责食品安全的监管部门主要有以下几个：厚生劳动省、农林水产省、直属内阁的食品安全委员会。日本食品安全委员会设立于 2003 年 7 月，主要承担食品安全风险评估，风险信息沟通与公开以及对食品卫生与安全管理部门（厚生劳动省、农林水产省等）进行政策指导与监督。该委员会的最高决策机构由国会批准并由首相任命，由 7 名民间专家组成。委员会设有三个评估专家组：化学物质评估组、生物评估组和新食品评估组。他们分别负责对食品添加剂、农药、动物用医药品、器具及容器包装、化学物质、污染物质等的风险评估；对微生物、病毒、霉菌及天然毒素等的风险评估以及对转基因食品、新开发食品等的风险评估。

厚生劳动省和农林水产省是日本法律明确规定的食品安全管理部门。随着风险评估职能的剥离而专职风险管理，农林水产省成立的消费安全局主要负责：农药、化肥、饲料、兽药等农业投入品在生产、销售与使用环节的监管；国内生鲜农产品及其粗加工产品在生产环节的卫生与安全管理；国内农产品品质、认证和标识的监管；进口动植物检疫；国产和进口粮食的卫生与安全性检查；将 HACCP 方法在农产品加工环节中推广。原医药局经厚生劳动省批准改组为医药食品局，其下辖的食品保健部改为食品安全部。食品安全部主要负责：在加工和流通环节中对食品卫生与安全的监管；制定食品加工中卫生安全标准和食品中农药、兽药最高残留限量标准；对进口食品和农产品进行安全检查；对食品加工企业的经营许可进行严格核准；此外，发布食品安全信息以及对食物中毒事件的调查处理等。

日本的厚生劳动省和农林水产省有着完善的农产品安全与卫生监督检测体系，在全日本，有 48 个道府（县）、市，共设有 58 个食品质量检测机构，负责食品与农产品的监测、评估及鉴定，以及各级政府委托的市场监督检验和市场准入。日本农林水产省消费技术服务中心下辖有 7 个分中心，负责农产品安全与卫生的调查分析，对认证产品进行监督管理和有机食品认证的办理，对消费者投诉进行受理，并与地方农业服务机构之间保持紧密联系，对有关情报进行全面搜集并接受监督指导，形成一种多层面的"从农场到餐桌"农产品安全与卫生的检测监督体系。

二、食品链食品安全管理体系

食品链食品安全管理体系是指与食品链相关的组织（包括生产、加工、包装、运输、销售的企业和团体）以 GMP 和 SSOP 为基础，以国际食品法典委员会《HACCP 体系及其应用准则》（即食品安全控制体系）为核心，融入组织所需的管理要素，将消费者食用安全为关注焦点的管理体制和行为。

食品安全不仅直接影响其消费信心，威胁消费者的健康，而且还直接或间接影响食品生产、制造、运输和销售等各个组织或其他组织的声誉；甚至还影响食品主管机构或政府的公信度。因此，食品安全的要求对从事食品生产、加工、储运或供应食品的所有组织而言是第一位的。由于食品安全危害在食品链的任何环节都可能被引入，且食品本身和加工过程的复杂性，导致影响食品安全的因素众多，因而通过食品链的所有参与者共同努力，并在食品链上建立有效的沟通，才可能充分地控制和预防食品安全危害。

（一）食品安全管理体系对食品链中各组织的要求

2005 年 9 月 1 日，ISO22000《食品安全管理体系要求》由国际标准化组织颁布实施，这是 ISO 继 ISO9000、ISO14000 标准后推出的又一管理体系国际标准。建立在 SSOP、GMP 和 HACCP 基础上的 ISO22000 标准，首次提出食品安全管理体系，这是针对整个食品供应链进行全程监管的要求，是对各国现行的食品安全管理标准和法规的一个整合，是在食品贸易领域得到广泛认可的国际标准，也是食品链内包括饲料生产者、初级生产者及食品制造者、运输和仓储经营者，直至零售分包商和餐饮经营者的各类组织对食品安全自我控制的最有效手段之一，同时也适用于食品链内的其他辅料生产供应组织，如设备、包装材料、清洁剂、添加剂及配料生产商。ISO22000 标准和 HACCP 体系都是一种食品安全风险管理工具，能使实施者合理地识别将要发生的危害，并制订一套全面有效的计划来控制和防止危害的发生。但 HACCP 体系源于对企业产品实现过程中的显著危害的控制，以生产过程监控为主；而 ISO22000 不仅包含了 HACCP 体系的全部内容，并将其融入到企业的食品安全整个管理活动中，体系要求完整、逻辑性强，控制产品实现过程中对食品安全造成影响的所有危害。在企业中建立和实施 ISO22000 食品安全管理体系，可以帮助企业加强食品卫生安全管理，满足食品卫生安全法规的要求。

ISO22000《食品安全管理体系要求》强调在食品链中的所有组织都必须具备能够控制食品安全危害的能力，以便能符合相对应的食品安全规则并提供持续安全的产品来满足顾客的需求。ISO22000 标准已成为审核标准，可以单独作为认证、内审或合同的依据，也可与 ISO9001：2000 等其他管理体系组合实施。

ISO22000《食品安全管理体系要求》还强调食品链中的组织应证实其有控制食品安全危害的能力，确保其提供给人类消费的食品是安全的。ISO22000 对食品链中各组织的要求如下：①按照本准则，寻求由外部组织对其食品安全管理体系的认证，或进行符合性自我评价，或自我声明；②与供方、顾客及食品链中的其他相关方在食品安全方面进行有效沟通，确保符合其声明的食品安全方针，证实符合其他相关方的要求；③评价和评估顾客要求，并证实其符合双方商定的、与食品安全有关的顾客要求，以增强顾客满意度；④策划、实施、运行、保持和更新食品安全管理体系，确保提供的产品按预期用途对消费者是安全的，证实其符合适用的食品安全法律法规要求。

（二）食品安全管理原则

ISO22000《食品安全管理体系要求》标准提出并遵循了食品安全管理原则，将消费者食用安全作为建立与实施食品安全管理体系的关注焦点，对食品链中影响食品安全的危害进行过程、系统化和可追溯性的控制进行重点强调，仅将最终产品的检验作为辅助或验证的手段。标准根据食品危害的产生机理，对危害进行识别、评估、预防、控制、监控及评价标准进行了系统地规定，并对 HACCP 前提计划、HACCP 计划和HACCP 后续计划的制订与实施作出了明确规定。食品安全管理应遵循以下 10 个原则。

原则 1：建立食品卫生基础；

原则 2：针对特定产品和特定危害；

原则 3：以消费者食用为关注焦点；

原则 4：在食品链中保持组织内外的必要沟通；

原则 5：实现管理承诺和全员参与；

原则 6：采用过程方法；

原则 7：依靠科学依据；

原则 8：实施系统化和可追溯性管理；

原则 9：应用 HACCP 原理；

原则 10：在信息分析的基础上实现体系的更新和持续改进。

（三）食品安全管理体系的关键要素

为了确保整个食品链直至最终消费的食品安全，ISO22000《食品安全管理体系要求》规定了食品安全管理体系的要求。该体系结合了相互沟通、前提方案、HACCP 计划和体系管理等普遍认同的关键要素。

1. 相互沟通

食品链每个环节所有相关的食品危害均必须确保得到识别和充分控制，所以整个食品链中各组织的沟通必不可少。因此，组织与其在食品链中的上游和下游的组织之间均需要进行沟通。特别是有助于明确顾客和供方的要求的一些手段，如对于已确定的危害和采取的控制措施，应与顾客和供方进行沟通。为了确保整个食品链中的组织进行有效的相互沟通，向最终消费者提供安全的食品，很必要的一点是认清组织在食品链中的作用和所处的位置。

2. 前提方案

前提方案（PRP）是针对组织运行的性质和规模，用以改善和保持运行条件，从而更有效地控制食品安全危害，为有效控制食品安全危害引入产品和产品加工环境，以及对危害在产品和产品加工环境中污染和扩散的可能性进行控制，而规定的程序或作业指导书。组织在食品链中的位置及类型是决定前提方案的重要因素，等同术语，如 GAP、GMP、良好分销操作规范（GDP）、良好卫生操作规范（GHP）、良好贸易操作规范（GTP）良好兽医操作规范（GVP）、良好生产操作规范（GPP）等。

组织应建立、实施和保持前提方案，以助于控制产品的生物性、化学性和物理性污染，包括产品之间的交叉污染，控制食品安全危害通过工作环境引入产品的可能性，还可控制产品和产品加工环境的食品安全危害水平。

前提方案应与组织运行的规模和类型、制造和处置的产品性质相适宜，并与组织在食品安全方面的需求相适宜。前提方案无论是普遍适用还是只适用于特定产品或生产线，都应获得食品安全小组的批准，并在整个生产系统中实施。此外，组织应识别与符合相关的法律法规要求。

当选择和制订前提方案时，组织应考虑和利用适当信息，如法律法规要求，国际食品法典委员会的法典原则和操作规范，顾客要求，国家、国际或行业标准，公认的指南等。在制订这些方案时，组织应考虑如下信息：建筑物和相关设施的构造和布局；包括工作空间和员工设施在内的厂房布局；空气、水、能源和其他基础条件的供给；包括废弃物和污水处理的支持性服务；对采购材料（如原料、辅料、化学品和包装材料）、供给（如水、空气、蒸汽、冰等）、清理（如废弃物和污水处理）和产品处置（如储存和运输）的管理；设备的适宜性及其清洁、保养和预防性维护的可实现性；交叉污染的预防措施；清洁和消毒；虫害控制；人员卫生以及其他适用的方面；此外，应对前提方案的验证进行策划，必要时应对前提方案进行更改，并应保持验证和更改的记录。

操作性前提方案是为控制食品安全危害在产品或加工环境中引入、污染或扩散的可能性，通过危害分析确定的必不可少的前提方案。操作性前提方案是通过危害分析所制订的实施作业程序或作业指导书，以规范有序地实施食品安全危害的控制措施，其可靠性的结果可通过经常的监视获得。操作性前提方案应在整个生产体系中实施。当建立方案时主要应考虑以下因素：①个人卫生的控制；②清洁与消毒的程序；③虫害控制；④交叉污染的预防措施；⑤包装程序；⑥对采购材料，如原料、辅料、化学用品的控制；⑦供给，如水、冰、蒸汽、送风等卫生控制措施；⑧清理，如废弃物和排水系统的处理措施；⑨产品储存和运输的管理措施等。

3. HACCP 计划

HACCP 计划，应根据 CAC/RCP1—1996，Rev.（1999 年）HACCP 体系及其应用准则的要求将 HACCP 计划形成文件，应包括以下信息：①该关键控制点所控制的食品安全危害；②采取控制措施；③确定关键限值；④监视控制程序；⑤关键限值超出时，应采取的纠正和纠正措施；⑥明确职责和权限；⑦监视的记录。

1）CCP 的识别

需要 HACCP 计划控制的每种显著危害都应针对确定的控制措施识别关键控制点。

2）CCP 中关键限值的确定

在每一个关键控制点都应设计关键限值以确保相应的食品安全危害得到有效控制，确保最终产品的安全危害不超过已知的可接受水平。关键限值选定的理由和依据应形成文件。关键限值应可以测量。基于主观信息，如对产品、加工过程、处置的视觉检验等的关键限值，应有指导书、规范、教育及培训的支持。

3）CCP 的监视系统

对每个关键控制点应建立监视系统，以确保关键控制点处于受控状态。该系统应包括所有针对关键限值的有计划的测量或观察。监视系统应由相关程序、指导书和记录构成，记录包括：①在适当的时间间隔内提供结果的测量或观察值；②所用的监视装置或设备；③适用的校准方法；④监视频次；⑤与监视和评价监视结果有关的职责和权限；⑥记录的要求和方法。

监视的方法和频次应能够及时识别测量或观察是否超出关键限值，以便及时发现偏差，并在实施纠偏措施和产品评估前对相关产品进行隔离。

4）监视结果超出关键限值时采取的措施

应在 HACCP 计划中规定关键限值出现偏差时采取的纠正预案和纠正措施。这些措施应确保查明出现偏差的原因，使关键控制点控制的参数恢复正常并持续受控，以防止再次发生偏差。为适当地处置在出现偏差时产生的潜在不安全产品，应建立和保持形成文件的程序，以确保对其进行评估并确认产品符合安全要求后再放行。

4. 体系管理

1）食品安全管理体系文件

形成文件的食品安全方针和相关目标的声明。本准则要求的形成文件的程序和记录。组织为确保食品安全管理体系有效建立、实施和更新所需的文件。

2）文件控制

食品安全管理体系所要求的文件应妥善保存。记录是一种特殊类型的文件，建立并持续记录，是提供符合要求的产品和食品安全管理体系有效运行的证据。记录应保持清晰、易于识别和检索。应规范形成文件的程序，要对记录的标识、储存、保护、检索、保存期限和处理所需的控制进行规定。文件控制应确保所有提出的需更改的要在实施前加以评审，以明确其对食品安全的效果以及对食品安全管理体系的影响。

体系所形成的所有文件均必须处于受控状态，运作时重点控制以下几点：①文件发布前要经过批准，以确保文件是适宜的；②必要时对文件进行评审与更新，并再次进行批准；③确保文件的更改和现行修订状态得到识别；④确保在使用处获得适用文件的有关版本；⑤确保文件保持清晰、易于识别；⑥确保相关的外来文件得到识别，并控制其分发；⑦防止作废文件的非预期使用，若因特殊原因需保留作废文件时，确保对这些文件进行适当的标识。

（四）食品安全管理体系的验证

食品安全小组应对验证、确认和更新食品安全管理体系所需的过程进行策划和实施。食品安全管理体系的验证方法主要包括内部审核、单项验证和控制措施组合的确认等。

1. 内部审核

组织应按照策划的时间间隔进行内部审核，以确定食品安全管理体系符合预定的策划安排、组织所建立的食品安全管理体系的要求和本标准的要求，从而使体系得到有效实施和更新。应对审核方案进行规划，应规定审核的准则、范围、频次和方法，确定审核过程和拟审核的环节或区域，同时应对以往审核所产生的更新和措施进行跟踪审核。审核员的选择和审核的实施应确保审核过程的客观性和公正性。审核员不应审核自己的工作。应在形成文件的程序中规定内部审核策划、实施审核、报告结果和保持记录的职责及要求。对于发现的不符合情况，负责受审核区域的管理者应确保及时准确地找出原因并采取措施，及时纠偏。跟踪活动应包括对所采取措施的验证和验证结果的报告。

2. 单项验证

单项验证是对食品安全管理体系中某个单项要素的验证，不是对体系整体的验证，食品安全小组应对每个所策划的单项验证结果进行系统地评价，也包括内部审核的某些单项验证结果。当验证证实不符合策划的安排时，组织应采取措施达到规定的要求。该措施主要包括以下几点：①现有的程序和沟通渠道；②危害分析的结论、已建立的操作性前提方案和 HACCP 计划；③前提方案；④人力资源管理和培训活动的有效性。当体系验证基于对终产品样品的测试，且该测试的样品表明不满足食品安全危害的可接受水平时，受影响批次的产品应按潜在不安全产品的处理要求进行处理。

3. 控制措施组合的确认

对于包括在操作性前提方案和 HACCP 计划中的控制措施组合的初步设计及随后的变更，组织应将控制措施的组合能够达到已确定食品安全危害控制所要求的预期水平。确认活动应包括措施，以确定针对关键控制点所建立的关键限值，能够实现针对食品安全危害所设定的预期控制。组合中的控制措施能够有效地确保控制已确定的食品安全危害，并获得满足规定可接受水平的终产品。当确认结果表明不能认定上述一个或多个要素时，应对控制措施组合系统进行修改和重新评价。修改可能既包括加工参数、严格程度、强度及其组合等控制措施的更新，也可能包括原料、生产技术、终产品特性、分销方式、终产品预期用途等的变更。

4. 验证活动结果的分析

食品安全小组应分析验证活动的结果，包括内部审核和外部审核的结果。应进行分析，以便：①证实体系的整体运行满足策划的安排和本组织建立食品安全管理体系的要求；②识别食品安全管理体系改进或更新的需求；③识别易产生潜在不安全产品的风险趋势；④获取必要的信息，便于策划对受审核区域状况和其重要性相吻合的内部审核方案；⑤提供证据证明已采取纠正和纠正措施的有效性。

分析的结果和由此产生的活动应予以记录，并以相关的形式向最高管理者报告，作为管理评审的输入，也应用作食品安全管理体系更新的输入。此外，最高管理者应确保食品安全管理体系持续更新。

（五）食品安全管理体系的审核

食品安全管理体系的审核是验证企业在生产过程中是否达到生产安全食品的目标而进行的系统独立的审核。食品安全管理体系的审核主要是对 ISO22000 标准所推荐的各项原则和要素在食品链相应组织中运用的充分性、符合性和有效性，包括对 SSOP、GMP、HACCP 计划的审核。审核的方式主要包括文件审核、现场观察、谈话调查、记录查阅。

1. 审核内容

1）内部审核

内部审核又称为第一方审核，由组织（企业或加工厂）或以组织的名义，对自身的产品、过程、食品安全管理体系进行的审核。审核员通常是本组织的，也可聘请外部人员。通过内部审核，综合评价质量活动及其结果，对审核中发现的不符合部分采取纠正或改进措施，同时，也能为组织的管理评审和自我符合声明奠定基础。

进行第一方审核的目的在于：①满足食品安全管理体系的要求，如判断是否符合

GMP、SSOP 以及 HACCP 的要求；②作为内部管理的重要工具，促进 HACCP 体系的完善与保持；③在外部审核前纠正不合格项；④推动内部管理的持续改进。

2）第二方审核

第二方审核由与组织（企业）利益相关的一方（如顾客），或由其他代理人以他们的名义进行审核。在市场经济中，供方总是不断寻求新的市场和顾客，顾客在众多可选择的供方中要挑选合格的供方，往往就要对新的潜在供方进行审核，以此作为最终采购决定的依据。这种审核由顾客派出审核人员或委托外部代理机构对供方的食品安全管理体系进行审核评定。对供方来说这是第二方审核，进口商验证常常采用此种方式。

第二方审核的标准或要求，通常由顾客依据自身需要制订或提出。目前，国际上通常采用一些顾客委托代理机构对供方质量保证能力进行审核、评定的方式进行，这样做既可保证审核的客观性、公正性，也可弥补由于自身审核能力不足不能及时选择合格供方的问题。

进行第二方审核的目的在于：①满足食品安全管理体系的要求；②选择及评定合格供方；③为改进供方的食品安全管理体系提供帮助；④加深双方对卫生安全质量要求的理解。

3）第三方审核

第三方是指独立于内部审核和第二方（顾客）审核之外的一方，它与第一方和第二方既无行政上的隶属关系，也无经济上的利害关系。由第三方具有一定资格并经一定程序认可的审核机构派出审核人员对组织的食品安全管理体系进行审核。

第三方审核由外部独立的机构进行，这种审核分为官方与非官方。审核机构将按照供方的产品或食品安全管理体系要求的标准进行审核。审核的结果若符合标准要求，组织将会获得合格证明并将登记注册。这就表明在审核的有效期内，供方的产品或体系具有审核范围规定的能力。此外，第三方审核机构还将在国际或国内发布公告，宣布被登记注册的组织的名称和产品。这样，顾客将把被注册的组织看成是合格的供方，一般情况下，无需再对注册组织进行审核。在个别情况下，只需对顾客特殊要求的内容进行咨询和评价即可。

第三方审核是为了确保审核的公正性，是审核认证的重要前提。进行第三方审核的目的通常包括：①通过体系认证，获得登记注册；②减少社会重复审核和不必要的开支，一旦大量完整的"供求链"建立起来时，第三方一次审核将是值得的；③有利于顾客选择合格供方，并利用注册获得供方的某些保证，有利于组织提高市场竞争力和信誉，并利用注册作为特色进行市场推销；④促进实现内部管理的改善，而且这种效应将带动整个市场"供求链"的完善。

通常，将"第二方"或"第三方"审核称为外部审核。

2. 审核的基本原则

ISO/CD119011 系统归纳了审核的 10 项基本原则，具体内容如下。

1）公正性和有效性原则

审核是对活动和过程进行检查的有效管理工具，审核的结果为管理者采取措施提供了客观信息。

2）客观性、独立性和系统性原则

审核的客观性、独立性和系统性是审核的核心原则，这些原则对于提高审核的有效性是至关重要的。

3）授权性原则

审核是被授权的活动，授权可来自管理者的决策、公司的规定、合同的要求、审核委托方以及法律法规要求。

4）计划性原则

审核方案需要预先策划和规范管理，以确保审核实施的有效性和一致性，以及审核结论的可信性。

5）相关性、可信性和充分性原则

审核是利用适当的方法和技巧，确保审核证据和审核发现的相关性、可信性和充分性。因此，由彼此独立的审核组对同一对象的审核应得出相类似的结论。

6）一致性原则

在开始审核前，应向被审核方说明审核范围、目的和审核依据以及审核方式和程序，并达成一致的意见。

7）能力性原则

审核组成员以及审核方案的管理人员应具备开展相应工作的能力。

8）职业化原则

审核组成员应开展职业化的培训审核并遵守职业道德。

9）公正性原则

审核组成员应在整个审核过程中保持公正，避免利益冲突。

10）信任性和保密性原则

审核组与受审核方和委托方的关系是一种信任和授权的关系，除非有法律要求，否则审核组应向被审核方保证不得向第三方泄露审核期间所获得的任何有关文件的内容和信息以及审核报告。

3. 审核的技巧

对食品安全管理体系的审核就如同中医把脉问诊一样，找准病因、标本同治，审核员必须围绕一切可能影响食品卫生安全质量的过程和因素展开工作。

1）所有的工作通过一个过程来完成

食品安全管理体系也是通过若干步骤所组合的一个过程来完成的。因此，正确理解和运用过程的概念，有助于审核工作的开展。审核工作是由审查员或内审员来完成的，审核方式是一个抽样调查的过程，主要通过以下步骤寻找客观证据。

（1）顺流追溯。审核员对被审核方从原料、加工、包装储存、发运、服务等工作流程进行审核。

（2）逆流追溯。与顺流追溯正好相反，审查员先从销售、服务开始审核，最后返回到原料采购阶段。

（3）随机选择。审查员可以分组，分别采用"顺流追溯"和"逆流追溯"等途径，或其他任选的次序进行审核。

（4）按要素审核。审查员以卫生和安全质量要求的某一要素为审核内容，要到各有关部门审核该要素的执行情况。

（5）按部门审核。审查员根据某一部门的职责所涉及的有关要素为审核内容，到该部门一次审核完所有要素的执行情况。

2）布局一个和谐的审核环境

审查员应具有丰富的知识，要尊重被审核方，要善于倾听、引导讨论，特别在工作中注意发现新问题、新方法，因为对许多问题的解决，方法不是唯一的，要遵守等同性原则，即效果等同的不同方法的采用，在找到或提供了充分的证据后应予以认可和总结。工作中要特别注意提问方式。

（1）开放式提问。用"什么—What"、"为什么—Why"、"何时—When"、"何地—Where"、"谁—Who"、"怎样—How"，这些词提问的方式称为开放式提问。

（2）封闭式提问。用"是或否"回答的问题，称为封闭式提问，若审查员提封闭式问题将不能得到更多的信息。

（3）主题性提问。当审查员希望被审核方人员围绕某一主题回答时，可以进行主题性提问。

（4）假设性提问。审查员想了解被审核方人员对某些意外情况的紧急处理能力或纠正能力，可以提一些假设性问题。

（5）提问顺序。了解有关部门机构设置、人员职责和权限，提一些开放式问题；针对该部门有关主要职责、逐个进行主题式提问；对该部门的回答时，不时提出"让我看看有关记录"，对记录加以审核。提出一些假设性问题，了解一下被审核方在HACCP体系一旦出现问题后的纠偏能力。

（6）提问应注意。选择正确的对象，适时提出恰当的问题。

审核员在提问时，必须有礼貌，当要求查看文件记录时，应该说："请让我看看记录好吗？"审核员应认真听取被审核方人员的回答。

审核员应尽量不打断被审核方人员的讲话，如果需打断时应表示："请允许我插一个问题好吗？"

审核员应注意创造一种融洽的会谈气氛，善于打破僵局。

审核员在提问时应注意观察被审核方人员的体态语言，根据被审核方人员回答问题时的表情、动作，判断其回答的真实性，并发现新的证据。

在审核结束时，提一些封闭式问题，以获得被审核方对不符合事实的确认。并应给被审核方解释和申辩的机会。

三、ISO9000 质量管理体系

（一）ISO 质量管理体系

1. ISO 简介

ISO（International Organization for Standardization）是国际标准化组织的简称。ISO 是目前世界上最大最具有权威的国际标准化机构。1946 年 10 月 14～26 日，中国、日本、英国、美国、法国以及前苏联等 25 个国家的 64 名代表集会于英国伦敦讨论通过了创立决议。国际标准化组织创立和工作的宗旨是在全世界范围内促进标准化工作及其发展，以便于国际物资交流和服务，并扩大在知识、科学、技术和经济方面的合作。

由于经济、技术和管理等各个方面发展的不平衡，文化的差异，各国对与质量有关的概念和定义理解的不同，导致了各国关于质量管理方面的标准存在诸多的不一致。各国单独颁布的标准给国际贸易合作造成障碍，甚至成了贸易技术壁垒。不同国家、企业之间的技术合作、经验交流和贸易也日益频繁，在这些交流中，对产品质量问题就需要有统一认识，共同的语言和共同遵守的规范，即国际贸易需要遵循世界一致的质量保证标准，以便使区域之间、国家之间、组织之间、人与人之间的贸易与合作具有相互信任的客观基础。

1980 年国际标准化组织组建了 ISO/TC176 质量管理和质量保证技术委员会。ISO/TC176 组织了 15 个国家 100 余位质量专家学者，在现代信息论、控制系统论的指导下，在研究英国标准 BS5750、美国军标 ANSIASQZ1.15 和加拿大 CSAZ2995 等一些国家标准的基础上，综合考虑世界各国的需要和发展的不平衡，历时数年，于 1987 年 3 月正式发布了 ISO9000 系列标准：ISO9000、ISO9001、ISO9002、ISO9003 和 ISO9004。"ISO9000" 不是指一个标准，而是一族标准的统称。ISO9000 系列标准是总结了各个国家在质量管理与质量保证的成功经验的基础上产生的。它经历了由军用到民用，由行业标准到国家标准，进而发展到国际标准的发展过程。

ISO9000 系列标准是 ISO 成立以来向全世界发布的第一项管理标准。这套标准的发布，使不同的国家、不同的企业之间在经贸往来中有了共同的标准、统一的认识和共同遵守的规范。目前已有 90 多个国家将其直接采用为国家标准，作为质量管理和质量保证的依据。

2. ISO9000 族 4 个核心标准的作用

ISO9000 族标准可帮助各种类型和规模的组织实施并运行有效的质量管理体系。2000 年版 ISO9000 族标准中的 ISO9000：2000.1 总则中阐述了 ISO9000 族 4 个核心标准的作用。

（1）ISO9000 表述了 8 项基本管理原则和 12 项质量管理体系基本原理，术语共 10 个部分 80 条。

（2）ISO9001 规定了质量管理体系的要求，用于确保组织的产品具有能够满足顾客要求和法规要求的能力，目的在于增进顾客的满意度。

（3）ISO9004 提供保障质量管理体系的有效性和高效率两方面的指南。该标准的目的是组织业绩的改进及增进相关方满意度，并表述了质量改进中的自我评价方法。

（4）ISO9011 提供审核质量和环境管理体系的指南，适用于质量/环境体系的内审和外审的管理。

上述标准共同构成了一组密切相关的质量管理体系标准，能够在国内和国际贸易中促进相互理解。由此可见，ISO9000 是阐明质量管理体系理论基础的标准；ISO9001 是阐明质量管理体系基本要求的规范性文件，"目的在于增进顾客满意度"；ISO9004 是阐明质量管理体系更高要求的指南性文件，"目的是组织业绩的改进及增进相关方满意度"；ISO9011 则是实施 ISO9000 质量管理体系审核以及 ISO14000 环境管理体系审核的依据。

3. ISO9000 标准的特点

（1）ISO9000 标准是一个系统性的标准，涉及范围内容广泛，且强调对各部门职责权限进行明确划分、计划和协调，使组织（机构）能有效地、有秩序地开展各项活动，保证有序进行。

（2）强调管理层的介入，明确制定质量方针及质量目标，并通过定期的质量管理评审了解组织（机构）的内部体系运作情况，并及时采取有效措施，确保体系处于良好的运作状态。

（3）强调纠正及预防措施，消除产生不合格的原因，防止不合格再次发生，从而降低成本，提高效率。

（4）强调不断地审核及监督，达到对组织（机构）的管理及运作不断地修正及改良的目的。

（5）强调全体员工的参与及培训，并使每一个员工有较强的质量意识，确保员工的素质满足工作的要求。

（6）强调文化管理，以保证管理系统运行的正规性、连续性，如果组织（机构）有效地执行这一管理标准，就必能提高产品（或服务）的质量，降低生产（或服务）成本，树立客户对组织（机构）的信心，提高组织（机构）在市场上的竞争力和形象，最终必能提高经济效益。

（二）ISO9000 的八项质量管理原则

2000 年版 ISO9000 族标准中的 ISO9000：2000 正式提出了八项质量原则，明确说明了 ISO9000 族标准规范的质量管理体系的理论基础。ISO9000 标准指出："八项质量管理原则是 ISO9000 族质量管理体系标准的基础"；作为质量管理体系基本要求和认证依据的 ISO9001 标准也指出："本标准的制定考虑了 ISO9000 和 ISO9004 中所阐述的质量管理原则。"因此，组织的最高管理者在应用 ISO9001 建立质量管理体系的时候，应该注意贯彻有关的质量管理原则。八项质量管理原则确定了 ISO9000 族标准的理论基础，成为贯穿 ISO9000 族标准的灵魂。这八项质量管理原则是：以顾客为中心；领导作用；全员参与；过程方法；管理和系统方法；持续改进；基于事实的决策方法；与供方互利的关系。

1. 以顾客为中心

"以顾客为中心"是八项质量管理原则之首，也是八项质量管理原则的核心和灵魂。顾客是每一个组织存在的基础，顾客的要求是第一位的，组织应调查研究顾客的需求和期望，并把这些需求和期望转化为质量要求，采取有效措施使其实现。这个指导思想不仅要明确，还要在全体员工中贯彻。巩固老顾客和创造新顾客永远是一个组织的愿望和驱动力。因为是顾客给予了组织一切，没有顾客，组织也就无法生存，也就根本谈不上发展。那么，组织关注的焦点自然也就是顾客。如何巩固老顾客和创造新顾客？关键是充分识别和理解顾客现在及未来的需求和期望，调查顾客的满意程度，处理好与顾客的关系，加强与顾客的沟通。这里的难点在于理解顾客未来的需求。为了获得成功，组织应研究并采用新颖有效的方法及时发现和理解顾客新的和潜在的需求。以顾客为中心不应是空喊，而应由质量管理体系予以保证。任何一个组织建立一个体系，首先是为了更好地生存和发展，否则这个体系再好，也是徒劳无功，因此八项原则的第一条是以顾客为中心。

2. 领导作用

领导的作用不仅仅是指表率作用，更重要的是组织管理、激励指引、聚集力量、运用力量的作用。为全体员工实现组织的目标营造一个良好的工作环境，最高管理者应建立质量方针和质量目标，以体现组织的质量宗旨和方向。应时刻关注组织经营的国内外环境，制定组织的发展战略，规划组织的发展蓝图。最高管理者应将质量方针、质量目标传达并落实到组织的各职能部门和全体员工，让全体员工理解和执行。为了实现质量方针和目标，组织的最高管理者应身体力行，建立、实施和保持一个有效的质量管理体系，确保提供充分的资源，识别影响质量的所有过程，并管理这些过程，使顾客和相关方满意。为使质量管理体系保持其持续的适宜性、充分性和有效性，最高管理者应亲自主持对质量管理体系的评审，并确定持续改进和实现质量方针、目标的各项措施。

3. 全员参与

企业发展必须坚持"以人为本"，企业所有的产品和服务都是全体员工劳动的结果。组织的成功不仅取决于正确的领导，还有赖于全体员工的积极参与，所以最高管理者应赋予各部门、各岗位人员应有的职责和权限，为全体员工营造一个良好的工作环境，激发他们的创造性和积极性。组织应通过教育和培训，增长他们的才干和能力，发挥员工的革新和创新精神；分享知识和经验，积极寻求增长知识和经验的机遇，为员工的成长和发展创造良好的条件。一个能够使全体员工"充分参与"并形成强大的团队力量的组织，一定能够不断地获得发展并取得良好的收益。

4. 过程方法

过程决定结果。使用资源将输入转化为输出的活动即认为是过程。组织为了有效地运作，必须识别并管理许多相互关联的过程。系统地识别并管理组织所应用的过程，特别是这些过程之间的相互作用，称为"过程方法"。在建立质量管理体系或制定质量方针和目标时，应识别和确定所需要的过程，确定可预测的结果，识别并测量过程的输入和输出，识别过程与组织职能之间的接口和联系，规定管理过程的职责和权限，识别过程的内部环境和外部顾客，在设计过程时还应考虑投入资源、方法、过程的步骤、流程、活动、控制措施、信息、材料、培训和其他资源等。只有这样才能充分利用资源，缩短周期，以较低的成本实现预期的结果。理解过程方法原则，投入优势资源，开展过程活动，测量监控过程结果，使过程始终处于可控状态，使过程不断得到有益的改进，这是控制论在管理过程中的应用。2000 年版 ISO9000 族标准建立了一个过程模式，此模式把管理职责，资源管理，产品实现、测量、分析和改进作为体系的主要过程，揭示其相互关系，并以顾客要求为输入，提供给顾客的产品为输出，通过信息反馈来确定顾客的满意度，评价质量管理体系的成果。就农产品加工过程而言，必须对原料选择与采购、产品加工工艺与设备、产品生产技术与设计、从业人员资格与技术培训、产品质量检验、包装、储藏、运输以及管理职能过程进行必要的控制与检验，实现全过程管理，才能获得预期的效果。

5. 管理和系统方法

"系统"的含义是指将组织中为实现目标所需的全部相互关联或相互作用的一组要素予以合理组合，要素的合理组合构成了系统。一个组织的体系由大量互相关联的过程构成。最高管理者要想成功地领导和运作一个组织，这就要求用系统的和透明的方式进行管理，也就是对过程网络实施系统管理，可以帮助组织提高实现目标的有效性并提高效率。管理的系统方法包括了确定顾客的需求和期望，建立组织的质量方针和目标，确定过程及过程的相互关系与作用，并明确职责和资源需求，确定过程有效性的测量方法并用以测量现行过程的有效性，防止不合格产品的产生，寻找改进机会，确立改进方向和实施改进，监控改进效果和评价结果，评审改进措施和确定后续措施等。这种建立和实施质量管理体系的方法，既可用于建立新的质量管理体系，也可用于改进现行的质量管理体系。这种方法的实施不仅可有效提高过程能力及产品质量，还可为持续改进打好基础，最终能使顾客满意和使组织获得成功。

6. 持续改进

在质量管理体系中，改进是指产品质量、过程及体系有效性和效率的提高，是组织自身生存和发展的需要。组织所处的环境是不断变化的，科学技术在进步，生产力在发展，人们对物质和精神的需求在不断提高，市场竞争日趋激烈，顾客的要求越来越高。因此，组织应不断调整自己的经营战略和策略，制定适应形势变化的新的战略和目标，提高组织的管理水平，更新组织管理信息，才能适应激烈的市场竞争和生存环境。持续改进是一种管理的理念，是组织的价值观和行为准则，是一种持续满足顾客要求、增加效益、追求持续提高过程有效性和效率的活动。持续改进应包括：了解现状；获取信息；建立目标；寻找、评价和实施解决办法；测量、验证和分析结果，把更改纳入文件等活动。

7. 基于事实的决策方法

对数据和信息的逻辑分析与判断是有效决策的基础，数据和信息分析能提高组织决策的正确性和有效性。真实的数据和信息能够反映事物发展规律或趋势，以事实为依据做决策可防止决策失效。在对数据和信息资料做科学分析时，统计技术是最重要的工具之一。统计技术可用来测量、分析和说明产品及过程的变异性，统计技术可以为持续改进决策提供客观依据。这一原则的真正实现，需要组织建立规范的数据信息系统，规范地识别确定数据分析所需要的数据源、数据类、数据容量、数据流向、数据分析方法等。

8. 与供方互利的关系

供方提供的产品对组织向顾客提供满意的产品有重要的影响。因此把供方、协作方、合作方都看作是组织经营战略同盟中的合作伙伴，形成竞争优势，可以优化成本和资源，有利于组织和供方共同获得利益。组织在确定经营和质量目标时，应尽早让供方参与合作，帮助供方提高技术和管理水平，形成彼此利益相关的利益共同体。因此，需要组织识别、评价、选择供方，处理好与供方或合作伙伴的关系，与供方共享技术和资源，加强与供方的联系和沟通，采取联合改进活动，并对其改进成果进行肯定和鼓励，都有助于增强供需双方创造价值的能力和对变化的市场作出灵活而迅速反应的能力，从而达到优化成本和资源的目的。

（三）ISO9000 的 12 项质量管理体系基本原理

ISO9000 的 12 项质量管理体系基本原理构成了 ISO9000 的第二章，其内容大部分是对 8 项质量管理原则的理论说明，小部分是关于 ISO9001 和 ISO9004 的具体要求的理论说明。12 项质量管理体系基本原理如下：质量管理体系的说明；质量管理体系的要求和产品要求；质量管理体系方法；过程方法；质量方针和质量目标；最高管理者在质量管理体系中的作用；质量管理体系文件；质量管理体系评价；持续改进；统计技术的作用；质量管理体系和其他管理体系的关注点；质量管理体系与优秀模式之间的关系。

1. 质量管理体系说明（原理 1）

质量管理体系能够帮助组织增进顾客满意度。顾客要求产品具有满足其需求和期望的特性，这些需求和期望应该在产品规范中表述，并集中归结为顾客要求。顾客要求可以由顾客以合同方式规定或由组织自己确定，在任何情况下，顾客最终确定产品的可接受性。因为顾客的需求和期望不断变化，这就促使组织应持续地改进其产品和过程。质量管理体系方法鼓励组织分析顾客要求，规定相关的过程，并使其持续可控，以得到顾客能接受的产品。质量管理体系能提供持续改进的框架范围，以增加使顾客和其他相关方满意的可能性。质量管理体系还就组织能够提供持续满足要求的产品，向组织及其顾客提供信任。

2. 质量管理体系要求与产品要求（原理 2）

ISO9000 族标准把质量管理体系要求与产品要求区分开来。ISO9001 规定了质量管理体系要求。质量管理体系要求是通用的，适用于所有行业或经济领域。ISO9001 本身并不规定产品要求。产品要求可由顾客规定，或由组织通过分析预测顾客的要求规定，或由有关法规规定。在一般情况下，产品要求和有关过程的要求可包含在诸如技术规范、产品标准、过程标准、合同协议和法规要求中。

3. 质量管理体系方法（原理 3）

建立和实施质量管理体系的方法包括以下步骤。①确定顾客和其他相关方的需求和期望；②建立组织的质量方针和质量目标；③确定实现质量目标必需的过程和职责；④确定和提供实现质量目标必需的资源；⑤规定测量每个过程的有效性和效率的方法；⑥应用这些测量方法确定每个过程的有效性和效率；⑦确定防止不合格产品并消除产生原因的措施；⑧建立和应用过程以持续改进质量管理体系。

上述方法也适用于保持和改进现有的质量管理体系。采用上述方法的组织能对其过程能力和产品质量建立信任，并为持续改进提供基础。这可增加顾客和其他相关方满意度并使组织更加成功。

4. 过程方法（原理 4）

使用资源将输入转化为输出的活动或一组活动可视为过程。为使组织有效运行，必须识别和管理许多相互关联和相互作用的过程。通常，一个过程的输出将直接成为下一个过程的输入。系统的识别和管理组织所使用的过程，特别是这些过程之间的相互作用，称为"过程方法"。本标准鼓励采用过程方法管理组织。

5. 质量方针和质量目标（原理5）

建立质量方针和质量目标为组织提供了需要达到的目标。两者确定了预期的结果，并帮助组织利用其资源达到这些结果。质量方针为建立和评审质量目标提供了框架。质量目标应该与质量方针和持续改进的承诺相一致，并且可以测量。质量目标的实现对产品质量、作业有效性和财务业绩都有着积极的影响，因此对相关方的满意度和信任度也会产生积极影响。

6. 最高管理者在质量管理体系中的作用（原理6）

最高管理者通过其领导活动创造一个员工充分参与的环境，并使质量管理体系能够在这种环境中有效运行。基于质量管理体系的原则最高管理者可发挥以下作用：①制订并保持组织的质量方针和质量目标；②在整个组织内促进质量方针和质量目标的实现，以增强员工的参与意识、积极性和参与程度；③确保整个组织关注于顾客要求；④确保实施适宜的过程以满足顾客和其他相关方要求并实现质量目标；⑤确保建立、实施和保持一个有效的质量管理体系以实现这些质量目标；⑥确保获得必要资源；⑦定期评价质量管理体系；⑧决定有关质量方针和质量目标的活动；⑨决定质量管理体系的改进活动。

7. 质量管理体系文件（原理7）

1）文件的价值

文件能够沟通意图、统一行动，它有助于：①满足顾客要求和质量改进；②提供适当的培训；③可重复性和可追溯性；④提供客观证据；⑤评价质量管理体系的持续适宜性和有效性；⑥文件的形成并不是很重要，它应该是一项增值的活动。

2）质量管理体系中使用的文件类型

在质量管理体系中一般使用下述几种类型的文件：①向组织内部和外部提供关于质量管理体系的一致信息的文件，这类文件称为质量手册；②表述质量管理体系如何应用于特定产品、项目或合同的文件，这类文件称为质量计划；③阐明要求的文件，这类文件称为质量规范；④阐明推荐的方法或建议的文件，这类文件称为指南；⑤提供如何一致地完成活动和过程的信息的文件，这类文件包括形成文件的程序、作业指导书和图样；⑥对所完成的活动或达到的结果提供客观证据的文件，这类文件称为记录。

每个组织确定其所需文件的详略程度和所使用的类型。这取决于下列因素，如组织的类型和规模、过程的复杂性和相互作用、产品的复杂性、顾客要求、适用的法规要求、人员素质能力及满足质量管理体系要求所需证实的程度。

8. 质量管理体系评价（原理 8）

1）质量管理体系过程的评价

当评价质量管理体系时，应对每一个被评价的过程，提出如下 4 个基本问题。过程是否予以识别和适当确定？职责是否予以分配？程序是否被实施和保持？在实现所要求的结果方面，过程是否有效？综合回答上述问题可以确定评价结果。质量管理体系评价在涉及的范围上可以有所不同，并且可以包括很多活动，如质量管理体系审核和质量管理体系评审以及自我评定。

2）质量管理体系审核

审核用于确定符合质量管理体系要求的程度。审核可以用于评价质量管理体系的有效性和识别改进的机会。国际标准 ISO9011 提供了质量管理体系审核指南。第一方审核用于内部目的，由组织自己或以组织的名义进行，可作为组织自我合格声明的基础。第二方审核由组织的顾客或由其他人以顾客的名义进行。第三方审核由外部独立的审核服务组织进行。这类组织通常是经认可的，提供符合（如 ISO9001）标准要求的认证或注册。

3）质量管理体系评审

最高管理者的一项任务是对质量管理体系关于质量方针和质量目标的适宜性、充分性、有效性和效率进行定期的、系统的评审。这种评审可包括考虑修改质量方针和质量目标的需求以响应相关方需求和期望的变化。评审包括确定采取措施的需求。此外，审核报告与其他信息源可以一并用于质量管理体系的评审。

4）自我评定

组织的自我评定是一种参照质量管理体系或优秀模式对组织的活动和结果所进行的全面和系统的评定。自我评定可提供一种对组织业绩和质量管理体系的成熟程度总的看法，它还能有助于识别组织中需要改进的领域并确定优先开展的事项。

9. 持续改进（原理 9）

持续改进质量管理体系的目的在于增加顾客和其他相关方满意的可能性。改进包括下述活动：①分析和评价现状，以识别改进范围；②设定改进目标；③寻找可能的解决办法以实现上述目标；④评价这些解决办法并作出选择；⑤实施选定的解决办法；⑥通过测量、验证、分析和评价实施的结果以确定这些目标已经满足；⑦将改进纳入文件。

如若必要，要对结果进行评审，以确定进一步改进的机会。从这种意义上说，改进是一种持续的活动。顾客和其他相关方的反馈，质量管理体系的审核和评审也能促进识别改进的机会。

10. 统计技术的作用（原理 10）

使用统计技术可帮助组织识别变异，从而有助于组织解决问题并提高管理体系的有效性和效率。这些技术也可以更好地利用可获得的数据进行决策。在许多活动的状态和结果中，甚至是在稳定条件下，也可观察到变异。这种变异可通过产品和过程的测量数据观察到，并且在产品的整个寿命期（从市场调研到顾客服务和最终处置）的各个阶段，均可看到变异存在。

统计技术可通过测量、表述、分析、说明对这类变异进行分析并将其建立模型，甚至在数据相对较少的情况下也可实现。这种数据的统计分析能更好地理解变异的性质、程度和原因，从而有助于解决、甚至预防由变异引起的问题，并促进持续改进。GB/Z 19027 给出了统计技术在质量管理体系中的指南。

11. 质量管理体系与其他管理体系的关注点（原理 11）

质量管理体系是组织管理体系的一部分，它的目标在于使与质量目标有关的输出（结果）适当地满足所有相关方的需求、期望和要求。组织的质量目标与其他目标，如与产量增长、资金、利润、环境及职业健康与安全有关的目标相辅相成。一个组织的管理体系的其他各个部分，连同质量管理体系可以组合成一个整体，从而形成一个使用共同要素的单独的管理体系。这样就确定了有利策划、资源配置、确定互补的目标并用来评价组织的总体有效性。组织管理体系可以按照其要求进行评价，也可以按照国际标准，如 ISO9001 和 ISO14001 的要求进行审核，其审核可单独进行，也可同时进行。

12. 质量管理体系与优秀模式之间的关系（原理 12）

ISO9000 族标准提出的质量管理体系方法和组织优秀模式方法都是依据共同的原则，它们两者均：①使组织能够辨别它的强项和弱项；②包含对照通用模式进行评价的规定；③为持续改进提供基础；④包含外部承认的规定。

ISO9000 族质量管理体系与优秀模式之间的区别在于它们应用范围的不同。ISO9000 族标准为质量管理体系提出了新的要求，并为其业绩改进提供了指南。质量管理体系评价是确定这些要求是否满足要求的。优秀模式包含能够对组织业绩进行比较评价的准则，并能适用于组织的所有活动和全部相关方面。优秀模式评价准则则提供了一个组织与其他组织的业绩相比较的基础。

思 考 题

1. 什么是 SSOP？
2. 简述食品交叉污染的来源。
3. 什么是 GMP？
4. CAC 制定的《食品卫生通则》中所述的"食品安全三责任"指的是什么？
5. 什么是 HACCP？

6. 简述 HACCP 的 7 个原理。

7. 制订一份 HACCP 计划包括哪些步骤?

8. 简述国家食品安全管理体系的原则。

9. 什么是 ISO9000?

主要参考文献

车文毅 . 2002. 食品安全控制体系-HACCP. 北京：中国农业科学技术出版社：34-75

邓勃 . 2007. 应用原子吸收与原子荧光光谱分析 . 北京：化学工业出版社：2-10

丁晓霁，柳春红 . 2011. 食品安全学 . 北京：中国农业科学技术出版社：231-278

乐建波 . 2007. 色谱联用技术 . 北京：化学工业出版社：6-11

黎源倩 . 2006. 食品理化检验 . 北京：人民卫生出版社：21-33

刘宁，沈明浩 . 2007. 食品毒理学 . 北京：中国轻工业出版社：2-59

曲径 . 2011. 食品安全控制学 . 北京：化学工业出版社：2-64

曲径，徐仲 . 2006. 食品卫生与安全控制学 . 北京：化学工业出版社：284-332

师邱毅，纪其雄，许莉勇 . 2010. 食品安全快速检测技术及应用 . 北京：化学工业出版社：117-132

史贤明 . 2003. 食品安全与卫生学 . 北京：中国农业出版社：4-83

盛龙生，汤监 . 2008. 液相色谱质谱联用技术在食品和药品分析中的应用 . 北京：化学工业出版社：3-9

唐英章 . 2004. 现代食品安全检测技术 . 北京：科学出版社：32-42

田惠光 . 2004. 食品安全控制关键技术 . 北京：科学出版社：24-41

胥传来 . 2007. 食品免疫学 . 北京：化学工业出版社：25-34

许牡丹，毛跟年 . 2008. 食品安全性与分析检测 . 北京：化学工业出版社：142-280

许金钩，王尊本 . 2006. 荧光分析法 . 北京：科技出版社：3-9

杨武，高锦章，康敬万 . 2000. 光度分析中高灵敏反应及方法 . 北京：科学出版社：2-8

汪东风 . 2011. 食品质量与安全实验技术 . 北京：中国轻工业出版社：2-11

王立，汪正范 . 2006. 色谱分析样品处理 . 北京：化学工业出版社：18-26

王重庆 . 2003. 分子免疫学基础 . 北京：北京大学出版社：235-248

于世林 . 2005. 高效液相色谱方法及应用 . 北京：化学工业出版社：37-45

赵杰文，孙永海 . 2008. 现代食品检测技术 . 北京：中国轻工业出版社：145-267

附录1 我国食品企业卫生规范

GB8950—1988《罐头厂卫生规范》
GB8951—1988《白酒厂卫生规范》
GB8952—1988《啤酒厂卫生规范》
GB8953—1988《酱油厂卫生规范》
GB8954—1988《食醋厂卫生规范》
GB8955—1988《食用植物油厂卫生规范》
GB8956—1988《蜜饯厂卫生规范》
GB8957—1988《糕点厂卫生规范》
GB12693—1990《乳品厂卫生规范》
GB12694—1990《肉类加工厂卫生规范》
GB12695—1990《饮料厂卫生规范》
GB12696—1990《葡萄酒厂卫生规范》
GB12697—1990《果酒厂卫生规范》
GB12698—1990《黄酒厂卫生规范》
GB16330—1996《饮料天然矿泉水卫生规范》
GB17403—1998《巧克力厂卫生规范》
GB17404—1998《膨化食品良好生产规范》
GB17405—1998《保健食品良好生产规范》

附录 2　我国主要的食品法规条例

《中华人民共和国食品卫生法》
《食品卫生行政处罚办法》
《卫生行政处罚程序》
《食品卫生监督程序》
《保健食品管理办法》
《保健食品通用卫生要求》
《保健食品评审技术规程》
《保健食品标识规定》
《绿色食品产地环境质量标准》
《绿色食品产地环境质量评价纲要》
《生产绿色食品的农药使用准则》
《生产绿色食品的肥料使用准则》
《生产绿色食品的食品添加剂使用准则》
《中国绿色食品商标标志设计使用规范手册》
《AA 级绿色食品认证准则》
《新资源食品卫生管理办法》
《辐照食品卫生管理办法》
《粮食卫生管理办法》
《食用植物油卫生管理办法》
《水产品卫生管理办法》
《肉与肉制品卫生管理办法》
《酒类卫生管理办法》
《糖果卫生管理办法》
《食糖卫生管理办法》
《冷饮食品卫生管理办法》
《蜂蜜卫生管理办法》
《调味品卫生管理办法》
《豆制品、酱腌菜卫生管理办法》
《茶叶卫生管理办法》
《蛋与蛋制品卫生管理办法》
《防止黄曲霉毒素污染食品卫生管理办法》

《食用氢化油及其制品卫生管理办法》

《搪瓷食用容器卫生管理办法》

《陶瓷食用容器卫生管理办法》

《食品用塑料制品及原料卫生管理办法》

《食品包装用原纸卫生管理办法》

《化妆品卫生监督条例》

《化妆品卫生监督条例实施细则》

《食品罐头内壁环氧酚醛涂料卫生管理办法》

《食品容器内壁涂料卫生管理办法》

《食品用橡胶制品卫生管理办法》

《中华人民共和国海关法》

《中华人民共和国进出口商品检验法》

《中华人民共和国进出口检验法实施条例》

《中华人民共和国进出境动植物检疫法》

《中华人民共和国进出境动植物检疫法实施条例》

《中华人民共和国国境卫生检疫法》

《中华人民共和国国境卫生检疫法实施细则》

《中华人民共和国国境卫生检疫行政处罚程序规则》

《中华人民共和国出口货物原产地规则》

《进口食品卫生监督检验工作规程》

《中华人民共和国国境口岸卫生监督办法》

附录3 我国新整合的食品安全标准

乳品方面

GB19301—2010 生乳

GB19645—2010 巴氏杀菌乳

GB25190—2010 灭菌乳

GB25191—2010 调制乳

GB19302—2010 发酵乳

GB19644—2010 乳粉

GB11674—2010 乳清粉和乳清蛋白粉

GB19646—2010 稀奶油、奶油和无水奶油

GB5420—2010 干酪

GB25192—2010 再制干酪

GB10765—2010 婴儿配方食品

GB10767—2010 较大婴儿和幼儿配方食品

GB10769—2010 婴幼儿谷物辅助食品

GB10770—2010 婴幼儿灌装辅助食品

GB12893—2010 乳制品良好生产规范

GB23790—2010 粉状婴幼儿配方食品良好生产规范

GB5413.33—2010 生乳相对密度的测定

GB5413.30—2010 乳和乳制品杂质度的测定

GB5413.34—2010 乳和乳制品酸度的测定

GB5413.3—2010 婴幼儿食品和乳品中脂肪的测定

GB5413.29—2010 婴幼儿食品和乳品溶解性的测定

GB5413.27—2010 婴幼儿食品和乳品中脂肪酸的测定

GB5413.5—2010 婴幼儿食品和乳品中乳糖、蔗糖的测定

GB5413.6—2010 婴幼儿食品和乳品中不溶性膳食纤维的测定

GB5413.9—2010 婴幼儿食品和乳品中维生素 A、D、E 的测定

GB5413.10—2010 婴幼儿食品和乳品中维生素 K_1 的测定

GB5413.11—2010 婴幼儿食品和乳品中维生素 B_1 的测定

GB5413.12—2010 婴幼儿食品和乳品中维生素 B_2 的测定

GB5413.13—2010 婴幼儿食品和乳品中维生素 B_6 的测定

GB5413.14—2010 婴幼儿食品和乳品中维生素 B_{12} 的测定

GB5413.15—2010 婴幼儿食品和乳品中烟酸和烟酰胺的测定

GB5413.16—2010 婴幼儿食品和乳品中叶酸（叶酸盐活性）的测定

GB5413.17—2010 婴幼儿食品和乳品中泛酸的测定

GB5413.18—2010 婴幼儿食品和乳品中维生素C的测定

GB5413.19—2010 婴幼儿食品和乳品中游离生物素的测定

GB5413.21—2010 婴幼儿食品和乳品中钙、铁、锌、钠、钾、镁、铜和锰的测定

GB5413.22—2010 婴幼儿食品和乳品中磷的测定

GB5413.23—2010 婴幼儿食品和乳品中碘的测定

GB5413.24—2010 婴幼儿食品和乳品中氯的测定

GB5413.25—2010 婴幼儿食品和乳品中肌醇的测定

GB5413.26—2010 婴幼儿食品和乳品中牛磺酸的测定

GB5413.35—2010 婴幼儿食品和乳品中 β-胡萝卜素的测定

GB5413.36—2010 婴幼儿食品和乳品中反式脂肪酸的测定

GB5413.37—2010 婴幼儿食品和乳品中黄曲霉毒素 M_1 的测定

GB5009.5—2010 食品中蛋白质的测定

GB5009.3—2010 食品中水分的测定

GB5009.4—2010 食品中灰分的测定

GB5009.12—2010 食品中铅的测定

GB5009.33—2010 食品中亚硝酸盐与硝酸盐的测定

GB5009.24—2010 食品中黄曲霉毒素 M_1 和 B_1 的测定

GB5009.93—2010 食品中硒的测定

GB21703—2010 乳和乳制品中苯甲酸和山梨酸的测定

GB22031—2010 干酪及加工干酪制品中添加的柠檬酸盐的测定

GB5413.38—2010 生乳冰点的测定

GB5413.39—2010 乳和乳制品中非脂乳固体的测定

GB4789.1—2010 食品微生物学检验 总则

GB4789.2—2010 食品微生物学检验 菌落总数测定

GB4789.3—2010 食品微生物学检验 大肠菌群计数

GB4789.4—2010 食品微生物学检验 沙门氏菌检验

GB4789.10—2010 食品微生物学检验 金黄色葡萄球菌检验

GB4789.15—2010 食品微生物学检验 霉菌和酵母计数

GB4789.18—2010 食品微生物学检验 乳与乳制品检验

GB4789.30—2010 食品微生物学检验 单核细胞增生李斯特氏菌检验

GB4789.35—2010 食品微生物学检验 乳酸菌检验

GB4789.40—2010 食品微生物学检验 阪崎肠杆菌检验

食品添加剂

GB2760—2011 食品添加剂使用标准

GB2761—2011 食品中真菌毒素限量

GB7718—2011 预包装食品标签通则

GB14963—2011 蜂蜜

GB26687—2011 复配食品添加剂通则

GB13481—2011 山梨醇酐单硬脂酸酯（司盘60）

GB25571—2011 活性白土

GB8821—2011 β-胡萝卜素

GB13481—2011 山梨醇酐单硬脂酸酯（司盘60）

GB28301—2012 食品添加剂 核黄素 5'-磷酸钠

GB28302—2012 食品添加剂 辛癸酸甘油酯

GB28303—2012 食品添加剂 辛烯基琥珀酸淀粉钠

GB28304—2012 食品添加剂 可得然胶

GB28305—2012 食品添加剂 乳酸钾

GB28306—2012 食品添加剂 L-精氨酸

GB28307—2012 食品添加剂 麦芽糖醇和麦芽糖醇液

GB28308—2012 食品添加剂 植物炭黑

GB28309—2012 食品添加剂 酸性红（偶氮玉红）

GB283010—2012 食品添加剂 β-胡萝卜素（发酵法）

GB283011—2012 食品添加剂 栀子蓝

GB283012—2012 食品添加剂 玫瑰茄红

GB283013—2012 食品添加剂 葡萄皮红

GB283014—2012 食品添加剂 辣椒油树脂

GB283015—2012 食品添加剂 紫草红

GB283016—2012 食品添加剂 番茄红

GB283017—2012 食品添加剂 靛蓝

GB283018—2012 食品添加剂 靛蓝铝色淀

GB283019—2012 食品添加剂 庚酸烯丙酯

GB283020—2012 食品添加剂 苯甲醛

GB283021—2012 食品添加剂 十二酸乙酯（月桂酸乙酯）

GB283022—2012 食品添加剂 十四酸乙酯（肉豆蔻酸乙酯）

GB283023—2012 食品添加剂 乙酸香茅酯

GB283024—2012 食品添加剂 丁酸香叶酯

GB283025—2012 食品添加剂 乙酸丁酯

GB283026—2012 食品添加剂 乙酸己酯

GB283027—2012 食品添加剂 乙酸辛酯

GB283028—2012 食品添加剂 乙酸癸酯

GB283029—2012 食品添加剂 顺式-3-己烯醇乙酸酯（乙酸叶醇酯）

GB283030—2012 食品添加剂 乙酸异丁酯

GB283031—2012 食品添加剂 丁酸戊酯

GB283032—2012 食品添加剂 丁酸己酯

GB283033—2012 食品添加剂 顺式-3-己烯醇丁酸酯（丁酸叶醇酯）

GB283034—2012 食品添加剂 顺式-3-己烯醇己酸酯（己酸叶醇酯）

GB283035—2012 食品添加剂 2-甲基丁酸乙酯

GB283036—2012 食品添加剂 2-甲基丁酸

GB283037—2012 食品添加剂 乙酸薄荷酯

GB283038—2012 食品添加剂 乳酸 L-薄荷酯

GB283039—2012 食品添加剂 二甲基硫醚

GB283040—2012 食品添加剂 3-甲硫基丙醇

GB283041—2012 食品添加剂 3-甲硫基丙醛

GB283042—2012 食品添加剂 3-甲硫基丙酸甲酯

GB283043—2012 食品添加剂 3-甲硫基丙酸乙酯

GB283044—2012 食品添加剂 乙酰乙酸乙酯

GB283045—2012 食品添加剂 乙酸肉桂酯

GB283046—2012 食品添加剂 肉桂醛

GB283047—2012 食品添加剂 肉桂酸

GB283048—2012 食品添加剂 肉桂酸甲酯

GB283049—2012 食品添加剂 肉桂酸乙酯

GB283050—2012 食品添加剂 肉桂酸苯乙酯

GB283051—2012 食品添加剂 5-甲基糠醛

GB283052—2012 食品添加剂 苯甲酸甲酯

GB283053—2012 食品添加剂 茴香醇

GB283054—2012 食品添加剂 大茴香醛

GB283055—2012 食品添加剂 水杨酸甲酯（柳酸甲酯）

GB283056—2012 食品添加剂 水杨酸乙酯（柳酸乙酯）

GB283057—2012 食品添加剂 水杨酸异戊酯（柳酸异戊酯）

GB283058—2012 食品添加剂 丁酰乳酸丁酯

GB283059—2012 食品添加剂 乙酸苯甲酯

GB283060—2012 食品添加剂 苯乙酸苯乙酯

GB283061—2012 食品添加剂 苯乙酸乙酯

GB283062—2012 食品添加剂 苯氧乙酸烯丙酯

GB283063—2012 食品添加剂 二氢香豆素

GB283064—2012 食品添加剂 2-甲基-2-戊烯酸

GB283065—2012 食品添加剂 4-羟基-2，5-二甲基-3(2H) 呋喃酮

GB283066—2012 食品添加剂 2-乙基-4-羟基-5-甲基-3(2H) 呋喃酮

GB283067—2012 食品添加剂 4-羟基-5-甲基-3(2H) 呋喃酮

GB283068—2012 食品添加剂 2，3-戊二酮

食品营养强化剂

GB14880—2012 食品营养强化剂使用标准

农药残留

GB25193—2010 食品中百菌清等 12 种农药最大残留限量

GB26130—2010 食品中百草枯等 54 种农药最大残留限量

GB28260—2011 食品中阿维菌素等 85 种农药最大残留限量

食用盐

GB26878—2012 食用盐碘含量

不锈钢

GB19295—2011 不锈钢制品

其他

GB19295—2011 速冻面米制品

GB14930.2—2012 消毒剂

GB11676—2012 有机硅防粘涂料

DB11677—2012 易拉罐内壁水基改性环氧树脂涂料